PsicologiaS

UMA INTRODUÇÃO AO ESTUDO DE PSICOLOGIA

Ana Mercês Bahia Bock
Odair Furtado
Maria de Lourdes Trassi Teixeira

PsicologiaS

UMA INTRODUÇÃO AO ESTUDO DE PSICOLOGIA

EDIÇÃO REVISTA E ATUALIZADA

16ª EDIÇÃO

saraiva uni

- **Atendimento ao cliente: (11) 5080-0751 | faleconosco@grupogen.com.br**

- Direitos exclusivos para a língua portuguesa
  Copyright ©2023 by
  Saraiva Uni, um selo da SRV Editora Ltda.
  Uma editora integrante do GEN | Grupo Editorial Nacional
  Travessa do Ouvidor, 11
  Rio de Janeiro – RJ – 20040-040
  www.grupogen.com.br

- Capa: Caio Cardoso
  Diagramação: Join Bureau

- **DADOS INTERNACIONAIS DE CATALOGAÇÃO NA PUBLICAÇÃO (CIP)**
  VAGNER RODOLFO DA SILVA – CRB-8/9410

B665p Bock, Ana Mercês Bahia

Psicologias: uma introdução ao estudo de Psicologia / Ana Mercês Bahia Bock, Odair Furtado, Maria de Lourdes Trassi Teixeira. – 16. ed. – [3. Reimp.] – São Paulo: Saraiva Uni, 2025.

464 p.
ISBN 978-65-8795-802-6 (Impresso)

1. Psicologia. 2. Psicanálise. 3. Saúde Mental. 4. Comportamento. 5. Sociologia. 6. Freud. 7. Behaviorismo. 8. Desenvolvimento Humano. I. Furtado, Odair. II. Teixeira, Maria de Lourdes Trassi. III. Título.

	CDD 150
2022-2406	CDU 159.9

Índices para catálogo sistemático:

1. Psicologia	150
2. Psicologia	159.9

Sobre os autores

Ana Mercês Bahia Bock

Doutora em Psicologia Social pela Pontifícia Universidade Católica de São Paulo (PUC-SP). Professora Titular de Psicologia Social do curso de Psicologia da Faculdade de Ciências Humanas e da Saúde da PUC-SP. Professora do programa de estudos pós-graduados em Educação: Psicologia da Educação da PUC-SP.

Odair Furtado

Doutor em Psicologia Social pela Pontifícia Universidade Católica de São Paulo (PUC-SP). Professor Associado de Psicologia Social do curso de Psicologia da Faculdade de Ciências Humanas e da Saúde da PUC-SP. Professor do programa de estudos pós-graduados em Psicologia Social da PUC-SP.

Maria de Lourdes Trassi Teixeira

Psicanalista, doutora em Serviço Social pela Pontifícia Universidade Católica de São Paulo (PUC-SP). Professora e supervisora da área de criança, adolescente e instituições do curso de Psicologia da Faculdade de Ciências Humanas e da Saúde da PUC-SP. Consultora e supervisora de equipes profissionais de programas e serviços da área de criança e adolescente em condições de vulnerabilidade.

Apresentação

PsicologiaS é uma introdução ao estudo da Psicologia, apresentada em seus vários aspectos: história, abordagens teóricas, temas básicos, áreas de conhecimento, principais características da profissão e análise de temas cotidianos. Desde a primeira edição, tivemos a certeza de que ensinar a diversidade do universo da Psicologia é a melhor forma de iniciar o aprendizado dessa ciência. Daí, a escolha do título: **PsicologiaS**.

Ao longo desses anos, esta obra permitiu e provocou o nosso diálogo com estudantes e professores de cursos do Ensino Médio e de várias áreas do Ensino Superior em que a Psicologia está inserida. Esse fato nos motiva a estar atentos e atualizar os conteúdos, buscando acompanhar o desenvolvimento da Psicologia como ciência e como profissão, permitindo ampliar sua contribuição para a leitura dos fenômenos sociais.

Assim, todos os capítulos foram avaliados, alguns ampliados e outros substituídos e incluídos. Você vai perceber que houve uma reorganização que o ajudará na discussão dos assuntos e na aprendizagem da Psicologia.

Esta nova edição de **PsicologiaS** buscou atualizar os conhecimentos produzidos na área a partir dos últimos estudos, pesquisas e publicações nos diferentes aspectos e assuntos relacionados a essa ciência e, também, quanto a novas práticas em psicologia e novos olhares para fenômenos da cultura. Essa atualização é uma exigência ao considerar a existência desses fenômenos, as repercussões na produção da subjetividade e as contribuições de áreas afins de conhecimento.

Os capítulos estão distribuídos em quatro partes:

- **Parte I – A caracterização da Psicologia:** visão geral da Psicologia: sua história, seu objeto de estudo, as principais teorias e a profissão de psicólogo.
- **Parte II – Áreas de conhecimento da Psicologia:** aspectos do processo da construção da subjetividade.
- **Parte III – Temas teóricos em Psicologia:** temas relevantes e presentes nas diferentes abordagens teóricas e áreas do conhecimento.
- **Parte IV – Psicologia: uma leitura da realidade:** leitura de fenômenos do mundo social a partir do olhar da Psicologia. Este estudo proporciona ao leitor uma visão crítica dos fenômenos sociais e, consequentemente, maior lucidez quanto à atuação presente e futura nos grupos sociais a que pertence e na coletividade.

Todos os capítulos estão subdivididos em seções a fim de permitir melhor compreensão e assimilação do conteúdo. Cada capítulo inclui as seguintes seções:

TEXTO COMPLEMENTAR: textos extraídos de fontes diversas, que ampliam, retomam, enriquecem ou abordam, sob outro ângulo, o conteúdo do capítulo.

ATIVIDADES: propostas que procuram motivar o debate de questões polêmicas, atuais e relevantes, geradas com a leitura do texto, para o trabalho em grupos, em sala de aula.

PARA SABER MAIS: a seção inclui a *Bibliografia básica* sobre o assunto, de caráter introdutório, e a *Bibliografia avançada*, que permite o aprofundamento dos conteúdos abordados. Os livros citados têm suas referências completas ao final do livro. Esta seção também inclui *Outros recursos*, como sugestões de filmes, sites e fontes de informação que permitem a complementação e exemplificação do que foi estudado no capítulo.

E, como é expectativa e desejo dos autores, esperamos que os estudantes e professores possam organizar outros debates e atividades que complementem e enriqueçam nossas sugestões.

Este livro foi estruturado para adequar-se ao planejamento da disciplina. Os capítulos podem ser estudados em qualquer ordem e de acordo com a prioridade estabelecida para o curso. É possível reunir, com grande proveito, capítulos de partes diferentes do livro sob um mesmo eixo. Por exemplo, se houver interesse em debater especificamente a adolescência e questões próprias dessa etapa da vida, pode-se iniciar o estudo do tema pelo capítulo "Psicologia do desenvolvimento" e, em seguida, passar para os capítulos sobre "Sexualidade", "Identidade", "Adolescência" e "Escolha da profissão".

Estamos certos de o que o livro didático é instrumento fundamental para o aprendizado realizado a partir da relação e do diálogo professor-aluno. Nossa responsabilidade é grande e procuramos cumprir a tarefa de dar qualidade a esta relação.

Bom trabalho!

Os autores

Agradecimentos

Coração de estudante[1]

Quero falar de uma coisa
adivinha onde ela anda?
deve estar dentro do peito
ou caminha pelo ar

UTILIZE O QRCODE PARA VER A LETRA DA MÚSICA

Aqui temos agradecido às pessoas que colaboraram para a concretização de nosso trabalho. Fazemos questão de manter os agradecimentos a todos que, nas várias edições do livro, colaboraram conosco. Em 1988: Francisco, Hilda, João, Leonardo, Lumêna, Nelson, Odette, Renate, Silvio, Wilma, Wilma Jorge e Wanda (Ia). Em 1999: Maria Amália, Maria da Graça, Marcus Vinicius. Em 2009: Roberta Azzi e Luiza Ferreira pela contribuição na revisão do Capítulo 4. Em 2018: Monica Helena T. Gianfaldoni e Denigés Maurel Regis Neto pela leitura e revisão do Capítulo 4 e Silvio Bock pela leitura crítica do Capítulo 21. Mantemos e reforçamos os nossos agradecimentos aos muitos professores e estudantes que dão vida e sentido ao nosso trabalho de escrever um livro.

Ressaltamos que este livro tem a marca intelectual e afetiva da professora Silvia T. M. Lane, nossa mestra (*in memoriam*).

[1] NASCIMENTO, Milton e TISO, Wagner. *Coração de estudante*, Barclay, 1985.

sumário

CAPÍTULO 22

Violência, 362

CAPÍTULO 23

Saúde mental, 382

CAPÍTULO 24

Relações raciais no Brasil, 396

CAPÍTULO 25

Felicidade é..., 416

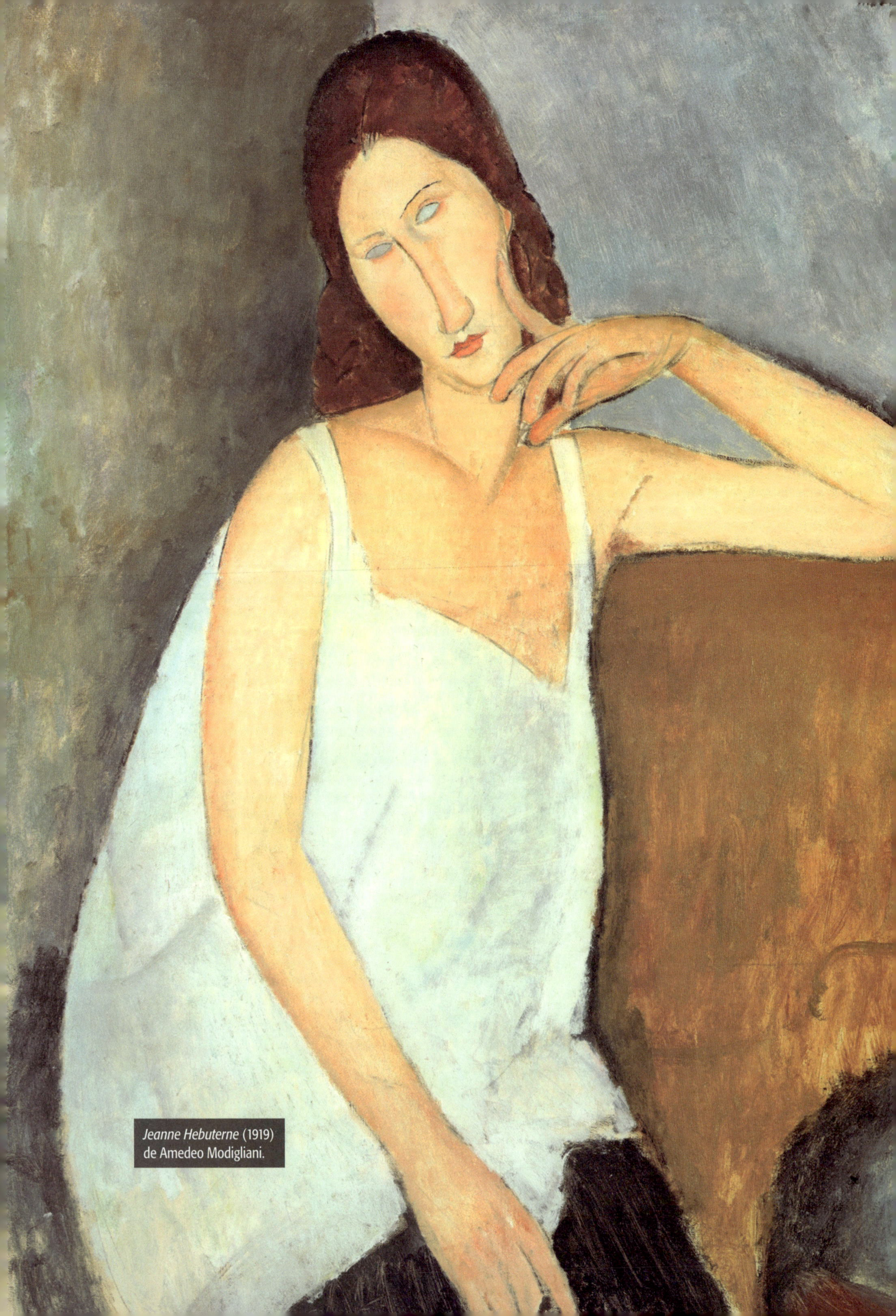

Jeanne Hebuterne (1919)
de Amedeo Modigliani.

PARTE I

A caracterização da psicologia

Quantas vezes, no nosso dia a dia, ouvimos o termo psicologia? Qualquer um entende um pouco dela. Poderíamos até mesmo dizer que "de psicólogo e de louco todo mundo tem um pouco". O dito popular não é bem esse ("de médico e de louco todo mundo tem um pouco"), mas parece servir aqui perfeitamente. Em geral, as pessoas têm a "sua psicologia", no entanto, do que se está falando quando se fala em Psicologia?

CAPÍTULO 1

A psico
as psic

Usamos o termo psicologia no cotidiano com vários sentidos. Por exemplo, quando falamos do poder de persuasão de um vendedor, dizemos que ele usa de *psicologia* para vender seu produto; quando nos referimos à jovem estudante que usa seu poder de sedução para atrair o rapaz, falamos que ela usa de *psicologia*; e quando procuramos aquele amigo, que está sempre disposto a ouvir nossos problemas, dizemos que ele tem *psicologia* para entender as pessoas.

Será essa a psicologia dos psicólogos? Certamente não. Essa psicologia, usada no cotidiano pelas pessoas, em geral, é denominada de **Psicologia do Senso Comum**. Mas nem por isso deixa de ser uma psicologia. O que estamos querendo dizer é que as pessoas, em geral, têm um domínio, mesmo que pequeno e superficial, do conhecimento acumulado pela Psicologia Científica, o que lhes permite explicar ou compreender seus problemas cotidianos de um ponto de vista psicológico. O fato é que no cotidiano as pessoas vão se apropriando do conhecimento acumulado pela humanidade e fazem o uso não científico desse conhecimento, um uso que não é estritamente técnico, mas trata-se de um uso que ajuda a compreender o mundo e as coisas do mundo.

ogia ou
ologias

O SENSO COMUM: CONHECIMENTO DA REALIDADE

Existe um domínio da vida que pode ser entendido como vida por excelência: é o cotidiano. É no cotidiano que tudo flui, que as coisas acontecem, que nos sentimos vivos, que vivemos a **realidade**. Nesse instante, estou lendo um livro de Psicologia, logo mais estarei em uma sala de aula fazendo uma prova e depois irei ao cinema. Enquanto isso, sinto sede e tomo um refrigerante na cantina da escola; sinto um sono irresistível e preciso de muita força de vontade para não dormir em plena aula; lembro-me de que havia prometido chegar cedo para o almoço. Todos esses acontecimentos denunciam que estamos vivos. Já a ciência é uma atividade eminentemente reflexiva. Ela procura compreender, elucidar e alterar esse cotidiano quando necessário, a partir de seu estudo sistemático.

Quando fazemos ciência, baseamo-nos na realidade cotidiana e pensamos sobre ela. Afastamo-nos dela para refletir e conhecer além de suas aparências. O cotidiano e o conhecimento científico que temos da realidade aproximam-se e se afastam. Aproximam-se porque a ciência se refere ao real; afastam-se porque a ciência abstrai a realidade para compreendê-la melhor, ou seja, a ciência afasta-se da realidade, transformando-a em objeto de investigação – o que permite a construção do conhecimento científico sobre o real.

Para compreender isso melhor, pense na abstração (no distanciamento e no trabalho mental) que Newton

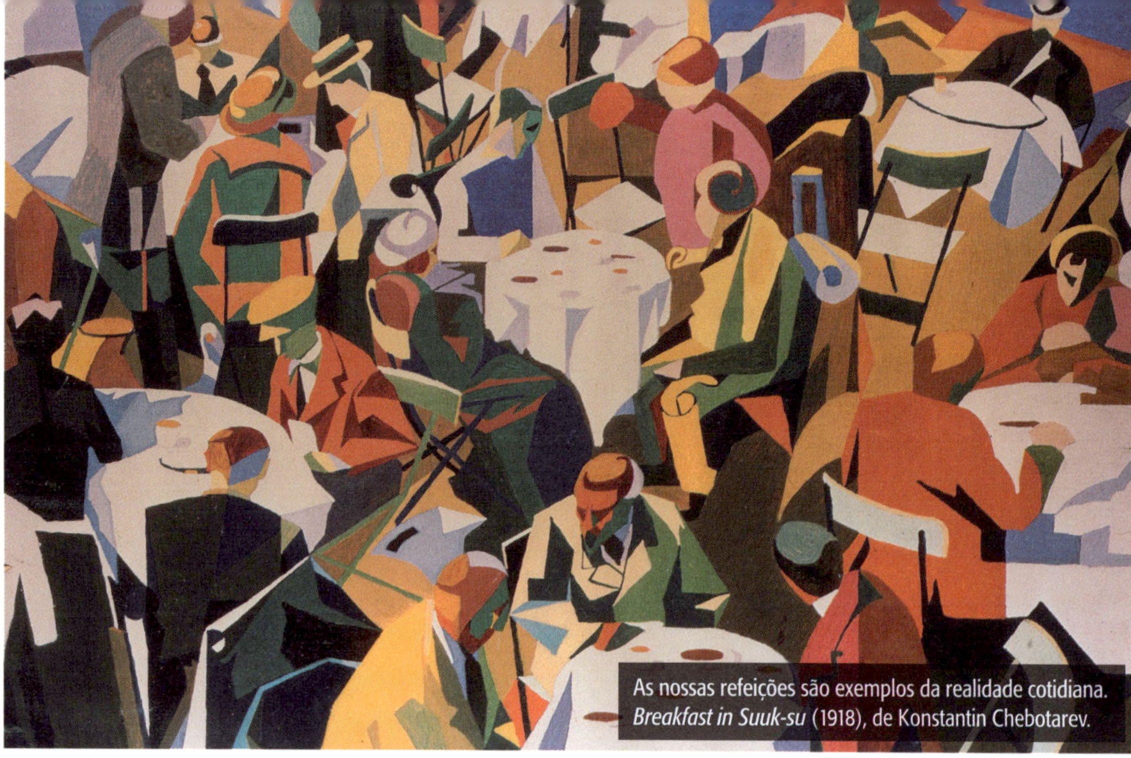

As nossas refeições são exemplos da realidade cotidiana. *Breakfast in Suuk-su* (1918), de Konstantin Chebotarev.

teve de fazer para, partindo da fruta que caía da árvore (fato do cotidiano), formular a lei da gravidade (explicação científica).

Ocorre que, mesmo o mais especializado dos cientistas, quando sai de seu laboratório, está submetido à dinâmica do cotidiano, que cria suas próprias regras de sociabilidade e funcionamento. Nessa dimensão do conhecimento, o que importa é a praticidade e a solução rápida para os problemas que se apresentam no dia a dia. Por vezes, usamos a tradição de nossos antepassados e o fazemos muitas vezes esquecendo sua origem. Em outros momentos, agimos com base em teorias científicas, mas a usamos de forma simplificada e improvisada. Também utilizamos, frequentemente, o ensaio e o erro, que, no cotidiano, funcionam muito bem. O fato é que o conhecimento utilizado no cotidiano tem muitos recursos (algumas vezes sofisticados) e, ao mesmo tempo, é um conhecimento que está voltado, geralmente, para a ação imediata. Todos nós – estudantes, psicólogos, operários, físicos, moradores de rua, teólogos, artistas – vivemos boa parte do nosso tempo nesse cotidiano e seguimos suas regras.

O fato é que uma pessoa, quando usa a garrafa térmica para manter o café quente, sabe por quanto tempo ele permanecerá razoavelmente quente, sem fazer nenhum cálculo complicado e, muitas vezes, desconhecendo completamente as leis da termodinâmica. Quando alguém em casa reclama de um problema digestivo e toma um chá de boldo – uma planta medicinal já usada pelos avós de nossos avós – para aplacar o desconforto, pode fazê-lo sem conhecer o princípio ativo de suas folhas nas doenças hepáticas e sem nenhum estudo farmacológico. Nós mesmos, quando precisamos atravessar uma avenida movimentada, com o tráfego de veículos em alta velocidade, sabemos calcular a distância e a velocidade do automóvel que vem em nossa direção. Até hoje não conhecemos ninguém que usasse máquina de calcular ou fita métrica para essa tarefa.

Esse tipo de conhecimento que vamos acumulando em nosso cotidiano é chamado de **senso comum**. Sem esse conhecimento intuitivo, espontâneo, de tentativas e erros, a nossa vida diária seria muito complicada.

A necessidade de acumularmos esse tipo de conhecimento espontâneo parece-nos óbvia. Imagine termos de descobrir diariamente que as coisas tendem a cair graças ao efeito da gravidade; termos de descobrir diariamente que algo atirado pela janela vai cair e não subir; que um automóvel em velocidade vai se aproximar rapidamente de nós; e que, para fazer um aparelho eletrodoméstico funcionar, precisamos de eletricidade. O senso comum, na produção desse tipo de conhecimento, percorre um caminho que vai do hábito à tradição, a qual, quando estabelecida, passa de geração para geração. Assim, aprendemos com nossos pais a atravessar uma rua, a fazer o liquidificador funcionar, a plantar alimentos na época certa e de maneira correta e assim por diante.

É nessa tentativa de facilitar o dia a dia que o senso comum produz suas próprias "teorias"; na realidade, um conhecimento que, em uma interpretação livre, poderíamos chamar de teorias médicas, físicas, psicológicas etc. Considere ainda que o acúmulo de conhecimento da humanidade, até ela descobrir formas mais precisas de elaborar o conhecimento (o conhecimento científico), foi conseguido por meio de tentativas e erros, *insights* e descobertas ocasionais, o que permitiu ampliar esse vasto repertório de conhecimento que temos até hoje.

A descoberta do fogo em tempos remotos, por exemplo, possibilitou que a humanidade tivesse um avanço em seu desenvolvimento, o que, consequentemente, a impulsionou a ir muito mais longe. Veja que o conhecimento adquirido no cotidiano e com objetivo de resolver problemas ou aperfeiçoar soluções pode se rivalizar com o próprio conhecimento científico. Há pouco tempo, as parteiras acompanhavam os partos e, em muitas localidades, somente elas estavam ali para fazê-lo. Hoje, mesmo com todos os recursos que se tem, casais têm optado pelo parto acompanhado por doulas para garantir um parto mais natural.

O tema que trata da definição do que é ou não é a **realidade** vem sendo discutido há muitos séculos, desde os filósofos gregos, e até hoje é um tema polêmico. Berger e Luckmann,[1] do ponto de vista fenomenológico, e John Searle,[2] do ponto de vista do pós-racionalismo, fazem uma discussão bem contemporânea do assunto. O fato é que não é tão simples para qualquer um de nós definir o que é a realidade.

REALIDADE

Se consultarmos o dicionário, veremos que realidade é a qualidade do que é real: um fato, acontecimento, coisa. Entretanto, atribuir essa qualidade é uma característica humana e sempre dependerá do critério que usaremos para defini-la. Do ponto de vista das Ciências Humanas, discutem-se os pressupostos para a definição desses critérios.

Pense sobre o assunto, pois trata-se de um bom tema para uma pesquisa.

SENSO COMUM: UMA VISÃO DE MUNDO

O conhecimento do senso comum, além de sua produção característica, acaba por se apropriar, de uma maneira muito singular, de conhecimentos produzidos pelos outros setores do saber humano. O senso comum mistura e recicla esses outros saberes, muito mais especializados, e os reduz a um tipo de teoria simplificada, produzindo uma determinada visão de mundo.

O que estamos querendo mostrar a você é que o senso comum integra, de um modo precário (mas é esse o seu modo), o conhecimento humano. É claro que isso não ocorre muito rapidamente. Leva certo tempo para que o conhecimento mais sofisticado e especializado seja absorvido pelo senso comum, e nunca o é totalmente. Quando utilizamos termos como "rapaz complexado", "menina histérica", "ficar neurótico", estamos usando termos definidos pela Psicologia Científica. Não nos preocupamos em definir as palavras usadas e, nem por isso, deixamos de ser entendidos pelo outro. Podemos até estar muito próximos do conceito científico, mas, na maioria das vezes, nem o sabemos. Esses são exemplos da apropriação que o senso comum faz da ciência.

Além disso, ao fazermos essa apropriação, associamos o conhecimento científico ao conjunto de crenças e valores de nossa visão de mundo, incluindo a crença religiosa, o recorte ideológico e os eventuais preconceitos, e – como veremos nos capítulos seguintes – todos esses

---

1 BERGER, Peter L.; LUCKMANN, Thomas. *A construção social da realidade*. 36. ed. Petrópolis: Vozes, 2017.

2 SEARLE, John. *Mente, linguagem e sociedade:* filosofia no mundo real. Rio de Janeiro: Rocco, 2000.

fatores se articulam em busca de coerência cognitiva. Assim, um saber de cunho científico sobre a gestação de bebês não poderá colidir fortemente com a crença religiosa do grupo e, para isso, a pessoa fará a adaptação necessária para evitar o conflito.

ÁREAS DE CONHECIMENTO

Esse tipo de conhecimento do senso comum, porém, não seria suficiente para as exigências de desenvolvimento da humanidade. O ser humano, desde os tempos primitivos, foi ocupando cada vez mais espaço no planeta, e somente esse conhecimento intuitivo seria muito pouco para que ele dominasse a Natureza em seu próprio proveito. Os gregos, por volta do século IV a.C., já dominavam complicados cálculos matemáticos, que ainda hoje são considerados difíceis por qualquer jovem colegial. Os gregos precisavam entender esses cálculos para resolver seus problemas agrícolas, arquitetônicos, navais etc. Era uma questão de sobrevivência. Com o passar do tempo, esse tipo de conhecimento ganha um repertório próprio, com suas regras e seus conteúdos, especializando-se cada vez mais, até atingir o nível de sofisticação que permitiu ao ser humano conquistar o espaço sideral. A esse tipo de conhecimento sistemático, que exige comprovação, que nos dá segurança da ação desempenhada, chamamos de **ciência**.

Mas o senso comum e a ciência não são as únicas formas de conhecimento que o ser humano desenvolveu e desenvolve para descobrir e interpretar a realidade.

Povos antigos, e, entre eles, cabe sempre mencionar os gregos, preocuparam-se com a origem e o significado da existência humana. As especulações em torno desse tema formaram um corpo de conhecimento denominado **filosofia**. A formulação de um conjunto de pensamentos sobre a origem do ser humano, seus mistérios, princípios morais, forma outro corpo de conhecimento humano conhecido como **religião**.

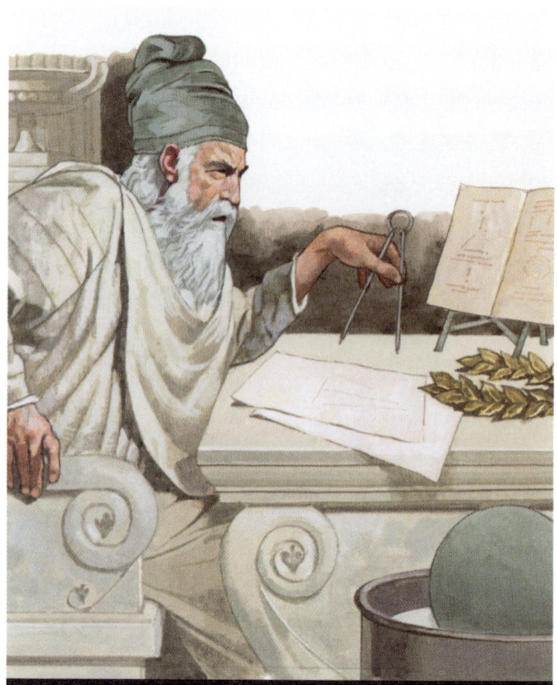

Arquimedes, matemático grego (287 a.C. a 212 a.C.), formulou o princípio segundo o qual todo corpo mergulhado em um líquido recebe impulso de baixo para cima igual ao volume do fluido deslocado.

No Ocidente, um livro muito conhecido traz as crenças e tradições de nossos antepassados e é para muitos um modelo de conduta: a *Bíblia*, que é o registro do conhecimento religioso judaico-cristão. Outro livro semelhante é o livro sagrado dos hindus: *Livro dos Vedas*.[3] Veda, em sânscrito (antiga língua clássica da Índia), significa conhecimento. Assim também os muçulmanos, adeptos do Islã ou Islamismo, têm no Alcorão o seu livro sagrado. O conhecimento religioso é caracterizado pela crença e é constituído de dogmas que devem ser rigorosamente seguidos pelos fiéis.

Por fim, desde a sua pré-história, o ser humano deixou marcas de sua sensibilidade nas paredes das cavernas, quando desenhou a sua própria figura e a representação

[3] O hinduísmo é considerado um dos sistemas religiosos mais antigos do mundo. Surgiu há cerca de 3.500 anos nas comunidades na região do vale do Indo, atual norte da Índia. Suas crenças eram transmitidas oralmente de geração em geração até serem transcritas nos Vedas, compilação de hinos e preces considerada como o primeiro livro sagrado da história. Disponível em: https://super.abril. com.br/historia/os-vedas-um-livro-aberto/ Acesso em: jan. 2018.

da caça, criando uma expressão do conhecimento que traduz a emoção e a sensibilidade. Denominamos esse tipo de conhecimento de **arte**.

Arte, religião, filosofia, ciência e senso comum são domínios do conhecimento humano.

A PSICOLOGIA CIENTÍFICA

Apesar de reconhecermos a existência de uma psicologia do senso comum e, de certo modo, estarmos preocupados em defini-la, é com a outra psicologia que este livro se ocupa – a Psicologia Científica. Definimos o senso comum para que o leitor pudesse demarcar o campo de atuação de cada uma, sem confundi-las.

Entretanto, a tarefa de definir a Psicologia como ciência é bem mais árdua e complicada. Comecemos por definir o que entendemos por ciência (que também não é simples), para depois explicarmos por que a Psicologia é uma de suas áreas.

O QUE É CIÊNCIA

A **ciência** compõe-se de um conjunto de conhecimentos sobre fatos ou aspectos da realidade – o objeto de estudo – expressos por meio de uma linguagem precisa e rigorosa. Esses conhecimentos devem ser obtidos de maneira planejada, sistemática e controlada, para que se permita a verificação de sua validade. Assim, podemos apontar o objeto dos diversos ramos da ciência e saber exatamente como determinado conteúdo foi construído, possibilitando a reprodução da experiência. Dessa forma, o saber pode ser transmitido, verificado, utilizado e desenvolvido.

Essa característica da produção científica possibilita sua continuidade: um novo conhecimento é produzido sempre a partir de algo anteriormente desenvolvido. Negam-se, reafirmam-se, descobrem-se novos aspectos e assim a ciência avança. Nesse sentido, a ciência caracteriza-se como um processo cumulativo de produção de conhecimento.

Pense no desenvolvimento do motor flex para veículos, que utiliza mais de um tipo de combustível. Ele nasceu de uma necessidade concreta – a crise do petróleo e o desenvolvimento do biocombustível no Brasil – e reúne a tecnologia do motor movido a álcool, a gasolina e, eventualmente, a gás natural. Foi uma alternativa encontrada por engenheiros e cientistas brasileiros para resolver o problema relativo à economia do petróleo, à sazonalidade da safra da cana-de-açúcar (utilizada na fabricação do álcool) e à dificuldade com o abastecimento de gás natural no país. Antes do motor flex, havia o motor movido exclusivamente a álcool com o objetivo de substituir o combustível a base de petróleo. Isso ocorreu no auge da crise do petróleo no final da década de 1970. Este é um exemplo de como a tecnologia pode responder aos problemas que se apresentam em nosso dia a dia.

A ciência tem ainda uma característica fundamental: ela aspira à objetividade. Suas conclusões devem ser passíveis de verificação e isentas de emoção, para, assim, tornarem-se válidas para todos.

Portanto, *objeto específico*, *linguagem rigorosa*, *métodos* e *técnicas específicas*, *processo cumulativo do conhecimento* e *objetividade* fazem da ciência uma forma de conhecimento que se diferencia do conhecimento espontâneo do senso comum. Esse conjunto de características permite que denominemos de científico um determinado conjunto de conhecimentos.

Um novo conhecimento é produzido sempre a partir de algo anteriormente desenvolvido.

OBJETO DE ESTUDO DA PSICOLOGIA

Como mencionamos, um conhecimento, para ser considerado científico, requer um objeto específico de estudo. O objeto da Astronomia são os astros, o objeto da Biologia são os seres vivos. Essa classificação bem geral demonstra que é possível tratar o objeto dessas ciências com certa distância, ou seja, é possível isolar o objeto de estudo. No caso da Astronomia, o cientista está, por exemplo, em um observatório estelar e o astro observado, a anos-luz de distância de seu telescópio. Esse cientista não corre o mínimo risco de confundir-se com o fenômeno que está estudando.

O mesmo não ocorre com a Psicologia, que, como a Antropologia, a Economia, a Sociologia e todas as ciências humanas, estuda o ser humano e, neste caso, o assunto diz respeito ao próprio cientista que estuda esse objeto.

Certamente, essa divisão é ampla e apenas coloca a Psicologia entre as ciências humanas. Qual é, então, o objeto específico de estudo da Psicologia?

Se dermos a palavra a um psicólogo comportamental, ele dirá: "O objeto de estudo da Psicologia é o comportamento humano". Se a palavra for dada a um psicólogo psicanalista, ele dirá: "O objeto de estudo da Psicologia é o inconsciente". Outros dirão que é a consciência humana, e outros, ainda, a personalidade.

Diversidade de objetos da Psicologia

Muito se fala sobre a diversidade de objetos da Psicologia e muitos atribuem essa diversidade ao fato de a Psicologia ter se desenvolvido como ciência muito recentemente (final do século XIX), quando comparada com as ciências exatas. Muitos argumentam que não foi possível ainda a construção de **paradigmas** confiáveis e convincentes que pudessem ser adotados sem receios por todos os psicólogos. Mas o problema é de outra ordem!

PARADIGMA
Padrão; que serve como modelo.

Provavelmente, a Psicologia jamais terá um único paradigma confiável que possa ser adotado por todos sem questionamentos. Não há uma única fórmula, uma única resposta para os problemas enfrentados pela humanidade. O ser humano se caracteriza por sua capacidade criativa utilizada no desenvolvimento de suas próprias condições de vida. O conjunto dessa produção é conhecida como **cultura**. A humanidade ganhou autonomia de ação e criou repertórios linguísticos sofisticados e diferenciados. Os inumeráveis grupos humanos que vivem em nosso planeta desenvolveram características peculiares. Nos grandes grupos, como é o caso da população que genericamente chamamos de cultura ocidental, vemos a reelaboração constante e cotidiana dos padrões de comportamento, dos costumes, das crenças e dos valores. Isso muda de geração a geração e, considerando as últimas décadas, muita coisa se transformou e, na atualidade, as mudanças estão ainda mais aceleradas. Como comparar essa mobilidade com as características de uma jazida de minério de ferro ou o padrão orbital de astros em uma galáxia?

Assim, estudar o ser humano significa estudar um ser que é histórico e está em permanente mudança. Como seria possível transformar toda riqueza do ser humano em um objeto imutável ou com regularidade e repetição suficientes para que sejam descobertas regularidades definitivas sobre ele? As diferentes formas de pensar a Psicologia representam a própria riqueza do ser humano, sua capacidade múltipla de pensar sobre si mesmo e as circunstâncias históricas nas quais a teoria tem sua origem. O mesmo ocorre com as ciências sociais (Sociologia, Antropologia, Ciência Política), com Economia, com História, com Geografia. A Filosofia, que não pretende ser um conhecimento científico, mas que está na base de toda ciência, também apresenta essa característica. E não devemos nos esquecer que a Psicologia tem sua origem na própria Filosofia e, em função disso, mantém algumas de suas características.

Outro motivo que contribui para dificultar uma clara definição de objeto da Psicologia é o fato de o cientista – o pesquisador – confundir-se com o objeto

SAIBA QUE...

A questão da verdade foi sempre uma preocupação dos humanos. Aristóteles, filósofo grego que viveu nos anos 300 a.C., concebeu a verdade como correspondência entre o que se passa na realidade e o que se tem registrado na mente. A verdade tornou-se um tema importante na ciência e carregou com ela as noções de sujeito, no sentido de que interessa posicionar-se sobre um sujeito que registra ou captura o que está na realidade material, produzindo um conhecimento a respeito dele (concepções objetivistas); ou um sujeito que reconhece o conhecimento como produção sua (concepções subjetivistas). Adam Schaff[1], com seu livro *História e Verdade*, coloca esse debate em evidência e invoca a dialética marxiana na resolução dessa dicotomia, enfatizando o processo e compreendendo a verdade como uma construção contínua que envolve a relação sujeito-objeto e prioriza a noção de historicidade. Para Marx, a verdade é uma construção contínua e uma atividade essencialmente social. Assim, falamos de consensos possíveis e históricos, negando a noção de verdade absoluta.

---

[1] SCHAFF, Adam. *História e verdade*. São Paulo: Martins Fontes, 1995.

a ser pesquisado. No sentido mais amplo, o objeto de estudo da Psicologia é o ser humano e, nesse caso, o pesquisador está inserido na categoria a ser estudada. Assim, a concepção de ciência que o pesquisador traz consigo interferirá em sua pesquisa em Psicologia. Isso ocorre porque há diferentes concepções, na medida que estudos filosóficos e teológicos, e mesmo doutrinas políticas, acabam definindo o homem à sua maneira e o cientista acaba necessariamente se vinculando a uma dessas crenças. É o caso da concepção de **homem natural**, formulada pelo filósofo francês Jean-Jacques Rousseau (1712-1778), que defendia que o ser humano nascia puro, mas que era corrompido pela sociedade, cabendo então ao filósofo reencontrar essa pureza perdida. Outros o veem como ser abstrato, com características definidas e que não mudam, a despeito das condições sociais a que esteja submetido. Nós, autores deste livro, vemos o ser humano como ser datado, determinado pelas condições históricas e sociais que vivencia.

Na realidade, esse é um problema enfrentado por todas as ciências humanas, fato muito discutido pelos cientistas de cada área e até agora sem solução. Conforme a definição de ciência adotada, teremos uma concepção de objeto que combine com ela. Como, neste momento, há uma riqueza de valores sociais que permitem várias concepções de ser humano, diríamos simplificadamente que, no caso da Psicologia, essa ciência estuda "diversos seres humanos" concebidos pelo conjunto social. Assim, a Psicologia hoje se caracteriza por uma diversidade de objetos de estudo.

Diferentes escolas elaboraram critérios com base em determinada concepção de método científico, a que seria mais apropriada para estudar o objeto de estudo que lhe foi conferido. A partir de seus

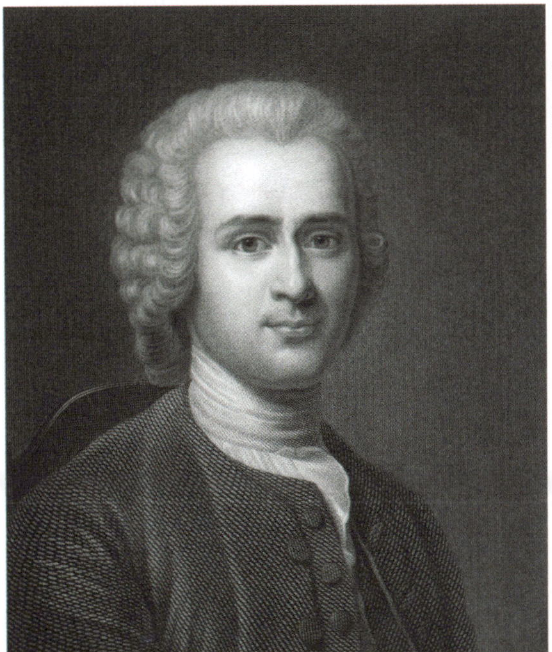

© Thinkstock/GeorgiosArt

Para Rousseau, o ser humano é originalmente bom, mas se corrompeu. Fomos todos "bons selvagens", mas, para viver em sociedade, precisamos de leis e contratos.

pressupostos, cada corrente de pensamento procurou chegar o mais próximo possível de uma noção de verdade. Entretanto, como não há um padrão que permita definir essa verdade, as escolas definem um campo epistemológico com o maior rigor possível e com uma lógica consistente para garantir a sua existência e convivência com as outras escolas.

Dessa forma, o corpo de conhecimento criado por uma corrente tem consistência interna com o conhecimento ali produzido, considerando que sua teoria, suas descobertas e seus conceitos estejam formando um corpo estável e bem definido. As outras escolas procedem da mesma forma e a partir de seus objetos de estudo e do desenvolvimento de suas teorias e métodos. Podemos dizer que tais escolas constroem diferentes psicologias com diferentes escopos e que elas se propõem a compreender as pessoas de acordo com o seu parâmetro científico. É o caso da Psicologia Comportamental com suas teorias sobre a aprendizagem e a Psicanálise que utiliza como base o inconsciente. Os parâmetros que definem o padrão de comportamento ou a produção do inconsciente somente podem ser utilizados a partir do desenvolvimento epistemológico de cada uma dessas teorias da Psicologia.

Por outro lado, essa diversidade de objetos justifica-se porque os fenômenos psicológicos são tão diversos que não podem ser acessíveis ao mesmo nível de observação e, portanto, não podem ser submetidos aos mesmos padrões de descrição, medida, controle e interpretação. O objeto da Psicologia, considerando suas características, deve ser aquele que reúna as condições de aglutinar uma ampla variedade de fenômenos psicológicos.

> ...é o ser humano-corpo, ser humano-pensamento, ser humano-afeto, ser humano-ação e tudo isso está sintetizado no termo subjetividade.

A subjetividade como objeto da Psicologia

Considerando essa complexidade na conceituação única do objeto de estudo da Psicologia, optamos por apresentar uma definição que sirva como referência para os próximos capítulos, uma vez que você vai se deparar com diversos enfoques que trazem definições específicas desse objeto – o comportamento, o inconsciente, a consciência etc.

A identidade da Psicologia é o que a diferencia dos demais ramos das ciências humanas e pode ser obtida considerando-se que cada um desses ramos enfoca o ser humano de maneira particular. Assim, cada especialidade – a Economia, a Política, a História etc. – trabalha essa matéria-prima de maneira particular, construindo conhecimentos distintos e específicos a respeito dela. A Psicologia colabora com o estudo da subjetividade – é essa a sua forma particular, específica de contribuição para a compreensão da totalidade da vida humana.

Nossa matéria-prima, portanto, é o ser humano em todas as suas expressões, as visíveis (o comportamento) e as invisíveis (processos psíquicos), as singulares (porque somos o que somos) e as genéricas (porque somos todos assim) – é o ser humano-corpo, ser humano-pensamento, ser humano-afeto, ser humano-ação e tudo isso está sintetizado no termo subjetividade.

A **subjetividade** é a síntese singular e individual que cada um de nós vai constituindo conforme vamos nos desenvolvendo e vivenciando as experiências da vida social e cultural; é uma síntese que, de um lado, nos identifica, por ser única; e, de outro lado, nos iguala, na medida em que os elementos que a constituem são experienciados no campo comum das condições objetivas de existência. Essa síntese – a subjetividade – é o mundo de ideias, significados e emoções construído internamente pelo sujeito a partir de suas relações sociais, de suas vivências e de sua constituição biológica; é, também, fonte de suas manifestações afetivas e comportamentais.

> Criando e transformando o mundo (externo), o homem constrói e transforma a si próprio.

O mundo social e cultural, conforme vai sendo experienciado por nós, possibilita-nos a construção de um mundo pessoal e singular. São diversos fatores que se combinam e nos levam a uma vivência muito particular, pois nós atribuímos sentido a essas experiências e vamos nos constituindo a cada dia.

A subjetividade é a maneira de sentir, pensar, fantasiar, se comportar, sonhar, amar de cada um. É o que constitui o nosso modo de ser: sou filho de japoneses e militante de um grupo ecológico, detesto Matemática, adoro samba e rap, pratico ioga, tenho vontade, mas não consigo ter uma namorada. Meu melhor amigo é filho de descendentes de italianos, primeiro aluno da classe em Matemática, trabalha e estuda, é corintiano fanático, adora comer sushi e conversar pelas redes sociais. Observe que cada um tem sua singularidade.

Entretanto, a síntese que a subjetividade representa não é inata ao indivíduo. Ele a constrói aos poucos, a partir do nascimento, apropriando-se do material do mundo social e cultural (a expressão subjetiva coletiva), e faz isso ao mesmo tempo em que atua sobre o mundo, ou seja, é ativo na sua construção. Criando e transformando o mundo (externo), o homem constrói e transforma a si próprio.

Um mundo objetivo, em movimento, porque seres humanos o movimentam permanentemente com suas intervenções; um mundo subjetivo em movimento, porque os indivíduos estão permanentemente se apropriando de novas experiências, matéria-prima para produção da subjetividade.

De certo modo, podemos dizer que a subjetividade não só é produzida, moldada, mas também é automoldável, ou seja, o homem pode construir novas e/ou outras formas de subjetividade, recusando-se ao assujeitamento e à perda de memória imposta pela fugacidade da informação; recusando a massificação que exclui e estigmatiza o diferente, desconsiderando a aceitação social condicionada ao consumo, discordando da medicalização do sofrimento. Nesse sentido, retomamos a utopia de que cada ser humano pode participar da construção de seu destino e de sua coletividade.

Por fim, podemos dizer que estudar a subjetividade, nos tempos atuais, é tentar compreender a produção de novos modos de ser e estar no mundo, isto é, as subjetividades emergentes, cuja produção é social e histórica. O estudo dessas novas subjetividades vai desvendando as relações culturais, políticas, econômicas e históricas na produção do mais íntimo e do mais observável no ser humano – aquilo que o captura, submete ou mobiliza para pensar e agir sobre os efeitos das formas de submissão da subjetividade.

O **movimento** e a **transformação** são os elementos básicos de toda essa história. E aproveitamos para citar Guimarães Rosa (2017)[4] que, em *Grande sertão: veredas* consegue expressar, de modo muito adequado e rico, o que aqui vale a pena registrar:

> "O importante e bonito do mundo é isso: que as pessoas não estão sempre iguais, ainda não foram terminadas, mas que elas vão sempre mudando. Afinam e desafinam."

Convidamos você a refletir um pouco sobre esse pensamento de Guimarães Rosa. As pessoas não estão sempre iguais. Ainda não foram terminadas. Mas por quê? Como? Simplesmente porque a subjetividade não cessará de se modificar, pois as experiências sempre trarão novos elementos para renová-la.

Talvez você esteja pensando: "eu acho que sou o que sempre fui, eu não me modifico! Por acompanhar de perto suas próprias transformações (não poderia ser diferente!), você pode não percebê-las e ter a impressão de ser como sempre foi. Você é o construtor da sua transformação e, por isso, ela pode

---

[4] ROSA, Guimarães. *Grande sertão*: veredas. São Paulo: Nova Fronteira, 2017.

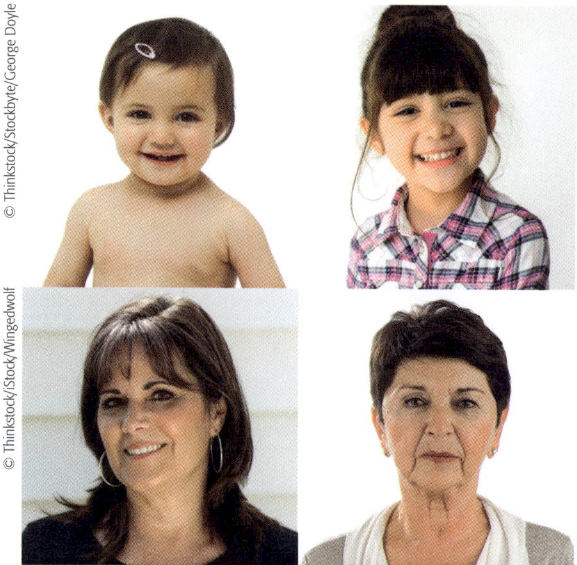

As pessoas estão sempre se modificando.

passar despercebida, fazendo-o pensar que não se transformou. Mas você cresceu, mudou de corpo, de vontades, de gostos, de amigos, de atividades, afinou e desafinou, enfim, tudo em sua vida muda e, com ela, suas vivências subjetivas, seu conteúdo psicológico, sua subjetividade. Isso acontece com todos nós.

Bem, esperamos que você já tenha uma noção do que seja subjetividade e possamos, então, voltar à nossa discussão sobre o objeto da Psicologia.

A Psicologia, como mencionamos, é um ramo das Ciências Humanas, e a sua identidade, isto é, aquilo que a caracteriza e diferencia, pode ser obtida considerando-se que cada um desses ramos enfoca de maneira particular o objeto humano, construindo conhecimentos distintos e específicos a respeito dele. Assim, com o estudo da subjetividade, a Psicologia contribui para a compreensão da totalidade da vida humana.

É claro que a forma de se abordar a subjetividade, e mesmo a forma de concebê-la, dependerá da concepção de ser humano adotada pelas diferentes escolas psicológicas. No momento, pelas características do desenvolvimento histórico da Psicologia, essas escolas acabam formulando um conhecimento fragmentário de uma única e mesma totalidade – o ser humano: sua subjetividade e suas manifestações. A superação do atual impasse levará a uma Psicologia que compreenda esse indivíduo como ser concreto e multideterminado. Esse é o papel de uma ciência crítica, da compreensão, da comunicação e do encontro do ser humano com o mundo em que vive, já que o indivíduo que compreende a História (o mundo externo) também compreende a si mesmo (sua subjetividade), e aquele que compreende a si mesmo pode compreender o engendramento do mundo e criar novas rotas e utopias.

Algumas correntes da Psicologia consideram-na pertencente ao campo das Ciências do Comportamento, e outras, das Ciências Sociais. Acreditamos que o campo das Ciências Humanas é mais abrangente e condizente com a nossa proposta, que vincula a Psicologia à História, à Antropologia, à Economia etc.

A PSICOLOGIA E O MISTICISMO

A Psicologia, como área da ciência, aparece em 1879 quando Wilhelm Wundt (1832-1926) criou o primeiro Laboratório de Experimentos em Psicofisiologia, em Leipzig, Alemanha. Esse marco histórico significou o desligamento das ideias psicológicas de ideias abstratas e espiritualistas, que defendiam a existência de uma alma nos seres humanos, a qual seria a sede da vida psíquica.

A partir daí, a história da Psicologia é de fortalecimento de seu vínculo com os princípios e métodos científicos. A ideia de um ser autônomo, capaz de se responsabilizar por seu próprio desenvolvimento e por sua vida, também vai se fortalecendo a partir desse momento.

Atualmente, a Psicologia ainda não consegue explicar todos os aspectos do ser humano. Sabe-se que a ciência não esgotará o que há para conhecer, pois a realidade está em permanente movimento, novas perguntas surgem a cada dia, o ser humano está em movimento e em transformação, colocando também novas perguntas para a Psicologia. A invenção dos computadores, por exemplo, trouxe e trará mudanças às formas de pensamento, à inteligência, e a Psicologia precisará continuar a estudar essas transformações em seu esforço de pesquisa para integrar os novos conhecimentos em seu quadro teórico.

Alguns dos desconhecimentos da Psicologia têm levado os psicólogos a buscarem respostas em outros campos do saber humano. Com isso, algumas práticas não psicológicas têm sido associadas às práticas psicológicas. O tarô, a astrologia, a quiromancia, a numerologia, entre outras práticas adivinhatórias e/ou místicas, têm sido associados ao fazer e ao saber psicológico.

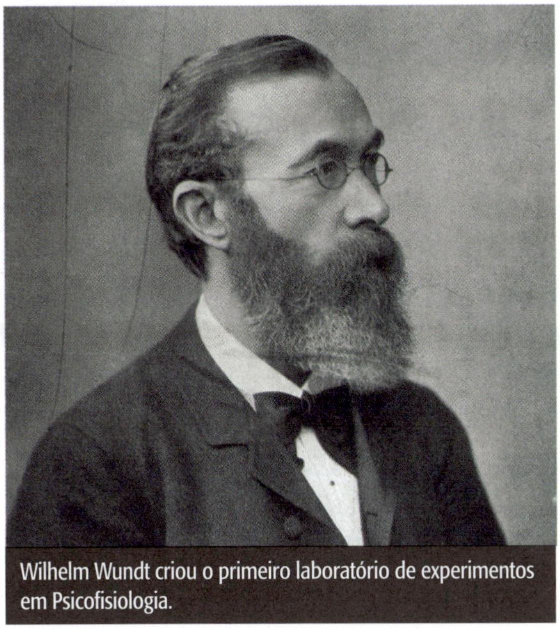

Wilhelm Wundt criou o primeiro laboratório de experimentos em Psicofisiologia.

> Esses saberes não estão no campo da Psicologia, mas podem se tornar seu objeto de estudo.

Essas não são práticas da Psicologia. São outras formas de saber sobre o humano que não podem ser confundidas com a Psicologia, pois:

- não são construídas no campo da ciência a partir do método e dos princípios científicos;
- estão em oposição aos princípios da Psicologia, que vê não só o ser humano como ser autônomo, que se desenvolve e se constitui a partir de sua relação com o mundo social e cultural, mas também o vê sem destino pronto, que constrói seu futuro ao agir sobre o mundo. As práticas místicas têm pressupostos considerados opostos, pois nelas há a concepção de destino, da existência de forças que não estão no campo do mundo material e não são passíveis de experimentação e comprovação.

A Psicologia, ao relacionar-se com esses saberes, deve ser capaz de enfrentá-los sem preconceitos, reconhecendo que o ser humano construiu muitos "saberes" em busca de sua felicidade. É preciso demarcar os campos. Esses saberes não estão no campo da Psicologia, mas podem se tornar seu objeto de estudo.

É possível estudar as práticas adivinhatórias e descobrir o que elas têm de eficiente, de acordo com os critérios científicos, e aprimorar tais aspectos para um uso eficiente e racional. Nem sempre esses critérios científicos têm sido observados, e alguns psicólogos acabam usando tais práticas sem o devido cuidado e observação. Esses casos, seja do psicólogo que usa a prática mística como acompanhamento psicológico, seja daquele que usa desse expediente sem critério científico comprovado, são previstos pelo código de ética dos psicólogos e, por isso, passíveis de punição. No primeiro caso, como prática de charlatanismo e, no segundo, como desempenho inadequado da profissão.

Entretanto, é preciso ponderar que esse campo fronteiriço entre a Psicologia Científica e a especulação mística deve ser tratado com o devido cuidado. Quando se trata de pessoa, psicóloga ou não, que decididamente usa do expediente das práticas místicas como forma de tirar proveito pecuniário ou de qualquer outra ordem, prejudicando terceiros, temos um caso de polícia, cuja punição é salutar. Mas, muitas vezes, não é possível caracterizar a atuação dos que se utilizam dessas práticas de forma tão clara. Nesses casos, não podemos tornar absoluto o conhecimento científico como o "conhecimento por excelência" e dogmatizá-lo a ponto de correr o risco de criar um tribunal semelhante ao da **Santa Inquisição**. É preciso reconhecer que pessoas que acreditam em práticas adivinhatórias ou místicas têm o direito de consultar e de ser consultadas, e também temos de reconhecer, como cientistas, que não sabemos tudo sobre o psiquismo humano e que, muitas vezes, novas descobertas seguem estranhos e insondáveis caminhos. O verdadeiro cientista deve ter os olhos abertos para o novo.

Enfim, eis o nosso alerta:

- Não se deve misturar a Psicologia com práticas adivinhatórias ou místicas com base em pressupostos diversos e opostos ao da Psicologia.
- É preciso estar aberto para o novo, atento a novos conhecimentos que, estudados no âmbito da ciência, podem trazer novos saberes, ou seja, novas respostas para perguntas ainda não respondidas.

A ciência, como uma das formas de saber do ser humano, tem seu campo de atuação com métodos e princípios próprios, mas, como produção de conhecimento, não está pronta e nunca estará. A ciência é, na verdade, um processo permanente de conhecimento do mundo, um exercício de diálogo entre o pensamento humano e a realidade, em todos os seus aspectos. Nesse sentido, tudo o que ocorre com o ser humano é motivo de interesse para a ciência, que deve aplicar seus princípios e métodos para construir respostas.

SANTA INQUISIÇÃO
Tribunal religioso instituído para investigar e punir crimes contra a fé católica.

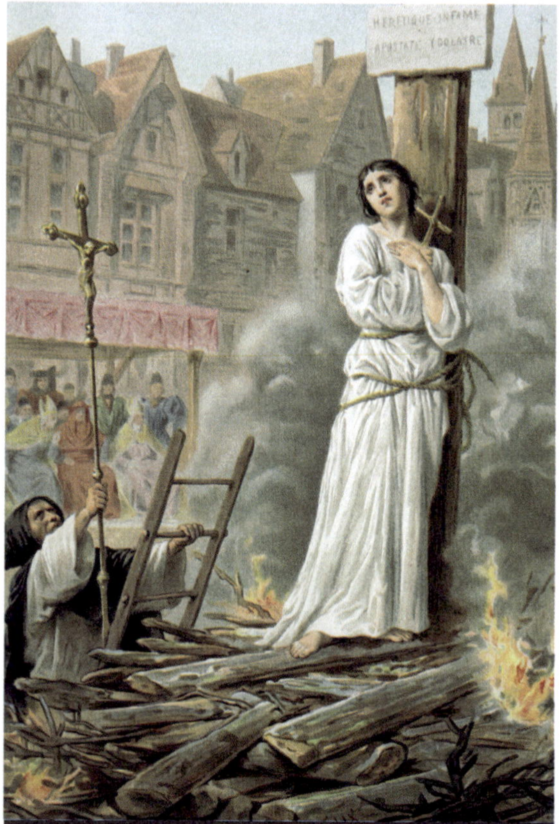

A inquisição, que se iniciou no século XII, foi instituída pela Igreja Católica para julgar os hereges. O caso mais famoso do período medieval foi o da francesa Joana D'Arc, que foi queimada viva.

TEXTO COMPLEMENTAR 1

Características do senso comum[5]

Um breve exame de nossos saberes cotidianos e do senso comum de nossa sociedade revela algumas das características que lhes são próprias:

- são subjetivos, isto é, exprimem sentimentos e opiniões individuais e de grupos, variando de uma pessoa para outra, ou de um grupo para outro, dependendo das condições em que vivemos;
- são qualitativos, isto é, as coisas são julgadas por nós como grandes ou pequenas, doces ou azedas, pesadas ou leves, novas ou velhas;
- são heterogêneos, isto é, referem-se a fatos que julgamos diferentes, porque os percebemos como diversos entre si. Por exemplo, um corpo que cai e uma pena que flutua no ar são acontecimentos diferentes; sonhar com água é diferente de sonhar com uma escada etc.;
- são individualizadores por serem qualitativos e heterogêneos, isto é, cada coisa ou cada fato nos aparece como um indivíduo ou como um ser autônomo: a seda é macia, a pedra é rugosa;
- mas também são generalizadores, pois tendem a reunir em uma só opinião ou em uma só ideia coisas e fatos julgados semelhantes: falamos dos animais, das plantas, dos seres humanos, dos astros;
- em decorrência das generalizações, tendem a estabelecer relações de causa e efeito entre as coisas ou entre os fatos: "onde há fumaça, há fogo; mulher menstruada não deve tomar banho frio; ingerir sal quando se tem tontura é bom para a pressão; menino de rua é delinquente etc.";
- não se surpreendem nem se admiram com a regularidade, constância, repetição e diferença das coisas, mas, ao contrário, a admiração e o espanto se dirigem para o que é imaginado como único, extraordinário, maravilhoso ou miraculoso. Justamente por isso, em nossa sociedade, a propaganda e a moda estão sempre inventando o "extraordinário", o "nunca visto";
- pelo mesmo motivo e não por compreenderem o que seja investigação científica, tendem a identificá-la com a magia, considerando que ambas lidam com o misterioso, o oculto, o incompreensível;
- costumam projetar nas coisas ou no mundo sentimentos de angústia e de medo diante do desconhecido. Assim, durante a Idade Média, as pessoas viam o demônio em toda a parte e, hoje, enxergam discos voadores no espaço;
- por serem subjetivos, generalizadores, expressões de sentimentos de medo e angústia, e de incompreensão quanto ao trabalho científico, nossas certezas cotidianas e o senso comum de nossa sociedade ou de nosso grupo social cristalizam-se em preconceitos com os quais passamos a interpretar toda a realidade que nos cerca e todos os acontecimentos.

---

[5] CHAUÍ, Marilena. *Convite à filosofia*. 14. ed. São Paulo: Ática, 2010.

A atitude científica

O que distingue a atitude científica da atitude costumeira ou do senso comum? Antes de qualquer coisa, a ciência desconfia da veracidade de nossas certezas, de nossa adesão imediata às coisas, da ausência de crítica e da falta de curiosidade. Por isso, ali onde vemos coisas, fatos e acontecimentos, a atitude científica vê problemas e obstáculos, aparências que precisam ser explicadas e, em certos casos, afastadas.

Sob quase todos os aspectos, podemos dizer que o conhecimento científico opõe-se ponto por ponto às características do senso comum:

- é objetivo, isto é, procura as estruturas universais e necessárias das coisas investigadas;
- é quantitativo, isto é, busca medidas, padrões, critérios de comparação e avaliação para coisas que parecem ser diferentes;
- é homogêneo, isto é, busca as leis gerais de funcionamento dos fenômenos, que são as mesmas para fatos que nos parecem diferentes;
- é generalizador, pois reúne individualidades, percebidas como diferentes, sob as mesmas leis, os mesmos padrões ou critérios de medida, mostrando que possuem a mesma estrutura;
- são diferenciadores, pois não reúnem nem generalizam por semelhanças aparentes, mas distinguem os que parecem iguais, desde que obedeçam a estruturas diferentes;
- só estabelecem relações causais depois de investigar a natureza ou estrutura do fato estudado e suas relações com outros semelhantes ou diferentes;
- surpreende-se com a regularidade, a constância, a frequência, a repetição e a diferença das coisas e procura mostrar que o maravilhoso, o extraordinário ou o "milagroso" é um caso particular do que é regular, normal, frequente. Um eclipse, um terremoto, um furacão, embora excepcionais, obedecem às leis da física. Procura, assim, apresentar explicações racionais, claras, simples e verdadeiras para os fatos, opondo-se ao espetacular, ao mágico e ao fantástico;
- distingue-se da magia. A magia admite uma participação ou simpatia secreta entre coisas diferentes, que agem umas sobre as outras por meio de qualidades ocultas e considera o psiquismo humano uma força capaz de ligar-se a psiquismos superiores (planetários, astrais, angélicos, demoníacos) para provocar efeitos inesperados nas coisas e nas pessoas. A atitude científica, ao contrário, opera um desencantamento ou desenfeitiçamento do mundo, mostrando que nele não agem forças secretas, mas causas e relações racionais que podem ser conhecidas e que tais conhecimentos podem ser transmitidos a todos;
- afirma que, pelo conhecimento, o homem pode libertar-se do medo e das superstições, deixando de projetá-los no mundo e nos outros;
- procura renovar-se e modificar-se continuamente, evitando a transformação das teorias em doutrinas, e destas em preconceitos sociais. O fato científico resulta de um trabalho paciente e lento de investigação e de pesquisa racional, aberto a mudanças, não sendo nem um mistério incompreensível nem uma doutrina geral sobre o mundo.

Os fatos ou objetos científicos não são dados empíricos espontâneos de nossa experiência cotidiana, mas são construídos pelo trabalho da investigação científica. Esta é um conjunto de atividades intelectuais, experimentais e técnicas, realizadas com base em métodos que permitem e garantem:

- separar os elementos subjetivos e objetivos de um fenômeno;
- construir o fenômeno como um objeto do conhecimento, controlável, verificável, interpretável e capaz de ser retificado e corrigido por novas elaborações;
- demonstrar e provar os resultados obtidos durante a investigação, graças ao rigor das relações definidas entre os fatos estudados; a demonstração deve ser feita não só para verificar a validade dos resultados obtidos, mas também para prever racionalmente novos fatos como efeitos dos já estudados;
- relacionar com outros fatos um fato isolado, integrando-o em uma explicação racional unificada, pois somente essa integração transforma o fenômeno em objeto científico, isto é, em fato explicado por uma teoria;
- formular uma teoria geral sobre o conjunto dos fenômenos observados e dos fatos investigados, isto é, formular um conjunto sistemático de conceitos que expliquem e interpretem as causas e os efeitos, as relações de dependência, identidade e diferença entre todos os objetos que constituem o campo investigado.

Delimitar ou definir os fatos a investigar, separando-os de outros semelhantes ou diferentes; estabelecer os procedimentos metodológicos para observação, experimentação e verificação dos fatos; construir instrumentos técnicos e condições de laboratório específicas para a pesquisa; elaborar um conjunto sistemático de conceitos que formem a teoria geral dos fenômenos estudados, que controlem e guiem o andamento da pesquisa, além de ampliá-la com novas investigações, e permitam a previsão de fatos novos a partir dos já conhecidos: esses são os pré-requisitos para a constituição de uma ciência e as exigências da própria ciência.

A ciência distingue-se do senso comum porque este é uma opinião baseada em hábitos, preconceitos, tradições cristalizadas, enquanto a primeira baseia-se em pesquisas, investigações metódicas e sistemáticas e na exigência de que as teorias sejam internamente coerentes e digam a verdade sobre a realidade. A ciência é conhecimento que resulta de um trabalho racional.

TEXTO COMPLEMENTAR 2

Precondições socioculturais para o aparecimento da psicologia como ciência no século XIX[6]

Síntese

1. A experiência da subjetividade privatizada, em que nós nos reconhecemos como livres, diferentes, capazes de experimentar sentimentos, ter desejos e pensar independentemente dos demais membros da sociedade é uma precondição para que se formulem projetos de psicologia científica. Embora para nós essas experiências sejam óbvias, os estudos históricos e antropológicos revelam que nem sempre é assim em outras sociedades e culturas.

[6] FIGUEIREDO, Luís Claudio M.; SANTI, Pedro Luiz Ribeiro de. *Psicologia:* uma (nova) introdução, 3. ed. São Paulo: EDUC, 2021.

2. Outra precondição para a formulação de projetos de psicologia científica é a experiência de que não somos assim tão livres e tão diferentes quanto imaginávamos. É a suspeita de que há outras "forças invisíveis" nos controlando e de que não conseguimos espontaneamente ver com clareza as causas e os significados de nossas ações que nos leva a investigar o que há por trás das aparências. Essa experiência se generaliza com o colapso da ideologia Liberal Iluminista e do Romantismo que, cada um à sua maneira, mantinham inquestionável a noção de subjetividade individual, embora já se encaminhassem para posições muito críticas a respeito. Esse colapso está associado ao desenvolvimento e ao domínio crescente do Regime Disciplinar e se expressa em elaborações filosóficas que põem em questão a soberania, a autonomia e a identidade dos indivíduos.
3. A suspeita de que a liberdade e a singularidade dos indivíduos são ilusórias, que emerge com o declínio das crenças liberais e românticas, abre espaço, finalmente, para projetos de previsão e controle científicos do comportamento individual. Este será um dos principais objetivos da psicologia como ciência a serviço das disciplinas. Mas abre espaço, também, para problematizações teóricas e práticas das subjetividades totalmente avessas ao regime disciplinar e que alimentarão muitas das escolas contemporâneas do pensamento psicológico e, principalmente, suas incidências na clínica e na educação.

ATIVIDADES

1. Você leu no texto que existe a Psicologia Científica e a psicologia do senso comum. Para começar, relacione situações do cotidiano em que as pessoas usem essa psicologia do senso comum. Procure relacionar tais explicações com noções da Psicologia Científica que você já conhece, buscando compreender a relação entre essas duas psicologias.
2. Converse sobre a Psicologia Científica – sua matéria-prima e seu enfoque. Retome a psicologia do senso comum e faça, agora, a distinção entre elas.
3. Desafio: por que as práticas místicas não compõem o campo da Psicologia Científica? E as práticas adivinhatórias? Diferencie essas práticas daquelas do saber da Psicologia.
4. *A história oficial*, filme indicado no item "Outros recursos", é bastante interessante como provocação de um debate sobre a história que aprendemos na escola. Quem registrou essa história? De que perspectiva se conta a história do Brasil? Dos que disseram "Terra à vista" ou daqueles que disseram "Caravelas à vista"? Debatam essas questões.

PARA SABER MAIS

Bibliografia

BÁSICA

Filosofando: introdução à Filosofia (2013), de Maria Lucia Aranha e Maria Helena P. Martins, o livro *Fundamentos da filosofia: ser, saber e fazer* (2006), de Gilberto Cotrim e *Filosofia da ciência: introdução ao jogo e a suas regras* (2000), de Rubem Alves, são livros que indicamos para auxiliar no entendimento da relação ciência e senso comum, e da estrutura e função do método científico.

AVANÇADA

Pela mão de Alice: o social e o político na pós-modernidade (2010) e *A crítica da razão indolente: contra o desperdício da experiência* (2011), de Boaventura Santos, são obras que discutem a estrutura da ciência e os novos paradigmas.

A psicologia dos psicólogos (1983), de Hilton Japiassu, trata da questão específica da Psicologia e psicologias, seus objetos, seus métodos e a definição do fenômeno. Esse livro supõe um bom conhecimento das teorias e dos sistemas em Psicologia, já que os descreve do ponto de vista metodológico. Não é uma leitura fácil, mas importantíssima para os psicólogos.

Aventuras do Barão de Münchhausen na psicologia (1999), de Ana M. B. Bock, revela uma crítica sobre a Psicologia contemporânea

As palavras e as coisas: uma arqueologia das ciências humanas (2016), do psicólogo e filósofo francês Michel Foucault analisa as Ciências Humanas e o aparecimento da noção de ser humano nas ciências. O termo subjetividade é muito discutido na atualidade com vários entendimentos, e um dos entendimentos importantes é dado por ele.

Outros recursos

FILME

- *A história oficial* é um filme argentino de 1985, dirigido e escrito por Luis Puenzo. Um dos filmes produzidos na América Latina que recebeu o Oscar. A partir das provocações de um estudante, uma professora de história começa a questionar a história que ensina (a oficial) e isso tem repercussões importantes em sua vida familiar. Qual história sabemos? Quem a registra? Como garantir sua veracidade?

  Há um conjunto de filmes que pode ser utilizado para o debate sobre a neutralidade das ciências ou a respeito de seu uso político: *Epidemia* (1995), dirigido por Wolfgang Petersen; *Pandemia: a guerra final* (2021), com roteiro e direção assinados por Fansu Njie; *O dilema das redes* (2020), documentário dirigido por Jeff Orlowski, em que especialistas analisam o impacto que as redes sociais podem ter sobre a humanidade e a democracia; *Brexit* (2018), dirigido por Toby Haynes, aborda o trabalho do estrategista político que liderou a campanha para a saída do Reino Unido da União Europeia durante o referendo de 2016, usando novas táticas na era da informação. E ainda, *Privacidade hackeada* (2019), dirigido por Karim Amer e Jehane Noujaim, sobre a empresa Cambridge Analytical e suas interferências na eleição presidencial de 2016 nos EUA. A Psicologia tem tido participação nessas empresas denunciadas, mas também é potente para fazer a crítica. Assistam aos filmes e discutam essa questão do ponto de vista ético e de compromisso da Psicologia com o bem-estar coletivo nos tempos atuais.

CAPÍTULO 2

A evolução da psicologia

Toda e qualquer produção humana – uma cadeira, uma religião, um computador, uma obra de arte, uma teoria científica – tem por trás de si a contribuição de inúmeros seres humanos, que, em um tempo anterior ao presente, fizeram indagações, realizaram descobertas, inventaram técnicas e desenvolveram ideias, isto é, por trás de qualquer produção material ou espiritual, existe história.

PSICOLOGIA TAMBÉM TEM HISTÓRIA

Compreender em profundidade algo que compõe o nosso mundo significa recuperar sua história. O passado e o futuro sempre estão no presente, como base constitutiva e como projeto. Por exemplo, todos nós temos uma história pessoal e nos tornamos pouco compreensíveis se não recorremos a ela e à nossa perspectiva de futuro para entender quem somos e por que somos de determinada forma.

Essa história pode ser mais ou menos longa para os diferentes aspectos da produção humana. No caso da Psicologia, como ciência, a história tem por volta de 140 anos apenas, se considerarmos o ano de 1879 em que Wilhelm Wundt (1832-1920) instalou o Laboratório de Psicologia Experimental, em Leipzig,

ção
logia

Alemanha, fato que estabeleceu o marco da criação da Psicologia no mundo ocidental.

Mas queremos reconhecer aqui que nada surge por mágica ou genialidade, pois tudo é fruto de um processo histórico. Na história da Psicologia, duas vertentes de história são importantes. Uma vertente é quando retomamos a história grega, em um período anterior à era cristã; a outra é quando retomamos o desenvolvimento da modernidade que é, efetivamente, a responsável pelo surgimento da Psicologia como ciência. Por antiguidade, vamos primeiro aos gregos.

> Por trás de qualquer produção material ou espiritual, existe história.

A *psyché* dos gregos

Não havia Psicologia na Grécia Antiga. Assim, estamos apenas reconhecendo, com essa volta aos gregos, que a preocupação com a alma e a razão humanas já existia entre os gregos antes da era cristã.

A história do pensamento humano tem um momento áureo na Antiguidade, entre os gregos, particularmente no período de 700 a.C. até a dominação romana, às vésperas da era cristã.

Os gregos foram o povo mais evoluído nessa época. Uma produção minimamente planejada e bem-sucedida permitiu a construção das primeiras cidades-Estados (pólis). A manutenção dessas cidades implicava a necessidade de mais riquezas, as quais alimentavam também o poderio dos cidadãos – membros da classe dominante na Grécia Antiga). Assim, iniciaram a conquista de novos territórios – Mediterrâneo, Ásia Menor, chegando quase até a China – que geraram riquezas na forma de escravos para trabalhar nas cidades e na forma de tributos pagos pelos territórios conquistados.

As riquezas geraram crescimento, e esse crescimento exigia soluções práticas para a arquitetura, para a agricultura e para a organização social. Isso explica os avanços na Física, na Geometria, na teoria política, inclusive com a criação do conceito de democracia.

Tais avanços permitiram que o cidadão se ocupasse das coisas do espírito, como a Filosofia e a Arte. Alguns homens, como Platão e Aristóteles, dedicaram-se a compreender esse espírito empreendedor do conquistador grego, ou seja, a Filosofia começou a especular em torno do homem e da sua interioridade.

É entre os filósofos gregos que surge a primeira tentativa de sistematizar um pensamento sobre o espírito humano, ou seja, a interioridade humana. O próprio termo **psicologia** vem do grego *psyché*, que significa **alma**, e de *logos*, que significa **razão**. A alma, ou o espírito, era concebida como a parte imaterial do ser humano e abarcaria o pensamento, os sentimentos de amor e ódio, a irracionalidade, o desejo, a sensação e a percepção.

Os filósofos pré-socráticos – assim chamados por antecederem o filósofo grego Sócrates – preocupavam-se em definir a relação do homem com o mundo por meio da percepção. Discutiam se o mundo existe porque o homem o vê ou se o homem vê um mundo que já existe. Havia uma oposição entre os idealistas – para os quais a ideia forma o mundo –, e os materialistas – para os quais a matéria que forma o mundo já é dada para a percepção.

PSICOLOGIA
Termo que designa o estudo da alma. Hoje, não se concebe mais o mundo psíquico como sinônimo de alma, e sim sobre os registros simbólicos e emocionados que vamos construindo a partir de nossas vivências no mundo material e social.

Mas é com Sócrates (469-399 a.C.) que as ideias sobre o mundo psicológico ganharam certa consistência. Sua principal preocupação era com o limite que separa o ser humano dos animais. Dessa forma, ele postulava que a principal característica humana era a **razão**. A razão permitia ao ser humano sobrepor-se aos instintos, que seriam a base da irracionalidade. Ao definir a razão como peculiaridade humana ou como essência humana, Sócrates abre um caminho para a teorização sobre a consciência, naquele momento, no campo da Filosofia.

O passo seguinte foi dado pelo filósofo Platão (427-347 a.C.), discípulo de Sócrates, que procurou definir um "lugar" para a razão em nosso próprio corpo. Definiu esse lugar como sendo a cabeça, onde se encontra a alma humana. A medula seria, portanto, o elemento de ligação da alma com o corpo. Esse elemento de ligação era necessário porque Platão concebia a alma separada do corpo. Quando alguém morria, a matéria (o corpo) desaparecia, mas a alma ficava livre para ocupar outro corpo.

Aristóteles (384-322 a.C.), discípulo de Platão, foi um dos mais importantes pensadores da história da Filosofia. Sua contribuição foi inovadora ao postular que alma e corpo não podem ser dissociados. Para Aristóteles, a *psyché* seria o princípio ativo da vida. Tudo aquilo que cresce, reproduz e se alimenta possui a sua *psyché* ou alma. Dessa forma, os vegetais, os animais e o ser humano teriam alma. Os vegetais teriam a alma vegetativa, que se define pela função de alimentação e reprodução. Os animais teriam essa alma e a alma sensitiva, que tem a função de percepção e movimento. E o ser humano teria os dois níveis anteriores e a alma racional, que tem a função pensante.

Esse filósofo chegou a estudar as diferenças entre a razão, a percepção e as sensações. Esse estudo está sistematizado no *De Anima*, que pode ser considerado o primeiro tratado das ideias psicológicas.

Portanto, há mais de 2.300 anos antes do advento da Psicologia Científica, os gregos já haviam formulado duas "teorias": a platônica, que postulava a imortalidade da alma e a concebia separada do corpo, e a aristotélica, que afirmava a mortalidade da alma e sua relação de pertencimento ao corpo.

O mundo psicológico no Império Romano e na Idade Média

Às vésperas da era cristã, surge um novo império que dominaria a Grécia, parte da Europa e do Oriente Médio: o Império Romano. Uma das principais características desse período é o aparecimento e o desenvolvimento do cristianismo – uma força religiosa que se torna a força política dominante. Nesse período, não há nenhuma referência de estudo ou especulação sobre algum aspecto do humano. Mesmo com as invasões bárbaras, por volta de 400 d.C., que levam à desorganização econômica e ao esfacelamento dos territórios romanos, o cristianismo sobreviveu e até se fortaleceu, tornando-se a religião principal da Idade Média, período que então se iniciava.

As ideias sobre o mundo psicológico, nesse período, estão relacionadas de perto ao conhecimento religioso, já que, ao lado do poder econômico e político, a Igreja Católica também monopolizava o saber.

Santo Agostinho, inspirado em Platão, também fazia uma cisão entre alma e corpo. Entretanto, para ele, a alma não era somente a sede da razão, mas a prova de uma manifestação divina no homem. A alma era considerada imortal por ser o elemento que liga o homem a Deus. E, sendo a alma também a sede do pensamento, a Igreja passa a se preocupar também com sua compreensão.

São Tomás de Aquino viveu em um período em que se prenunciava a ruptura da Igreja Católica e o aparecimento do protestantismo – uma época que preparava a

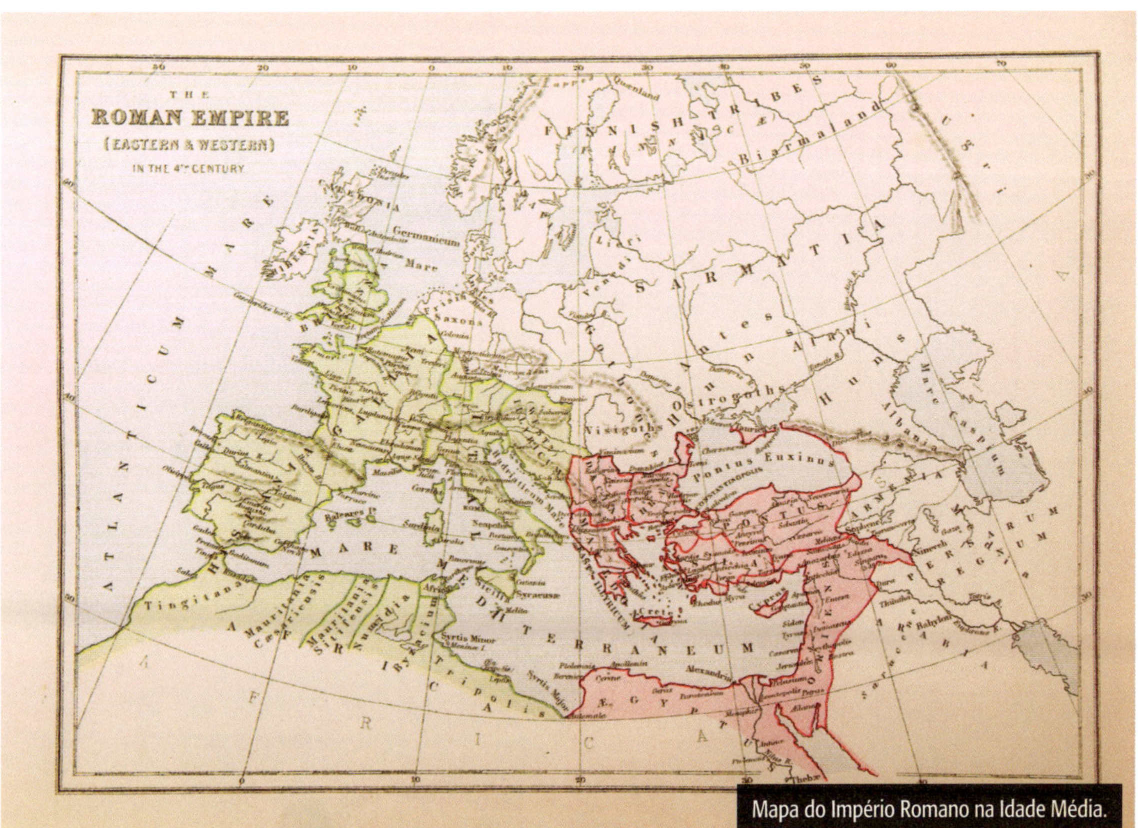

Mapa do Império Romano na Idade Média.

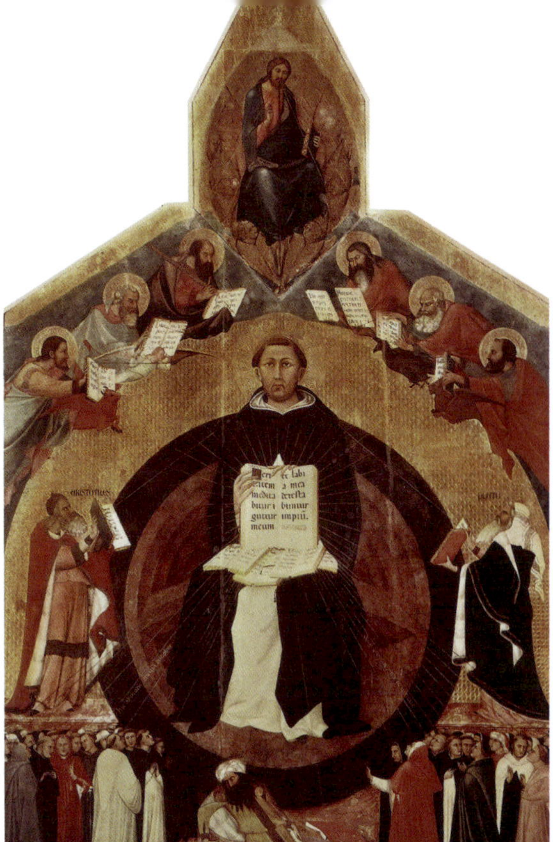

© Thinkstock/Photos.com

Nesse sentido, dois grandes filósofos representam esse período: Santo Agostinho (354-430) e São Tomás de Aquino (1225-1274).

transição do feudalismo para o capitalismo. Havia uma crise econômica e social que levava ao questionamento da Igreja e dos conhecimentos produzidos por ela.

Dessa forma, era preciso encontrar novas justificativas para a relação entre Deus e o homem. São Tomás de Aquino buscou em Aristóteles a distinção entre essência e existência, considerando que o ser humano, em sua essência, busca a perfeição por meio de sua existência. Porém, São Tomás de Aquino vai além e introduz o ponto de vista religioso, ao contrário de Aristóteles, afirmando que somente Deus seria capaz de reunir a essência e a existência, em termos de igualdade. Portanto, a busca de perfeição pelo homem seria a busca de Deus. Estavam lançados os argumentos racionais para justificar os dogmas da Igreja.

Feudalismo é o sistema político e social dominante na Europa durante a Idade Média.

O mundo psicológico no Renascimento

Pouco mais de 200 anos após a morte de São Tomás de Aquino, segunda metade do século XV, teve início uma época de transformações radicais no mundo europeu. É o **Renascimento** ou **Renascença**. Se os valores greco-romanos foram abandonados durante a Idade Média, agora, na Idade Moderna, eles são resgatados e o nível de reflexão sobre o mundo e o homem, sem influência da religião, ganha destaque.

Este movimento não começou do dia para a noite. Depois da diminuição de invasões bárbaras e das guerras, as pessoas durante a Idade Média estabeleceram-se em feudos e, ao longo dos anos, foram se constituindo em comunidade, promovendo o surgimento das atividades comerciais e da vida urbana. A estruturação da Igreja provocou a organização de escolas e universidades monásticas e catedráticas. O saber começava a ser organizado.[1]

O comércio impulsionou o mercantilismo, que levou à descoberta de novas terras (a América, o caminho para as Índias, a rota do Pacífico), e isso propiciou a acumulação de riquezas pelas nações em formação, como França, Itália, Espanha e Inglaterra. Na transição para o capitalismo, começou a emergir uma nova forma de organização econômica e social e um processo de valorização do homem.

As transformações ocorrem em todos os setores da produção humana, mais precisamente nas artes e nas ciências, pois o estudo e a reflexão voltam-se para a Natureza e Humanidade. Nas artes, por volta de 1300, Dante escreve a *Divina comédia*;[2] entre 1475 e 1478, Leonardo da Vinci pinta o quadro *Anunciação*; em 1484, Botticelli pinta o *Nascimento de Vênus*; em 1501, Michelangelo esculpe o *Davi*; e, em 1513, Maquiavel escreve *O príncipe*[3] – obra clássica da política.

As ciências também conheceram um grande avanço. Em 1543, Copérnico causou uma revolução no

---

1 GONÇALVES, Rainer. *Texto da idade média. História do mundo*, UOL. Disponível em: http://historiadomundo.uol.com.br/idade-media/texto-idade-media.htm. Acesso em: 21 jan. 2018.

2 ALIGHIERI, Dante. *Divina comédia*. 2.ed. São Paulo: Editora 34, 2017.

3 MAQUIAVEL, Nicolau. *O príncipe*. Petrópolis: Vozes, 2011.

conhecimento humano ao mostrar que a Terra não é o centro do universo. Em 1610, Galileu estudou a queda dos corpos, realizando as primeiras experiências da Física moderna. Esse avanço na produção de conhecimentos propiciou o início da sistematização do conhecimento científico – começaram a se estabelecer métodos e regras básicas para a construção do conhecimento científico.

> Durante a Idade Média, tem-se o início do estabelecimento de métodos e regras para a construção do conhecimento científico.

Nesse período, René Descartes (1596-1659), um dos filósofos que mais contribuiu para o avanço da ciência, postulou a separação entre mente (alma, espírito) e corpo, afirmando que o ser humano possui uma substância material e uma substância pensante, e que o corpo, desprovido do espírito, é apenas uma máquina. Esse dualismo mente-corpo tornou possível o estudo do corpo humano morto, o que era impensável nos séculos anteriores (o corpo era considerado sagrado pela Igreja, por ser a sede da alma). Consequentemente, despertou-se o avanço da Anatomia e da Fisiologia, o que contribuiria em muito para o progresso da própria Psicologia.

A ORIGEM DA PSICOLOGIA CIENTÍFICA

Para falarmos da Psicologia como ciência, ou seja, como conhecimento sistematizado, objetivo, fruto de pesquisas e com referência clara no mundo empírico, temos de considerar duas características do mundo moderno: primeiro, a *crença na ciência* como forma de conhecer o mundo e dar respostas e soluções para problemas da vida humana; segundo, a *experiência da subjetividade pessoal*, isto é, a certeza de que em nós se registra um conjunto de experiências vividas que são absolutamente individuais, particulares e privadas. É a crença na existência da chamada intimidade pessoal ou na existência de um **eu** que é responsável por saber e dar sentido, organizar nossas vivências. É o que veremos a seguir.

A crença na ciência

Como se sabe, na sociedade feudal, com modo de produção voltado para a subsistência, a terra era a principal fonte de produção. A relação entre o senhor e o servo era típica de uma economia fechada, na qual uma hierarquia rígida estava estabelecida; não havia mobilidade social; uma sociedade estável com uma visão de um universo estático – um mundo natural organizado e hierárquico, no qual a verdade era sempre decorrente de revelações e dos dogmas religiosos. O lugar social do homem era definido a partir do nascimento. A razão estava submetida à fé como garantia

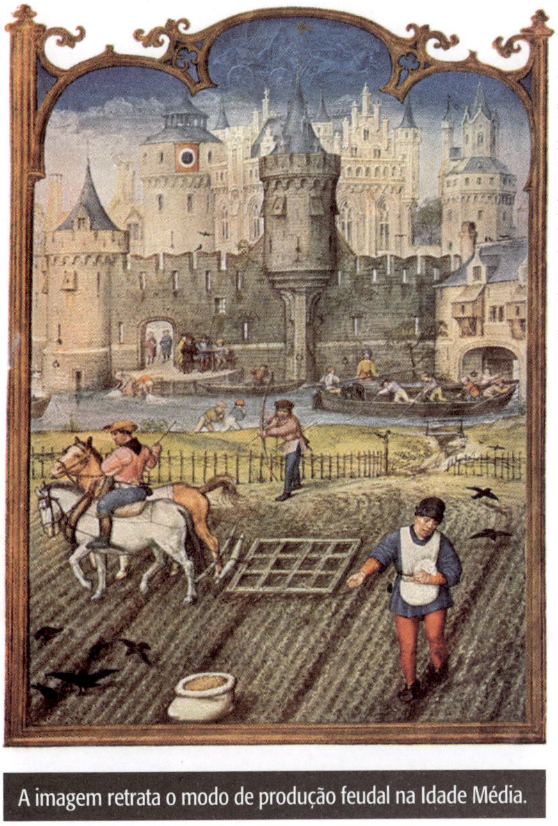

A imagem retrata o modo de produção feudal na Idade Média.

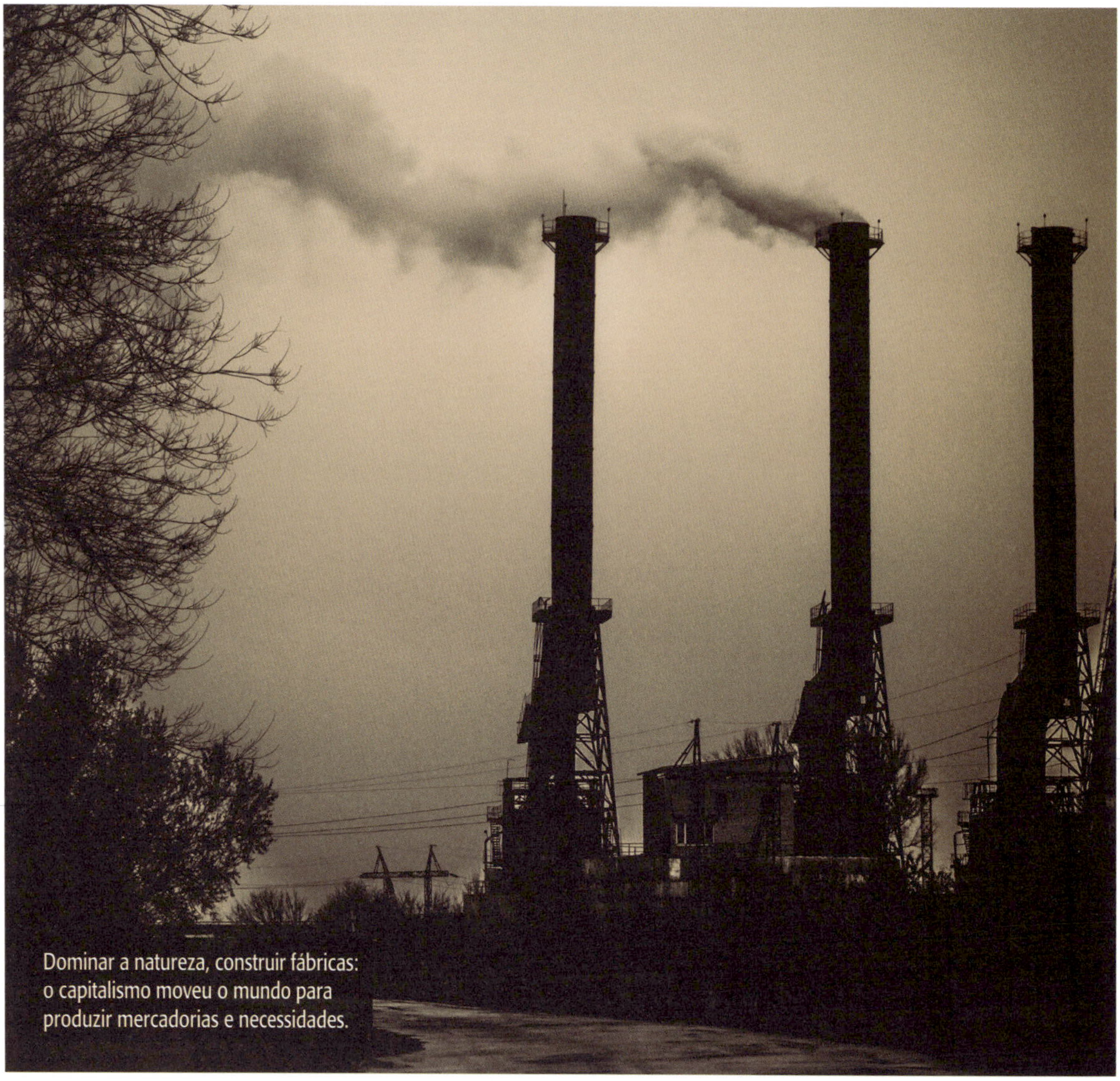

Dominar a natureza, construir fábricas: o capitalismo moveu o mundo para produzir mercadorias e necessidades.

de centralização do poder. A autoridade era o critério de verdade. Esse mundo altamente controlado pelo clero e o universo finito refletiam e justificavam a hierarquia social inquestionável do feudo.

Para uma melhor compreensão, retomemos algumas características das sociedades feudal e capitalista emergente, sendo esta responsável por mudanças que marcariam a história da humanidade.

O capitalismo pôs esse mundo feudal em movimento, com o aumento da necessidade de abastecer mercados e produzir cada vez mais. Novas matérias-primas na Natureza foram pesquisadas; novas necessidades criadas; estímulo ao trabalho diversificado (sapateiros, comerciantes, artesãos) que, por sua vez, tornavam-se consumidores das mercadorias produzidas; início do questionamento sobre as hierarquias para derrubar a nobreza e o clero de seus lugares há tantos séculos estabilizados.

O universo também foi posto em movimento. O Sol tornou-se o centro do universo e esta mudança reorganizou muita coisa. O ser humano, por sua vez, deixou de ser o centro do universo (antropocentrismo) e passou a ser concebido como um ser livre, capaz de construir seu futuro. O servo, liberto de seu vínculo com a terra, pôde escolher seu trabalho e seu lugar social. Nessa nova condição, o capitalismo tornou todos os homens consumidores em potencial das mercadorias produzidas.

O conhecimento tornou-se independente da fé. Os dogmas da Igreja foram questionados. O mundo se moveu. A racionalidade humana apareceu, então, como a grande possibilidade de construção do conhecimento.

A burguesia disputou o poder e surgiu como nova classe social e econômica, defendendo a emancipação do ser humano. Era preciso superar a ideia de universo estável para poder transformá-lo. Era preciso questionar a Natureza como algo intocável para viabilizar a sua exploração em busca de mais matérias-primas.

Estavam dadas as condições materiais para o desenvolvimento da ciência moderna. As ideias dominantes fermentaram essa construção: o conhecimento como fruto da razão; a possibilidade de desvendar a Natureza e suas leis pela observação rigorosa e objetiva. Foi preciso desenvolver um método rigoroso que possibilitasse a observação para a descoberta dessas leis. Havia a necessidade de os homens construírem novas formas de produzir conhecimento – que não fossem mais estabelecidos pelos dogmas religiosos e/ou pela autoridade eclesial. Dessa forma, o conhecimento científico mostrou-se necessário e possível.

O crescimento dessa nova ordem econômica – o capitalismo – trouxe consigo o processo de industrialização, para o qual a ciência deveria dar respostas e soluções práticas no campo da técnica. Houve, então, um impulso muito grande para o desenvolvimento da ciência, como um sustentáculo da nova ordem econômica e social, e dos problemas colocados por ela.

Nesse período, surgiram teóricos/pensadores como Hegel (1770-1831), que demonstrou a importância da História para a compreensão do ser humano, e Darwin, que enterrou o antropocentrismo com sua tese evolucionista. A ciência avança e se torna um referencial para a visão de mundo. A partir dessa época, a noção de verdade passa, necessariamente, a contar com o aval da ciência. A própria Filosofia adaptou-se aos novos tempos, com o surgimento do Positivismo de Augusto Comte, que postulou a necessidade de maior rigor científico na construção dos conhecimentos nas ciências humanas e propôs o método da ciência natural, a Física, como modelo de construção de conhecimento.

Em meados do século XIX, os problemas e temas psicológicos, até então estudados exclusivamente pelos filósofos, passaram a ser investigados também pela Fisiologia e pela Neurofisiologia em particular. Os avanços nessas áreas levaram à formulação de teorias sobre o sistema nervoso central, demonstrando que o pensamento, as percepções e os sentimentos humanos eram produtos desse sistema.

É preciso lembrar que esse mundo capitalista trouxe consigo a máquina. Ah! A máquina! Que criação fantástica! E foi tão fantástica que passou a determinar a forma de ver o mundo. O mundo como uma máquina; o mundo como um relógio. Todo o universo passou a ser pensado como uma máquina, isto é, podemos conhecer o seu funcionamento, a sua regularidade, o que nos possibilita o conhecimento de suas leis. Essa forma de pensar atingiu também as ciências humanas. Para

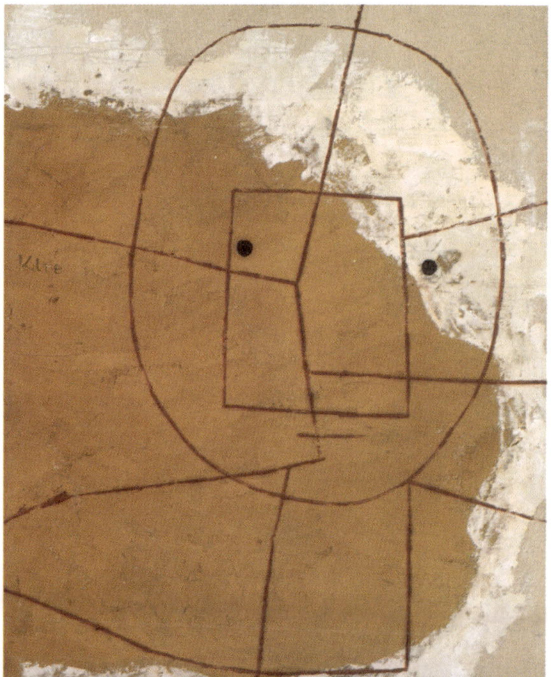

A neurofisiologia procura decifrar a máquina de pensar do ser humano. Imagem da arte *Aquele que entende* (1934) de Paul Klee.

conhecer o psiquismo humano, era necessário também compreender os mecanismos e o funcionamento da máquina de pensar do ser humano – seu cérebro. Assim, a Psicologia começou a trilhar os caminhos da Fisiologia, da Neuroanatomia e da Neurofisiologia.

Algumas descobertas foram extremamente relevantes para a Psicologia. Por exemplo, por volta de 1846, a Neurologia descobre que a doença mental é fruto da ação direta ou indireta de diversos fatores sobre as células cerebrais.

A Neuroanatomia descobriu que a atividade motora nem sempre está ligada à consciência por não estar necessariamente na dependência dos centros cerebrais superiores. Por exemplo, quando alguém encosta a mão em uma chapa quente, primeiro afasta-a da chapa para depois perceber que se queimou, a esse fenômeno chama-se **reflexo**. O que chega à medula espinhal, antes de chegar aos centros cerebrais superiores e recebe uma ordem para a resposta, que é afastar a mão, chama-se **estímulo**.

O caminho natural que os fisiologistas da época seguiram, quando passaram a se interessar pelo fenômeno psicológico enquanto estudo científico, era a **Psicofísica**. Estudaram, por exemplo, a fisiologia do olho e a percepção das cores. As cores eram estudadas como fenômeno da Física, e a percepção, como fenômeno da Psicologia.

Por volta de 1860, temos a formulação de uma importante lei no campo da Psicofísica. É a Lei de Fechner-Weber que estabelece a relação entre estímulo e sensação, permitindo a sua mensuração. Segundo Fechner e Weber, a diferença que sentimos ao aumentar a intensidade de iluminação de uma lâmpada de 100 para 110 watts será a mesma sentida quando aumentamos a intensidade de iluminação de 1.000 para 1.100 watts, isto é, a percepção aumenta em progressão aritmética, enquanto o estímulo varia em progressão geométrica.

Essa lei teve muita importância na história da Psicologia porque instaurou a possibilidade de medida do fenômeno psicológico, o que até então era considerado impossível. Dessa forma, os fenômenos

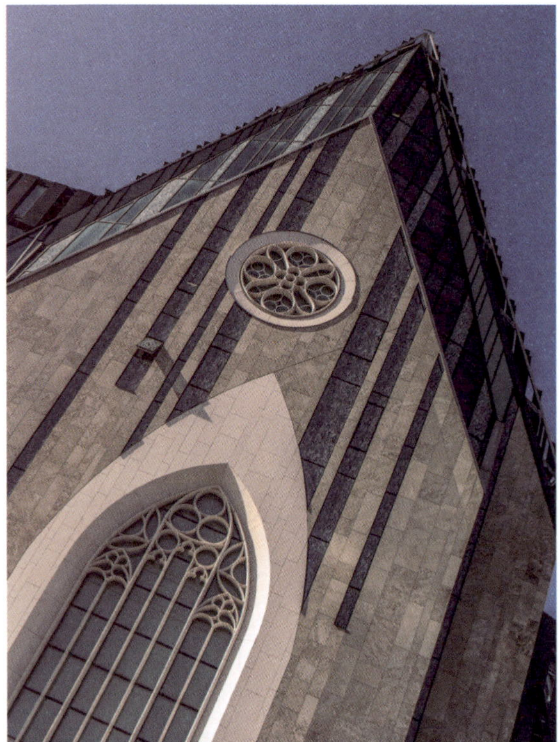

Na Universidade de Leipzig (Alemanha), Wundt demonstrou que as reações do corpo correspondem a fenômenos mentais.

psicológicos vão adquirindo *status* de científicos, porque, para a concepção de ciência da época, o que não era mensurável não era passível de estudo científico.

Outra contribuição muito importante nesses primórdios da Psicologia Científica é a de Wilhelm Wundt (1832-1926). Wundt cria na Universidade de Leipzig, na Alemanha, o primeiro laboratório para realizar experimentos na área de Psicofisiologia. Por esse fato e por sua extensa produção teórica na área, ele é considerado o pai da Psicologia Moderna ou Científica.

Wundt desenvolve a concepção do **paralelismo psicofísico**, segundo a qual aos fenômenos mentais correspondem fenômenos orgânicos. Por exemplo, uma estimulação física, como uma picada de agulha na pele de um indivíduo, teria uma correspondência em sua mente. Para explorar a mente ou consciência do indivíduo, Wundt cria um método que denomina **introspeccionismo**. Nesse método, o experimentador pergunta ao sujeito, especialmente treinado para a auto-observação, os caminhos percorridos no seu interior por uma estimulação sensorial como a picada da agulha, por exemplo.

A experiência da subjetividade

Nem sempre e nem todos os grupos sociais sentem e pensam a sua existência da mesma maneira.

Se observarmos com cuidado as construções do período feudal e mesmo do início do Renascimento, verificamos que a vida privada não tinha o lugar de importância que tem hoje. Os quartos não eram em espaço reservado das construções. Para chegar a uma sala de música, atravessavam-se aposentos de dormir. Hoje, nossas construções separam a área privada (quartos, banheiro) da área social (sala e lavabo). O romance e o drama surgem no século XVIII e vão valorizando a experiência pessoal. Surgem as biografias.

Esse movimento está fundamentado nas necessidades e no desenvolvimento das formas de produção capitalista que se desenvolvem ocupando o lugar das formas medievais. Os humanos passam a ser tomados cada vez mais como indivíduos, isolados e livres. O capitalismo impôs a forma de pensar cada humano como consumidor e produtor individual, livre para vender sua força de trabalho. Passam a ser vistos como sujeitos, ativos, capazes de escolher a trajetória de sua vida, de construir uma identidade para si e de viver, pensar e sentir sua experiência como subjetividade individualizada.

Hoje, isso tudo pode nos parecer óbvio, pois nos sentimos e pensamos assim: somos UM e não nos confundimos com ninguém. Sabemos de nossas vidas e sabemos muito bem quem somos: um sujeito único. Mas estamos aqui afirmando, acompanhados pelos estudos de Figueiredo (2007; 2008),[4] que nem sempre foi assim. E, mais ainda, que hoje em algum lugar do planeta alguém pode não se sentir assim. O sentimento e a ideia de eu é algo da modernidade!

Além das formas capitalistas que incentivaram e fomentaram essa forma de ser, há uma experiência importante vivida que, com certeza, fortaleceu a criação das formas capitalistas. No "(...) Renascimento teria surgido uma experiência de perda de referências. A falência do mundo medieval e a abertura do ocidente ao restante do mundo teriam lançado o homem europeu numa condição de desamparo".[5]

Vale relembrar que no tempo medieval a verdade era uma só. A influência da Igreja Católica, na Europa, era forte e autoritária o suficiente para que os humanos não tivessem dúvidas sobre o que deveriam pensar e como deveriam agir e sentir. Quem pensou diferente morreu queimado ou enforcado! O Sol girava em torno da Terra, que era o centro do Universo. Os humanos nasceram de Adão e Eva. A hierarquia social também era fixa: servos, nobres e clero. Quem nascia em um desses estratos, nele morreria. Corpo era inviolável e não se pensava em explorar a natureza em busca de recursos materiais.

O capitalismo colocou o mundo medieval em movimento. Questionou a hierarquia social fixa, até para poder se impor como forma dominante de produção

SAIBA QUE...

A noção e o sentimento de *eu* são construções modernas. As pessoas passaram a ser identificadas pelos seus nomes e menos pelos sobrenomes ou pelo local de onde provinham; em roupas de cama começaram a aparecer bordados com as iniciais dos nomes; biografias começam a ser valorizadas e aos poucos esse sentimento vai se fortalecendo e com ele vai surgindo a privacidade e a intimidade – banheiros e quartos passam a ser espaços íntimos; surgem os diários em que segredos estão relatados. A Psicologia é também uma construção decorrente desses novos tempos.

---

4 FIGUEIREDO, Luis C. M. *A invenção do psicológico*: quatro séculos de subjetivação 1500-1900. São Paulo: Escuta, 2007. FIGUEIREDO, Luis C. M.; SANTI, Pedro L. R. *Psicologia*: uma (nova) introdução. 3. ed. São Paulo: Educ, 2011.

5 FIGUEIREDO; SANTI, 2011, p. 4.

da vida, incentivando as pessoas a trabalharem e se esforçarem para mudar de lugar social. Estava garantida a mobilidade social (pelo menos prometida!). As verdades não eram somente as da Igreja Católica; havia agora novos pensamentos religiosos e logo a burguesia inventaria a ciência para dizer verdades que fragilizassem a verdade católica. O corpo e a natureza podiam ser explorados, pois estavam **dessacralizados**. Os órgãos dos sentidos ganharam destaque como forma de captar o mundo. A produção se diversificou e muitas coisas começaram a surgir como mercadorias. Ideias, mercadorias, lugares sociais, verdades... tudo se multiplicou e o homem passou a ter de escolher. Nesse processo, a ideia e a vivência de uma "vida interior" ou vida psíquica foram se fortalecendo.

> Todo o movimento de duvidar traz a evidência de que, ao menos enquanto um ser que pensa (e duvida), eu existo. Esta é minha única certeza: eu ainda não sei se os outros existem e mesmo se meu próprio corpo existe. A evidência primeira é a de um "eu" e ele será a partir de agora o fundamento de todo o conhecimento.[6]

Vocês devem estar reconhecendo, não? Aí estavam as ideias de Descartes, que pode ser tomado como inaugurador da modernidade. "Penso, logo existo." Mas vejam que interessante, nas ideias de Descartes estão presentes: a valorização da razão (racionalismo como característica da modernidade); a ideia do ser singular que tem a experiência da razão (individualismo); e a ideia de que a representação do mundo é algo interno ao indivíduo (experiência subjetiva).

Tudo ia bem, mas essa experiência subjetiva entra em crise. O sujeito que conhece pode não conhecer tudo. O que podemos conhecer? O que consigo pensar e o que consigo ser com isso? O destino humano estava agora nas mãos dos próprios humanos. Cada um buscando garantir sua verdade não poderia deixar de produzir conflitos. A promessa e a crença da liberdade para pensar o que quiser também não se realizaram dessa maneira, e os humanos, sócios em um conjunto social, começaram a produzir formas de pressão e controle para garantir a manutenção e a continuidade da sociedade. Essa situação social fará com que a ideia de "mundo interior" entre em crise.

Assim, os humanos passavam a ter necessidade de construir uma ciência que estudasse e produzisse visibilidade para a experiência subjetiva. Surge assim a Psicologia.

A **Psicologia** é produto das dúvidas do homem moderno, esse humano que se valorizou enquanto indivíduo e que se constituiu como sujeito capaz de se responsabilizar e escolher seu destino.

A Filosofia que até então tinha algo a dizer sobre essas experiências e a Fisiologia que podia estudar cientificamente as sensações, fonte da subjetividade humana, se reúnem como pensamentos para fundar, no final do século XIX, a Psicologia.

DESSACRALIZADOS
que perderam o caráter sagrado.

VOLTANDO A WUNDT

O berço da Psicologia Científica foi a Alemanha do final do século XIX. Wundt, Weber e Fechner trabalharam juntos na Universidade de Leipzig. Seguiram para a Alemanha muitos estudiosos dessa nova ciência, como o inglês Edward B. Titchener e o americano William James.

Seu *status* de ciência é obtido à medida que se "liberta" da Filosofia, que marcou sua história até aqui, e atrai novos estudiosos e pesquisadores, que, sob os novos padrões de produção de conhecimento, passam a:

- definir seu objeto de estudo (o comportamento, a vida psíquica, a consciência);
- delimitar seu campo de estudo, diferenciando-o de outras áreas de conhecimento, como a Filosofia e a Fisiologia;

6 FIGUEIREDO; SANTI, 2011, p. 6.

- formular métodos de estudo desse objeto;
- formular teorias como um corpo consistente de conhecimentos na área.

Essas teorias devem obedecer aos critérios básicos da metodologia científica, isto é, deve-se buscar a neutralidade do conhecimento científico, os dados devem ser passíveis de comprovação, e o conhecimento deve ser cumulativo e servir de ponto de partida para outros experimentos e pesquisas na área.

Embora a Psicologia Científica tenha nascido na Alemanha, é nos Estados Unidos que ela encontra campo para um rápido crescimento, resultado do grande avanço econômico que colocou este país na vanguarda do sistema capitalista. Nos Estados Unidos, surgem as primeiras abordagens ou escolas de Psicologia, as quais deram origem às inúmeras teorias que existem atualmente.

Essas abordagens são: o Funcionalismo, de William James (1842-1910); o Estruturalismo, de Edward Titchener (1867-1927); e o Associacionismo, de Edward L. Thorndike (1874-1949).

O Funcionalismo

O **Funcionalismo** é considerado a primeira sistematização genuinamente americana de conhecimentos em Psicologia. Uma sociedade que exigia o pragmatismo para seu desenvolvimento econômico acaba por exigir dos cientistas americanos o mesmo espírito. Desse modo, para a escola funcionalista de W. James, importa responder "o que fazem os homens" e "por que o fazem". Para responder a isso, James elegeu a consciência como o centro de suas preocupações e buscou a compreensão de seu funcionamento, na medida em que o homem **usa a consciência** para adaptar-se ao meio.

"O que fazem os homens" e "por que o fazem"?

O Estruturalismo

O **Estruturalismo** está preocupado com a compreensão do mesmo fenômeno que o Funcionalismo: a consciência. Mas, diferentemente de W. James, Titchener estudou seus aspectos estruturais, isto é, os estados elementares da consciência como estruturas do sistema nervoso central. Essa escola foi inaugurada por Wundt, mas foi Titchener, seu seguidor, quem usou o termo *Estruturalismo* pela primeira vez, no sentido de diferenciá-la do Funcionalismo. O método de observação de Titchener, assim como o de Wundt, é o introspeccionismo, e os conhecimentos psicológicos produzidos são eminentemente experimentais, isto é, produzidos a partir do laboratório.

O Associacionismo

O principal representante do Associacionismo é Edward L. Thorndike, importante por ter sido o formulador de uma primeira teoria de aprendizagem na Psicologia. Sua produção de conhecimentos pautava-se por uma visão de utilidade desse conhecimento, muito mais do que por questões filosóficas que perpassam a Psicologia.

O termo **Associacionismo** origina-se da concepção de que a aprendizagem se dá por um processo de associação de ideias – das mais simples às mais complexas. Assim, para aprender um conteúdo complexo, a pessoa precisaria primeiro aprender as ideias mais simples, que estariam associadas àquele conteúdo.

Thorndike formulou a Lei do Efeito, que seria de grande utilidade para a Psicologia Comportamentalista. De acordo com essa lei, todo comportamento de um organismo vivo (um homem, um pombo, um rato etc.) tende a se repetir se nós recompensarmos (efeito) o organismo assim que ele emitir o comportamento. Por outro lado, o comportamento tenderá a não acontecer se o organismo for castigado (efeito) após a sua ocorrência. E, pela Lei do Efeito, o organismo associará essas situações com outras semelhantes. Por exemplo, se ao apertarmos um dos botões do rádio formos "premiados" com música, em outras oportunidades apertaremos o mesmo botão, bem como generalizaremos essa aprendizagem para outros aparelhos, como gravadores, players digitais etc.

MÉTODO OBJETIVO E CIENTÍFICO

Os pioneiros da Psicologia, sem dúvida, procuraram, dentro das possibilidades, atingir critérios científicos e formular teorias. Mas aqui cabe um importante esclarecimento.

A concepção de ciência moderna se deparou com uma grande questão: Como produzir conhecimento sobre o ser humano se o próprio cientista é também seu objeto de estudo? Como garantir que a Psicologia pudesse ser um conhecimento objetivo sobre a subjetividade?

Essa questão foi resolvida com o método. Um método objetivo e empírico que levasse à sistematização cuidadosa do que se observou garantiria a possibilidade de replicação e, portanto, de verificação. Com sucessivas verificações, poderíamos chegar à verdade científica. É exatamente essa experiência que produzirá uma cisão no mundo, colocando de um lado a subjetividade (objeto da Psicologia) e de outro a objetividade (conhecimento a partir de método científico).

Hoje, nós ainda pensamos o mundo assim dividido. Quando alguém lhe diz: "acho que..." você pode responder: "Isso é a sua versão, a sua impressão", ou seja, é **subjetivo**. Mas se alguém lhe mostra resultados e dados de pesquisa para provar algo, você dirá: "Sim, é muito **objetivo**" e pode ser tomado como verdade coletiva.

Objetividade e subjetividade passaram a estar em campos separados, e essa **dicotomia** permaneceu na ciência e na Psicologia por todo o século XX, adentrando o XXI. Mas é no próprio século XX que surgiram também as tentativas de superar a dicotomia que caracterizou a ciência e o pensamento moderno, com o uso de um novo método científico: o materialismo histórico e dialético.

> A aprendizagem se dá por um processo de associação de ideias, das mais simples às mais complexas.

Esse método uniu subjetividade e objetividade em um mesmo processo, entendendo a realidade como em permanente movimento, na qual sujeito e mundo estão em relação e são transformados por essa relação. Caracterizado pelos pressupostos materialistas (de que a realidade existe independentemente de nossas ideias e da razão humana e que existem leis na realidade que podem ser conhecidas), pela concepção dialética (a contradição e sua constante superação são a base do movimento de transformação constante da realidade) e pela concepção histórica (o mundo se constrói em seu movimento e podemos conhecê-lo quando o estudamos em seu processo de transformação), o método se contrapunha ao positivismo e ao empiricismo e inaugurava novas possibilidades de compreensão da subjetividade. A subjetividade que só pode ser compreendida como movimento constante do ser humano em sua relação com o mundo material e social.

Com essas possibilidades dadas pela história da sociedade e do ser humano moderno é que a Psicologia vai se desenvolver, construindo teorias que, quando baseadas no pensamento dicotômico, vão escolher este ou aquele aspecto, ou seja, vamos encontrar teorias que vão privilegiar a objetividade humana – aquilo que no ser humano é empírico e pode ser objetivamente conhecido – ou a subjetividade humana – entendendo que são experiências e dinâmicas internas ao ser humano que devem ser conhecidas pela Psicologia ou, até mesmo, que o mundo deve ser lido a partir da percepção que o homem tem dele.

Outras teorias vão conviver com essas e vão procurar estudar o ser humano na sua relação permanente e constitutiva com o mundo. Objetividade e subjetividade vão aparecer, então, nessas teorias como diferentes âmbitos de um mesmo processo – de transformação do mundo pelos humanos, em que eles se transformam ao transformar o mundo.

São diversas as psicologias, mas, sem dúvida, todas elas se unificam como formas de dar visibilidade a uma experiência subjetiva.

A realidade é um permanente movimento, na qual sujeito e mundo estão em relação e são transformados por essa relação.

TEXTO COMPLEMENTAR

A história das ideias é sempre social[7]

Uma história das ideias, sem mais nada, é abstração que reforça a concepção de que a Ciência é neutra, de que os conceitos que a integram nada devem à realidade histórico-social em que foram geradas e/ou aplicadas. Segundo correntes historiográficas mais recentes e mais férteis, **a história das ideias é sempre social**. O que existe é uma história social das ideias, imprescindível à reflexão sobre o presente de uma ciência e de uma profissão. História é unidade de passado, presente e futuro. Para entendermos o presente, é preciso ir em busca de sua constituição histórica. Para pensar o seu futuro é preciso conhecer seu passado e seu presente, sobretudo em busca da identificação dos problemas que terão de ser enfrentados. Impossível pensar o futuro da Psicologia sem conhecer sua instituição num lugar e num tempo social e politicamente determinados. E quando falo em "política" não estou obviamente me referindo a doutrinas político-partidárias, mas à dimensão das relações de poder em vigor em sociedades concretas, das quais as teorias e as práticas fazem parte, seja para reafirmar essas relações, seja para contestá-las. Por tudo isso, quem se dedica à historiografia da Psicologia não pode declarar-se culpado por se voltar para o passado da profissão e, assim, descuidar de seu presente. Estudamos o passado não por interesse inútil e recriminável pelo que já foi, mas para entendermos o presente. Historiadores precisam ter clareza a respeito dos motivos pelos quais se dedicam à escrita da História.

A história das Ciências Humanas, em geral, e da Psicologia, em particular, não se dá acima da história política, social e econômica do lugar em que são produzidas, como se nada tivesse a ver com ela. Não é também uma história que se escreve sobre o pano de fundo da história do país. A **História da Psicologia do Brasil é parte integrante da história brasileira**, é um de seus elementos constitutivos, está implicada nos rumos por ela tomados, é determinada por ela e um de seus determinantes.

[7] PATTO, Maria Helena S. O que a história pode dizer sobre a profissão do psicólogo: a relação Psicologia-Educação. In: BOCK, Ana Mercês Bahia (Org.). *Psicologia e o compromisso social*. 2. ed. São Paulo: Cortez, 2009.

ATIVIDADES

1. Construam uma linha do tempo e coloquem nela os principais marcos da Psicologia. Tragam para esse exercício seu conhecimento sobre gregos, romanos, Idade Média, Renascimento e Idade Moderna.
2. Discutam o surgimento da Psicologia como fruto da modernidade. Por que o homem da Idade Média não poderia ter criado a Psicologia?
3. O texto de Maria Helena Patto afirma com ênfase a relação entre o desenvolvimento de uma sociedade e o desenvolvimento das ideias que se apresentam e circulam naquele coletivo social. As ideias de uma ciência refletem as relações de poder e os principais aspectos de uma sociedade.
4. Considerando essas ideias, sugerimos que um grupo assista ao filme *Giordano Bruno* e outro assista *Galileu Galilei*. Depois, discutam quem foram e o que pensaram esses homens. O que aconteceu com eles? Comparem suas ideias com o que pensamos hoje sobre o mundo.
5. Psicologias ou Psicologia? Debatam essa questão a partir do que foi apresentado no texto.

PARA SABER MAIS

Bibliografia

BÁSICA

Psicologia: uma (nova) introdução (2011), de Luis Figueiredo e Pedro Santi, é um livro básico que traz uma abordagem histórica do mundo psicológico, fato que não deve ser visto por nós como algo natural e universal.

A psicologia no Brasil (2014), de Mitsuko Antunes, nos apresenta a história da Psicologia no Brasil desde o período colonial, quando surgem as primeiras ideias psicológicas e seu desenvolvimento nos principais campos: saúde, educação e trabalho.

Raízes da psicologia (2014), de Izabel Freire, é um livro de fácil leitura, mas completo em termos de história da Psicologia. As influências filosóficas e as teorias no campo da Psicologia científica estão lá.

Dicionário biográfico da psicologia no Brasil (2001), organizado por Regina Campos é uma excelente fonte de pesquisa histórica sobre autores da Psicologia brasileira.

AVANÇADA

Introdução à história da psicologia contemporânea (1980), de Antonio Penna, é um clássico da História da Psicologia, publicado em 1978, que nos oferece uma excelente história da Psicologia contemporânea.

História da psicologia: a exigência de uma leitura crítica (2003), de Sandra Sanchez e Edna Kanhale,[8] apresenta a história da Psicologia em uma perspectiva que entende a Psicologia como uma ciência que

---

[8] BOCK, Ana Mercês Bahia (Org.). *A perspectiva sócio-histórica na formação em psicologia*. Petrópolis: Vozes, 2003.

nem sempre existiu e que surgiu depois que foi "inventado" o mundo psicológico para produzir uma compreensão sobre ele.

A invenção do psicológico: quatro séculos de subjetivação 1500-1900 (2007), de Luiz C. Figueiredo, é uma excelente leitura sobre a história da Psicologia a partir da invenção do psicológico.

Outros recursos

- Pequenos livros sobre a vida e a obra de vários pioneiros na Psicologia brasileira estão na coleção *Pioneiros da Psicologia Brasileira*, editada pelo Conselho Federal de Psicologia e pela editora Imago.
- O Conselho Federal de Psicologia possui uma série em vídeos, coordenada por Ana Maria Jacó Vilela e Marcos Ribeiro Ferreira, sobre pioneiros da Psicologia brasileira. São vários nomes de importância que, ao contarem suas vidas, contam a história da Psicologia no Brasil.
- O Conselho Regional de Psicologia de São Paulo possui uma série em vídeos: *Projeto Diálogos*, em que são entrevistadas pessoas históricas importantes para a Psicologia, contando suas histórias e a história da Psicologia.
- O Conselho Regional de São Paulo possui em seu site um espaço de memória da Psicologia, disponível em: http://www.crpsp.org.br/. Nesse espaço, cabe conferir também a linha do tempo da Psicologia em: http://www.crpsp.org.br/linha e o quadro com os pioneiros.
- O site do Conselho Federal de Psicologia também é excelente fonte de dados históricos da Psicologia. Disponível em: http://www.pol.org.br.

CAPÍTULO 3

Psican

Sigmund Freud, o fundador da Psicanálise na passagem do século XIX para o século XX, afirmava que ao construir sua teoria ele não pretendia formar convicções, mas estimular o pensamento e derrubar preconceitos.

> Se fosse preciso concentrar numa palavra a descoberta freudiana, essa palavra seria incontestavelmente inconsciente.[1]

SIGMUND FREUD – O FUNDADOR DA PSICANÁLISE

As teorias científicas surgem influenciadas pelas condições da vida social, nos seus aspectos econômicos, políticos, culturais etc. São produtos históricos criados por homens concretos, que vivem em seu tempo e

---

[1] LAPLANCHE, Jean; PONTALIS, Jean-Bertrand. *Vocabulário da psicanálise*. 4. ed. São Paulo: Martins Fontes, 2016. p. 307.

álise

contribuem ou alteram, radicalmente, o desenvolvimento do conhecimento.

Sigmund Freud (1856-1939) foi um médico vienense que alterou, radicalmente, o modo de pensar a vida psíquica. Sua contribuição é comparável à de Karl Marx na compreensão dos processos históricos e sociais. Freud ousou colocar os "processos misteriosos" do psiquismo, suas "regiões obscuras", isto é, as fantasias, os sonhos, os esquecimentos, a interioridade do homem, como temas da investigação científica. A investigação sistemática desses temas levou Freud à criação da **Psicanálise**.

O termo psicanálise é usado para se referir a uma teoria, a um método de investigação e a uma prática profissional. Enquanto **teoria**, caracteriza-se por um

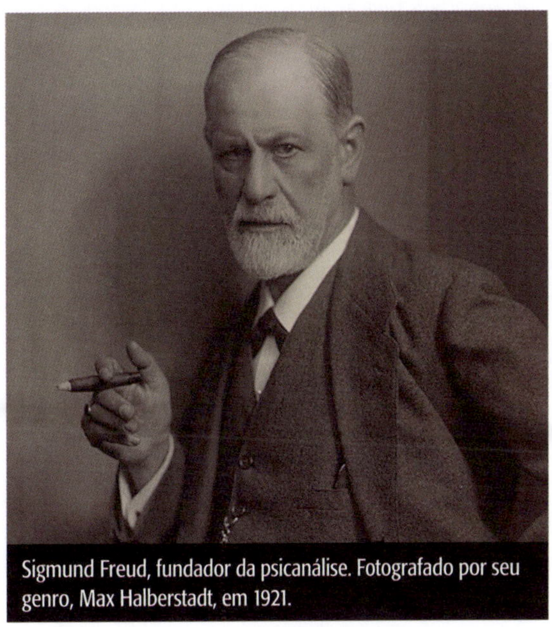

Sigmund Freud, fundador da psicanálise. Fotografado por seu genro, Max Halberstadt, em 1921.

conjunto de conhecimentos sistematizados sobre o funcionamento da vida psíquica. Freud publicou uma extensa obra durante toda sua vida, relatando suas descobertas e formulando leis gerais sobre a estrutura e o funcionamento da psique humana.

A Psicanálise, como **método de investigação**, caracteriza-se pelo método interpretativo, que busca o significado oculto daquilo que é manifestado por meio de ações e palavras ou pelas produções imaginárias, como os sonhos, os delírios, as associações livres, os atos falhos. A prática profissional refere-se à forma de tratamento – a **análise** – que busca o autoconhecimento ou a cura, que ocorre por meio desse processo de investigação.

Atualmente, o exercício da Psicanálise acontece de muitas formas. É usada como base para psicoterapias, aconselhamento e orientação; é aplicada no trabalho com grupos e instituições. A Psicanálise também é um instrumento importante para a análise e a compreensão de fenômenos sociais relevantes: as novas formas de sofrimento psíquico, o excesso de individualismo no mundo contemporâneo, a exacerbação da violência etc.

Compreender a Psicanálise significa percorrer novamente o trajeto pessoal de Freud, desde a origem dessa ciência e durante grande parte de seu desenvolvimento. A relação entre autor e obra torna-se mais significativa quando descobrimos que grande parte de sua produção foi baseada em experiências pessoais, transcritas com rigor em várias de suas obras, como *A interpretação dos sonhos*[2] e *Sobre a psicopatologia da vida cotidiana*,[3] dentre outras.

Compreender a Psicanálise significa, também, percorrer no nível pessoal a experiência inaugural de Freud e buscar "descobrir" as regiões obscuras da vida psíquica, vencendo as resistências interiores, pois se ela foi realizada por Freud, "não é uma aquisição definitiva da humanidade, mas tem que ser realizada de novo por cada paciente e por cada psicanalista".[4]

A gestação da Psicanálise

Freud formou-se em Medicina na Universidade de Viena, em 1881, e especializou-se em Psiquiatria. Trabalhou algum tempo em um laboratório de Fisiologia e deu aulas de Neuropatologia no instituto onde trabalhava. Por dificuldades financeiras, não pôde se dedicar integralmente à vida acadêmica e de pesquisador. Começou, então, a clinicar, atendendo pessoas acometidas de "problemas nervosos". Obteve, ao final da residência médica, uma bolsa de estudo para Paris, onde trabalhou com Jean Martin Charcot (1825-1893), famoso neurologista francês (identificou a Síndrome de Tourette e o Mal de Parkinson) que tratava as histerias com hipnose. Em 1886, retornou a Viena e voltou a clinicar, e seu principal instrumento de trabalho na eliminação dos sintomas dos distúrbios nervosos passou a ser a **sugestão hipnótica**.

Em Viena, o contato de Freud com Josef Breuer (1842-1925), médico e cientista, também foi importante para a continuidade das investigações. Nesse sentido, o caso de uma paciente de Breuer foi significativo. Anna O. – nome fictício para preservar a identidade da paciente[5] – apresentava um conjunto de sintomas que a faziam sofrer: paralisia com contratura muscular, inibições e dificuldades de pensamento. Esses sintomas

SUGESTÃO HIPNÓTICA
A pessoa era induzida, por Freud, a um estado alterado da consciência e, nessa condição, ele investigava uma ou mais conexões entre condutas e/ou entre fatos que podem ter determinado o surgimento de um sintoma.

---

2 FREUD, Sigmund. *A interpretação dos sonhos*.1. ed. São Paulo: L&PM, 2016.

3 FREUD, Sigmund. *Sobre a psicopatologia da vida cotidiana*. São Paulo: Lafonte, 2014.

4 MEZAN, Renato. *Freud*: a conquista do proibido. São Paulo: Ateliê, 2003. p. 50-51.

5 Atualmente, sabemos que se trata de Bertha Pappeheim (1859-1936), judia austro-alemã que lutou pelos direitos da mulher judia e foi fundadora do Serviço Social.

tiveram origem na época em que ela cuidava do pai enfermo. No período em que cumprira essa tarefa, ela havia tido pensamentos e afetos que se referiam a um desejo de que o pai morresse. Essas ideias e sentimentos foram reprimidos e substituídos pelos sintomas.

Em seu estado de vigília, Anna O. não era capaz de indicar a origem de seus sintomas, mas, sob o efeito da hipnose, relatava a origem de cada um deles, que estavam ligados a vivências anteriores da paciente, relacionadas com o episódio da doença do pai. Com a rememoração dessas cenas e vivências, os sintomas desapareciam. Esse desaparecimento não ocorria de forma "mágica", mas devido à liberação das reações emotivas associadas ao evento traumático – a doença do pai e o desejo inconsciente da sua morte.

Freud, em sua *Autobiografia*,[6] afirma que desde o início de sua prática médica usara a hipnose, não só com objetivos de sugestão, mas também para obter a história da origem dos sintomas. Posteriormente, passou a utilizar o método catártico. Segundo Sigmund, Breuer denominou **método catártico** o tratamento que possibilita a liberação de afetos e emoções ligados a acontecimentos traumáticos que não puderam ser expressos na ocasião da vivência desagradável ou dolorosa. Essa liberação de afetos leva à eliminação dos sintomas. Freud, aos poucos, foi modificando a técnica de Breuer: abandonou a hipnose, porque nem todos os pacientes se prestavam a ser hipnotizados; desenvolveu a técnica de "concentração", na qual a rememoração sistemática era feita por meio da conversação normal; e, por fim, acatando a sugestão (de uma jovem) anônima, abandonou as perguntas – e, com elas, a direção da sessão – para se confiar por completo à fala desordenada do paciente.[7]

[6] FREUD, Sigmund. [1923-1925] *O eu e o Id, Autobiografia e outros textos*. Obras completas, v. 16. São Paulo: Companhia das Letras, 2011.

[7] MEZAN, 2003, p. 74-75.

A DESCOBERTA DO INCONSCIENTE

O esquecido era sempre algo penoso para o indivíduo e era exatamente por isso que havia sido esquecido, e o penoso não significava, necessariamente, sempre algo ruim, mas podia se referir a algo bom que se perdera ou que fora intensamente desejado. Quando Freud abandonou as perguntas no trabalho terapêutico com os pacientes e os deixou dar livre curso às suas ideias, observou que, muitas vezes, eles ficavam embaraçados, envergonhados com algumas ideias ou imagens que lhes ocorriam. A essa força psíquica que se opunha a tornar consciente, a revelar um pensamento, Freud denominou **resistência**. E chamou de **repressão** o processo psíquico que visa encobrir, fazer desaparecer da consciência, uma ideia ou representação insuportável e dolorosa que está na origem do sintoma. Esses conteúdos psíquicos "localizam-se" no **inconsciente**.

Tais descobertas

> [...] constituíram a base principal da compreensão das neuroses e impuseram uma modificação do trabalho terapêutico. Seu objetivo [...] era descobrir as repressões e suprimi-las através de um juízo que aceitasse ou condenasse definitivamente o excluído pela repressão. Considerando este novo estado de coisas, dei ao método de investigação e cura resultante o nome de psicanálise em substituição ao de catártico.[8]

Teoria sobre a estrutura do aparelho psíquico

Em 1900, no livro *A interpretação dos sonhos*, Freud apresentou a primeira concepção sobre a estrutura e o funcionamento psíquicos. Essa teoria refere-se à existência de três sistemas ou instâncias psíquicas: inconsciente, pré-consciente e consciente.

[8] FREUD, 2011, p. 72.

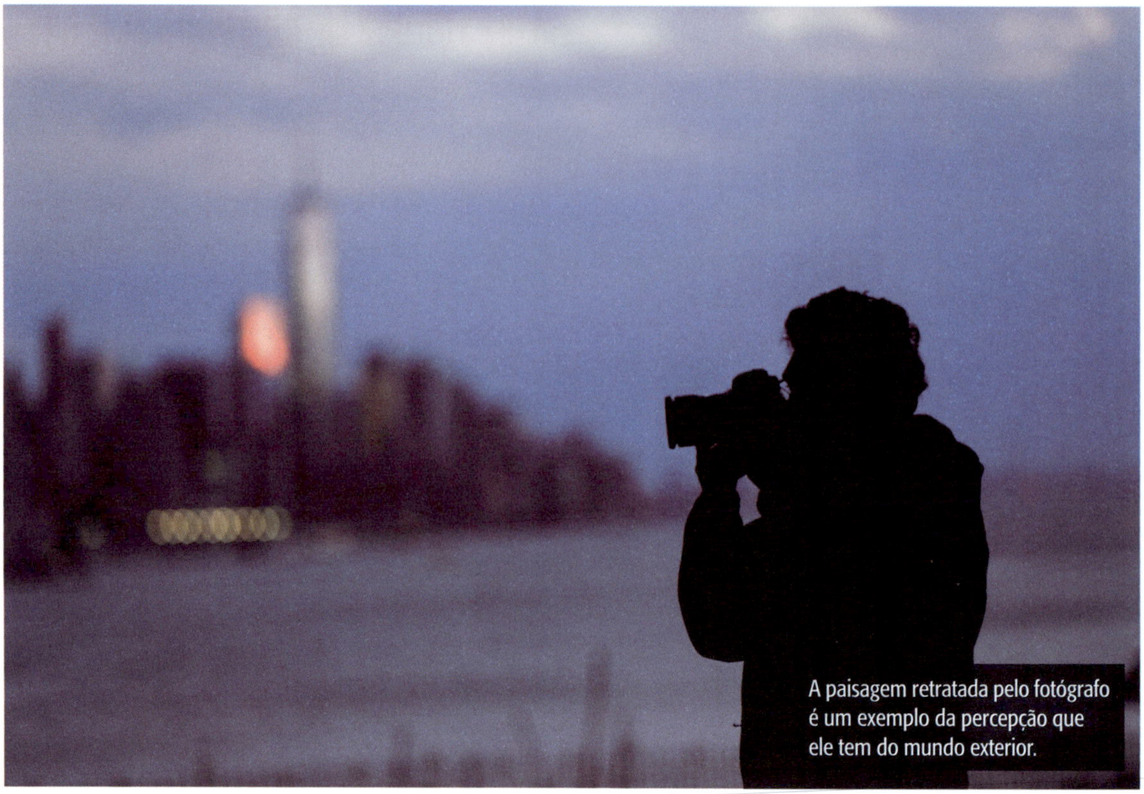

© Thinkstock/iStock/batuhanozdel

A paisagem retratada pelo fotógrafo é um exemplo da percepção que ele tem do mundo exterior.

- O **inconsciente** exprime o "conjunto dos conteúdos não presentes no campo atual da consciência".[9] É constituído por conteúdos reprimidos, que não têm acesso aos sistemas pré-consciente/consciente, pela ação de censuras internas. Esses conteúdos podem ter sido conscientes, em algum momento, e terem sido reprimidos, isto é, "foram" para o inconsciente, ou podem ser genuinamente inconscientes. O inconsciente é um sistema do aparelho psíquico regido por leis próprias de funcionamento. Por exemplo, é atemporal, não existem as noções de passado e presente.
- O **pré-consciente** refere-se ao sistema em que permanecem os conteúdos acessíveis à consciência. É aquilo que não está na consciência nesse momento, mas, no momento seguinte, pode estar.
- O **consciente** é o sistema do aparelho psíquico que recebe, ao mesmo tempo, as informações do mundo exterior e as do mundo interior. Na consciência, destacam-se o fenômeno da percepção – principalmente, a percepção do mundo exterior –, a atenção e o raciocínio.

A descoberta da sexualidade infantil

Freud, em suas investigações na prática clínica sobre as causas e o funcionamento das neuroses, descobriu que a maioria dos pensamentos e desejos reprimidos referia-se a conflitos de ordem sexual, localizados nos primeiros anos de vida dos indivíduos, isto é, na vida infantil estavam as experiências de caráter traumático, reprimidas, que se configuravam como origem dos sintomas atuais. Confirmava-se, dessa forma, que as ocorrências desse período da vida deixam marcas profundas na estruturação da pessoa.

As descobertas colocam a sexualidade no centro da vida psíquica, e é postulada a existência da sexualidade infantil. Essas afirmações tiveram profundas

[9] LAPLANCHE; PONTALIS, 2016.

repercussões na sociedade puritana da época, pela concepção vigente da infância como "inocente". Os principais aspectos dessas descobertas são:[10]

- A função sexual existe desde o princípio da vida, logo após o nascimento, e não só a partir da puberdade como afirmavam as ideias dominantes.
- O desenvolvimento da sexualidade é longo e complexo até chegar à sexualidade adulta, quando as funções de reprodução e de obtenção do prazer podem estar associadas, tanto no homem como na mulher. Essa afirmação contrariava as ideias predominantes de que o sexo estava associado, exclusivamente, à reprodução.

A libido, nas palavras de Freud, é "a energia dos instintos sexuais e só deles".

No processo de desenvolvimento psicossexual, o indivíduo, nos primeiros tempos de vida, encontra o prazer no próprio corpo. O corpo é erotizado, isto é, as excitações sexuais estão localizadas em partes do corpo, e há um desenvolvimento progressivo que levou Freud a postular as fases do desenvolvimento sexual em:

- **fase oral:** é a primeira fase do desenvolvimento libidinal. A zona de erotização é a boca e, está ligada, em um primeiro momento, à sucção e, portanto, ao ato de alimentar-se e, posteriormente, se desliga dessa função nutritiva e se torna autoerótica;
- **fase anal:** a zona de erotização é o ânus, ligada à função de defecação, tanto na retenção quanto na expulsão das fezes, apropriação do controle esfincteriano;
- **fase fálica:** a zona de erotização é o órgão sexual. A masturbação é um comportamento exploratório, faz parte dessa etapa e produz prazer. Essa fase se caracteriza pelo ápice e declínio do complexo de Édipo;
- **período de latência:** caracteriza-se por uma diminuição das atividades sexuais, isto é, há um "intervalo" na evolução da sexualidade que se prolonga até a puberdade. Freud dá como referência para o declínio da sexualidade infantil (associada ao declínio do complexo de Édipo) a idade de 5 ou 6 anos. Nesse período, há o desenvolvimento de sentimentos fraternos, a curiosidade sobre o mundo, o início da formação de uma escala de valores morais;
- **fase genital:** essa última fase do desenvolvimento sexual é atingida na puberdade. As pulsões parciais (boca, ânus) se organizam sob o primado das zonas genitais e o objeto de erotização ou de desejo não está mais no próprio corpo, mas em um objeto externo ao indivíduo – o outro.

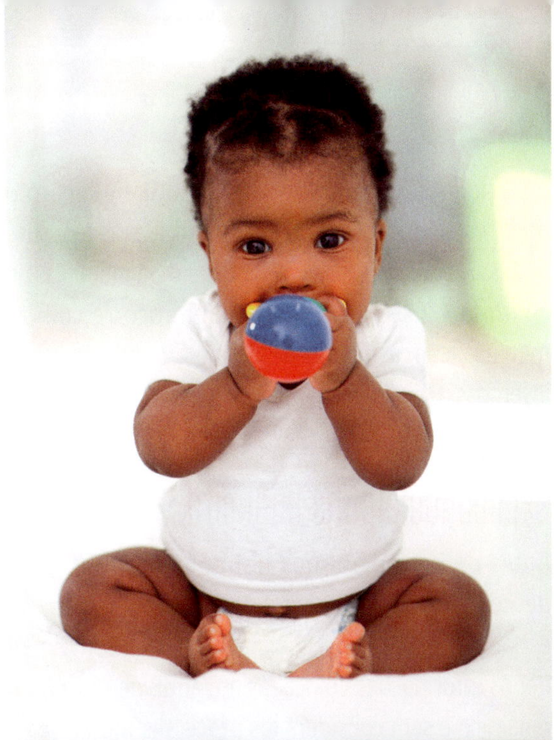

© Thinkstock/iStock/Michaeljung

Durante a fase oral, o prazer está sediado na região bucal, que depois se transfere para outras regiões de seu próprio corpo.

No decorrer dessas fases, sucedem-se vários processos e ocorrências. Desses eventos, destaca-se o **complexo de Édipo**, pois é em torno dele que ocorre a estruturação da vida psíquica do sujeito. Acontece entre 3 e 5 anos, durante a fase genital. No complexo de Édipo, a mãe é o objeto de desejo do menino, e o pai é o rival que impede seu acesso ao objeto desejado. Ele procura então ser o pai para "ter" a mãe, escolhendo-o como modelo de comportamento (identificação) e passando a internalizar as regras e as normas sociais representadas e impostas pela autoridade paterna.

Posteriormente, por medo da perda do amor do pai, o menino "desiste" da mãe, isto é, ela é "trocada"

[10] FREUD, 1973.

pela riqueza do mundo social e cultural. O garoto pode, então, participar do mundo social, pois tem suas regras básicas internalizadas por meio da identificação com o pai. Esse processo também ocorre com as meninas, com as figuras de desejo e de identificação invertidas. Freud fala em Édipo feminino.

Explicando alguns conceitos

Antes de prosseguirmos um pouco mais com as descobertas fundamentais de Freud, é necessário esclarecer alguns conceitos que permitem compreender as informações colocadas até aqui, de um modo dinâmico e sem considerá-los processos mecânicos e compartimentados. Esses aspectos também são postulações de Freud, e seu conhecimento é fundamental para compreender a continuidade do desenvolvimento de sua teoria.

1. No processo terapêutico e de postulação teórica, Freud, inicialmente, entendia que todas as cenas relatadas pelos pacientes tinham de fato ocorrido. Posteriormente, descobriu que poderiam ter sido imaginadas, mas com a mesma força e consequências de uma situação real. Aquilo que para o indivíduo assume valor de realidade é a **realidade psíquica**. E é isso o que importa, mesmo que não corresponda à realidade objetiva.
2. O funcionamento psíquico é concebido a partir de três pontos de vista: o **econômico** (existe uma quantidade de energia que "alimenta" os processos psíquicos), o **tópico** (o aparelho psíquico é constituído de um número de sistemas que são diferenciados quanto à sua natureza e seu modo de funcionamento, o que permite considerá-lo como "lugar" psíquico) e o **dinâmico** (no interior do psiquismo existem forças que entram em conflito e estão permanentemente ativas, das quais a origem é a pulsão). Compreender os processos e os fenômenos psíquicos é considerar os três pontos de vista simultaneamente.
3. A **pulsão** refere-se a um estado de tensão que busca, por meio de um objeto, a supressão desse estado. **Eros** é a pulsão de vida e abrange as pulsões sexuais e as de autoconservação. **Tânatos** é a pulsão de morte, que pode ser autodestrutiva ou estar dirigida para fora e se manifestar como pulsão agressiva ou destrutiva.

> **EROS**
> é a pulsão de vida.
> **TÂNATOS**
> é a pulsão de morte.

4. **Sintoma**, na teoria psicanalítica, é uma produção – quer seja um comportamento quer seja um pensamento – resultante de um conflito psíquico entre o desejo e os mecanismos de defesa. O sintoma, ao mesmo tempo em que sinaliza, busca encobrir um conflito, substituir a satisfação do desejo. Ele é ou pode ser o ponto de partida da investigação psicanalítica na tentativa de descobrir os processos psíquicos encobertos que determinam a sua formação. Os sintomas de Anna O. eram a paralisia e os distúrbios do pensamento; hoje, o sintoma da colega da sala de aula é recusar-se a comer.

A segunda teoria do aparelho psíquico

Entre 1920 e 1923, Freud remodela a teoria do aparelho psíquico e introduz os conceitos de **id**, **ego** e **superego** para referir-se aos três sistemas da personalidade.

O **id** constitui o reservatório da energia psíquica e é onde se "localizam" as pulsões: a de vida e a de morte. As características atribuídas ao sistema inconsciente na primeira teoria, nesta teoria são atribuídas ao id, que é regido pelo princípio do prazer.

O **ego** é o sistema que estabelece o equilíbrio entre as exigências do id, as exigências da realidade e as "ordens" do superego. Procura "dar conta" dos interesses do sujeito. É regido pelo princípio da realidade, que, com o princípio do prazer, rege o funcionamento psíquico. É um regulador, na medida em que altera o princípio do prazer para buscar a satisfação, considerando as condições objetivas da realidade. Nesse sentido, a busca do prazer pode ser substituída pelo evitamento do desprazer. As funções básicas do ego são: percepção, memória, sentimentos e pensamento.

> Percepção, memória, sentimentos, pensamento: as funções básicas do ego.

O **superego** origina-se com o complexo de Édipo, a partir da internalização das proibições, dos limites e da autoridade. A moral e os ideais são funções do superego. O conteúdo do superego refere-se a exigências sociais e culturais.

Para compreender a constituição do superego, é necessário introduzir a ideia de **sentimento de culpa**. Nesse estado, o indivíduo sente-se culpado por alguma coisa errada que fez – o que parece óbvio – ou que não fez e desejou ter feito, alguma coisa considerada má pelo ego, mas não necessariamente perigosa ou prejudicial – pode, pelo contrário, ter sido muito desejada. Por que, então, é considerada má? Porque alguém importante para ele, como o pai, por exemplo, pode puni-lo por isso. E a principal punição é a perda do amor e do cuidado dessa figura de autoridade. Portanto, por medo dessa perda, deve-se evitar fazer ou desejar fazer a coisa má; mas o desejo continua e, por isso, existe a culpa.

Uma mudança importante acontece quando essa autoridade externa é internalizada pelo indivíduo. Ninguém mais precisa lhe dizer "não". É como se ele "ouvisse" essa proibição dentro dele mesmo. Agora, não importa mais a ação para sentir-se culpado: o pensamento, o desejo de fazer algo mau se encarrega disso. E não há como esconder de si mesmo esse desejo pelo proibido. Com isso, o mal-estar instala-se definitivamente no interior do indivíduo. A função de autoridade sobre o indivíduo será realizada permanentemente pelo superego. É importante lembrar aqui que, para a Psicanálise, o sentimento de culpa origina-se na passagem pelo complexo de Édipo.

O sentimento de culpa é usado na psicanálise em uma concepção bastante ampla. Pode-se referir a autorrecriminações mesmo que uma parte dele esteja inconsciente, castigos e sofrimentos infligidos a si mesmo, autodepreciação, e pode, em casos extremos, levar ao suicídio. Ou seja, o sentimento de culpa pode variar desde uma manifestação "normal" até um grau mais intenso que o localiza como adoecimento grave.

O ego e, posteriormente, o superego são diferenciações do id, o que demonstra uma interdependência entre esses três sistemas, retirando a ideia de sistemas separados. O id refere-se ao inconsciente, mas o ego e o superego têm, também, aspectos ou "partes" inconscientes.

É importante considerar que esses sistemas não existem como uma estrutura vazia, mas são sempre habitados pelo conjunto de experiências pessoais e particulares de cada um, que se constitui como sujeito em sua relação com o outro e em determinadas circunstâncias sociais. Isso significa que, para compreender determinado comportamento ou modo de estar no mundo, é necessário resgatar a história pessoal do sujeito, que está ligada à história de seus grupos e da sociedade em que vive.

Os mecanismos de defesa

A percepção de um acontecimento, do mundo externo ou do mundo interno, pode ser algo muito constrangedor, doloroso, desorganizador. Para evitar esse desprazer ou sofrimento, a pessoa pode "deformar" ou suprimir a realidade – deixa de registrar percepções externas, afasta determinados conteúdos psíquicos, interfere no pensamento.

São vários os mecanismos que o indivíduo pode usar para realizar essa deformação da realidade, chamados de **mecanismos de defesa**. São processos inconscientes realizados pelo ego, isto é, ocorrem independentemente da vontade do indivíduo.

Para Freud, defesa é a operação pela qual o ego exclui da consciência os conteúdos indesejáveis, protegendo, dessa forma, o aparelho psíquico. O ego – uma instância a serviço da realidade externa e sede dos processos defensivos – mobiliza esses mecanismos, que suprimem ou dissimulam a percepção do perigo interno, em função de perigos reais ou imaginários localizados no mundo exterior.

Esses mecanismos são:

- **Recalque:** o indivíduo "não vê", "não ouve" o que ocorre. Existe a supressão de uma parte da realidade. Esse aspecto que não é percebido pelo indivíduo faz parte de um todo e, ao ficar invisível, altera, deforma o sentido do todo. É como se, ao ler esta página, uma palavra ou uma das linhas não estivesse impressa e isso impedisse a compreensão da frase ou desse outro sentido para o que está escrito. Um exemplo é quando entendemos uma proibição como permissão porque não "ouvimos" o "não". O recalque, ao suprimir a percepção do que está acontecendo, é o mais radical dos mecanismos de defesa. Os demais referem-se às deformações da realidade.

O recalque, ao suprimir a percepção do que está acontecendo, é o mais radical dos mecanismos de defesa.

- **Formação reativa:** o ego procura afastar o desejo que vai em determinada direção, e, para isso, o indivíduo adota uma atitude oposta a esse desejo. Um bom exemplo são as atitudes exageradas – ternura excessiva, superproteção – que escondem o seu oposto, no caso, uma hostilidade intensa. Aquilo que aparece (o comportamento) visando a esconder do próprio indivíduo suas verdadeiras motivações (o desejo), para preservá-lo de uma descoberta acerca de si mesmo que poderia ser bastante dolorosa. É o caso da mãe que superprotege o filho, do qual tem muita raiva porque atribui a ele muitas de suas dificuldades pessoais. Para muitas dessas mães pode ser aterrador admitir essa hostilidade em relação ao filho.
- **Regressão:** o indivíduo retorna a etapas anteriores de seu desenvolvimento; é uma passagem para modos de expressão mais primitivos. Um exemplo é o da pessoa que enfrenta situações difíceis com bastante ponderação, mas ao ver uma barata sobe na mesa, aos berros. Com certeza, não é só a barata que ela vê na barata.
- **Projeção:** é uma confluência de distorções do mundo externo e interno. O indivíduo localiza (projeta) algo de si no mundo externo e não percebe aquilo que foi projetado como algo seu que considera indesejável. É um mecanismo de uso frequente e observável na vida cotidiana. Um exemplo é o jovem que critica os colegas por serem extremamente competitivos e não se dá conta de que também o é, às vezes, até mais que os colegas.
- **Racionalização:** o indivíduo constrói uma argumentação intelectualmente convincente e aceitável, que justifica os estados "deformados" da consciência. Isto é, uma defesa que justifica as outras. Portanto, na racionalização, o ego coloca a razão a serviço do irracional e utiliza para isso o material fornecido pela cultura ou mesmo pelo saber científico. Dois exemplos: o pudor excessivo (formação reativa), justificado com argumentos morais; e as justificativas ideológicas para a destrutividade presente na guerra, no preconceito e na defesa da pena de morte.

Além desses mecanismos de defesa do ego, existem outros: denegação, identificação, isolamento, anulação retroativa, inversão e retorno sobre si mesmo. Todos nós os utilizamos em nossa vida cotidiana, isto é, deformamos a realidade para nos defender de perigos internos ou externos, reais ou imaginários. O uso desses mecanismos não é, em si, patológico, contudo distorce a realidade, e só o seu desvendamento pode nos fazer superar essa falsa consciência, ou melhor, ver a realidade como ela é.

PSICANÁLISE: APLICAÇÕES E CONTRIBUIÇÕES SOCIAIS

A característica essencial do trabalho psicanalítico é o deciframento do inconsciente e a integração de seus conteúdos na consciência. Isso porque são esses conteúdos desconhecidos e inconscientes que determinam, em grande parte, a conduta das pessoas e dos grupos – as dificuldades para viver, o mal-estar, o sofrimento ou seu modo de obter satisfação.

A finalidade desse trabalho investigativo é o autoconhecimento, que possibilita lidar com o sofrimento, criar mecanismos de superação das dificuldades e dos conflitos em direção a uma produção humana mais autônoma, criativa e gratificante de cada indivíduo, dos grupos, das instituições e da coletividade.

Nessa tarefa, muitas vezes bastante desejada pelo paciente, é necessário que o psicanalista ajude a desmontar, pacientemente, as resistências inconscientes que dificultam a passagem dos conteúdos inconscientes para a consciência.

A representação social (a ideia) da Psicanálise ainda é, em pleno século XXI, bastante estereotipada em nosso meio. Associamos a Psicanálise com o divã, com o trabalho de consultório excessivamente longo e só possível para as pessoas de alto poder aquisitivo. Essa ideia correspondeu, durante muito tempo, à prática nessa área, que se restringia, exclusivamente, ao consultório.

Contudo, há várias décadas é possível constatar a contribuição da Psicanálise e dos psicanalistas em várias áreas da saúde mental. Historicamente, é importante lembrar a contribuição do psiquiatra e psicanalista D. W. Winnicott, cujos programas radiofônicos transmitidos na Europa, durante a Segunda Guerra Mundial, orientavam os pais na criação dos filhos; ou a contribuição de Ana Freud para a Educação; e, mais recentemente, as contribuições de Françoise Dolto e Maud Mannoni para o trabalho com crianças e adolescentes em instituições – hospitais, creches e abrigos.

Atualmente, e inclusive no Brasil, os psicanalistas estão debatendo o alcance social da prática clínica, visando torná-la acessível a amplos setores da sociedade. Um exemplo é o uso de seu arcabouço teórico e técnico para instrumentalizar o trabalho ligado aos equipamentos de saúde como os Centro de atendimento Psicossocial (CAPS) ou os consultórios de rua.

Os psicanalistas também estão voltados para a pesquisa e a produção de conhecimentos que possam ser úteis na compreensão de fenômenos sociais graves, como o aumento do envolvimento do adolescente com a criminalidade, o surgimento de novas (antigas?) formas de sofrimento produzidas pelo modo de existência no mundo contemporâneo – as drogadições, a anorexia, a síndrome do pânico, a excessiva medicalização do sofrimento, a sexualização da infância.

Enfim, os psicanalistas procuram compreender os novos modos de subjetivação e de existir, as novas

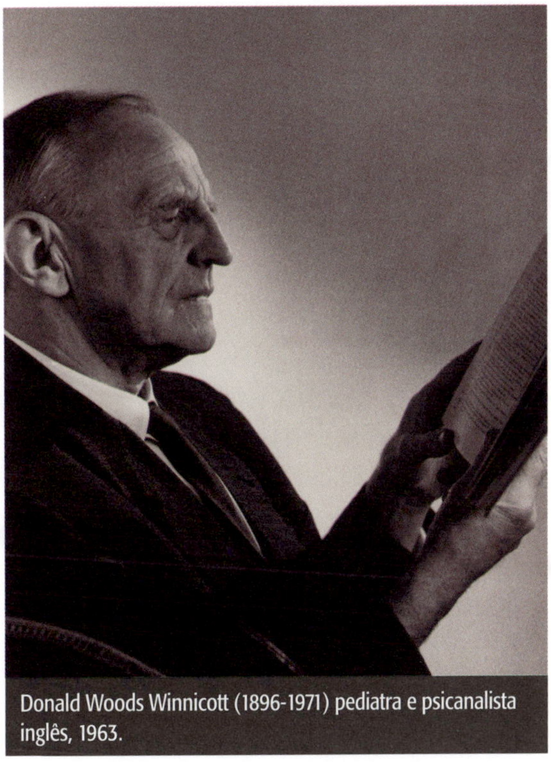

© Mark Gerson/Bridgeman Images/Fotoarena

Donald Woods Winnicott (1896-1971) pediatra e psicanalista inglês, 1963.

expressões que o sofrimento psíquico assume. A partir dessa compreensão e de suas observações, buscam criar modalidades de intervenção no social visando superar o mal-estar na civilização.

Aliás, o próprio Freud, em várias de suas obras – *O mal-estar na civilização,*[11] *Reflexões para o tempo de guerra e morte*[12] –, coloca questões sociais, e ainda atuais, como objeto de reflexão, o que nos faz pensar e ver o que mais nos incomoda: a possibilidade constante de dissociação dos vínculos sociais.

O método psicanalítico usado para desvendar o real, compreender o sintoma individual ou social e suas determinações é o **interpretativo**. É a busca para ir além das aparências. No caso da análise individual, o material de trabalho do analista são os sonhos, as associações livres, os atos falhos (os esquecimentos, as substituições de palavras etc.). Em cada um desses caminhos de acesso ao inconsciente, o que vale é a história pessoal. Cada palavra, cada símbolo tem um significado particular para cada indivíduo, o qual só pode ser apreendido a partir de sua história, que é absolutamente única e singular.

Por isso se diz que, a cada nova situação, realiza-se novamente a experiência inaugurada por Freud, no início do século XX – a experiência de tentar descobrir as regiões obscuras da vida psíquica.

TEXTO COMPLEMENTAR 1

Sobre o inconsciente[13]

Que significa haver o inconsciente? Em primeiro lugar (...) certa forma de descobrir sentidos, típica da interpretação psicanalítica. Ou seja, tendo descoberto uma espécie de ordem nas emoções das pessoas, os psicanalistas afirmam que há um lugar hipotético donde elas provêm. É como se supuséssemos que existe um lugar na mente das pessoas que funciona à semelhança da interpretação que fazemos; só que ao contrário: lá se cifra o que aqui deciframos.

Veja os sonhos, por exemplo. Dormindo, produzimos estranhas histórias, que parecem fazer sentido, sem que saibamos qual. Chegamos a pensar que nos anunciam o futuro, simplesmente porque parecem anunciar algo, querer comunicar algum sentido. Freud, tratando dos sonhos, partia do princípio de que eles diziam algo e com bastante sentido. Não, porém, o futuro. Decidiu interpretá-los. Sua técnica interpretativa era mais ou menos assim. Tomava as várias partes de um sonho, seu ou alheio, e fazia com que o sonhador associasse ideias e lembranças a cada uma delas. Foi possível descobrir assim que os sonhos diziam respeito, em parte, aos acontecimentos do dia anterior, embora se relacionassem também com modos de ser infantis do sujeito.

---

[11] FREUD, Sigmund. *O mal-estar na civilização.* 1. ed. São Paulo: Companhia das Letras, 2011.

[12] FREUD, Sigmund. *Reflexões para os tempos de guerra e morte.* Edição Standard Brasileira das Obras Psicológicas Completas (vol. XIV). Rio de Janeiro: Imago, 1974. (Original publicado em 1915).

[13] HERRMANN, Fábio. *O que é Psicanálise.* Coleção Primeiros Passos. São Paulo: Brasiliense, 1983. p. 14-16.

Igualmente, ele descobriu algumas regras da lógica das emoções que produz os sonhos. Vejamos as mais conhecidas. Com frequência, uma figura que aparece nos sonhos, uma pessoa, uma situação, representa várias figuras fundidas, significa isso e aquilo ao mesmo tempo. Chama-se este processo condensação, e ele explica o porquê de qualquer interpretação ser sempre muito mais extensa do que o sonho interpretado. Outro processo, chamado **deslocamento**, é o de dar ao sonho uma importância emocional maior a certos elementos que, quando da interpretação, se revelarão secundários, negando-se àqueles que se mostrarão realmente importantes. Um detalhezinho do sonho aparece, na interpretação, como o elo fundamental.

Digamos que o sonho, como um estudante desatento, coloca erradamente o acento tônico (emocional, é claro), criando um drama diverso do que deveria narrar; como se dissesse Ésquilo por esquilo... Um terceiro processo de formação do sonho consiste em que tudo é representado por meio de símbolos e, um quarto, reside na forma final do sonho que, ao contrário da interpretação, não é uma história contada com palavras, porém uma cena visual. (...)

Do conjunto de associações que partem do sonho, o intérprete retira um sentido que lhe parece razoável. Para Freud, e para nós, todo sonho é uma tentativa de realização do desejo. (...)

Será tudo apenas um brinquedo, uma charada que se inventa para resolver? Não, por certo (...). Apenas você deve compreender que o inconsciente psicanalítico não é uma coisa embutida no fundo da cabeça dos homens, uma fonte de motivos que explicam o que de outra forma ficaria pouco razoável – como o medo de baratas ou a necessidade de autopunição. Inconsciente é o nome que se dá a um sistema lógico que, por necessidade teórica, supomos que opere na mente das pessoas, sem, no entanto, afirmar que, em si mesmo, seja assim ou assado. Dele só sabemos pela interpretação.

TEXTO COMPLEMENTAR 2

DUNKER, Christian e THEBAS, Cláudio. *O palhaço e o psicanalista – como escutar os outros pode transformar vidas*. São Paulo: Planeta do Brasil, 2019 (p. 37-39).

"A Implicação dos psicanalistas.

(...) A aparição histórica de psicanalistas, psicólogos, terapeutas e outros escutadores profissionais no final do século XIX, já era um sinal de que as antigas modalidades de dividir e resolver nossos problemas de modo coletivo e comunitário mostravam-se insuficientes para a nova forma de viver.

Nosso ganha-pão tornou-se possível quando as pessoas passaram a sentir que não bastava serem escutadas apenas como a repetição de um tipo social mais ou menos esperado. Também os terapeutas devem ser estrangeiros, como os palhaços, por isso não dá muito certo e não se recomenda atender pessoas da própria família ou pessoas muito próximas. O terapeuta tem que responder a esse critério de ser alguém de fora, isento e imparcial. Mas, ao contrário do palhaço, que escuta seu público respondendo a um humor coletivo, o terapeuta escuta aquele um, único em sua singularidade. Se a função do palhaço nos lembra de que a escuta tem que vir de fora, a função do psicanalista acrescenta a isso a implicação do processo extenso da escuta. Se o palhaço passa pela cidade e vai embora com o circo no próximo trem, o psicanalista recebe, semana após semana, o mesmo paciente, implicando-se cada vez mais em seu universo de realidade e verdade.

A escuta psicanalítica assume que há uma forma única de dizer em cada um de nossos pacientes, que esse é o modo como cada qual precisa e requer ser cuidado. O paciente não é apenas 'uma mulher ou um homem', 'uma criança ou um velho', 'um psicótico ou um neurótico' mas, 'este um', que ocorre na forma única de usar instrumentos simbólicos e coletivos, como a língua falada segundo seu próprio idioleto. O psicanalista se interessa pelas propriedades que nós temos universalmente e, também, pelas particularidades que adquirimos ao participarmos de grupos e coletivos, mas, além disso, ele quer encontrar o que torna aquela pessoa... aquela pessoa. O que a torna diferente de todas as outras, nos termos dela mesma.

(...)

Para alguns, a psicanálise começou quando uma paciente de Freud, farta de suas sugestões, recomendações e entendimentos disse algo como: 'Cale a boca e deixe-me falar livremente'. Humildemente, como é próprio daquele que gosta de escutar, ele percebeu que a tal moça estava inventando um novo método, uma nova forma de tratamento baseada na 'associação livre' e não na condução coercitiva do que o paciente deve falar ou na obediência às regras de ação para encontrar o bem-estar. Essa paciente, chamada Ana O., batizou o método de cura pela expressão *talking cure* (a cura pela fala). Ou seja, um método no qual o poder da fala desloca-se para o paciente. (...)"

ATIVIDADES

1. Quais são os ensinamentos que a interpretação dos sonhos nos propicia? Utilizem o texto complementar como referência para essa discussão.
2. Com os subsídios do texto, justifiquem a afirmação: "Se fosse preciso concentrar em uma palavra a descoberta freudiana, essa palavra seria incontestavelmente **inconsciente**".
3. Discutam a frase: "O que João diz de Pedro diz mais de João do que de Pedro".
4. Pesquisem e discutam textos de psicanalistas cujos objetos de análise são fenômenos sociais atuais ou fatos do cotidiano. Esses textos têm sido publicados com frequência em jornais de circulação nacional. Três psicanalistas têm se destacado nessa produção e divulgação: Christian Dunker, Vera Iaconelli e Maria Rita Kehl.

PARA SABER MAIS

Bibliografia

BÁSICA

Noções básicas de psicanálise (1987), de Charles Brenner, é um livro introdutório bastante utilizado pelos iniciantes e que fornece uma visão ampla dos fundamentos dessa teoria.

AVANÇADA

Obras psicológicas completas (2016), de Sigmund Freud, coletânea que contém sua Autobiografia (histórico das descobertas do autor) e as Cinco conferências (exposição sistemática e introdutória da teoria psicanalítica), além de outros textos em vários volumes.

Vocabulário da psicanálise (2016), de Jean Laplanche e Jean Bertrand Pontalis, é um livro bastante conceituado pelo rigor e pela exatidão das concepções freudianas e muito útil para consultas específicas sobre a terminologia psicanalítica e as diferentes formas de conceituar o mesmo fenômeno ou processo na teoria de Freud.

A trama dos conceitos (2013), roteiro crítico e profundo da obra de Freud; *O tronco e os ramos: estudo de história da psicanálise* (2014), obra que apresenta os desdobramentos a partir dos seguidores de Freud; *Tempo de muda: ensaios psicanalíticos* (2014) discute a atualidade da psicanálise e suas fronteiras, todos de Renato Mezan, são algumas de suas obras que recomendamos pela pertinência ao tema deste capítulo e reconhecimento do trabalho do autor.

DUNKER, Christian; THEBAS, Cláudio. *O palhaço e o psicanalista: como escutar os outros pode transformar vidas*. São Paulo: Planeta do Brasil, 2019. A linguagem do livro é acessível. Dunker é psicanalista e Thebas é coordenador do grupo Doutores da Alegria.

BROIDE, Jorge (Org.). *A psicanálise na cidade*. São Paulo: Escuta, 2022. Nas palavras da apresentação do livro: "(...) Uma psicanálise que pensa e atua no campo social, nas situações críticas e, portanto, que está no território, escuta seus sujeitos e faz circular as palavras... para transformar as cidades, temos que escutar seus habitantes (...)".

Outros recursos

FILMES

- *Freud, além da alma* (Estados Unidos. Direção de John Huston. 1962. 140 min).
  O filme mostra o início dos trabalhos de Freud em Viena, enfocando sua teoria sobre a interpretação dos sonhos. Mostra também a rejeição da comunidade médica às suas ideias.
- *Precisamos falar sobre o Kevin* (EUA, 2011). O filme é baseado no livro homônimo. O tema principal é o mito do amor materno, abordando um conceito importante para a psicanálise: o complexo de Édipo.

LITERATURA

- *Quando Nietzsche chorou* (2009), de Irvin D. Yalom, conta um encontro ficcional entre Nietzsche, Freud e Josef Breuer.
- Romances do escritor brasileiro Graciliano Ramos como *Vidas secas*, que trata da solidão, e *Angústia*, que aborda sentimentos como medo, alívio, arrependimento e angústia.

CAPÍTULO 4

o behav

No início do século XX, a Psicologia buscava sua inserção e reconhecimento como ciência. Para alguns pesquisadores no campo da Psicologia, isso significava seguir as regras do método científico definido na época. A definição clara e precisa de um objeto e a utilização de procedimentos objetivos de estudo eram fundamentais para que se pudesse ocupar lugar ao lado das ciências já reconhecidas, como a física e a química. O Behaviorismo, com Watson, tem o que nos contar sobre isso.

O ESTUDO DO COMPORTAMENTO

O termo Behaviorismo foi inaugurado pelo americano John B. Watson, em artigo publicado em 1913, que apresentava o título "A psicologia como o behaviorista a vê".[1] O termo inglês *behavior* significa "comportamento"; por isso, para denominar essa tendência teórica, usamos o termo Behaviorismo – além de Comportamentalismo, Teoria Comportamental, Análise Experimental do Comportamento, Psicologia Comportamental e Análise do Comportamento.

---

[1] WATSON, John B. Psychology as a behaviorist views it. *Psychological record*, v. 20, p. 158-177, 1913.

Watson, postulando o comportamento como objeto da Psicologia, dava a essa ciência a consistência que os psicólogos da época vinham buscando – um objeto observável, mensurável, cujos experimentos poderiam ser reproduzidos em diferentes condições e sujeitos.

Os behavioristas foram os primeiros da Ciência do Comportamento a se aproximar de propostas explicativas dos termos psicológicos e a observar os critérios de objetividade.

Esses critérios foram importantes para que a Psicologia alcançasse o *status* de ciência, rompendo definitivamente com a sua tradição filosófica. Watson também defendia uma perspectiva funcionalista para a Psicologia, isto é, o comportamento deveria ser estudado como função de variáveis do meio. Certos estímulos levam o organismo a dar determinadas respostas e isso ocorre porque estes se ajustam aos seus ambientes por meio de equipamentos hereditários e pela formação de hábitos, que contribuem para formar novas respostas. Watson buscava a construção de uma Psicologia livre de conceitos mentalistas e de métodos subjetivos, atendendo, dessa maneira, aos objetivos da ciência que seriam de previsão e de controle.

Apesar de colocar o "comportamento" como objeto da Psicologia, o Behaviorismo foi, desde Watson, modificando o sentido desse termo. Hoje, não se entende comportamento como uma ação isolada de um sujeito, mas como uma relação entre aquilo que o organismo faz e o ambiente onde o seu "fazer" está inserido. Portanto, o Behaviorismo dedica-se ao estudo das interações e das inter-relações entre a pessoa e o ambiente, entre as ações do indivíduo (respostas, atividades) e o seu ambiente (eventos ambientais, estímulos). Pode parecer muito simples, mas, de fato, estudar o comportamento como unidade básica de descrição e ponto de partida de uma ciência do comportamento humano requer considerar que as respostas de alguém podem ser públicas e/ou privadas (pensar, por exemplo); do mesmo modo, quando se trata do ambiente, deve-se levar em conta que este pode ser igualmente público ou privado, e, ainda, físico ou social e refere-se ao que ocorre antes e depois da resposta. Deve-se, também, reconhecer que o comportamento humano é produto – e produtor – da história de nossa espécie, da história de cada indivíduo e da cultura em que estamos inseridos.

Vamos, então, detalhar essa abordagem da Psicologia.

A ANÁLISE DO COMPORTAMENTO

O mais importante dos behavioristas que sucedeu a Watson foi B. F. Skinner (1904-1990).

O Behaviorismo de Skinner tem influenciado muitos psicólogos norte-americanos e de vários países onde a Psicologia norte-americana tem grande penetração, como o Brasil. Essa linha de estudo ficou conhecida por Behaviorismo Radical, termo apresentado pelo próprio Skinner, em 1945, para designar uma filosofia da ideia da mutabilidade das espécies de comportamento humano, que produz, especialmente, conhecimento por meio da análise experimental do comportamento.

A influência de Charles Darwin (1809-1882), especialmente, a ideia da mutabilidade das espécies e a proposição da teoria da seleção natural foram marcantes para a obra de Skinner. Darwin considerava que as espécies estavam em constante transformação e que as variações, mesmo ínfimas, produzidas em gerações seguintes, poderiam ser selecionadas e se manteriam na espécie.

Para Skinner, esses mesmos processos de variação e seleção ocorrem para ir construindo o comportamento humano. Desse modo, podemos dizer que a espécie humana tanto é um fenômeno natural quanto histórico; produz e é produto de mudanças em si e nos outros. Assim, cada um de nós é único.

Como o interesse central em comportamento está em constante processo de mudança, podemos dizer que a base da proposta skinneriana está na formulação do **comportamento operante**.

Para desenvolver esse conceito, retrocederemos um pouco na história do Behaviorismo, introduzindo as noções de comportamento reflexo ou respondente, para então chegarmos ao comportamento operante. Vamos lá!

O comportamento respondente

O comportamento reflexo ou respondente é o que usualmente chamamos de "não voluntário" e inclui as respostas que são eliciadas (ou produzidas) por estímulos antecedentes do ambiente. De modo geral, tem um grande valor para a sobrevivência do organismo. Como exemplo, podemos citar a contração das pupilas quando uma luz forte incide sobre nossos olhos, a salivação provocada por uma gota de limão colocada na ponta de nossa língua, o arrepio da pele quando recebemos um ar frio, engolir um alimento que é colocado em nossa boca etc.

Esses **comportamentos reflexos** ou **respondentes** são interações estímulo-resposta (ambiente--sujeito) incondicionadas, nas quais certos eventos ambientais confiavelmente eliciam certas respostas do organismo que independem de "aprendizagem". Mas interações desse tipo também podem ser provocadas por estímulos que, originalmente, não eliciavam respostas em determinado organismo. Quando tais estímulos são temporalmente pareados com estímulos eliciadores, podem, em certas condições, eliciar respostas semelhantes às deles. A essas novas interações chamamos também de reflexos, que agora são

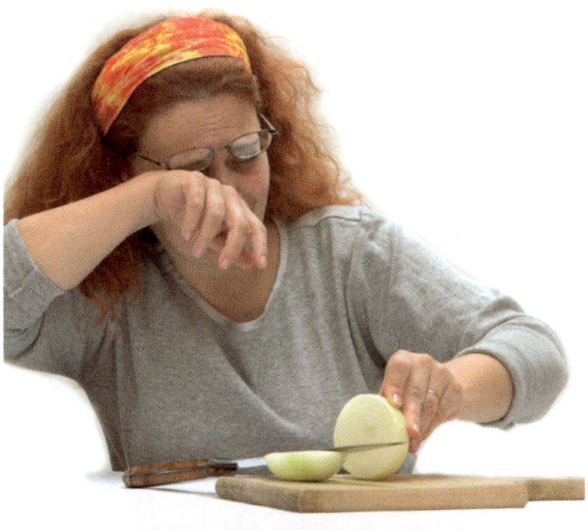

© Thinkstock/iStock/Magdevski

As "lágrimas de cebola" são um exemplo de comportamento reflexo ou respondente.

condicionados devido a uma história de pareamento, o qual levou o organismo a responder a estímulos a que antes não respondia.

Para deixar isso mais claro, vamos a um exemplo: suponha que, em uma sala aquecida, sua mão direita seja mergulhada em uma vasilha com água gelada. A temperatura da mão cairá rapidamente devido ao encolhimento ou constrição dos vasos sanguíneos, caracterizando o comportamento como respondente. Esse comportamento será acompanhado de uma modificação semelhante, e mais facilmente mensurável, na mão esquerda, na qual a constrição vascular também será induzida. Suponha, agora, que a sua mão direita seja mergulhada na água gelada certo número de vezes, em intervalos de três ou quatro minutos, e que você ouça uma campainha pouco antes de cada imersão. Lá pelo vigésimo pareamento do som da campainha com a água fria, a mudança de temperatura nas mãos poderá ser eliciada apenas pelo som, isto é, sem necessidade de imergir uma das mãos na água.[2]

Nesse exemplo de condicionamento respondente, a queda da temperatura da mão, eliciada pela água fria, é uma resposta incondicionada, enquanto a queda da temperatura, eliciada pelo som, é uma resposta condicionada (aprendida) – a água é um estímulo incondicionado, e o som, um estímulo condicionado.

No início dos anos 1930, na Universidade de Harvard (Estados Unidos), Skinner começou o estudo do comportamento operante pelo comportamento respondente, que se tornara a unidade básica de análise, ou seja, o fundamento para a descrição das interações indivíduo-ambiente. O desenvolvimento de seu trabalho levou-o a teorizar sobre outro tipo de relação do indivíduo e seu ambiente, a qual viria a ser a nova unidade de análise de sua ciência: o comportamento operante. Esse tipo de comportamento caracteriza a maioria de nossas interações com o ambiente.

O comportamento operante

O comportamento operante abrange amplo espectro de atividades humanas – dos comportamentos do bebê de balbuciar, de agarrar objetos e de olhar os enfeites do berço aos mais sofisticados apresentados pelo adulto. Como nos diz Keller, o comportamento operante "inclui todos os movimentos de um organismo dos quais se pode dizer que, em algum momento, têm efeito sobre ou fazem o mundo em redor. O comportamento operante opera sobre o mundo, por assim dizer, quer direta, quer indiretamente".[3]

A leitura que você está fazendo deste livro é um exemplo de comportamento operante, assim como escrever ou chamar um táxi com um gesto da mão, tocar um instrumento etc.

Para exemplificarmos melhor os conceitos apresentados até aqui, vamos lembrar um conhecido experimento feito com ratos de laboratório. Vale informar que animais como ratos, pombos e macacos – para citar alguns – foram utilizados pelos analistas experimentais do comportamento, inclusive Skinner, para verificar como variações no ambiente interferiam

---

[2] KELLER, Fred S. *Aprendizagem*: teoria do reforço. São Paulo: EPU, 1973.

[3] KELLER, 1973, p. 123.

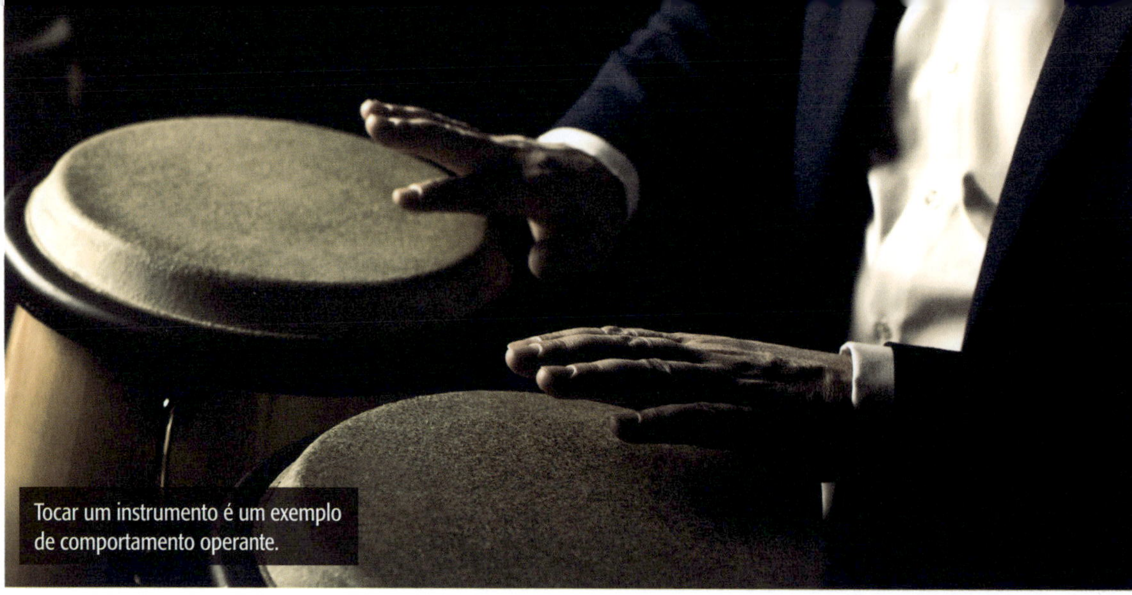

Tocar um instrumento é um exemplo de comportamento operante.

© Thinkstock/iStock/Furtseff

nos comportamentos. Tais experimentos lhes permitiram fazer afirmações sobre o que chamaram de **leis comportamentais**.

Um rato, ao sentir sede em seu hábitat, certamente manifesta algum comportamento que lhe permita satisfazer a sua necessidade orgânica. Esse comportamento foi aprendido por ele e se mantém pelo efeito proporcionado: saciar a sede. Assim, se deixarmos um rato privado de água durante 24 horas, ele, com altíssima probabillidade, apresentará o comportamento de beber água no momento em que tiver sede. Sabendo disso, os pesquisadores da época decidiram simular essa situação em laboratório sob condições especiais de controle, o que os levou à formulação de uma lei comportamental. Um rato foi colocado num determinado ambiente que passou a ser chamado de "caixa de Skinner" – um recipiente fechado no qual encontrava apenas uma barra. Essa barra, ao ser pressionada pelo rato, acionava um mecanismo (não aparente) que lhe permitia obter uma gotinha de água, encaminhada à caixa por meio de uma pequena haste.

Que resposta esperava-se do rato? Que pressionasse a barra. Como isso ocorreu pela primeira vez? Por acaso.

Durante a exploração da caixa, o rato pressionou a barra acidentalmente, o que lhe trouxe, pela primeira vez, uma gota de água, que foi rapidamente consumida. O procedimento envolvia tornar disponível água ao rato a cada vez que a barra fosse pressionada. Depois de várias tentativas bem-sucedidas, constatou-se a alta probabilidade de que, estando em situação semelhante, o rato pressionasse a barra novamente.

Nesse caso de comportamento operante, o que propicia a aprendizagem dos comportamentos é a ação do organismo sobre o meio e o efeito dela resultante – a satisfação de alguma necessidade, ou seja, a aprendizagem se dá na relação entre uma ação e seu efeito.

Esse comportamento operante pode ser representado da seguinte maneira: **R → S**, em que **R** é a resposta (pressionar a barra) e **S** (do latim *stimulus*) é o estímulo reforçador (a água) que, em um determinado momento, passou a ser muito motivador para o organismo; a seta significa "levar a".

B. F. Skinner conduziu trabalhos pioneiros em Psicologia experimental. Na fotografia, o ratinho, por acaso, pressiona a barra e recebe a gota d'água. Inicia-se o processo de aprendizagem.

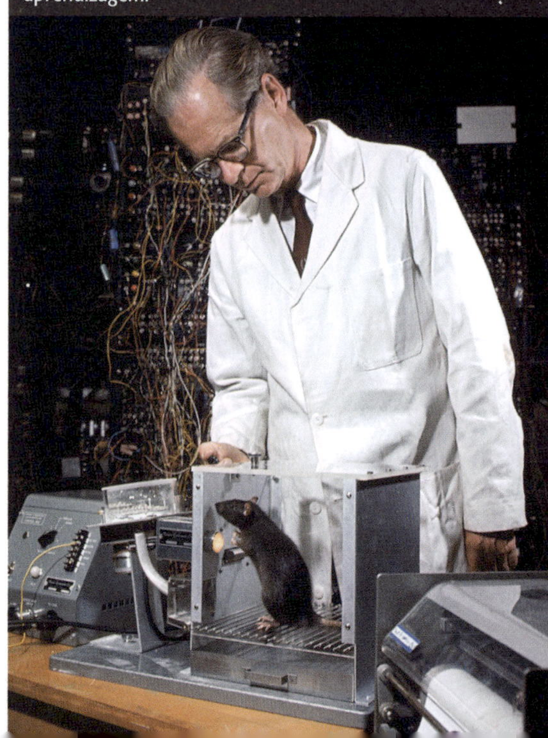

© Nina Leen/Time Life Pictures/Getty Images

Esse estímulo reforçador é chamado de **reforço**. Como já dissemos, o termo "estímulo" parte do ambiente da pessoa e deve ser entendido como evento que pode ocorrer tanto antes de uma determinada resposta quanto depois. No exemplo do rato que passa a pressionar a barra e recebe uma gota de água, o estímulo reforçador ocorreu após a resposta.

O comportamento operante refere-se à inter-relação sujeito-ambiente. Quando o organismo se comporta (emitindo essa ou aquela resposta), sua ação produz uma alteração ambiental, uma determinada consequência que, por sua vez, retroage sobre o sujeito, alterando a probabilidade futura de ocorrência. Assim, agimos sobre o mundo em função das consequências criadas pela ação.

O modo como agimos depende de muitas condições e circunstâncias – como vimos descrevendo. Uma das propostas da Análise do Comportamento para entendermos porque um determinado comportamento ocorre é realizarmos uma análise funcional, estudando a interdependência entre fenômenos (relação do homem com seu ambiente físico ou social, público ou privado). Entre as variáveis ambientais que controlam o comportamento humano, as consequências da resposta são as mais relevantes.

Eventos consequentes

Reforçamento

Ações são mantidas, ou não, pelas consequências que produzem no meio ambiente. Essas consequências são denominadas **reforçadoras** quando aumentam a frequência de emissão das respostas que as produziram.

Chamamos de **reforço** a toda consequência que, contingente a uma resposta, altera a probabilidade futura de ocorrência da resposta. Considerando as consequências que aumentam a frequência das respostas, é dito que o reforço pode ser positivo ou negativo.

O **reforço positivo** é todo evento que aumenta a probabilidade futura da resposta que o produz. O **reforço negativo** é todo evento que aumenta a probabilidade futura da resposta que o remove ou atenua.

Assim, poderíamos voltar à nossa "caixa de Skinner" do experimento anterior, que oferecia uma gota de água ao rato sempre que ele pressionasse a barra, um exemplo de reforçamento positivo. Agora, ao ser colocado na caixa, vamos supor que ele receba choques do assoalho. Após várias tentativas de evitar os choques, o rato chega à barra e, ao pressioná-la acidentalmente, os choques cessam. Com isso, essas respostas tenderão a aumentar de frequência. Chama-se

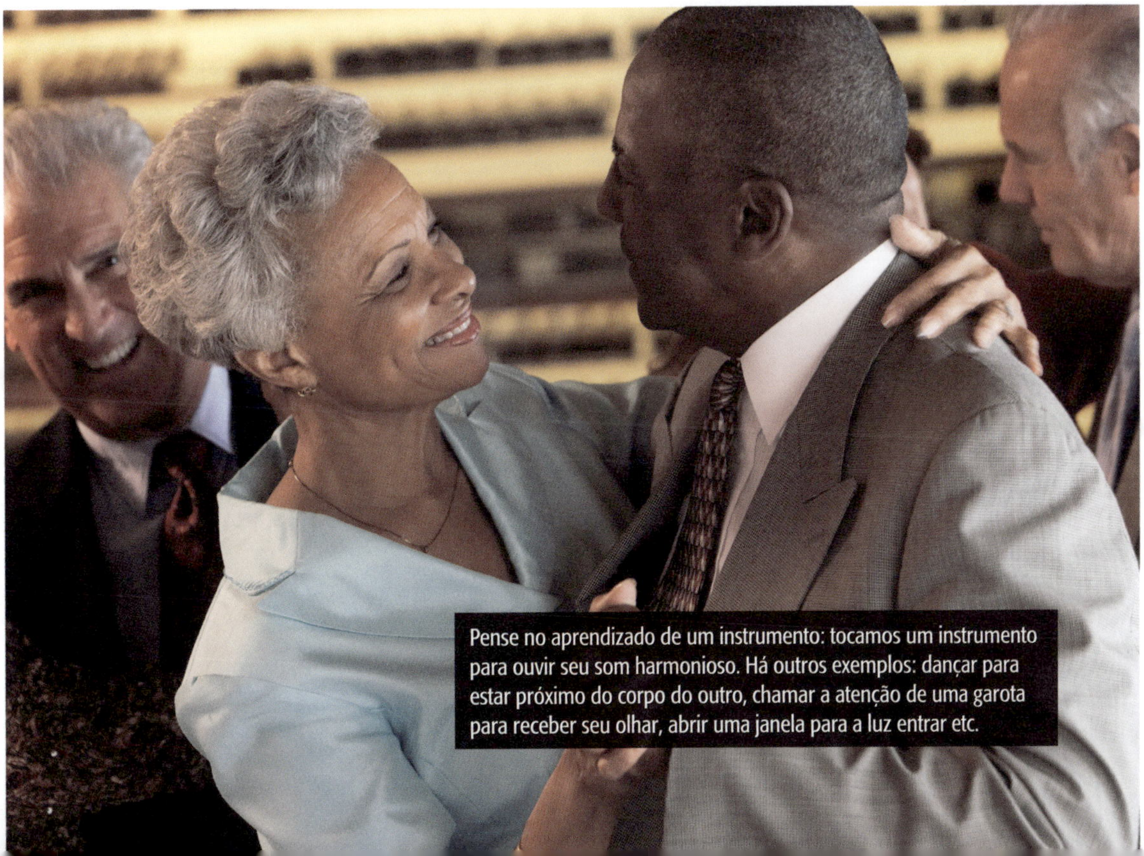

Pense no aprendizado de um instrumento: tocamos um instrumento para ouvir seu som harmonioso. Há outros exemplos: dançar para estar próximo do corpo do outro, chamar a atenção de uma garota para receber seu olhar, abrir uma janela para a luz entrar etc.

de reforçamento negativo ao processo de fortalecimento dessa classe de respostas (pressão à barra), isto é, a remoção de um estímulo aversivo controla a emissão da resposta. É um exemplo de condicionamento por se tratar de aprendizagem, e também reforçamento, porque uma determinada resposta é emitida e aumenta sua frequência, uma vez que a consequência desta é a remoção de uma condição aversiva.

No reforçamento positivo, algo é oferecido ao organismo (gotas de água com a pressão da barra, por exemplo). No reforçamento negativo, ocorre a retirada de algo indesejável (os choques do último exemplo).

Importante! Não se pode, *a priori*, definir um evento como reforçador. A função reforçadora de um evento ambiental qualquer só é definida pelo aumento na frequência da resposta que o produziu, ou seja, pela relação funcional estabelecida entre as respostas do indivíduo e o ambiente.

Entretanto, alguns eventos tendem a ser reforçadores para toda uma espécie, como, por exemplo, água, alimento e afeto. Esses são denominados **reforços primários**. Os **reforços secundários**, ao contrário, são aqueles que adquiriram a função quando pareados temporalmente com os primários. Alguns desses reforçadores secundários, quando emparelhados com muitos outros, tornam-se **reforçadores generalizados**, como o dinheiro e a aprovação social, que reforçam grande parte do nosso repertório comportamental.

Considerando o modo como nós agimos ao tratamos de reforçamento negativo, dois processos importantes merecem destaque: a esquiva e a fuga.

Esquiva

A **esquiva** é um processo no qual os estímulos aversivos condicionados e incondicionados estão separados por um intervalo de tempo apreciável, permitindo que o indivíduo emita uma resposta que previna a ocorrência ou reduza a magnitude do segundo estímulo. Você, com certeza, sabe que o raio (primeiro estímulo) precede à trovoada (segundo estímulo), que o chiado precede ao estouro dos rojões, que o som do "motorzinho" usado pelo dentista precede à dor no dente. Esses estímulos são aversivos, mas os primeiros nos possibilitam evitar ou reduzir a magnitude dos seguintes, ou seja, tapamos os ouvidos para evitar o estouro dos trovões ou desviamos o rosto da broca usada pelo dentista. Por que isso acontece?

Quando os estímulos ocorrem nessa ordem, o primeiro torna-se um reforçador negativo condicionado (aprendido), e a ação que o reduz é reforçada em um processo de condicionamento operante. As ocorrências passadas de reforçadores negativos condicionados são responsáveis pela probabilidade da resposta de esquiva.

No processo de esquiva, após o estímulo condicionado, o indivíduo apresenta uma resposta que é reforçada, uma vez que reduz ou evita um segundo estímulo, que também é aversivo. Neste caso, após a visão do raio, o indivíduo emite a resposta de tapar os ouvidos que é reforçada uma vez que reduz o segundo estímulo, o barulho do trovão, igualmente aversivo.

Fuga

Outro processo semelhante é o de **fuga**. Nesse caso, a resposta reforçada é aquela que termina com um estímulo aversivo já em andamento. A diferença é sutil. Se posso colocar as mãos nos ouvidos para não escutar o estrondo do rojão, esta resposta é de esquiva,

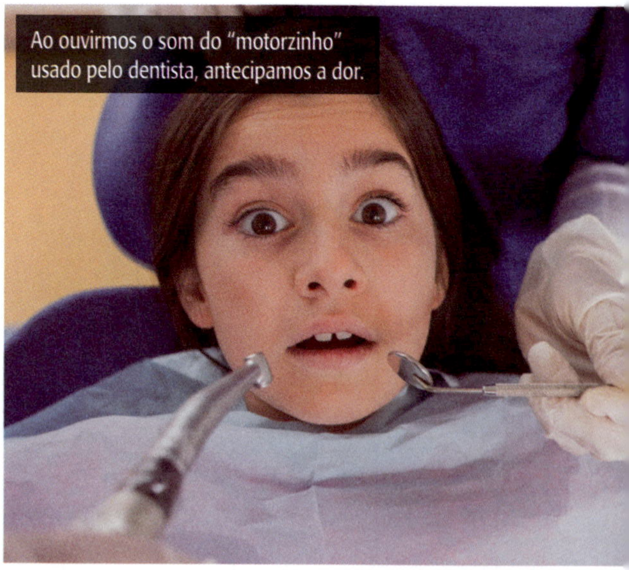
Ao ouvirmos o som do "motorzinho" usado pelo dentista, antecipamos a dor.

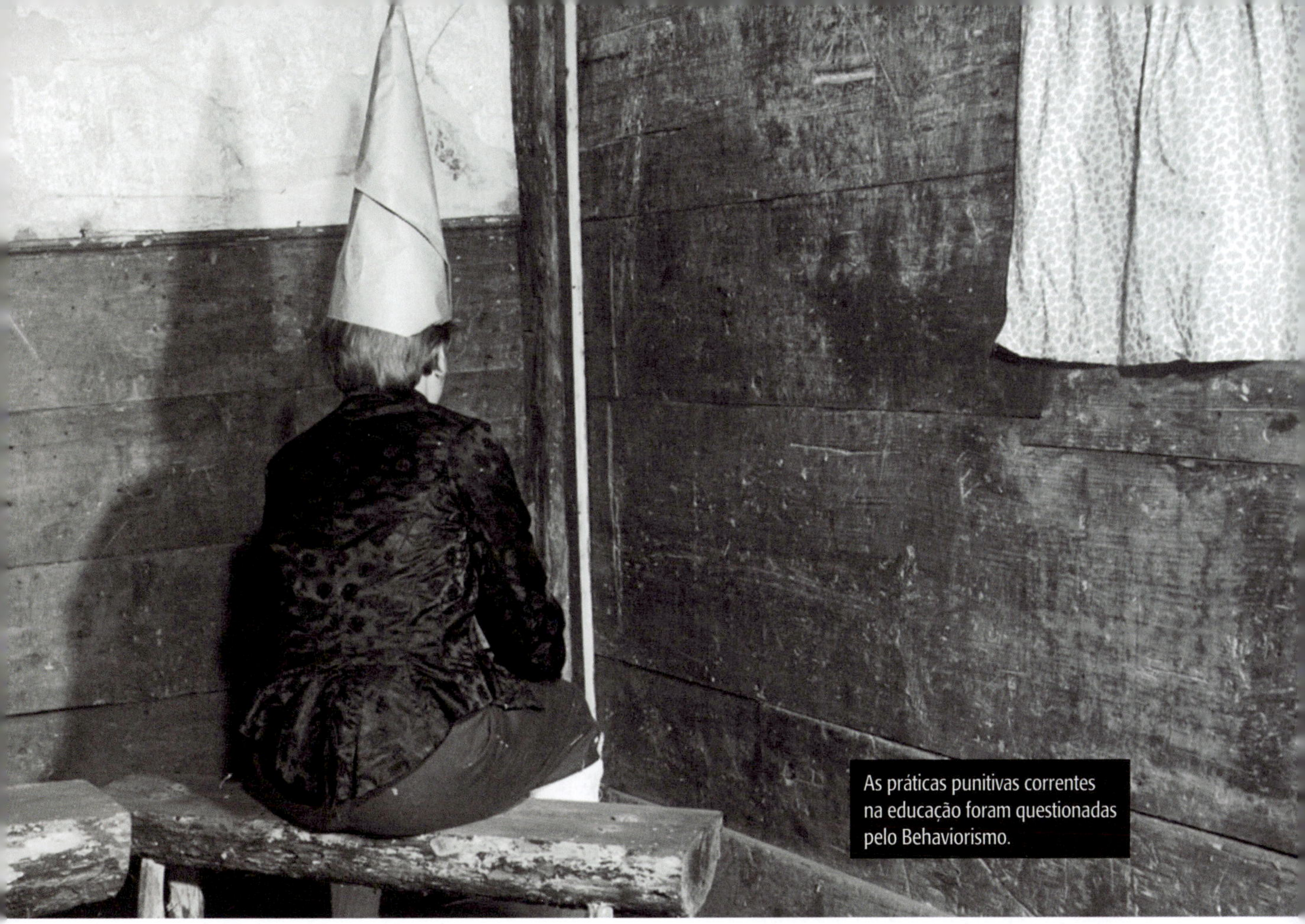

As práticas punitivas correntes na educação foram questionadas pelo Behaviorismo.

pois estou evitando o segundo estímulo antes que ele aconteça. Mas se os rojões começam a pipocar e só depois emito uma resposta para evitar o barulho que incomoda, seja fechando a porta, indo embora ou mesmo tapando os ouvidos, pode-se falar em fuga. Ambos reduzem ou evitam os estímulos aversivos, mas em processos diferentes.

No caso da esquiva, há um estímulo condicionado que antecede o estímulo incondicionado e me possibilita a emissão do comportamento de esquiva. Uma esquiva bem-sucedida impede a ocorrência do estímulo incondicionado. No caso da fuga, só há um estimulo aversivo incondicionado que, quando apresentado, será evitado pelo comportamento de fuga. No segundo caso, não se evita o estímulo aversivo, mas se foge dele depois de iniciado.

No caso da fuga, só há um estímulo aversivo incondicionado.

Para compreender determinados comportamentos das pessoas, reconhecer essas diferenças é importante e devem ser consideradas quando realizarmos uma análise funcional.

Extinção

Outros processos foram sendo formulados pela Análise Experimental do Comportamento. Um deles é o da **extinção**.

Para definir extinção, deve-se levar em conta que já deve ter sido bem estabelecida uma relação entre uma determinada resposta e um reforço; além disso, deve haver uma quebra dessa relação, ou seja, essa resposta passa a não mais ser reforçada. O produto desse procedimento deve ser alterações no responder, provocando a diminuição da frequência da resposta que poderá, até mesmo, deixar de ser emitida. O tempo necessário para que a resposta deixe de ser emitida dependerá da história de cada pessoa e do valor do reforço envolvido.

Assim, quando uma pessoa na qual estávamos interessados deixa de nos olhar e passa a nos ignorar, de modo geral, nossas "investidas" tendem a desaparecer.

Punição

A **punição** é outro procedimento importante que envolve a consequência de uma resposta quando há a apresentação de um estímulo aversivo ou a remoção de um reforçador positivo presente.

Os dados de pesquisas mostram que a supressão do comportamento punido só é definitiva se a punição for extremamente intensa, isso porque as razões que levam à ação – que se pune – não são alteradas com a punição.

Contrariamente ao que se imagina, punir ações leva à supressão temporária da resposta! Por vários motivos, os behavioristas têm debatido a validade do procedimento da punição como forma de reduzir a frequência de certas respostas. Práticas punitivas correntes na Educação – tais como deixar o aluno sem recreio, mantê-lo isolado, obrigá-lo a fazer inúmeras cópias de um mesmo texto por castigo, humilhá-lo, entre outras – foram sempre muito questionadas pelo Behaviorismo. Os behavioristas, respaldados por crítica feita por Skinner e outros autores, propuseram a substituição definitiva das práticas punitivas por procedimentos de construção de comportamentos desejáveis.

Esse princípio pode ser aplicado no cotidiano e em todos os espaços onde se trabalhe para promover comportamentos desejados. O trânsito é um excelente exemplo. Apesar das punições aplicadas a motoristas e pedestres na maior parte das infrações cometidas no trânsito, tais punições não os têm motivado a adotar um comportamento considerado adequado para o trânsito. Em vez de adotarem novos comportamentos, motoristas tornaram-se especialistas em esquiva e fuga.

Eventos antecedentes: controle de estímulos

Pode ser polêmica a discussão sobre a natureza ou a extensão do controle que o ambiente exerce sobre nós, mas não há como negar que há algum controle. Assumir a existência desse controle e estudá-lo permite maior entendimento dos meios pelos quais os homens se comportam do modo como o fazem.

Assim, quando a resposta é diferente na presença de estímulos antecedentes diferentes, diz-se que o comportamento está sob controle de estímulos. Se o motorista para ou acelera o ônibus no cruzamento de ruas onde há semáforo que ora está verde, ora vermelho, sabemos que o comportamento de dirigir está sob controle de estímulos.

Dois importantes processos descrevem relações de controle e devem ser entendidos como inter-relação organismo ambiente: discriminação e generalização.

Discriminação

Um estímulo antecedente é chamado de **discriminativo** quando aumenta a probabilidade de que, em sua presença, uma determinada resposta ocorra. Esse processo ocorre por causa de uma história de reforçamento diferencial. O que isto significa? Se na presença de um estímulo uma determinada resposta ocorre e é sempre reforçada e, na ausência desse estímulo, a mesma classe de resposta ocorre e não é reforçada, estamos falando de um **reforçamento diferencial**. Para ficar mais claro, um exemplo que vocês podem ter conhecimento. Toda vez que seu pai chegou em casa cantando, pedir para ir em uma balada produziu como consequência reforçadores positivos (pai emprestava o carro, dava dinheiro, informava que você não deveria ter pressa para voltar etc.); se seu pai chega em casa calado, qualquer pedido tem como consequência uma recusa. Você está sendo reforçado diferencialmente e um estímulo discriminativo está sendo construído. Concorda?

Se usarmos o exemplo anterior, nosso motorista de ônibus vai parar o veículo quando o semáforo estiver vermelho, ou melhor, esperamos que, para ele, o sinal vermelho tenha se tornado um estímulo discriminativo e a emissão da resposta de parar seja reforçada (ele não bata o ônibus, não receba uma multa etc.)

Poderíamos refletir, também, sobre o aprendizado social. Por exemplo: existem normas e regras de conduta para festas – cumprimentar os presentes, ser gentil, procurar manter diálogo com as pessoas, agradecer e elogiar a dona da casa etc. No entanto, as festas podem ser diferentes: informais ou pomposas, dependendo de onde, de como e de quem as organiza. Somos, então, capazes de responder a esses diferentes estímulos e de nos comportar de maneira diferente em cada situação. Diríamos, então, que estas situações foram estabelecidas como discriminativas.

Generalização

Quando uma resposta está sob controle de um dado estímulo, frequentemente descobrimos que outros estímulos próximos/similares, segundo alguma característica, são efetivos também. De modo geral, a **generalização** depende de elementos comuns a dois ou mais estímulos.

Poderíamos aqui brincar com as cores do semáforo: pelo histórico de nossa cultura, pode-se considerar que as respostas de parar no farol vermelho (sob determinadas circunstânscias) estão bem estabelecidas sob o controle de estímulos. Se, por ventura, em determinada cidade, o semáforo for rosa-choque, continua sendo provável que essa cor ainda exerça controle sobre minha resposta de parar o veículo. Na generalização, portanto, respondemos de forma semelhante a um conjunto de estímulos que se estabeleceram como semelhantes.

Esse princípio da generalização, entendido de forma mais ampla, é fundamental quando pensamos na aprendizagem escolar. Nós aprendemos na escola alguns conceitos básicos, como fazer contas e escrever. Graças à generalização, podemos transferir esses aprendizados para diferentes situações, como dar ou receber troco, escrever para alguém distante, aplicar conceitos de Física para consertar aparelhos eletrônicos etc.

Na vida cotidiana, também aprendemos a nos comportar em diferentes situações sociais, dada a nossa capacidade de generalização no aprendizado de regras e normas sociais.

Na vida cotidiana, também aprendemos a nos comportar em diferentes situações sociais.

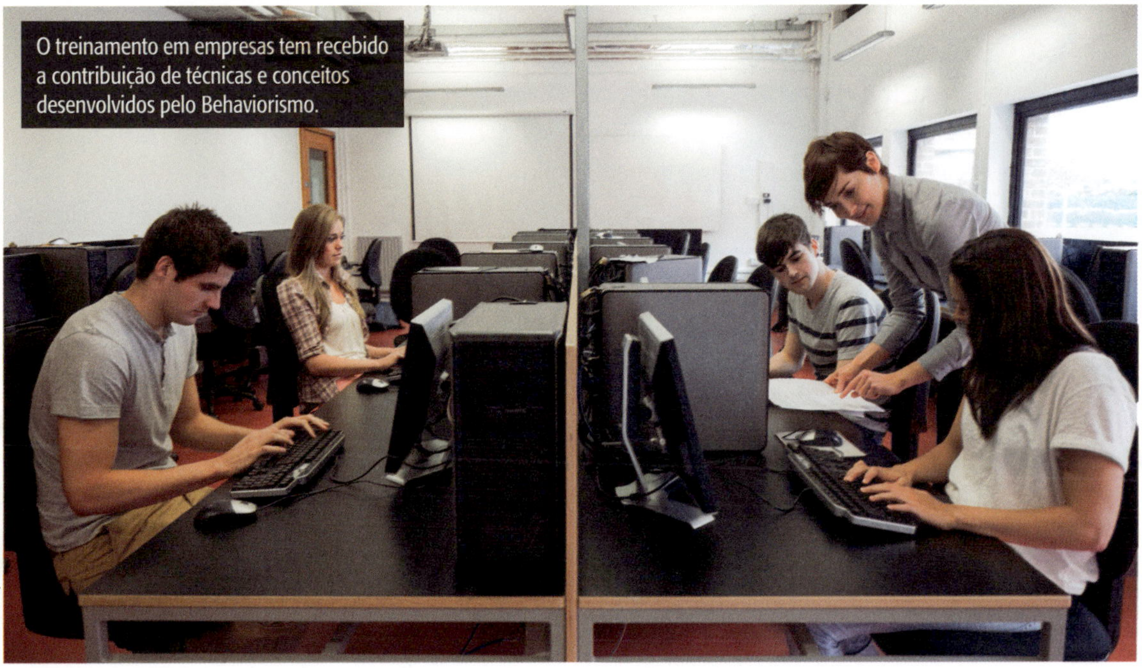

O treinamento em empresas tem recebido a contribuição de técnicas e conceitos desenvolvidos pelo Behaviorismo.

BEHAVIORISMO: SUA APLICAÇÃO

Uma área de aplicação dos conceitos apresentados tem sido a Educação. São conhecidos os métodos de ensino programado, o controle e a organização das situações de aprendizagem, bem como a elaboração de uma tecnologia de ensino.

Entretanto, outras áreas também têm recebido a contribuição de técnicas e conceitos desenvolvidos pela Análise do Comportamento, como a de recursos humanos em empresas, clínicas, o trabalho educativo de crianças com necessidades especiais, a publicidade, o esporte e outras.

Ainda temos muito mais a aprender sobre o behaviorismo. Todos os elementos discutidos com vocês permitem aumentar a explicação sobre o comportamento humano, que é mutável, probabilístico, complexo e histórico. A Análise do Comportamento tem muito a nos auxiliar para descrever nossos comportamentos em qualquer situação, ajudando-nos a modificá-los.

TEXTO COMPLEMENTAR

O eu e os outros[4]

(...) Numa análise comportamental, uma pessoa é um organismo, um membro da espécie humana que adquiriu um repertório de comportamento.

(...) Uma pessoa não é um agente que origine; é um lugar, um ponto em que múltiplas condições genéticas e ambientais se reúnem num efeito conjunto. Como tal, ela permanece indiscutivelmente única. Ninguém mais (a menos que tenha um gêmeo idêntico) possui sua dotação genética e, sem exceção, ninguém mais tem sua história pessoal. Daí se segue que ninguém mais se comportará precisamente da mesma maneira.

(...) Uma pessoa controla outra no sentido de que se controla a si mesma. Ela não o faz modificando sentimentos ou estados mentais. Dizia-se que os deuses gregos mudavam o comportamento infundindo em homens e mulheres estados mentais como orgulho, confusão mental ou coragem, mas, desde então, ninguém mais teve êxito nisso. Uma pessoa modifica o comportamento de outra mudando o mundo em que esta vive.

(...) As pessoas aprendem a controlar os outros com muita facilidade. Um bebê, por exemplo, desenvolve certos métodos de controlar os pais quando se comporta de maneiras que levam a certos tipos de ação. As crianças adquirem técnicas de controlar seus companheiros e se tornam hábeis nisso muito antes de conseguirem controlar-se a si mesmas. A primeira educação que recebem no sentido de modificar seus próprios sentimentos ou estados introspectivamente observados pelo exercício da força de vontade ou pela alteração dos estados emotivos e motivacionais não é muito eficaz. O autocontrole que começa a ser ensinado sob a forma de provérbios, máximas e procedimentos empíricos é uma questão de mudar o ambiente. O controle de outras pessoas aprendido desde muito cedo vem por fim a ser usado no autocontrole e, eventualmente, uma tecnologia comportamental bem desenvolvida conduz a um autocontrole capaz.

---

[4] SKINNER, Burrhus Frederic. *Sobre o behaviorismo*. São Paulo: Cultrix, 2014. p. 145-147.

A questão do controle

Uma análise científica do comportamento deve, creio eu, supor que o comportamento de uma pessoa é controlado mais por sua história genética e ambiental do que pela própria pessoa enquanto agente criador, iniciador; todavia, nenhum outro aspecto da posição behaviorista suscitou objeções mais violentas. Não podemos evidentemente provar que o comportamento humano como um todo seja inteiramente determinado, mas a proposição torna-se mais plausível à medida que os fatos se acumulam e creio que chegamos a um ponto em que suas implicações devem ser consideradas a sério.

Subestimamos amiúde o fato de que o comportamento humano é também uma forma de controle. Que um organismo deva agir para controlar o mundo a seu redor é uma característica da vida, tanto quanto a respiração ou a reprodução. Uma pessoa age sobre o meio e aquilo que obtém é essencial para a sua sobrevivência e para a sobrevivência da espécie. A Ciência e a Tecnologia são simplesmente manifestações desse traço essencial do comportamento humano. A compreensão, a previsão e a explicação, bem como as aplicações tecnológicas, exemplificam o controle da natureza. Elas não expressam uma "atitude de dominação" ou "uma filosofia de controle". São os resultados inevitáveis de certos processos de comportamento.

Sem dúvida cometemos erros. Descobrimos, talvez rápido demais, meios cada vez mais eficazes de controlar nosso mundo, e nem sempre os usamos sensatamente, mas não podemos deixar de controlar a natureza, assim como não podemos deixar de respirar ou de digerir o que comemos. O controle não é uma fase passageira. Nenhum místico ou asceta deixou jamais de controlar o mundo em seu redor; controla-o para controlar-se a si mesmo. Não podemos escolher um gênero de vida no qual não haja controle. Podemos tão-só mudar as condições controladoras.

Contracontrole

Órgãos ou instituições organizados, tais como governos, religiões e sistemas econômicos e, em grau menor, educadores e psicoterapeutas, exercem um controle poderoso e muitas vezes molesto. Tal controle é exercido de maneiras que reforçam de forma muito eficaz aqueles que o exercem e, infelizmente, isto via de regra significa maneiras que são ou imediatamente adversativas para aqueles que sejam controlados ou os exploram a longo prazo.

Os que são assim controlados passam a agir. Escapam ao controlador – pondo-se fora de seu alcance, se for uma pessoa; desertando de um governo; apostasiando de uma religião; demitindo-se ou mandriando – ou então atacam a fim de enfraquecer ou destruir o poder controlador, como numa revolução, numa reforma, numa greve ou num protesto estudantil. Em outras palavras, eles se opõem ao controle com contracontrole.

ATIVIDADES

1. A partir do capítulo estudado e do texto complementar apresentado, discutam:
   - Como a análise comportamental vê a pessoa?
   - Pela proposta da análise comportamental, o que é preciso fazer para se conhecer e para conhecer os outros?
   - Como se dá a questão do controle e do contracontrole dos comportamentos?
2. Escolham situações simples da vida cotidiana e procurem aplicar os conceitos de reforçamento positivo e negativo, punição, extinção, esquiva, generalização e discriminação, que foram apresentados no texto, produzindo questões desafiadoras para seus colegas. Por exemplo: por que abrimos o guarda-chuva quando está chovendo? Como sabemos todos os dias como chegar em nossa casa?
3. Escolham uma situação social cotidiana e, a partir da perspectiva da Psicologia Comportamental, procurem entender o que está acontecendo com o comportamento das pessoas, identificando possíveis contingências ambientais (internas, externas) que as levam a se comportar daquela maneira.
4. Assistam a um dos filmes indicados e debatam sobre o controle social do comportamento. Avaliem o controle em nossa sociedade.

PARA SABER MAIS

Bibliografia

BÁSICA

A análise do comportamento (2015), de J. G. Holland e B. F. Skinner, é um ótimo livro para principiantes, que utiliza o método de instrução programada para ensinar os principais conceitos do comportamento operante.

Walden II: uma sociedade do futuro (1978), de B. F. Skinner, é um livro muito interessante em que o autor, a partir da concepção da análise experimental do comportamento, apresenta sua visão utópica sobre um mundo onde há um extenso planejamento de contingências, de forma a construir comportamentos produtivos para o desenvolvimento das pessoas e do coletivo da sociedade.

AVANÇADA

Sem dúvida, os livros mais interessantes são os do próprio Skinner, pois, além dos conceitos, o autor desenvolve reflexões sobre o controle, o papel da ciência, o mundo interno do indivíduo. Indicamos:

Ciência e comportamento humano (2003), de B. F. Skinner. A seção I apresenta a discussão sobre a possibilidade de a ciência ajudar na resolução de problemas que a sociedade enfrenta; a seção II, os principais conceitos; a seção III, o indivíduo como um todo; a seção IV, o comportamento das pessoas em grupo; a seção V, as agências controladoras do comportamento; e na última, o controle do comportamento humano, incluindo um debate sobre uma possível proteção contra o despotismo.

Sobre o behaviorismo (2014), de B. F. Skinner, o autor retoma a questão do mundo interior do indivíduo, a questão do controle, e apresenta discussões e análises sobre alguns comportamentos, como perceber, falar, pensar e conhecer.

Além da obras de Skinner, pesquisadores brasileiros publicaram recentemente:

HÜBNER, Maria Martha Costa; MOREIRA, Márcio Borges (coords.). *Temas clássicos da psicologia sob a ótica da análise do comportamento*. Rio de Janeiro: Guanabara/Koogan, 2013.

SÉRIO, Tereza Maria de Azevedo Pires *et al*. *Controle de estímulos e comportamento operante: uma (nova) introdução*, 3. ed. São Paulo: EDUC, 2008.

Outros recursos

FILMES

- *Meu tio na América* (França. Direção de Alain Resnais. 1980. 125 min.).
  O filme apresenta a relação entre a tese de um biólogo comportamentalista e o conflito vivido por pessoas de diferentes níveis sociais.
- *Nell* (Estados Unidos. Direção de Michael Apted. 20th Century Fox. 1994. 115 min.).
  O filme apresenta a história verídica de uma mulher que durante seus 24 anos viveu abandonada na floresta, desenvolvendo assim uma linguagem própria ao meio em que está inserida. Descoberta por um médico e uma psicóloga, o filme trata do processo de Nell.
- *À primeira vista* (1999) é um filme do gênero drama romântico, dirigido por Irwin Winkler, com roteiro de Steve Levitt baseado no ensaio "To See and Not to See", do neurologista Oliver Sacks, que foi inspirado numa história real. A arquiteta Amy (Mira Sorvino) começa a namorar o massagista Virgil (Val Kilmer), que ficou cego aos dois anos, e o convence a se submeter a uma cirurgia inovadora que lhe permitirá enxergar. O filme trata das dificuldades de Virgil ao reaprender a enxergar.

CAPÍTULO 5

Psicologia sócio-histórica

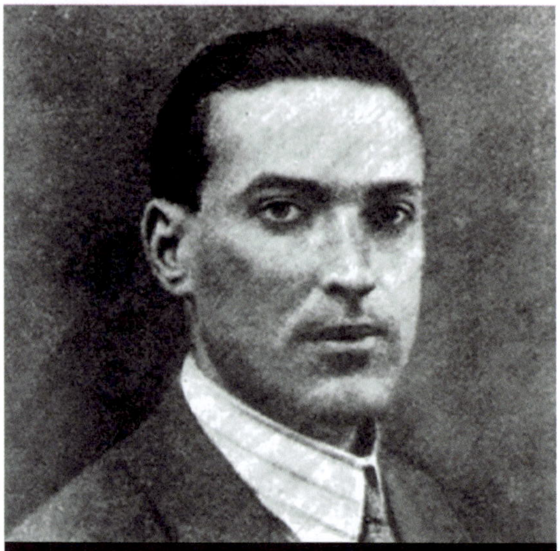

© Reprodução

Para Vigotski (1896-1934), o fenômeno psicológico é simultaneamente subjetivo e cultural.

gia
stórica

A ORIGEM

O desenvolvimento do ser humano, em todos os seus aspectos, é o tema central da Psicologia. Como nos tornamos o que somos hoje? De onde surgem as capacidades e habilidades que temos? Nascemos com elas? São desenvolvidas ao longo da vida em um determinado tempo histórico? Essas perguntas podem ser consideradas como norteadoras de uma psicologia que surge no século XX, sob a influência do pensamento marxista: a **Psicologia Sócio-histórica**. O objetivo desse capítulo é apresentar a origem, os conceitos fundamentais e as implicações para as práticas em Psicologia.

O OBJETO DA PSICOLOGIA SÓCIO-HISTÓRICA: O FENÔMENO PSICOLÓGICO

A Psicologia Sócio-histórica tem sua origem no século XX, seu objeto de estudo é o fenômeno psicológico e sua finalidade é problematizar algumas certezas que a Psicologia produziu desde Wundt.

O fenômeno psicológico, objeto de estudo da Psicologia, refere-se à experiência pessoal dos sujeitos. Essa definição não é simples e nem consensual. Muitas maneiras de fazer referência a esse fenômeno se apresentam nas diferentes teorias, as quais são apontadas e criticadas pela concepção sócio-histórica por serem tomadas como algo abstrato e natural do ser humano.

Estudar e compreender o fenômeno psicológico exige que o pensemos como um processo e busquemos sua história.

Em outras palavras: na perspectiva da Psicologia Sócio-histórica, várias das teorias psicológicas compreendem o fenômeno psicológico como algo existente nos sujeitos independente de suas vivências. A experiência psicológica é dada como uma característica do ser humano que sonha, pensa, deseja, sente, está consciente ou não disso, porque sua condição de pertencimento a determinada espécie o permite. O fenômeno psicológico já estaria dado, portanto, em cada ser humano, não importando seu surgimento ou construção, mas sim seu desenvolvimento.

A Psicologia Sócio-histórica, cuja base e pressupostos se situam na teoria histórico-cultural de Vigotski,[1] questionou essa concepção e propôs pensar esse fenômeno como uma experiência pessoal que se constitui no coletivo e na cultura. Para essa teoria psicológica, a subjetividade não está dada *a priori*, mas é uma conquista humana a partir de sua atividade e sua intervenção transformadora sobre o mundo. Estamos falando de cada um de nós, situados no "aqui e agora", e estamos falando também de nossos antepassados humanos, pois, a estrutura psíquica e os conteúdos psíquicos foram construídos ao longo dos milhões de anos de desenvolvimento da humanidade.

Estudar e compreender o fenômeno psicológico exige que ele seja pensado como processo e, portanto, é necessário buscar sua história; isto é, o aparecimento das formas de subjetivação que apresentamos hoje tem história.

A Psicologia Sócio-histórica estuda o ser humano e seu mundo psíquico como **construções históricas e sociais da humanidade**. O mundo psíquico que nos constitui, não foi e nem será sempre assim, pois sua caracterização está diretamente ligada ao mundo material e às formas de vida que temos hoje nas sociedades modernas.

Ele é concebido como algo que os humanos constituíram como possibilidade devido à forma como se inseriram e atuaram no mundo. Para a teoria, foi o **trabalho** – atividade instrumental de transformação do mundo para garantir a sobrevivência – o responsável por essas transformações. E não só o trabalho como também o **uso de instrumentos** para a transformação e o fato de tudo acontecer em um coletivo de humanos. Instrumentos, trabalho, coletivo de humanos... está aí a origem.

A descoberta da ferramenta como mediação entre o humano e o mundo material acompanha e é acompanhada por uma mudança nas capacidades humanas. E, desse modo, rompe-se a relação com o imediato. Explicando melhor: como animais, nós também só utilizávamos aquilo que se apresentava como possibilidade no imediato da experiência. Utilizávamos uma vara para alcançar as maçãs nas árvores, se ela estivesse ali, ao nosso lado. O aparecimento da ferramenta foi a possibilidade de buscar, de construir o objeto que nos permitiria alcançar as frutas.

Imagine os primeiros humanos, os *homo habilis*, lapidando pedaços de pedra ou de ossos que seriam usados para alcançar algo, para partir algo, enfim para um uso não planejado por nossos esquemas genéticos. Agora, pensem na espaçonave que poderá levar os humanos a Marte, como o máximo do desenvolvimento de nossas ferramentas. É disso que estamos falando. Um dia, os humanos utilizaram um osso ou uma vara para fazer algo que não estava previsto e, no século passado, abriram o caminho para as espaçonaves, ou seja, para a criação de novos instrumentos de

[1] A Psicologia foi proposta por Vigotski, Luria e Leontiev nos anos 1920, após a Revolução Soviética, como uma alternativa, de base marxista, à Psicologia que vigorava na Europa, na própria Rússia e Estados Unidos, na época, foi posteriormente denominada Psicologia Histórico-cultural por seus seguidores. A Psicologia Sócio-histórica, que tem seus fundamentos e referências teórico-metodológicos naquela Psicologia, e refere-se, neste texto, às concepções desenvolvidas no Brasil a partir da contribuição de Silvia Lane e colaboradores, denominados de Escola de São Paulo, com núcleo na PUC-SP. Esta perspectiva dialoga de modo afinado e colaborativo com a Psicologia Histórico-Cultural de Vigotski e, também, com a vertente desenvolvida por Gonzalez Rey no Brasil, denominada Cultural histórica. A base marxista destas perspectivas as assemelha e aproxima, permitindo diálogos e colaborações importantes.

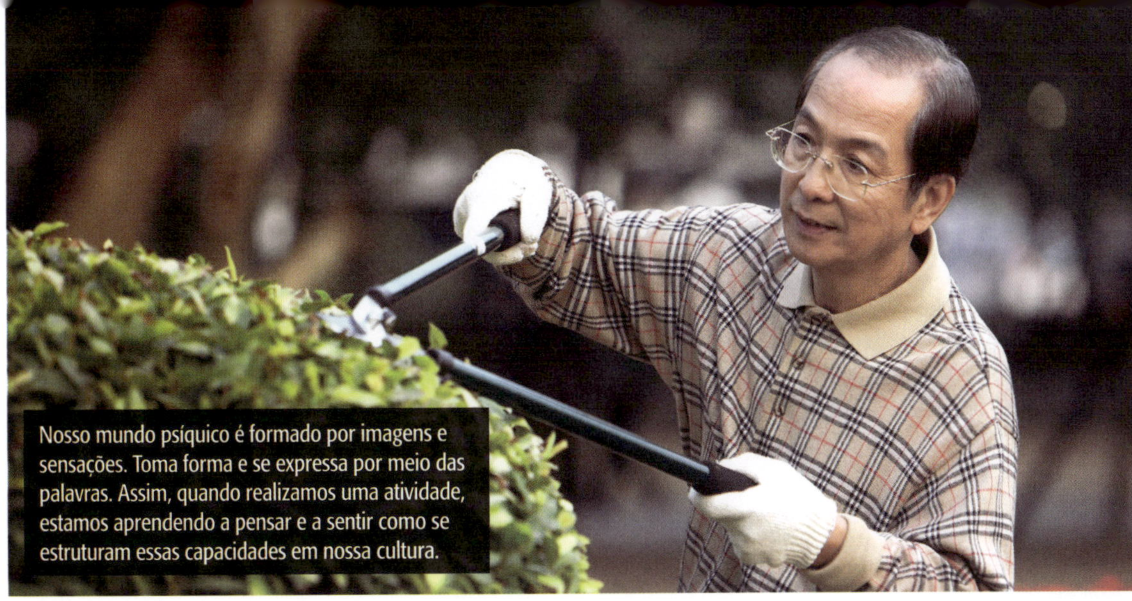

Nosso mundo psíquico é formado por imagens e sensações. Toma forma e se expressa por meio das palavras. Assim, quando realizamos uma atividade, estamos aprendendo a pensar e a sentir como se estruturam essas capacidades em nossa cultura.

produção de vida e sobrevivência. Agora, coloquem nessa cena outros humanos. Muitos estão ali, em bando, e vão coletivamente apresentar novas possibilidades de estar no mundo. Estava criado para aquele coletivo o que denominamos **instrumento** ou **ferramenta**.

Dê uma olhada a sua volta e veja quantas ferramentas os humanos já inventaram: lápis, cadernos, lousas, gizes, mesas, cadeiras, piso, prédios, plantas ornamentais, roupas, mochilas, alimentos preparados. Aliás, você achou algo que não tenha sido criado pelo ser humano? E, ainda cabe destacar, como uma das ferramentas mais importantes, os humanos criaram a linguagem para se comunicar, facilitando muito a vida coletiva.

Essas mudanças permitiram o surgimento do ser humano que conhecemos hoje. Primeiro, a ferramenta permitiu o descolamento do imediatismo, e isso vai permitir uma conquista fundamental – o ser humano criou o tempo, como distância entre um fato e outro. Nós nos acostumamos com tudo isso e deixamos de perceber que é preciso sair do lugar do imediato para conquistar a possibilidade de pensar as coisas em uma linha de tempo. Os animais que não saíram desse estágio não conseguem, como nós, deixar para depois alguma coisa. Nós podemos adiar a realização de uma tarefa e podemos pensar em alcançar algo cumprindo etapas. Por isso, conquistamos também a possibilidade de planejar.

São essas conquistas que nos permitem saltar de um lugar de animais para um lugar de humanos; criamos o conjunto de possibilidades que chamamos de **humanidade**.

Fomos inventando coisas, instrumentos que se pareciam com nossas mãos, com nossos braços, com nossos corpos, e fomos com isso aumentando nossas possibilidades de intervenção no mundo. Depois, criamos coisas que supriam pedaços do corpo que não possuíamos, como asas, e criamos o avião ou a asa delta e voamos. Estamos ainda em um processo de invenção do humano, criando a cada dia novas possibilidades para ele.

Como pensamos, sentimos, desejamos e significamos as experiências que vamos vivendo?

Tudo isso produz **formas de subjetivação**. Como pensamos, como sentimos, como desejamos, como significamos as experiências que vivemos? Estamos nos referindo ao mundo psicológico e afirmando que, para a Psicologia Sócio-histórica, o mundo psicológico é esse mundo de registros e possibilidades que acompanham e possibilitam as intervenções do ser humano no mundo. Se o mundo muda, é porque o humano mudou e, ao mudar o mundo, o humano se transforma. Um movimento incessante de transformação.

Portanto, o que denominamos mundo psicológico está em movimento e em permanente transformação, e o que sabemos hoje sobre ele servirá pouco para saber sobre os humanos do futuro. E o que sabemos sobre nós, os humanos ocidentais, pode não ser útil para compreender os humanos orientais ou sobre outros grupos que não estejam vivendo a mesma realidade dos ocidentais. Os indígenas, por exemplo, têm relação afetiva peculiar com a natureza, diferente do homem urbano. Outro exemplo: há tribos que festejam a morte. Há culturas que têm outras necessidades, vestem-se de modo muito diferente, comem e vivem de modo distinto do nosso e próprio deles. Para a Psicologia Sócio-histórica, essas pessoas têm um mundo psicológico diferente do nosso. Os grupos humanos com suas características próprias que desenvolveram através de sua história e cultura produzem uma vida peculiar e, ao mesmo tempo, uma vida comum com os demais grupos humanos que habitam nosso planeta.

> O mundo psicológico nunca foi o mesmo, e o que sabemos hoje sobre ele não servirá amanhã para saber do mundo psicológico dos futuros humanos.

A Psicologia Sócio-histórica vai adiante, entendendo que a própria Psicologia é histórica; surgiu quando os humanos sentiram necessidade dessa ferramenta de compreensão do mundo e da vida, e que poderá deixar de ser necessária. O fundamento dessas ideias é a noção básica da historicidade, que marca a vida humana e a construção da ciência.

A historicidade é vista como uma das mais importantes ferramentas de pensamento que a Psicologia Sócio-histórica lança mão. Vai buscá-la nas construções do materialismo histórico e dialético proposto pelo marxismo, afirmando que todos os fenômenos humanos são produzidos, opondo-se à ideia de que são naturais. São fenômenos que se constituem nas relações sociais, que se estabelecem na atividade de transformação do mundo para produção e reprodução da vida de um coletivo humano.

Sujeito e objeto se transformam em um mesmo processo. Busca-se, então, para compreender os fenômenos humanos e sociais, dar visibilidade a processos, atividades e relações que constituem a base material da existência humana. Os fenômenos são produzidos no tempo histórico e, para compreendê-los, é preciso recuperar o processo que os constituiu. À Psicologia Sócio-histórica interessa perguntar como um fenômeno se constituiu; quais seus elementos objetivos; quais suas determinações, ou seja, quais são os aspectos que o caracterizam e, em relação, o constituem.

A CONDIÇÃO HUMANA

Para a Psicologia Sócio-histórica, a natureza humana não existe como essência abstrata e universal. Existe uma condição humana que se caracteriza pelo fato de os humanos construírem suas formas de satisfação de necessidades e fazerem isso com outros humanos coletivamente. Quando falamos em natureza humana, estamos falando de algo pronto, uma capacidade que nasce conosco e se desenvolve. Quando falamos de condição, estamos nos referindo a algo que nos caracteriza, mas que não nos dá, de imediato, nenhuma aptidão ou habilidade.

Nós construímos os instrumentos de satisfação de nossas necessidades. Mas quais necessidades? Quais instrumentos? Isso dependerá do momento histórico em que vivermos. Um exemplo interessante é a invenção da mamadeira, que faz parte da possibilidade histórica da mudança do lugar da mulher na sociedade. Esta invenção permitiu que a mulher dividisse a tarefa da alimentação da prole com o marido ou outras pessoas. A mamadeira fez parte dos avanços conquistados pela sociedade em relação ao lugar social da mulher e do próprio homem. Claro que antes disso criamos a ama de leite, outra mulher. A mamadeira é a superação de uma dificuldade e uma invenção que abriu novas possibilidades para a mulher e para a relação dela com seus filhos.

Portanto, condição humana não é natureza humana. Condição humana é a possibilidade de os humanos criarem a si próprios, libertando-se dos limites impostos pela sua dimensão biológica.

Leontiev, em seu texto *O homem e a cultura*,[2] escrito em 1967, estabelece três estágios que marcam a passagem dos animais ao homem: o primeiro seria o de **"preparação biológica"**, quando reinam as leis biológicas; o segundo, marcado pelo início da **fabricação de instrumentos** e pelas formas embrionárias de trabalho e de sociedade, é um estágio de passagem; e por fim, o terceiro estágio, guiado por **leis sócio-históricas**, quando o homem se liberta totalmente de sua dependência biológica. Para o autor, o humano está definitivamente formado e possui todas as suas propriedades biológicas necessárias e possibilitadoras do desenvolvimento sócio-histórico. Começa, neste momento, a história social da humanidade.

> É da condição humana criar-se a si próprio, libertando-se dos limites impostos pelo biológico de seus corpos.

A IMPORTÂNCIA DA CULTURA

A **cultura** é a melhor expressão do avanço da humanidade. Nossas conquistas estão depositadas nos objetos e nas ideias que construímos ao longo desse tempo histórico em que nascemos e nos desenvolvemos.

A cultura não é um conjunto de objetos criados pelos humanos apenas. A cultura é a humanização do mundo material. Os humanos se colocam nesse mundo e põem suas mãos e seus corpos para transformar o mundo material. Fazemos das árvores cadernos, lápis, cadeira e muitos outros objetos; fazemos do petróleo a gasolina, o plástico, a fibra sintética; fazemos da lã o tecido; do barro, os tijolos e os potes; do ferro, o aço e depois o automóvel e a espaçonave. E conquistamos o planeta Terra e o espaço.

Criamos, além dos objetos, rituais. Criamos ideias, ciências, religiões, arte. Criamos um mundo humanizado à nossa volta. Nós, humanos, estamos em cada coisa, e em cada uma delas há trabalho humano, ideias e desejos humanos.

Assim, se conquistamos a escrita, criamos objetos para isso; se conquistamos a proteção do frio, criamos objeto para isso; se criamos a estética, temos objetos para isso. Se falamos, criamos a palavra. São conquistas das possibilidades humanas de ser e estar no mundo que têm seus correspondentes em objetos. E há também os bens imateriais: as tradições, os costumes. Isso é cultura.

O humano está inserido na cultura; ou seja, todos os avanços e possibilidades de atividades e capacidades humanas estão postas na produção cultural, inclusive uma das mais importantes – *a linguagem*. Ao entrarmos em contato com os objetos que foram criados e que carregam humanidade, começamos a nos humanizar, e isso acontece desde que nascemos. Nós nos apropriamos dessas capacidades que foram conquistadas porque manuseamos os objetos e incorporamos as capacidades que ali foram depositadas como capacidades nossas. E fazemos isso com grande facilidade porque temos conosco os outros, adultos, que podem nos ensinar o que fazer e como fazer para aprendermos.

A cultura carrega possibilidades psíquicas, de subjetividade, que vamos reconstruindo em nós. E esse movimento não é algo repetitivo, porque cada um fará essa tarefa e se tornará humano "igual", com as mesmas capacidades, mas "diferente" porque cada um fará a seu modo, em situações diferentes e com pessoas distintas. Cada um se construirá tornando-se um ser humano singular.

Todo esse processo se faz mediado pela linguagem, também uma criação humana. Ela é fundamental para a construção de nossas formas de pensar e de sentir.

[2] In: LEONTIEV, Alexis. *O desenvolvimento do psiquismo*. Lisboa: Horizonte, 2004. p. 261-284.

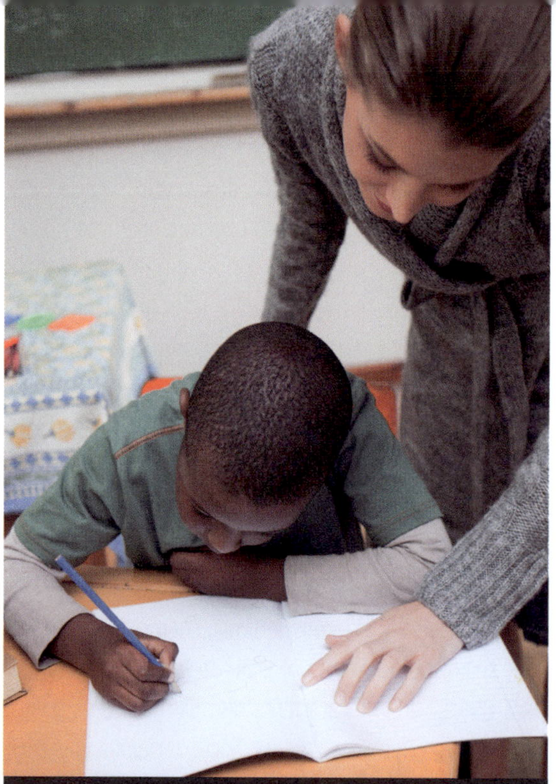

A alfabetização é uma forma de apropriação da linguagem escrita.

Nosso mundo psíquico é formado de imagens, sensações e toma forma, se expressa nas palavras. Assim, quando aprendemos uma língua, estamos aprendendo a pensar e a sentir da maneira como se estruturaram essas capacidades em nossa cultura. As sensações anteriores ao período de domínio da linguagem tomam então um nome (uma palavra com significação) e se reorganizam, adquirindo significado.

A cultura carrega possibilidades psíquicas e de subjetividade que vamos reconstruindo em nós.

Sujeito e mundo: dimensões do mesmo processo

Para a Psicologia Sócio-histórica, sujeito e mundo são âmbitos distintos criados no mesmo processo. Ao interferir de modo transformador sobre o mundo material, o ser humano estará se constituindo e construindo o mundo que tem à sua volta.

Sujeito e mundo não são âmbitos/dimensões antagônicas; eles se completam e se referem um ao outro. Ao conhecer o ritual de um grupo social, poderemos conhecer muito de sua forma de subjetivação. Ao conhecer as ideias e projetos de um ser humano, poderemos saber sobre sua sociedade e seu estilo de vida. A Psicologia é uma ciência do mundo subjetivo, mas isso não quer dizer que o material de seu trabalho esteja apenas "dentro" dos sujeitos. Um psicólogo que supera essa dicotomia tem no mundo cultural e social muitos elementos para saber dos sujeitos que ali vivem.

Podemos então adotar as categorias teóricas (do campo da Psicologia cultural histórica de Gonzalez Rey) de subjetividade individual e subjetividade social, pois os fenômenos sociais estão de forma simultânea, dentro e fora dos indivíduos, isto é, estão na subjetividade individual e na subjetividade social.

A subjetividade é compreendida como

> um sistema integrado do interno e do externo, tanto em sua dimensão social, como individual, que por sua gênese é também social... A subjetividade não é interna e nem externa: ela supõe outra representação teórica na qual o interno e o externo deixam de ser dimensões excludentes e se convertem, em dimensões constitutivas de uma nova qualidade do ser: o subjetivo. Como dimensões da subjetividade ambos (o interno e o externo) se integram e desintegram de múltiplas formas no curso de seu desenvolvimento, no processo dentro do qual o que era interno pode converter-se em externo e vice-versa.[3]

A **subjetividade individual** representa a história de relações sociais do sujeito concreto. O indivíduo, ao viver relações sociais e experiências determinadas em uma cultura que tem ideias e valores próprios, vai se constituindo, ou seja, vai construindo sentido para as experiências que vivencia. Esse espaço pessoal dos sentidos que atribuímos ao mundo se configura como a subjetividade individual.

---

[3] GONZALEZ-REY, Fernando I. Categoría "personalidad": su significación para la psicologia social. *Psicologia Revista*, revista da Faculdade de Psicologia da PUC-SP, n. 4, p. 40, mai., 1997.

A **subjetividade social** é exatamente a aresta subjetiva da constituição da sociedade. Refere-se "ao sistema integral de configurações subjetivas (grupais ou individuais), que se articulam nos distintos níveis da vida social..."[4]

> Assim, para a Psicologia Sócio-histórica, não há como saber de um indivíduo sem conhecer seu mundo. Para compreender o que cada um de nós sente e pensa, e como cada um de nós age, é preciso conhecer o mundo social no qual estamos imersos e do qual somos construtores; é preciso investigar os valores sociais, as formas de relação e de produção da sobrevivência em nosso mundo e as formas de ser do nosso tempo.[5]

Para facilitar a compreensão dessas noções básicas da Psicologia Sócio-histórica, sugerimos que você reflita sobre o que sente, pensa e como age, identificando em seu mundo social os espaços nos quais essas formas se configuram, pois, com certeza, é nelas que você busca a matéria-prima para construir sua forma particular de ser. Mesmo sem perceber, você as reforça ou reconstrói diariamente, atuando para que elas se mantenham. Há um movimento constante que vai de você para o mundo social e vice-versa. O instrumento básico para essa relação é a linguagem.

Quando nos apropriamos da linguagem como instrumento, temos acesso a um mundo de significações historicamente produzido. Além disso, a linguagem também é instrumento de mediação na apropriação de outros instrumentos. Por isso, quando nos tornamos humanos – o que só ocorre na relação com os outros –, apropriamo-nos de todos os significados sociais. E, por sermos ativos, também atribuímos significados, ou seja, nos apropriamos da história, apreendemos o mundo, atribuindo-lhe um sentido pessoal construído a partir de nossa atividade, de nossas relações e dos significados

O instrumento básico para essa relação tem sido a linguagem.

aprendidos. Esse processo de apropriação do mundo social permite o desenvolvimento da consciência. O processo de humanização é permanente.

Agora já temos condições de reunir estas contribuições teórico-conceituais na ideia central para a Psicologia Sócio-histórica que é a categoria da **dimensão subjetiva da realidade**. Esta é a categoria mais ampla e geral da perspectiva, nos permitindo afirmar que a Psicologia Sócio-histórica apresenta sua contribuição teórica sobre o fenômeno psicológico e sobre a realidade a partir desta noção. Vamos, então, falar um pouco sobre ela.

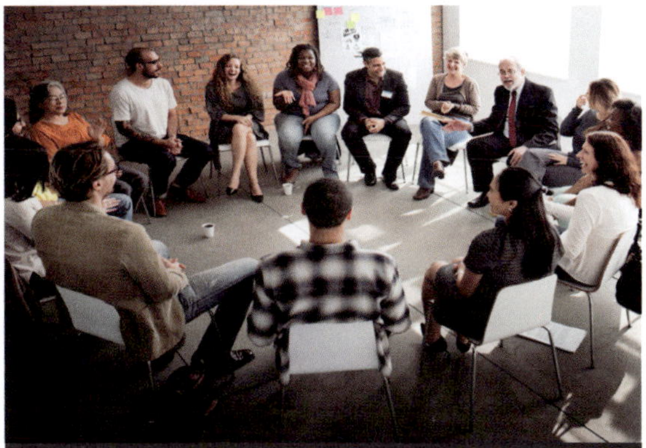

© Thinkstock/iStock/Rawpixel Ltd

Para a Psicologia Sócio-histórica, não há como saber de um indivíduo sem conhecer o seu mundo.

A DIMENSÃO SUBJETIVA DA REALIDADE

> Entende-se *dimensão subjetiva da realidade* como construções da subjetividade que também são constitutivas dos fenômenos. São construções individuais e coletivas, que se imbricam, em um processo de constituição mútua e que resultam em determinados produtos que podem ser reconhecidos como *subjetivos*.[6]

[4] GONZALEZ-REY, 1997, p. 51.

[5] KAHHALE, Edna; ROSA, Elisa. A construção de um saber crítico em psicologia. In: GONÇALVES, Maria da Graça; BOCK, Ana Mercês Bahia (Org.). *A dimensão subjetiva da realidade: uma leitura sócio-histórica*. São Paulo: Cortez, 2009. p. 19-53.

[6] GONÇALVES, Maria da Graça; BOCK, Ana Mercês Bahia (Org.). *A dimensão subjetiva da realidade:* uma leitura sócio-histórica. São Paulo: Cortez, 2009. p. 143.

A realidade é vista como construída social e historicamente em um processo que envolve uma relação entre a objetividade e a subjetividade. A base material que compõe a objetividade agrega subjetividade, na medida em que transformada pela ação dos humanos que atuam coletivamente. Por isso, não se pode estudar a realidade sem considerar uma de suas dimensões: a dimensão subjetiva.

A relação entre o sujeito que é ativo, social e histórico e todos os fenômenos que denominamos sociais, na medida em que são construídos por estes sujeitos, é uma relação de constituição mútua. Os aspectos de subjetividade estão postos nos fenômenos e os aspectos da objetividade, incluídas as relações com os demais sujeitos, estão postas, por sua vez, na constituição da subjetividade. Assim como afirmamos que a subjetividade é social, dizemos que a objetividade possui uma dimensão que é subjetiva. Este é o esforço para a superação definitiva da dicotomia objetividade-subjetividade produzida pela construção do pensamento moderno.

> Isto implica em buscar nos fenômenos sociais a presença de um humano que é sujeito, com uma subjetividade processual, complexa e histórica, afirmando a unidade dialética entre indivíduo e sociedade. E considerar que aquilo que identificamos como *fenômeno social* foi produzido na relação dinâmica entre suas múltiplas determinações, em última instância, suas bases objetivas e suas bases subjetivas.[7]

A dimensão subjetiva pode ser reconhecida em diversas de suas mediações, como as representações sociais, os rituais, os costumes e os hábitos de um grupo social, as sistematizações em formato de regras, leis, saberes estabelecidos, a ideologia, os valores, a moral e a ética, os preconceitos, os chamados ditados populares, as adjetivações e julgamentos expressos em ideias e discursos, em imagens, em sentimentos, enfim, a dimensão subjetiva pode ser analisada a partir de muitas das expressões e formas de vida e pensamento de um conjunto social. Deve ser sempre compreendida como construção de natureza subjetiva que compõe e caracteriza os fenômenos sociais. É a presença dos sujeitos nos fenômenos sociais e materiais.

ALGUMAS SISTEMATIZAÇÕES IMPORTANTES

Em termos de história, é importante localizarmos as bases da Psicologia Sócio-histórica na Psicologia Histórico-cultural, na União Soviética, nos anos da Revolução Russa, no início do século XX (ver nota de rodapé 1 neste mesmo capítulo).

A teoria histórico-cultural reúne a produção de Vigotski desde a sua chegada a Moscou. Ele tinha, então, 28 anos e era um advogado que se encantou com a história e passou a ministrar aulas dessa disciplina em uma escola em Gomel, cidade ao sul da Bielorrússia (país hoje independente, que pertenceu primeiro ao império Russo e depois fez parte da União das Repúblicas Socialistas Soviéticas). Ao mesmo tempo que se dedicava à história, desenvolvia estudos sobre a arte e a psicologia. Alexei N. Leontiev, íntimo colaborador e continuador da obra de Vigotski, relata que:

> Em janeiro de 1924, Vigotski participou do Segundo Congresso Neuropsicológico que ocorreu em Leningrado. Ele apresentou diversas comunicações. Sua palestra Os métodos de investigação reflexológicos e psicológicos (mais tarde ele escreveu um artigo com o mesmo nome) causou uma forte impressão em Kornilov, que o convidou para vir e trabalhar no Instituto de Psicologia. O convite foi aceito e, em 1924, Vigotski se mudou de Gomel, onde ele vivia na época, para Moscou e começou a trabalhar no Instituto de Psicologia. A partir desse momento, a verdadeira carreira psicológica de Vigotski começa (1924-1934).[8]

[7] GONÇALVES; BOCK, 2009, p. 144.

[8] LEONTIEV, Alexei. *Sobre o desenvolvimento criativo de Vigotski.* jan. 1979. p. 2. Disponível em: www.marxists.org/portugues/leontiev/1979/01/vigotski.htm. Acesso em: 26 out. 2015.

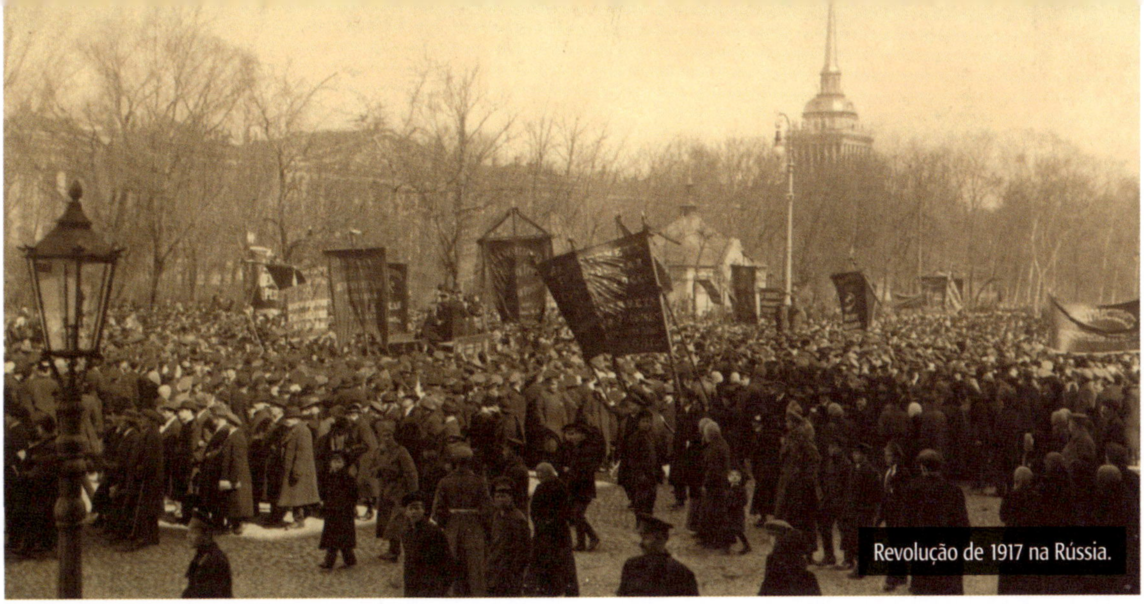

Revolução de 1917 na Rússia.

Vigotski, como muitos jovens desse período, foi fortemente influenciado pelos ventos revolucionários que transformaram a velha Rússia czarista nas Repúblicas Socialistas Soviéticas, depois da Revolução de outubro de 1917 e da guerra civil (1918-1921). O poder soviético foi consolidado, levando Vladimir Lenin à condição de chefe da URSS. Esse primeiro momento foi tão fervilhante e criativo que muitos artistas e intelectuais iniciaram a construção dos novos parâmetros teóricos e estéticos para os novos tempos. Vigotski estava entre eles, e sua opção de lecionar história em uma escola em Gomel foi guiada por esse espírito revolucionário.

Em Moscou, o Instituto de Psicologia, que havia sido criado em 1912, passou por uma intensa reformulação e seu dirigente, Pavel Blonski, que já contava com a colaboração de Leontiev e Luria, se encanta com a apresentação de Vigotski e o convida para trabalhar no Instituto de Psicologia da Universidade de Moscou. Neste momento, iniciou-se uma consistente aproximação da psicologia e do marxismo (as bases filosóficas criadas por Marx e Engels). Vigotski criou um método e uma teoria novos, de base materialista dialética, que mais tarde ganhou o nome de Psicologia Histórico-cultural pelos seus adeptos e seguidores.

A capacidade produtiva de Vigotski se destacou. Falecido em 1934, aos 38 anos, de uma tuberculose adquirida aos 19 anos, deixou uma obra consistente.

No Brasil, a contribuição da professora e pesquisadora Silvia Lane foi indispensável para que houvesse o desenvolvimento da Psicologia Sócio-histórica. Lane afirma:

Um período revolucionário é sempre um período fértil para novas concepções.

> [...] o desenvolvimento infantil até as patologias e as técnicas de intervenção, características do psicólogo, devem ser analisadas criticamente à luz desta concepção do ser humano – é a clareza de que não se pode conhecer qualquer comportamento humano isolando-o ou fragmentando-o, como se existe em si e por si... [a psicologia sócio-histórica] poderá responder à questão de como o homem é sujeito da História e transformador de sua própria vida e da sua sociedade, assim como qualquer outra área da Psicologia.[9]

As concepções de Silvia Lane propiciaram a muitos pesquisadores e colaboradores a continuidade dos estudos nesse percurso de construção da Psicologia Sócio-histórica no Brasil.

A finalidade era superar visões positivistas e estudar o ser humano como uma construção histórica e social da própria humanidade. Nessa perspectiva, não é possível construir conhecimento a partir das aparências, pois elas não captam as determinações que são

[9] LANE, Silvia T. M.; CODO, Wanderley (Org.). *Psicologia social*: o homem em movimento. São Paulo: Brasiliense, 2006. p. 19.

constitutivas do objeto. É preciso rastrear a evolução dos fenômenos, pois estão em sua gênese e em seu movimento as explicações para sua aparência atual.

A mudança individual tem sua raiz nas condições sociais de vida. Assim, não é a consciência do homem que determina as formas de vida, mas é a vida vivida que determina a consciência.

NOÇÕES BÁSICAS DA PSICOLOGIA SÓCIO-HISTÓRICA

A concepção do humano na Psicologia Sócio-histórica pode ser sintetizada como **um ser ativo, social e histórico**. É essa sua condição humana. O homem constrói sua existência a partir de uma ação sobre a realidade, que tem por objetivo satisfazer suas necessidades. Mas essa ação e essas necessidades têm uma característica fundamental: são sociais e produzidas historicamente em sociedade. As necessidades básicas do ser humano não são apenas biológicas; ao surgirem, elas são imediatamente socializadas. Por exemplo, os hábitos alimentares e o comportamento sexual são formas sociais e não naturais de satisfazer necessidades biológicas.

> É um processo de transformação constante das necessidades e da atividade dos homens e das relações que eles estabelecem entre si para a produção de sua existência.

Por meio da atividade, o ser humano produz o necessário para satisfazer essas necessidades. A atividade de cada indivíduo, ou seja, sua ação particular é determinada e definida pela forma como a sociedade se organiza para o trabalho. Entendido como a transformação da natureza para a produção da existência humana, o trabalho só é possível em sociedade. É um processo pelo qual o ser humano estabelece, ao mesmo tempo, relação com a natureza e com os outros indivíduos – relações que se determinam reciprocamente. Portanto, o trabalho só pode ser entendido dentro de relações sociais determinadas. São essas relações que definem o lugar de cada indivíduo e a sua atividade. Por isso, quando se diz que o ser humano é ativo, diz-se, ao mesmo tempo, que ele é um ser social.

A ação do ser humano sobre a realidade que, obrigatoriamente, ocorre em sociedade é um processo histórico. É uma ação de transformação da natureza, que leva à transformação do próprio indivíduo. Quando produz os bens necessários à satisfação de suas necessidades, o ser humano estabelece novos parâmetros na sua relação com a natureza, o que gera novas necessidades, que também deverão, por sua vez, ser satisfeitas.

As relações sociais nas quais ocorre esse processo modificam-se à medida que se desenvolvem as necessidades humanas e a produção que visa satisfazê-las. É um processo de transformação constante das necessidades e da atividade dos homens e das relações que eles estabelecem entre si para a produção de sua existência. Esse movimento tem por base a contradição: o desenvolvimento das necessidades humanas e das formas de satisfazê-las, ao mesmo tempo em que só são possíveis diante de determinadas relações sociais, provocam a necessidade de transformação dessas mesmas relações e condicionam o aparecimento de novas relações sociais. Esse processo histórico é construído pelos indivíduos, e é esse processo histórico que constrói os seres humanos.

Assim, o ser humano é ativo, social e histórico.

O ser humano concreto

A Psicologia deve buscar compreender o indivíduo como ser determinado histórica e socialmente. Esse indivíduo jamais poderá ser compreendido senão por suas relações e seus vínculos sociais, pela sua inserção em determinada sociedade e em um momento histórico específico. O ser humano existe, age e pensa de certa maneira porque existe em dado momento e local, e vive em determinadas relações.

A Psicologia deve buscar compreender o indivíduo como ser determinado histórica e socialmente.

A consciência humana revela as determinações sociais e históricas do ser humano – não diretamente, de maneira imediata, porque não é assim, mecanicamente, que se processa a consciência. As mediações devem ser desvendadas, pois passam pelas formas de atividade e relações sociais, pelos significados atribuídos nesse processo a toda realidade na qual os seres humanos vivem. É necessário conhecer além da aparência, buscando a essência desse processo, que revela o movimento de transformação constante a partir da contradição, entendida como princípio fundamental do movimento da realidade.

Assim, para conhecer o ser humano, é preciso situá-lo em um momento histórico, identificar as determinações e desvendá-las. Para entender o movimento contraditório da totalidade na qual se encontram os indivíduos, deve-se partir do geral para o particular, para o processo individual de relação entre atividade e consciência. É necessário perceber o singular e seu movimento como parte do movimento geral e, ao revelar essas mediações, compreender não só o geral, mas o particular. É dessa forma que o indivíduo deve ser entendido pela Psicologia fundamentada no materialismo histórico e dialético.

As categorias de análise da Psicologia Sócio-histórica

A Psicologia Sócio-histórica utiliza algumas categorias de análise que correspondem a essa forma de ver o processo e o movimento humanos: *atividade*, *consciência*, *identidade*, *afetividade*, *linguagem*, *sentido* e *significado*.

A **atividade** é a unidade básica fundamental da vida do sujeito material. É por meio da atividade que o ser humano se apropria do mundo, ou seja, é ela que propicia a transição daquilo que está fora do ser humano para dentro dele. Pense na criança, na qual isso tudo fica mais evidente. Ela se apropria do mundo engatinhando, andando ou percorrendo com os olhos o ambiente circundante. Ela manuseia os objetos, os desmonta e monta (infelizmente, às vezes compreendemos isso como destruição), balança, lambe, ouve, vê, enfim, do ponto de vista da Psicologia Social, coloca-os para dentro de si, transforma-os em imagens e em ideias que passam a habitar seu mundo interno.

A prática humana, ou como estamos chamando aqui a atividade humana, é a base do conhecimento e do pensamento do ser humano. Estamos considerando que os indivíduos apresentam uma necessidade de manter uma relação ativa com o mundo externo. Para existirmos, precisamos atuar sobre o mundo, transformando-o de acordo com nossas necessidades. Ao fazer isso, estamos construindo a nós mesmos. Em outras palavras, o ser humano constrói o seu mundo interno à medida que atua e transforma o mundo externo. Ambos – mundos externo e interno – são, portanto, imbricados, pois são construídos em um mesmo processo, e a existência de um depende do outro. Atuar no mundo é uma propriedade do ser humano, isto é, a atividade é uma das suas determinações.

A **consciência** humana expressa a forma como o ser humano se relaciona com o mundo objetivo. As aranhas constroem suas teias e reagem à vibração nelas produzidas por insetos que ficam presos às teias. Essa é a forma como as aranhas reagem ao mundo externo. As abelhas, os pássaros, os peixes e todos os animais apresentam uma maneira específica de relação com o mundo. O ser humano também apresenta o seu modo de reagir ao mundo objetivo: ele o compreende, isto é, transforma-o em ideias e imagens e estabelece relações entre essas informações, de modo a compreender o que se produz em seu ambiente. A consciência é assim, um **saber**. Nós reagimos ao mundo buscando compreendê-lo.

A consciência não se limita apenas ao saber intelectual. Ela inclui o saber das emoções e sentimentos, o saber dos desejos, o saber do inconsciente. Como modo de reagir ao mundo, a consciência está em permanente movimento.

E como ela surge?

A consciência humana é produto das relações sociais que os seres humanos estabelecem. Sem dúvida, foi necessário o aperfeiçoamento do cérebro humano para que ele se tornasse capaz de pensar o mundo por meio de imagens, símbolos e de estabelecer relações entre os objetos do mundo, tornando-se até mesmo capaz de antecipar-se a acontecimentos da realidade (a previsão meteorológica, por exemplo). Mas considera-se que somente o aperfeiçoamento do cérebro não seria suficiente para propiciar o surgimento da consciência humana, ou melhor, que esse aperfeiçoamento não seria possível se não houvesse condições externas ao homem que propiciassem isso, que o estimulassem. Nessa abordagem psicológica, essas condições externas são: *trabalho*, *vida social* e *linguagem*.

A consciência como produto subjetivo, como apropriação pelo homem do mundo objetivo se produz em um processo ativo cuja base/origem é a atividade sobre o mundo, a linguagem e as relações sociais.

O ser humano encontra um mundo de objetos e significados já construído por outros homens. Nas relações sociais, ele se apropria desse mundo cultural e desenvolve seu "sentido pessoal". Produz assim sua compreensão sobre o mundo, sobre si mesmo e sobre os outros. Essa compreensão é construída no processo de produção da própria existência, cuja matéria-prima é a realidade objetiva e a realidade social. Ela é absolutamente particular porque é resultado do seu trabalho.

E agora é possível perguntar: como é possível estudar a consciência dos indivíduos se ela é "invisível" e não tem uma forma física, concreta?

A consciência é estudada por suas mediações. No mundo observável, vamos encontrar, por exemplo, as representações sociais veiculadas pela linguagem que são expressões da consciência. Quando alguém discursa no Congresso Nacional ou simplesmente fala sobre qualquer assunto – como o desmatamento da Amazônia ou sua satisfação quanto à última refeição –, está se referindo ao mundo real, expressando sua consciência por meio de representações sociais.

A representação social é o conjunto de ideias que articula os significados sociais; ou seja, o sentido construído coletivamente para o objeto ao qual nos referimos, agregado de sentido pessoal. Ela envolve crenças, valores e imagens que o indivíduo constrói no decorrer de sua história pessoal, a partir de vivências na sua coletividade.

> A consciência é o saber intelectual, o saber das emoções e sentimentos, o saber dos desejos, o saber do inconsciente.

A **identidade** compõe com a atividade e a consciência as categorias básicas do psiquismo e refere-se à compreensão que o sujeito faz sobre si mesmo. Reúne na consciência as ações, os projetos, as relações, as noções e os julgamentos sobre si. É o que permite ao sujeito saber-se único, identificar-se com o que faz e vive, reconhecer-se. Em uma noção de mundo em movimento, a identidade aparece, nessa teoria, como metamorfose. A concepção de "identidade como metamorfose" foi desenvolvida por Antônio da Costa Ciampa.[10] Para o autor, o indivíduo é, antes de tudo, ação, atividade sobre o mundo; e, como produto da atividade que ocorre na relação como os outros, surgem personagens que são manifestações empíricas da identidade.

Portanto, nas atividades e nas relações, o indivíduo vai se apresentando e se modificando. Sua identidade é metamorfose. Assim, o movimento do sujeito é de transformação, mantendo uma unidade entre o pensar, o ser e o agir. A essa unidade, Ciampa nomeou de **mesmidade do sujeito** perceber as determinações externas e se colocar em relação a elas, sem negar o movimento, sem impedir as transformações que a vida

---

[10] CIAMPA, Antonio da Costa. *A estória do Severino e a história da Severina*: um ensaio de psicologia social. São Paulo: Brasiliense, 1987.

provoca, mas que não é uma mudança imposta, na qual o sujeito fica à mercê das determinações: o sujeito é ser ativo que transforma o mundo, esse mesmo mundo que o transforma.

Ciampa analisa a reposição da identidade como **mesmice de mim**. Isso acontece quando o sujeito se fixa em uma forma de apresentação de si, impedindo que o novo lhe traga mudanças possíveis. O sujeito quer, ou é pressionado, a manter-se da forma como se apresentou um dia, repondo sua identidade. Aqui há também um movimento que é conservador de uma identidade uma vez posta e que passa ser reposta, dando a impressão de que não há movimento.

Por fim, o autor toma a existência concreta como uma unidade da multiplicidade. As variadas vivências que temos, os vários momentos e as diversas pessoas que nos cercam e conosco se relacionam, além das várias atividades que desenvolvemos, tornam nossa identidade algo múltiplo. Somos uma unidade da diversidade, da multiplicidade. E quando nos manifestamos em um lugar, em relações e atividades específicas, expressamos parte de nós, ou seja, dessa totalidade que somos. Aparecemos aos outros como representação de nós (uma totalidade parcial de nós), e deixamos de expressar, naquela oportunidade, outras possibilidades que também nos pertencem como possibilidades (e que compõem nossa totalidade como sujeitos), mas que naquele momento não se expressam. Nestas experiências, vamos reorganizando nosso ser, nossa identidade, modificando-a com as possibilidades oferecidas pelas situações e relações sociais. São mudanças que acontecem sempre e se acumulam como quantidade de mudança até que uma transformação (mudança de qualidade) possa surgir. Aqui queremos apenas dar uma ideia do movimento que ocorre com os sujeitos, um movimento de expressão e transformação, sem que se perca a identificação com tudo isso que reconhecemos ser parte de nós, por isso a possibilidade de pensar a identidade como metamorfose. Transformação constante que permite mudança sem que percamos a identificação, ou seja, o saber-se um determinado sujeito, podendo mesmo afirmar "um dia eu fui assim".

As variadas vivências que temos, os vários momentos e muitas e diversas pessoas que nos cercam e conosco se relacionam, além das várias atividades que desenvolvemos, tornam nossa identidade algo múltiplo.

A **linguagem** é um instrumento importante para nossa expressão e para formar nossa consciência.

> A linguagem, portanto, o instrumento fundamental nesse processo de mediação das relações sociais, na qual o homem se individualiza, se humaniza, apreende e materializa o mundo das significações que é construído no processo social e histórico.[11]

Para a Psicologia Sócio-histórica (assim como para Vigotski), a linguagem não é simples reflexo do pensamento, como muitas vezes costumamos imaginar. Linguagem e pensamento formam um par dialético, constituído nas atividades de transformação do mundo. A palavra não é reflexo do pensamento, mas com ele compõe uma totalidade. O pensamento se transforma para se realizar em palavra e essa transição contém processos de significação, ou seja, a constituição de sentidos e significados, que veremos a seguir.

A linguagem permite a comunicação, processo essencial à constituição do que chamamos espaço social ou coletivo. O significado da palavra, que também é fenômeno do pensamento, é o amálgama dessa articulação. Palavra sem significado é som vazio e este significado é conceito e generalização e, neste sentido, trabalho do pensamento. Pensamento e linguagem estão unidos pelas significações que também são

---

[11] AGUIAR, Wanda. Consciência e atividade: categorias fundamentais da psicologia sócio-histórica. In: BOCK, Ana Mercês Bahia; GONÇALVES, Maria da G.; FURTADO, Odair (Orgs.). *Psicologia sócio-histórica*: uma perspectiva crítica em psicologia. 6. ed. São Paulo: Cortez, 2015. p. 103.

construções coletivas. Esta articulação entre pensamento e linguagem é essencial no processo de humanização do animal homem, pois transforma-o em ser social.

As **relações sociais** têm enorme importância para a teoria da Psicologia Sócio-histórica. Os vínculos que se constituem vão permitir determinadas experiências. Em nossas vivências, somos **afetados** – no sentido de afetividade – de alguma forma e fazemos nossos registros emocionados, carregados de afeto. O mundo psicológico como um mundo de símbolos, imagens, sensações e emoções vai se organizando em nós e permitindo a formação da consciência. A linguagem é um dos mais importantes veículos de transporte do campo objetivo para o campo da subjetividade e vice-versa.

A categoria **sentidos** foi utilizada por Vigotski desde suas primeiras obras. Ele conceitua sentido como um agregado de fatos psicológicos que estão registrados pelo sujeito, portanto, agregam afeto, imagens e sensações resultantes da experiência com uma palavra.

> [...] o sentido de uma palavra é a soma de todos os fatos psicológicos que ela desperta em nossa consciência. Assim, o sentido é sempre uma formação dinâmica, fluida, complexa, que tem várias zonas de estabilidade variada. O significado é apenas uma dessas zonas do sentido que a palavra adquire no contexto de algum discurso e, ademais, uma zona mais estável, uniforme e exata. Como se sabe, em contextos diferentes a palavra muda facilmente de sentido. O significado, ao contrário, é um ponto imóvel e imutável que permanece estável em todas as mudanças de sentido da palavra em diferentes contextos [...].[12]

O sentido emerge na consciência e é aspecto central da subjetividade, pois, como afirma González-Rey,[13] é ele que "define o que o sujeito experimenta psicologicamente diante da expressão de uma palavra. O sentido articula de forma específica o mundo psicológico historicamente configurado do sujeito com a experiência de um evento atual". O sentido marca a passagem da compreensão da "psique natural" para uma compreensão da psique como histórica e social.

"A produção individual de sentido tem sua gênese no encontro singular de um sujeito com a experiência social concreta."[14] A afirmação busca demonstrar que a vida social do sujeito não se separa de suas construções psicológicas. Toda vivência representa um processo de produção de sentidos que organiza e permite a atuação do sujeito. É, como utilizado por Vigotski em sua obra, a unidade constitutiva da subjetividade e integra a dimensão subjetiva à dimensão objetiva do mundo. O individual e o social, o afetivo e o racional, o indivíduo e a sociedade estão integrados em um mesmo processo, em que é possível, como escolha e abordagem científica, enfatizar o âmbito individual – a psicologia – ou o âmbito social – a sociologia ou economia, por exemplo.

Os **significados** também se constituem como categoria. São mais acessíveis, pois são mais duradouros e objetivos. Estão consensuados no coletivo, possibilitados pelos sentidos e, ao mesmo tempo, fazem parte dos sentidos. São "sentidos" coletivos. Assim, os significados estão postos/impregnados nas palavras e podem estar até dicionarizados. Sentidos e significados são construídos no processo de interação social e são os "sócios" que podem garantir a existência dos significados.

Dessa forma, a dimensão subjetiva – sentidos e significados – dos fenômenos são coletivos. Estamos interessados em entender como os fatos que ocorrem na relação entre os humanos na sociedade, constituindo fenômenos que chamamos de sociais, estão representados ou convertidos em subjetividade. O aspecto que interessa está nas formas de sentir, de se comportar, de relatar, de registrar de cada um e do coletivo, está nas leis, nas regras sociais, nos valores; está em cada (e todos) espaço e âmbito da sociedade. Está em um aviso, uma placa

[12] VIGOTSKI, Lev S. *Pensamento e linguagem*. 4. ed. São Paulo: Martins Fontes, 2008. p. 465.

[13] GONZÁLEZ-REY. *O social na psicologia e a psicologia social:* a emergência do sujeito. Petrópolis: Vozes, 2004. p. 49.

[14] GONZÁLEZ-REY, 2004, p. 51.

indicativa, no livro, no filme ou em uma notícia do jornal; está na educação que a criança e o adolescente recebem da família e da escola; está na forma de participação social e política. Enfim, está no espaço de intersubjetividade, como parte integrante de cada fenômeno social. É a dimensão subjetiva dos fenômenos sociais.

> Seres humanos atuam sobre o mundo transformando-o e transformando-se.

A intenção aqui não é aprofundar essas categorias, mas demonstrar que a Psicologia Sócio-histórica tem um conjunto teórico que é compatível com seus pressupostos epistemológicos. Seres humanos atuam sobre o mundo transformando-o e transformando-se. Atividade, consciência, identidade, linguagem, significados e sentidos são categorias relevantes utilizadas por pesquisadores, estudiosos e profissionais para fazer sua leitura da realidade e dar visibilidade à dimensão psicológica, subjetiva que a realidade possui.

APLICAÇÃO DA PSICOLOGIA SÓCIO-HISTÓRICA

Esse conjunto teórico é utilizado por pesquisadores que buscam dar visibilidade ao movimento de transformação do humano e às construções subjetivas pessoais/sociais que são feitas. Os estudos e pesquisas abrangem os sentidos que as pessoas constroem no decorrer da experiência concreta de vida. Pode-se investigar, por exemplo, a dimensão subjetiva da desigualdade que marca nossa sociedade brasileira.

Na prática profissional, então, é possível trabalhar a partir dessa perspectiva. Em consultórios, escolas, organizações, instituições de saúde, no sistema de justiça, no esporte, em diferentes territórios. Sua tarefa é construir condições para que cada sujeito, grupo ou instituição compreenda e se aproprie de sua forma de estar no mundo e contribua nas relações que estabelece a partir de se considerar como parte ativa na transformação de si e do mundo na busca de melhores condições de vida para si e para o coletivo.

As políticas públicas são um campo de contribuições relevantes da Psicologia Sócio-histórica no Brasil. Isso porque essa perspectiva teórica está guiada por princípios que consideram o mundo em movimento, o humano como ser ativo, social e histórico e a relação do sujeito com o mundo social. Portanto, as práticas estão voltadas para as condições de vida às quais os sujeitos estão submetidos. As políticas públicas se referem a direitos sociais de um agrupamento humano; são políticas para orientar a construção da vida coletiva e é um campo de grande interesse para os psicólogos cuja referência é a Psicologia Sócio-histórica.

É importante considerar que essa abordagem psicológica apresenta pressupostos úteis a esse campo de atuação. A maior parte das construções políticas da vida pública desconsidera a presença de sujeitos que são, na maioria das vezes, vistos e concebidos como meros usuários; e são poucos os esforços de compreensão da relação que os sujeitos sociais mantêm com um serviço de transporte ou de saúde, por exemplo.

> A maior parte das construções políticas da vida pública desconsidera a presença de sujeitos que são, na maioria das vezes, vistos e concebidos nas políticas como meros usuários.

A construção de políticas públicas implica a busca de eficiência, qualidade, mas não se considera o sujeito que vai utilizá-la. Com frequência, essas políticas e os gestores dessas políticas ignoram, por exemplo, que ainda (infelizmente!) temos uma população de analfabetos e todos os comunicados, e avisos são realizados em linguagem escrita. Ou se menospreza a estética popular a os lugares onde se realizam os serviços são pouco cuidados. Para essa constatação, é só observar as diferenças entre um consultório particular e aquele da unidade básica de saúde. E, por não considerarem os sujeitos, as políticas não os tomam como parte das decisões e raramente são chamados para opinar e decidir sobre prioridades ou aspectos importantes dessas políticas e suas práticas. A Psicologia Sócio-histórica, ao considerar os sujeitos como ativos na construção de seu mundo, não pode deixar de contribuir produzindo saberes que permitam novas relações entre o Estado e a população em geral.

A Psicologia Sócio-histórica enfatiza a importância de o profissional se posicionar frente à realidade. O psicólogo não é um sujeito neutro, é um profissional que se compromete com a construção de condições dignas de vida. Psicologia e política não se separam. A política é parte integrante do fazer dos profissionais; por isso a Psicologia Sócio-histórica tem como um de seus debates importantes o compromisso social que a psicologia deve manter com a sociedade em que se insere e na qual trabalha.

> A psicologia sócio-histórica, por sua vez, propõe, fundamentada no método que alia conhecimento, prática e posicionamento, que se busque as condições para a realização do indivíduo como sujeito histórico, portanto, reconhecendo seu vínculo com a coletividade e seu compromisso com a transformação social.[15]

TEXTO COMPLEMENTAR 1[16]

(...) quando se deixa de reconhecer que as leis sociais não são naturais, quando se perde a perspectiva histórica na análise do humano, quando se opera a análise do individual sem reconhecer as mediações sócio-históricas dele constitutivas, constrói-se um saber conservador e pactuado com o *status quo* social, impedindo ou negando a constituição do sujeito da transformação social, de modo que esse saber possa orientar sua práxis na direção da construção de relações sociais mais igualitárias.

(...)

No modo de produção capitalista e durante todo o período de transição que o antecedeu, assistimos ao surgimento e ao fortalecimento da noção de privacidade e, com ela, a noção de indivíduo, como não se observou em nenhum outro período. Diante desse contexto, emergem a vivência e a experiência da subjetividade individual e privatizada entre os homens; surge o psicológico, da maneira como hoje é concebido.

(...) a subjetividade enaltecida e experenciada como campo privado, ao mesmo tempo em que essa subjetividade é administrada por forças exteriores, configurando uma organização social que requer tecnologias de controle.

Indivíduo e sociedade, sujeito e objeto são, portanto, tomados dicotomicamente. Esse modo de apreensão do humano implica o que reconhecemos como sua naturalização: na medida em que se configura a oposição

---

[15] GONÇALVES, Maria da Graça. A contribuição da psicologia sócio-histórica para a elaboração de políticas públicas. In: BOCK, Ana Mercês Bahia; GONÇALVES, Maria da G.; FURTADO, Odair (Orgs.). *Psicologia sócio-histórica:* uma perspectiva crítica em psicologia. 2. ed. São Paulo: Cortez, 2015. p. 292.

[16] GONÇALVES, BOCK, 2009. p. 19-53.

objetividade X subjetividade e indivíduo X sociedade, perde-se a possibilidade de reconhecer a mediação entre ambos. O sujeito não pode ser compreendido como sujeito constituído historicamente.

Uma Psicologia alicerçada em tais bases requer a construção de um saber crítico, entendido como um saber capaz de desnaturalizar seu objeto de estudo: o homem.

(...)

Diante disso, parece ser uma necessidade na Psicologia o permanente esforço de construção de campos teóricos que procurem apreender e expressar a complexidade relativa à constituição de seu objeto de estudo. Ou seja, que o tomem a partir de um patamar que considere a necessidade de superar sua naturalização e simplificação, o que para a perspectiva sócio-histórica passa pela historicização.

(...)

Assim, a Psicologia Sócio-histórica coloca-se como possibilidade de leitura crítica. Representa um conhecimento em Psicologia que deverá reconhecer sempre a direção com a qual se compromete, como *práxis*, nas proposições teóricas acerca da subjetividade humana, qual seja: a revisão da ordenação social e das categorizações justificadoras das formas sutis de exclusão; a revisão dos essencialismos resultantes da naturalização dos processos humanos, assim como de um possível relativismo como alternativa a estes, assumindo como direção o compromisso com a transformação da ordenação e da categorização social em nome da potencialização da diversidade; a revisão ética e política do compromisso historicamente assumido pelas práticas científicas e profissionais na sua condição de práticas sociais.

TEXTO COMPLEMENTAR 2

A possibilidade e a necessidade da crítica.[17]

A perspectiva sócio-histórica em Psicologia apresenta-se como uma perspectiva crítica. Segundo Furtado (2009), é possível dizer que ainda não temos uma Psicologia crítica e que ela somente atingirá esse estatuto quando for reconhecida como referência para o pensamento crítico em geral. Entretanto, entendemos que essa possibilidade está sendo construída por meio da elaboração dos recursos teórico-metodológicos da abordagem que apontam para a historicidade dos fenômenos sociais humanos, indicando que tudo que é como é poderia ser diferente. Ou seja, tudo que existe na vida social é fruto da atividade humana, desse homem, ele próprio, constituído social e historicamente.

Esse ponto de partida, agregado das categorias que orientam o pensamento no movimento de desnaturalização, de busca da gênese dos fenômenos, de reconhecimento das contradições que movimentam a realidade, permite uma leitura crítica, propicia tomar a racionalidade produzida pela modernidade na sua possibilidade autorreflexiva, mas, para além disso, permite tomar a racionalidade como elemento da práxis histórica, em que a atividade é elemento fundante (Konder, 2000).

Ou seja, os recursos da leitura materialista histórica e dialética e das proposições, a partir disso, da perspectiva sócio-histórica, permitem uma leitura crítica da realidade; ela é possível.

Para além disso, é uma leitura necessária.

---

[17] GONÇALVES, Maria da Graça Marchina; FURTADO, Odair. A perspectiva sócio-histórica: uma possibilidade crítica para a Psicologia e para a Educação. *In*: AGUIAR, Wanda Maria Junqueira; BOCK, Ana M. Bahia (Orgs.). *A dimensão subjetiva do processo educacional*. São Paulo: Cortez, 2016. p. 27-42.

"Os filósofos limitaram-se a interpretar o mundo diferentemente, cabe transformá-lo" (Marx, 1978).

"Se a Psicologia apenas descrever o que é observado ou enfocar o Indivíduo como causa e efeito de sua individualidade, ela terá uma ação conservadora, estatizante – ideológica – quaisquer que sejam as práticas decorrentes. Se o homem não for visto como produto e produtor, não só na sua história pessoal mas da história de sua sociedade, a Psicologia estará apenas reproduzindo as condições necessárias para impedir a emergência das contradições e a transformação social" (Lane, 1984, p. 15).

ATIVIDADES

1. Releiam com atenção a frase de Kahhale e Rosa (já citada neste capítulo):

> "Assim, para a Psicologia Sócio-histórica, não há como saber de um indivíduo sem que se conheça seu mundo. Para compreender o que cada um de nós sente e pensa, e como cada um de nós age, é preciso conhecer o mundo social no qual estamos imersos e do qual somos construtores; é preciso investigar os valores sociais, as formas de relação e de produção da sobrevivência de nosso mundo e as formas de ser de nosso tempo."

A partir dessa afirmação, debatam:

- O que pode levar alguém a mudar de conduta?
- Elenquem situações vividas por vocês em que ocorreu uma mudança importante de conduta. Procurem compreender os fatores que geraram essa mudança e as alterações de significado que ocorreram em vocês.
- Procurem comparar culturas diversas: indígenas, árabes, americanas, africanas ou outras; e, busquem compreender a relação entre formas de vida e cultura e a subjetividade (significações, condutas e sentimentos).

2. Os textos complementares enfatizam, ambos, a Psicologia Sócio-histórica como uma possibilidade de leitura crítica em Psicologia. Quais os aspectos apontados pelos textos e pelo capítulo que indicam essa possibilidade? Procure indicar o maior número possível de aspectos e responda como eles, em seu conjunto, garantiriam a perspectiva crítica desejada.

3. Apresentem à turma suas conclusões e debatam por que devemos buscar uma perspectiva crítica em Psicologia? Partam das afirmações de Marx e de Silvia Lane que estão no final do Texto Complementar 2.

4. Os poetas dizem muito sobre as perguntas que temos. Drummond é um deles.

> *"O problema não é inventar. É ser inventado hora após hora e nunca ficar pronta nossa edição convincente."*

Poderia o poema nos dizer algo que a Psicologia Sócio-histórica indicou para você?

PARA SABER MAIS

Bibliografia

BÁSICA

Psicologia sócio-histórica: uma perspectiva crítica em Psicologia (2015), livro organizado por Ana M. B. Bock, Maria da Graça Gonçalves e Odair Furtado apresenta os fundamentos, a metodologia e a prática profissional a partir dessa abordagem.

A dimensão subjetiva da realidade: uma leitura sócio-histórica (2009), organizado por Maria da.Graça Gonçalves e Ana Mercês Bock, aprofunda as contribuições da primeira publicação sobre a Psicologia Sócio-histórica.

AVANÇADA

A formação social da mente (2007) e *Pensamento e linguagem* (2008), ambos de autoria de Vigotski, são dois excelentes livros que podem fornecer as principais concepções do autor, referências na Psicologia Sócio-histórica.

Saúde Mental, desenvolvimento e subjetividade – da patologização à ética do sujeito (2019), de Daniel M. Goulart, é uma excelente produção para uma aproximação à obra de Fernando Gonzalez-Rey e para aprofundar a prática crítica em Saúde Mental.

Psicologia social: o homem em movimento (2006), organizado por Silvia Lane e Wanderley Codo, pode ser considerado um livro histórico que institui a chamada Psicologia Sócio-histórica no Brasil. O texto de Silvia Lane, "A Psicologia Social e uma nova concepção do homem para a psicologia", primeiro capítulo do livro, pode ser considerado um manifesto de tal empreendimento.

SAWAIA, Bader B.; PURIN, Gláucia T. (Orgs.). *Silvia Lane: uma obra em movimento* (2018). Belíssima obra que reverencia e registra o caminho de uma pioneira. São dezesseis autoras e autores que apresentam Silvia Lane, abordando pressupostos epistemológicos e políticos na obra de Lane e leituras sobre temas importantes em seu percurso.

CAPÍTULO 6

outra psico

Apresentamos aos nossos leitores, até este momento, três matrizes de compreensão da Psicologia, mas é preciso considerar que ela não se restringe à Psicanálise de Sigmund Freud, ao Behaviorismo de Skinner ou à Psicologia Sócio-histórica que, na verdade, não representa um sistema como as outras duas vertentes, mas uma alternativa produzida no Brasil a partir de Psicologia Histórico-cultural de Vigotski (veja o Capítulo 5).

O fato é que há muitos outros modos de fazer Psicologia. As duas primeiras matrizes teóricas tiveram seguidores e dissidentes que as trouxeram até esse início do século XXI. Outras matrizes desapareceram, foram substituídas pelas duas mencionadas (e que são muito importantes) ou foram assimiladas por outras que serão mencionadas neste capítulo. É o caso da teoria da Gestalt (Psicologia da Forma), matriz importante no início do século XX,[1] mas que não encontra seguidores no momento atual do desenvolvimento da Psicologia. Nesse percurso, outros fundamentos teóricos, filosóficos,

[1] A Psicologia da Gestalt ou Psicologia da Forma ainda hoje é valorizada nos cursos de artes plásticas pela sua compreensão dos aspectos subjetivos da forma e são muito conhecidas as figuras ambíguas que representam duas

políticos foram agregados ou foram pontos de partida para a produção de outras perspectivas para compreender a complexidade do humano e sua diversidade.

Este capítulo tem o objetivo de elencar teorias ainda consideradas de relevância, com maior circulação entre psicólogos e/ou que contribuem de alguma forma para a constituição do campo teórico da Psicologia, demonstrando seu processo de construção, que ainda não terminou...

AS MATRIZES DA PSICOLOGIA ATUAL

Aqueles que acompanham a Psicologia atualmente, mais de perto ou à distância, conhecem a diversidade de teorias e abordagens existentes. Um emanharado de nomes e rótulos que, muitas vezes, confunde o público leigo e mesmo os leitores mais experientes. O motivo dessa profusão de correntes foi explicado nos dois capítulos iniciais, mas é preciso frisar neste momento que essa variedade é que empresta o nome plural da Psicologia a este livro.

Trata-se de um dilema de cunho epistemológico, relativo aos parâmetros que regem a produção desse campo de conhecimento. Boa parte dos pressupostos

---

coisas diferentes ao mesmo tempo e que foram estudadas por essa corrente. Seus fundadores e principais seguidores, como Köeller, Koffka e Kurt Lewin, migraram para os Estados Unidos pouco antes da eclosão da Segunda Guerra Mundial e ali trabalharam com pesquisadores. Lewin foi o criador da corrente Cognitivista na Psicologia Social e esta história está relatada neste livro no capítulo sobre Psicologia Social. Podemos dizer que a matriz fenomenológica que embasou inicialmente a Psicologia da Gestalt é a matriz que permaneceu até os dias atuais.

da Psicologia deriva de bases filosóficas e reflete o *a priori* da corrente que a inspira ou determina. Como exemplo, Franz Brentano (1838-1917), filósofo austríaco que lecionou na Universidade de Wüzburg, exerceu forte influência sobre Edmund Husserl (1859-1938) que foi o criador da fenomenologia e foi professor por dois anos de Sigmund Freud (1856-1939) enquanto este era estudante de medicina em Viena e a quem apresentou as primeiras noções de Psicologia. Por outro lado, os primórdios da Psicologia, no final do século XIX, coincide com a intensa discussão sobre o método científico e os critérios para a produção de conhecimento científico. Essa era preocupação de Brentano na Áustria, por um lado, e, por outro, Wundt, Weber e Fechner na Alemanha, procurando inaugurar a Psicologia Científica.

Os caminhos da construção da Psicologia se intercruzam entre as exigências acadêmicas do rigor científico e as demandas da nova ordem social, que se impõem de forma inexorável com o desenvolvimento capitalista. O Behaviorismo no início do século XX busca respostas por meio do rigor dos experimentos nos laboratórios universitários e a Psicanálise, o atendimento clínico dos transtornos psíquicos. Olhar para o resultado desse processo e com as escolas bem estabelecidas já na primeira metade do século XX – Behaviorismo, Psicanálise e Gestalt – não nos dá um retrato fiel do movimento e da riqueza do que foi produzido no período. Parece-nos mais razoável seguir o critério estabelecido pelo pesquisador brasileiro Luís Cláudio Figueiredo (1991; 2007) sobre as matrizes do pensamento psicológico, mais propriamente, considerando as alternativas criadas de acordo com sua matriz científica e filosófica.

Assim, precisamos voltar, rapidamente, às matrizes inaugurais da Psicologia atual. Para entendermos a diversidade de teorias e modelos teóricos atuais em Psicologia, é necessário compreender como nascem as teorias científicas nesse campo.

Uma referência importante é quando Wundt, no século XIX, preconiza a Psicologia "sem alma" e essa área de conhecimento deixa de se subordinar à Filosofia e busca ser reconhecida em seu estatuto de conhecimento científico.

Na passagem do século XIX para o século XX, Freud começou a construir a Psicanálise a partir do atendimento a uma paciente (Anna O.) junto com o Dr. Joseph Breuer. Assim, a Psicanálise começou a ser elaborada a partir da experiência clínica, que é o atendimento de um paciente com a finalidade de cura. Ambos os estudiosos tinham formação médica e Freud trabalhava no laboratório de medicina da universidade. Naquele momento, e durante muito tempo, essa construção inicial da Psicanálise determinou sua produção e suas práticas; atualmente, é possível verificar aplicações e compromissos da Psicanálise, como a busca de compreensão de fenômenos sociais e a instrumentalização para práticas na área da saúde mental.

O Behaviorismo, por outro lado, surgiu das pesquisas de laboratório – estas que permaneceram como a principal forma de construção de seu arcabouço teórico – que tem contribuído para a compreensão de muitos fenômenos, entre eles, a aprendizagem e o aperfeiçoamento de métodos de aprendizagem com crianças que apresentam algum tipo de dificuldade ou deficiência.

A Psicologia Histórico-cultural tem seus fundamentos nas construções teóricas de uma Psicologia que deveria substituir a Psicologia praticada na Rússia naquele período e que se constituiu como alternativa em uma sociedade revolucionária, que se instalou em 1917, a partir do ideário marxista e da perspectiva comunista, na antiga União Soviética e chegou ao ocidente a partir dos anos de 1970.

Podemos falar, então, em quatro matrizes teóricas: *Psicanálise* (1900) que introduziu a noção de inconsciente; *Gestalt* (1910) com sua relação comportamento e cognição; *Behaviorismo* (1913) e o estudo objetivo do comportamento; e a *Psicologia Histórico-cultural* (1924) com a introdução do método histórico-dialético de Marx e Engels, como matrizes teóricas da Psicologia contemporânea. Evidentemente, essas teorias têm uma história anterior que dará origem e características peculiares a cada uma delas – seus fundamentos e pressupostos filosóficos – e também revelam o tempo e as circunstâncias históricas em que foram geradas.

Freud absorveu o conhecimento e o clima presentes na Viena de fim de século XIX que, inicialmente, valorizava o método de investigação das ciências naturais. Ele pretendia seguir a carreira acadêmica, por isso se envolveu em pesquisas no laboratório da Faculdade de Medicina de Viena, lugar onde adquiriu o conceito de ciência que empregaria na construção da Psicanálise. Freud busca construir a Psicanálise como ciência natural e é surpreendido pelas peculiaridades do fenômeno estudado: o fenômeno psicológico. A sua genialidade ofereceu-lhe as condições necessárias para superar as limitações do método científico que usava. Ele rompeu com a tradição da Psicologia como ciência da consciência e da razão ao propor como objeto de estudo as "regiões obscuras do psiquismo". Segundo Assoun, citando carta de Freud para Carl Gustav Jung:

> [...] esta subordinação [à biologia] é tão censurável quanto uma sujeição à filosofia, à fisiologia ou à anatomia cerebral [...] Assim, a psicanálise deve constituir-se como disciplina *sui generis*, sem modelo exógeno – tomado de empréstimo a outra ciência natural ou à filosofia. Neste sentido, o "biologismo" e o "filosofismo" constituem dois perigos opostos, mas solidários que ameaçam sua autonomia.[2]

No caso do Behaviorismo, embora Skinner seja seu representante mais conhecido, seu fundador é John Broadus Watson (1878-1958), influenciado fortemente pelos filósofos americanos pragmatistas do início do século XX. Seu modelo de ciência é inspirado no modelo da Física e do Positivismo. Ele é um representante do "espírito de sua época"; portanto, é importante considerar que ele vivia nos Estados Unidos em um período histórico em que as bases do capitalismo estavam sendo consolidadas e havia grande expansão do desenvolvimento econômico.

O tipo de exigência filosófica e científica, como produto de seu tempo, adequou-se aos padrões de uma sociedade que valorizava o uso do conhecimento científico voltado à produção e à eficiência. Nessas circunstâncias, a Psicologia de Watson – precursor do Behaviorismo – buscava resolver com o método, considerado o mais preciso e mais seguro na época, problemas concretos, a partir da noção de comportamento. A pesquisa básica lhe pareceu o melhor caminho e, ainda atualmente, é uma característica dessa abordagem.

A Psicologia Histórico-Cultural, criada na União Soviética, buscava ser uma alternativa às formulações tradicionais da Psicologia que não tinham seus fundamentos no marxismo. Vigotski, Luria e Leontiev são os autores responsáveis pela formulação da teoria e a crítica principal que faziam estava no campo epistemológico, pois eles eram contra à naturalização do humano. Eles propunham uma leitura dialética e histórica que compreendia o humano como constituído no decorrer de sua atividade transformadora sobre o mundo e, ao transformar o mundo, o homem transforma a si mesmo.

É preciso mencionar que, hoje, no Brasil, a Psicologia Histórico-cultural ganha algumas alternativas que se encontram em desenvolvimento. A vertente sócio-histórica é muito difundida e está presente neste livro no Capítulo 5, mas é também o caso do grupo de Campinas (Unicamp) que adota a vertente sociocultural, como é conhecido o campo histórico cultural de Vigotski nos Estados Unidos. Também é preciso mencionar o autor cubano Fernando González-Rey, hoje radicado no Brasil que, juntamente com Albertina Mitjans na UnB, desenvolve a Psicologia Cultural-histórica e os grupos da Unesp de Bauru e Botucatu trabalham com a denominação Histórico-cultural para a produção que desenvolvem a partir de suas pesquisas. As diferenças são sutis e os rótulos foram definidos a partir de como se deu o encontro dos autores e pesquisadores com a produção de Vigotski, Luria e Leontiev. Assim, não trataremos essas diferenças como dissidências, mas sim como leituras da matriz histórico-cultural.

---

2 ASSOUN, Paul. *Freud:* a filosofia e os filósofos. Rio de Janeiro: Francisco Alves, 1978. p. 47-48.

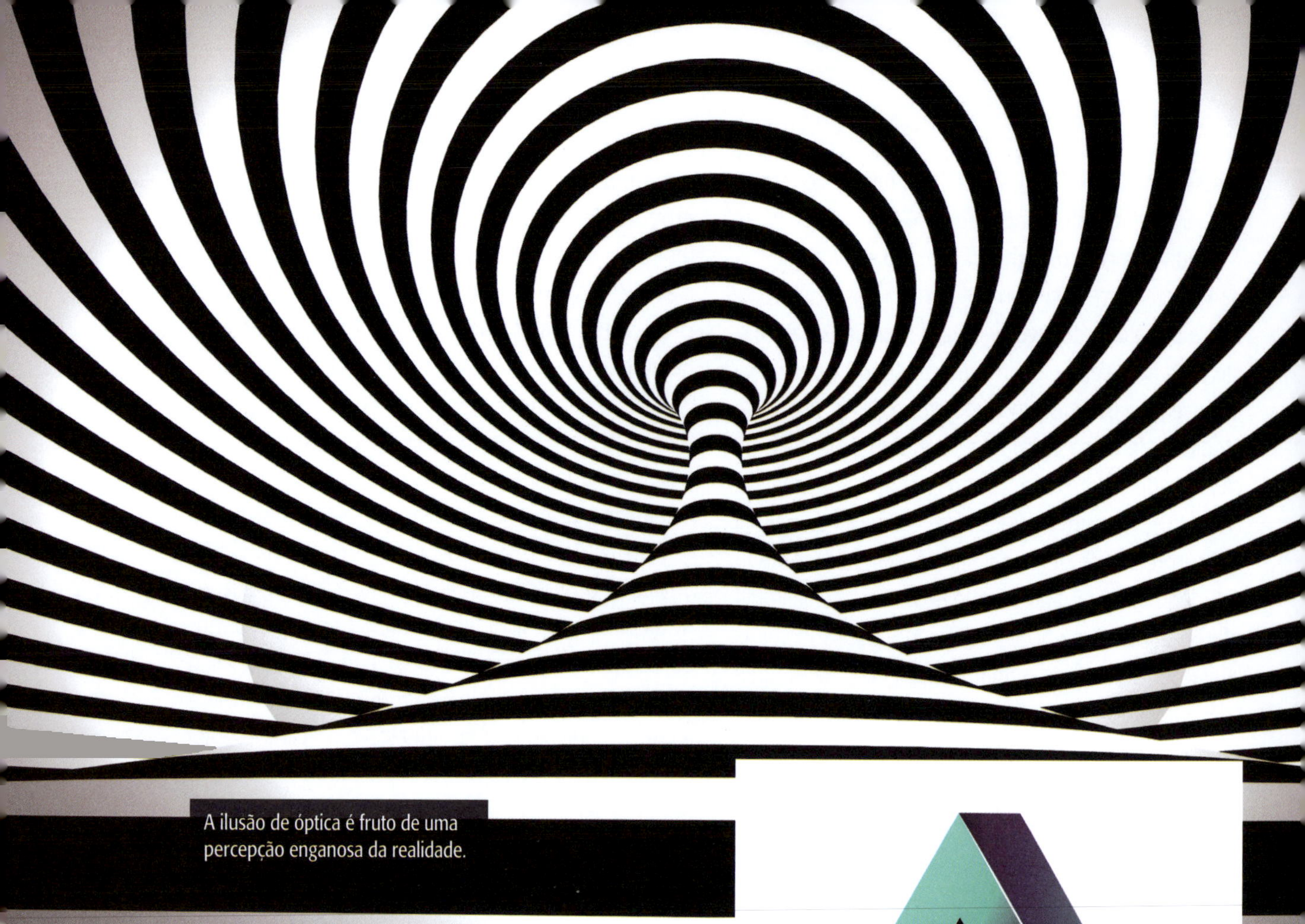

A ilusão de óptica é fruto de uma percepção enganosa da realidade.

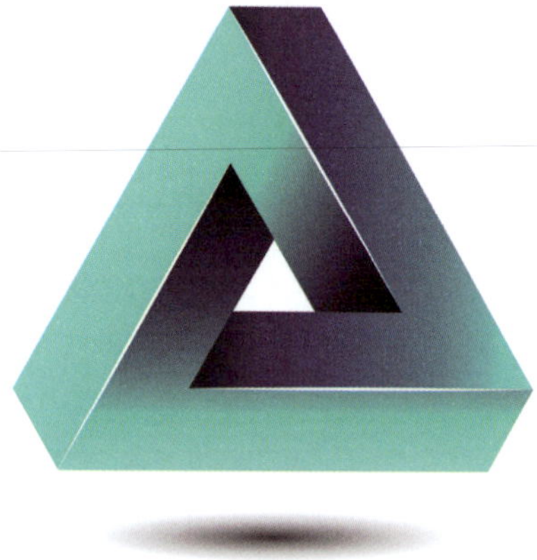

© Thinkstock/iStock/Emilia_Szymanek

A Psicologia da *Gestalt* surgiu na Europa como negação e tentativa de superação da fragmentação das ações e dos processos humanos realizados pelas tendências da Psicologia Científica do século XIX, postulando a necessidade de compreender o ser humano como uma totalidade. É o modelo mais ligado à filosofia, tendo suas origens na Fenomenologia.

A Fenomenologia é um ramo da Filosofia que partiu da tradição filosófica alemã. Seu principal representante é Edmund Husserl, que buscava fundar uma ciência nova, não empírica, da subjetividade. Sua finalidade era, pela análise dos fenômenos, chegar ao nível da consciência chamada "pura visão". A investigação filosófica e científica é sobre o objeto da experiência evidente e a forma como ela é compreendida, ou seja, como tomamos consciência do fenômeno.

Os autores da *Gestalt*, inspirados em seus fundamentos filosóficos, buscaram construir uma psicologia que levasse em consideração as formas da percepção, ou seja, como as pessoas compreendem o seu entorno. A percepção do mundo é a porta de entrada da consciência, do ponto de vista dessa teoria. Contudo, o fundamental é como a consciência decodifica o que é apreendido. A ilusão de óptica, por exemplo, é fruto de uma percepção enganosa da realidade, mas é decodificada como correta pela consciência e determina o comportamento a partir dessa avaliação.

Esse tipo de análise levou à elaboração do paradigma S-O-R (*stimulus-organism-response* – estímulo-organismo-resposta) se contrapondo ao tradicional S-R (*stimulus-response* – estímulo-resposta), que considerava que a cada estímulo da natureza corresponderia determinada resposta de qualquer organismo vivo, seja ele um não vertebrado ou um ser humano. A *Gestalt* trabalhou com a possibilidade de múltiplas respostas, dependendo de como o estímulo (S) era decodificado (R). Isso significa considerar o processamento psíquico da informação e as bases cognitivas (conhecimento anterior) da percepção, ou seja, o O (organismo) do paradigma S-O-R.

Em síntese, essas são as quatro matrizes teóricas da psicologia. O **Behaviorismo** procura garantir objetividade à análise do fenômeno psicológico e o faz por meio de indicadores que sejam plenamente observáveis – o comportamento humano ou animal. A **Psicanálise** procura, pelo método da interpretação, apreender e compreender o que não é observável, o inconsciente, e o faz por meio da linguagem. A **Psicologia Histórico-cultural** procura rever a concepção de humano e de fenômenos psicológicos, historicizando sua constituição e desenvolvimento. A ***Gestalt*** combina a objetividade por meio do fenômeno da percepção (observável) e a subjetividade pela avaliação (atribuição de sentido) do percebido pela consciência.

Portanto, há concepções e ênfases diferentes nessas quatro matrizes de conhecimento científico em Psicologia, o que é um fenômeno característico das ciências humanas e sociais. O fato de a Psicologia ter como seu objeto de estudo a subjetividade humana e a impossibilidade de garantir se as diferenças de interpretações desse fenômeno-objeto são formas aproximadas ou diferentes de analisá-lo, ou se estamos operando com fenômenos de qualidades diferentes, sem que essa dimensão possa ser claramente definida, é responsável pela multiplicidade de explicações científicas da subjetividade humana. Não se trata apenas da evolução da produção do conhecimento, em que uma teoria substitui a outra, mas de teorias e conceitos que explicam o fenômeno de modos diferentes e que convivem em um mesmo período de produção do conhecimento. O progresso nessa produção é possível de ser visto no interior da mesma abordagem teórica.

Toda teoria científica para se manter depende da existência de adeptos. Quando há várias explicações plausíveis e diferentes para o mesmo fenômeno, os estudiosos, pesquisadores, profissionais se dividem e se agrupam em torno dessas explicações. É o que chamamos de correntes em Psicologias.

O DESENVOLVIMENTO DAS MATRIZES TEÓRICAS, SEUS SEGUIDORES E DISSIDENTES

A Psicologia Analítica de Carl Gustav Jung

O psiquiatra suíço Carl Gustav Jung (1875-1961), a partir de 1913, consolidou sua diferença com a teoria freudiana e construiu a **Psicologia Analítica**.

O encontro de Jung com Freud se dá por volta de 1906 e, a partir desse momento, cresce a confiança mútua – de Jung na Psicanálise e de Freud no brilhantismo de seu colaborador que, por um tempo, passa a ser considerado o segundo na hierarquia do grupo dirigido por Freud. Entretanto, já em 1912, Jung demonstra por meio de publicações desacordo com os caminhos trilhados pela Psicanálise e, em 1913, ocorre a ruptura entre ambos.

A versão mais difundida sobre o motivo dessa ruptura é a diferença quanto à importância da sexualidade na constituição da formação e dinâmica psíquica. Freud no início da Psicanálise concebia a sexualidade como um dos fatores preponderantes para a estruturação do psiquismo e determinante de traumas que produziam as neuroses. Jung, por sua vez, relativizava essa importância e considerava que a estruturação do psiquismo era influenciada também pelo campo simbólico gerado pela cultura e pela religião.

O fato é que Jung se interessava mais pelos aspectos culturais e religiosos e pela produção de símbolos. Ele se preocupava em desvendar a alma humana, enquanto Freud se preocupava em consolidar o conhecimento sobre os processos e a dinâmica do psiquismo. Essa tendência levaria Jung por um caminho distinto

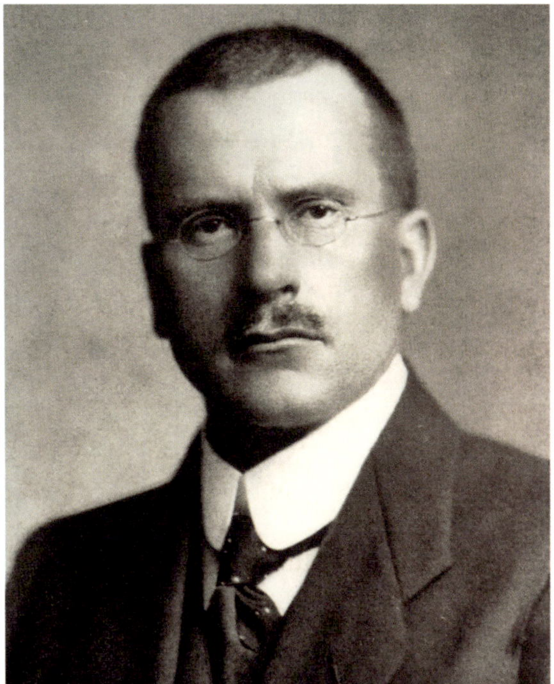

Carl Gustav Jung.

da psicanálise, apesar de manter a mesma matriz epistemológica.

O rompimento com Freud e a Psicanálise permitiu a Jung reelaborar vários conceitos da matriz teórica e construir outros, como ocorreu com o conceito de **inconsciente**. O inconsciente junguiano é imanente com material inconsciente genuíno, ou seja, o inconsciente transcende o próprio sujeito e se caracteriza como **inconsciente coletivo**, que congrega e sintetiza a cultura humana que se manifesta de modo peculiar em cada ser humano. Para o pesquisador, o inconsciente coletivo difere do inconsciente pessoal ou individual, que ele considera mais superficial e acessível. Segundo Jung, o inconsciente individual se assenta sobre um mais profundo que não se origina na experiência pessoal, pois é inato e coletivo e porque não é da natureza individual, mas universal.

Ao nascer, a criança recebe como herança cultural o repertório desse inconsciente coletivo. A qualidade desse material impedirá que ele se torne consciente, a não ser em condições especiais, como nos sonhos ou em análise. Essa base cultural que atravessa o passado, o futuro e se presentifica, tem como seu elemento base os arquétipos, um novo conceito.

Arquétipos são os elementos antigos que tiveram a função de criar as condições para a compreensão da alma humana. Os povos antigos, na origem da civilização, quando se depararam com o mistério da existência – como o reconhecimento da morte, a noção de infinito, por exemplo – buscaram a compreensão possível do fenômeno ou da dúvida. A explicação é geralmente alegórica e está na base da elaboração dos mitos, das tradições e das religiões. As formas figurativas e resumidas dessas explicações da alma humana se consolidam no que Jung chama de arquétipo. É o caso do arquétipo da mãe, que pode ser identificado no mito inca da *Pachamama*. Trata-se da mulher que seria a mãe original, a primeira mãe, e que simboliza a fertilidade. Qualquer visitante que percorra a região de Cusco, onde se encontram as ruínas de Machu Picchu, poderá comprar esculturas que representam essa figura lendária. É o mesmo arquétipo que está configurado na figura da Virgem Maria para os católicos, que seria a mãe original porque é a mãe de Deus.

Para Jung, os arquétipos foram consolidados no seu percurso histórico, mas, fundamentalmente, era a forma que os povos antigos encontravam para explicar a alma humana. Por meio de uma extrema sensibilidade que ainda não está controlada pela racionalidade e que também não permite a completa decodificação do mito, esses povos definem as estruturas básicas do inconsciente coletivo.

Um dos arquétipos é a **anima**. O termo, em latim, designa alma. Não se trata da alma das religiões judaico-cristã e nem da anima *racionalis* (racionalidade) da filosofia. Trata-se, segundo Jung:

Arquétipos são os elementos antigos que tiveram a função de criar as condições para a compreensão da alma humana.

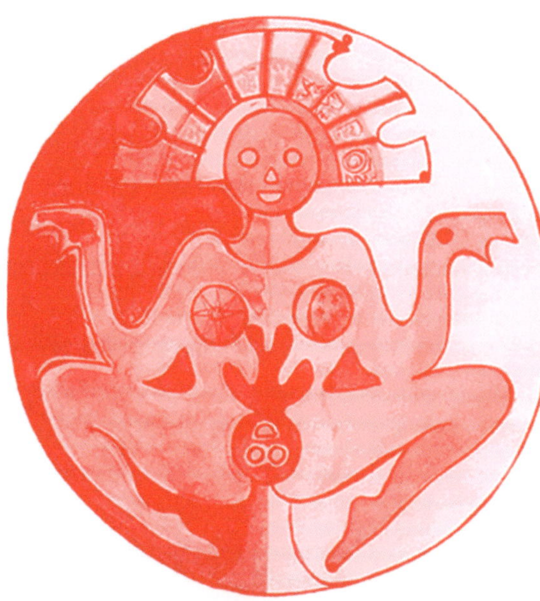

Representação do mito Inca de Pachamama.

> [...] de um arquétipo natural que inclui de modo satisfatório todas as manifestações do inconsciente, do espírito primitivo, da história da religião e da linguagem. É um "fator" no sentido próprio da palavra. Não é possível criá-la, já que é um *a priori* dos estados anímicos, reações, impulsos e de tudo que seja espontâneo na vida psíquica. É algo que tem vida própria e que nos faz viver, uma vida por trás da consciência, já que a vida psíquica é, em sua maior parte, inconsciente e envolve a consciência por todos os lados.[3]

A *anima* é, iminentemente feminina, isso porque está ligada de alguma forma ao arquétipo da mãe, e representa algo que a nossa civilização, priorizando o modo masculino (*animus*), vem negligenciando. A bela letra da composição musical *Super-homem*, de Gilberto Gil,[4] retrata a noção feminina desse arquétipo.

UTILIZE O QRCODE PARA VER A LETRA DA MÚSICA

A forma como o inconsciente individual se apropria desse campo arquetípico, a partir da vivência concreta e das disposições pessoais, produz o processo de **individuação**. Jung verifica que essa individuação ocorre a partir de determinadas semelhanças que ele denomina **tipos psicológicos**. São perfis psicológicos construídos a partir da maneira – predomínio da sensação ou do pensamento ou do sentimento ou da intuição – como nos relacionamos com o mundo. Isso se reflete em dois tipos psicológicos básicos: o tipo introvertido e o tipo extrovertido. E cada um desses dois tipos se subdivide em: perceptivo, pensativo, sentimental e intuitivo. Segundo Jung, cada pessoa se localiza em um desses tipos.

Atualmente, relacionada à Psicologia Junguiana, mas aprofundando os aspectos transcendentais e/ou místicos surge a **Psicologia Transpessoal** baseada nos ensinamentos de Vitor Frankl e Stanilsav Grof. Ela é caracterizada por uma forte influência metafísica e se diz não materialista. Como trabalha com as fronteiras do conhecimento científico e religioso, ora busca o reconhecimento acadêmico, ora renega esses cânones. Entretanto, é reconhecida como um campo de conhecimento psicológico.

A análise do caráter de Wilhelm Reich

Reich, psicanalista austríaco (1897-1957), é outro importante dissidente da psicanálise que construiu um modelo alternativo. Ele também rompeu com Freud e construiu um modelo de compreensão do humano, nomeado como **análise do caráter**.

Ao contrário do que ocorreu com Jung que considerava excessiva a ênfase na sexualidade realizada pelo fundador da psicanálise, Reich considerava Freud tímido em seu enfoque sobre a sexualidade. Para Reich, o fundador da psicanálise retirava o caráter genital da sexualidade ao utilizar o conceito de sublimação. De acordo com a psicanálise, utilizamos a

---

[3] JUNG, C. G. *Arquétipos e inconsciente coletivo*. Petrópolis: Vozes, 2011. p. 33.

[4] GIL, Gilberto. *Super-homem*: a canção. Rio de Janeiro: Biscoito Fino, 2006.

energia sexual para todas as funções da vida, e a forma de canalizar essa energia para ações como o trabalho, a atividade artística, o lazer ou qualquer outro comportamento que exija investimento e empenho da pessoa é por meio da **sublimação** – um processo inconsciente e que depende da dinâmica do psiquismo de cada um de nós, das formas encontradas pela cultura para canalizar essa energia (a libido) e do acesso que o indivíduo tem a essas oportunidades e benefícios culturais.

Reich considerava que o conceito de sublimação era visto com muita complacência pela psicanálise, que a saúde mental estava diretamente relacionada à saúde sexual e dedicou-se a estudá-la. Ele transformou a teoria da Psicanálise nessa direção, e a polêmica gerada acabou resultando em sua expulsão do movimento psicanalítico, em 1934. Reich levou a ênfase da função sexual ao extremo e sua teoria conquistou muitos adeptos. Ao mesmo tempo, Reich aderiu ao marxismo e procurou reunir a militância marxista e a Psicanálise pelo que chamou de *combate sexual da juventude*. Seu caminho na busca de uma sexualidade humana saudável acabou gerando, também, a sua expulsão do Partido Comunista Alemão.

As publicações de Reich sobre sexualidade, como *A função do orgasmo*[5] e *A revolução sexual*,[6] influenciaram fortemente uma das belas revoluções sociais do século XX – a revolução da juventude, com repercussões até os dias de hoje.

No campo da Psicologia, sua *Análise do Caráter*[7] introduziu a questão do corpo pela avaliação das couraças musculares. Do ponto de vista dessa teoria, a energia dos conteúdos inconscientes fica depositada em determinados pontos de nossa musculatura, formando *anéis de tensão*. Quando se trata de energia inconsciente que produz o estado neurótico, a tensão aumenta de forma considerável, produzindo marcas

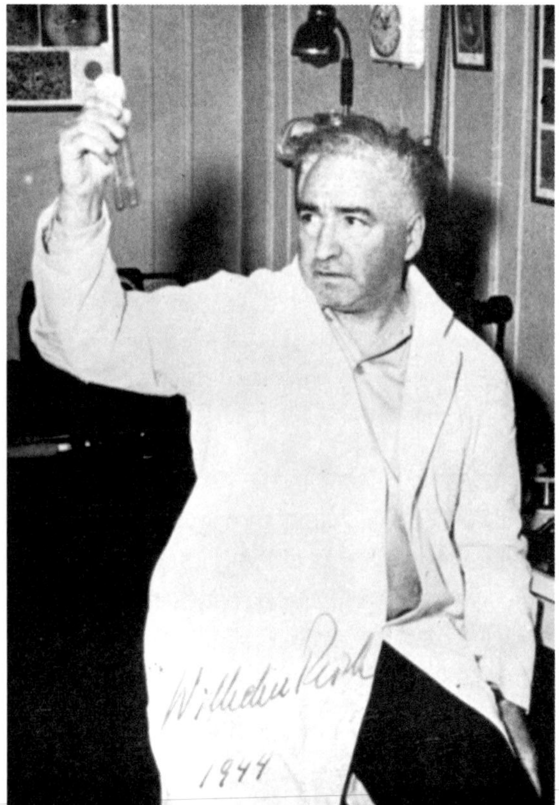

© Granger/Fotoarena

Wilhelm Reich em seu laboratório em 1944: "é preciso quebrar as couraças produzidas pelo inconsciente em nosso corpo".

evidentes em nossa postura. Reich encontra nesse modelo uma forma objetiva de identificar conteúdos inconscientes e de trabalhar com esses conteúdos manipulando o corpo de seus pacientes. A ideia que ele testou parte da seguinte premissa: se o conteúdo inconsciente está depositado nas couraças, ao manipularmos essas couraças o conteúdo inconsciente será liberado.

Podemos identificar três fases de desenvolvimento da psicologia reichiana: a análise do caráter (1923-1934), a vegetoterapia caractero-analítica (1935-1939) e a organoterapia (1940-1957).

Esse caminho levou Reich a uma intensa pesquisa sobre a energia sexual, que ele denominou de *orgone*. Em sua última fase, refugiado nos Estados Unidos, entre 1940 e 1950, ele desenvolveu equipamentos para capturar a energia do *orgone* e procurou utilizar

[5] REICH, Wilhelm. *A função do orgasmo*. São Paulo: Brasiliense, 2004.

[6] REICH, Wilhelm. *A revolução sexual*. Rio de Janeiro: Círculo do Livro, 1991.

[7] REICH, Wilhelm. *Análise do caráter*. São Paulo: Martins Fontes, 2014.

essa energia no controle dos mais diferentes eventos. Para ele, havia uma sinergia cósmica que relacionava a energia do universo com a energia do *orgone*. Nesta etapa, Reich foi incompreendido e perseguido nos Estados Unidos, em parte pelo tipo de experiência que vinha fazendo e em parte pelo seu passado de militante comunista. Acabou sendo condenado por charlatanismo a dois anos de prisão, onde morreu.

Sua teoria do *orgone* ainda hoje está sendo estudada e é seguida por muitos adeptos. A primeira fase, a análise do caráter, é utilizada por muitos terapeutas que trabalham com a abordagem corporal, e foi um dos inspiradores da **Psicologia Bioenergética**.

Além de Jung e Reich, dissidentes da psicanálise, existem inúmeros outros seguidores que desenvolveram aspectos da teoria freudiana e sua aplicação. Anna Freud e Melanie Klein, contemporâneas de Freud, partiram da Psicanálise e desenvolveram teorias específicas, consideradas como aperfeiçoamento da matriz teórica. Donald Winnicott também realizou inúmeras contribuições à teoria a partir de sua prática de atendimento psicológico e do seu trabalho em instituições destinadas a crianças e adolescentes, entre as duas Grandes Guerras da primeira metade do século XX.

A psicanálise também foi apropriada pelas correntes culturalistas americanas, cujo representante mais conhecido é Erik Erikson, com seus estudos sobre identidade, e Erich Fromm, com suas críticas à sociedade. Na atualidade, um autor que se destaca como adepto da psicanálise é Lacan, que desenvolve uma teoria que leva o seu nome – teoria lacaniana – que é bastante prestigiada, com muitos adeptos ao redor do mundo. Uma característica relevante da teoria lacaniana é a centralidade na questão da linguagem. Lacan é considerado um inovador.

Nesse momento da história da Psicanálise, é quase impossível registrar, de modo extensivo, a variedade de produções em Psicanálise que guardam as marcas dessa identidade e tem alguma originalidade em relação à produção do seu fundador. Um exemplo é o uso da Psicanálise no trabalho junto às instituições e grupos sociais, que implica o desenvolvimento de novos conceitos e métodos.

Nesse sentido, dois representantes latino-americanos e ilustrativos são: José Bleger (modelo de análise institucional) e Enrique Pichon (teoria de grupo operativo). Essas contribuições são bastante operativas no trabalho profissional dos psicólogos e muito difundidos em nosso país, como Renato Mezan, com extensa produção teórica; Jurandir Freire Costa, Joel Birman e Maria Rita Khel, que são autores que utilizam a Psicanálise para a compreensão de inúmeros fenômenos sociais e buscam, por meio da presença nas mídias, a divulgação e compartilhamento de suas contribuições.

Fenomenologia, daseinanálise e *gestalt* terapia

A teoria da *Gestalt* foi muito importante quando surgiu, entretanto, não prosperou como as demais. Teve muitos seguidores que desenvolveram seus princípios e, atualmente, são poucos os psicólogos que se declaram adeptos dessa corrente, embora reconheçam ter iniciado sua trajetória nessa matriz teórica.

A Psicologia Social Cognitivista, por exemplo, tem significativa e direta influência dessa teoria. Um dos mais importantes representantes dessa vertente é Kurt Lewin, que criou o conceito de *campo social*, que englobava o grupo social e seu ambiente; esse autor realizou um minucioso trabalho experimental pesquisando os processos e as dinâmicas grupais. Sua teoria sobre os grupos sociais contribuiu para a compreensão e a elaboração de modelos de intervenção junto a eles, e essa contribuição está presente, até hoje, na Psicologia, embasando as teorias e as técnicas de intervenção no trabalho com grupos.

Ao mesmo tempo, os fundamentos filosóficos que orientaram a Psicologia da *Gestalt* – a Fenomenologia – geraram outras correntes e os princípios que a nortearam permanecem vivos nessas outras correntes.

A Fenomenologia é o ramo da Filosofia que garante esse elo. Assim como influenciou os psicólogos alemães Koffka, Köeller e Wertheimer, que trabalharam com a Psicologia da *Gestalt*, a Fenomenologia influenciou também importantes filósofos. Por exemplo, o Existencialismo tem suas origens na Fenomenologia e nomes como Martin Heidegger, Jean Paul Sartre (com sua teoria das emoções), Maurice Merleau-Ponty (com seus estudos sobre a percepção) realizaram contribuições importantes para os caminhos seguidos pela Fenomenologia e, por sua vez, influenciaram gerações de psicólogos e psicoterapeutas na construção de teorias que, de certa forma, sucederam a *Gestalt*.

A ***Dasein*Análise** é uma delas, com sua base na discussão realizada pelo filósofo alemão Martin Heidegger (1879-1976), que desejava compreender as dimensões ontológicas do ser humano, como se dava sua abertura para o mundo ou, melhor, como se dava o seu existir, o existir no mundo. O termo *dasein* foi cunhado por Heidegger na obra *Ser e tempo*.[8] No Brasil, o termo *dasein* é traduzido como *presença* (alguns preferem o termo "ser no mundo"), mas como ocorre, com frequência, na tradução da língua alemã quando há exigência de rigor, o termo não se ajusta perfeitamente e acabamos por utilizar o próprio termo em alemão. De acordo com a Associação Brasileira de *Daseinsanalyse*, o termo foi traduzido para o francês e o inglês como "análise existencial", mas frente à vulgarização do termo *existencial*, os seguidores da corrente resolveram manter o nome sem tradução – *Daseinalalyse* – apenas adaptando-o, como no caso da língua portuguesa, em que é chamado de *Dasein*Análise ou Análise do *dasein*.

O responsável pela produção da teoria e do método psicoterapêutico a partir dos ensinamentos de Heidegger foi o psiquiatra suíço Ludwig Binswanger (1881-1966), que introduziu a noção de *Dasein*Análise. Outro psiquiatra suíço foi seu seguidor e hoje seu principal representante: Medard Boss (1903-1990).

[8] HEIDEGGER, Martin. *Ser e tempo*. Petrópolis: Vozes, 2015. (Publicado originalmente em 1927.)

Vale a pena mencionar que o campo fenomenológico gerou também uma corrente profundamente humanista, liderada pelo americano Carl Rogers, chamada *abordagem centrada na pessoa*, bastante difundida nas práticas de consultório e aplicada à educação, na segunda metade do século XX.

A Gestalt Terapia

A *Gestalt* Terapia, apesar da coincidência de nome, não está diretamente ligada à Psicologia da *Gestalt*. Ela foi criada pelo médico alemão Frederick S. Perls (1893-1970) em 1951. Perls atuou como psicanalista até 1941, teve uma formação eclética e a passagem por importantes psicanalistas como Otto Fenichel e Karen Horney; passou também por Wilhelm Reich, foi assistente de Kurt Goldestein, que pertencia ao grupo de Psicologia da *Gestalt*, e foi muito influenciado pela filosofia fenomenológica. Provavelmente, dessa relação veio a inspiração para o nome de sua corrente.

Com a aproximação da Segunda Guerra Mundial, Perls foi obrigado a se exilar e escolheu a África do Sul, onde fundou o Instituto Sul-Africano de Psicanálise. No final da década de 1941, migrou para os Estados Unidos e lá fez a primeira publicação em *Gestalt* Terapia.

Apesar da experiência psicanalítica de Perls, a *Gestalt* Terapia está muito mais próxima da Fenomenologia que dos princípios da Psicanálise. Em primeiro lugar, a *Gestalt* Terapia não trabalha com o conceito de inconsciente, que é central para a Psicanálise. O que importa para essa corrente é o *aqui-agora*. A centralidade no presente é a pedra de toque dessa abordagem.

De acordo com Naranjo,[9] são três os princípios gerais da *Gestalt* Terapia: "valorização da realidade: temporal (presente *versus* passado ou futuro); valorização da tomada de consciência e aceitação da experiência; valorização do todo ou responsabilidade".

[9] NARANJO, C. Centralidade no presente: técnica, prescrição e ideal. In: FAGAN, J.; SHEPHERD, I. L. Gestalt *Terapia:* teoria, técnicas e aplicações. 4. ed. Rio de Janeiro: Zahar, 1980. p. 75.

O psicodrama

Jacob Levy Moreno (1889-1974) nasceu na Bulgária, mudou-se precocemente – com 5 anos – para Viena, na Áustria, onde se formou em medicina em 1917. Moreno tinha muito interesse nas relações humanas e nos vínculos entre as pessoas. Esse interesse o levou ao teatro antes mesmo da medicina. Durante sua formação em medicina, seu interesse pelo teatro se manteve e ele buscou coadunar sua profissão e o teatro do ponto de vista das relações humanas. Assim nasce o **psicodrama**.

Nas primeiras décadas do século XX, Viena fervilhava do ponto de vista cultural e de produção de conhecimentos, e Moreno conviveu com o mundo intelectual: conheceu Freud e escreveu na revista *Daimon*, de perfil existencialista e expressionista, que contava com a colaboração do escritor Kafka, dos filósofos Max Scheller e Martin Buber, entre outros.

De acordo com a Federação Brasileira de Psicodrama:[10]

> "Drama" significa "ação" em grego. Psicodrama pode ser definido como uma via de investigação da alma humana mediante a ação. É um método de pesquisa e intervenção nas relações interpessoais, nos grupos, entre grupos ou de uma pessoa consigo mesma. Mobiliza para vivenciar a realidade a partir do reconhecimento das diferenças e dos conflitos e facilita a busca de alternativas para a resolução do que é revelado, expandindo os recursos disponíveis.

A relação entre o teatro e a psicoterapia gerou muitos frutos e Moreno ganhou importância nas duas áreas de trabalho. Ele próprio, em publicação de 1973, nos conta sobre essa relação discutindo o *teatro da espontaneidade*.[11] A técnica do psicodrama é utilizada no

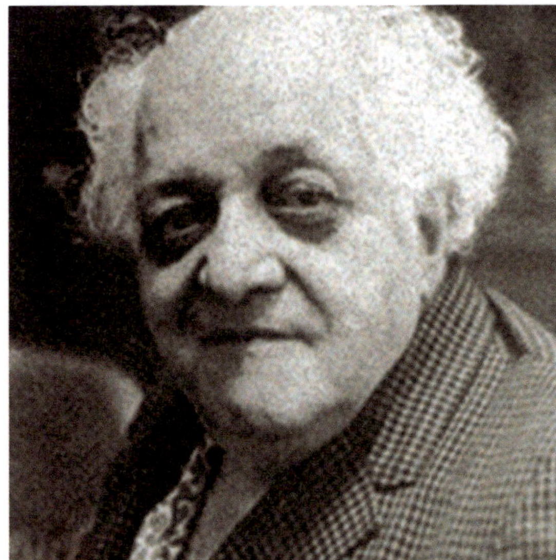

© Moreno Museum Association

Jacob Levy Moreno.

trabalho psicoterápico, no qual o sujeito interage com o seu terapeuta e com o *ego auxiliar*, interpretando sua própria vida e vivenciando seus papéis e os papéis das pessoas com quem mantêm vínculo, dirigindo episódios de seu cotidiano. Essa técnica é, também, usada em situações não terapêuticas e aplicada ao sociodrama – vivência coletiva (em teatros ou praça pública, por exemplo) que pode ser útil para a análise de situações sociais, como a discussão de um tema que implique mudanças na cidade, no bairro ou na rua onde vivemos.

Como muitos outros pesquisadores, Moreno também emigrou para os Estados Unidos, em janeiro de 1925, no pós-guerra. Lá conheceu cineastas e diretores de teatro que se interessaram pela técnica do teatro espontâneo como Elia Kazan, diretor de destaque em Hollywood, que utilizou a técnica no famoso *Actor's Studio*. Também conheceu Stanislavsky, criador de importante e ainda atual método teatral que, segundo Moreno, trabalhava em uma direção semelhante à do teatro espontâneo.[12]

[10] FEBRAP. 2008. Disponível em: http://www.febrap.org.br/site/pagina.php?cat=8&pag=12. Acesso em: 22 jan. 2018.

[11] MORENO, Jacob Levy. *Psicodrama*. Rio de Janeiro: Cultrix, 2007.

[12] MORENO, Jacob Levy. *O teatro da espontaneidade*. São Paulo: Ágora, 2012.

NOVIDADES NÃO PARAM DE CHEGAR!

O desenvolvimento científico da Psicologia é surpreendente e novas pesquisas apontam para novas alternativas de análise e compreensão desse fenômeno humano que é a produção de subjetividade. Utilizamos um critério para separar as formas de estudo e compreensão desse fenômeno por meio de suas matrizes epistemológicas. Podemos traduzir esse critério dizendo que nos orientamos pelas matrizes com base no materialismo (de cunho experimental como o Behaviorismo ou dialético como a Sócio-histórica) ou nas visões originadas de visões mentalistas que focam a consciência como objeto. Mas sabemos que esse critério também é parcial e, como vimos, a Psicologia da Gestalt combina as duas matrizes e a Psicanálise inaugura outra quando postula a noção de inconsciente.

Atualmente, com o forte desenvolvimento das neurociências, uma corrente da Psicologia vem se fortalecendo: a Psicologia Evolucionista. Os pesquisadores de um dos principais centros de pesquisa da psicologia no mundo, a Universidade de Harvard, nos Estados Unidos, estão fortemente engajados nessa vertente. Trata-se de um tipo de estudo que considera as bases da evolução humana como referência para o estudo dos nossos comportamentos e da constituição de nossas crenças e valores. Os pesquisadores consideram a cultura como um dos fatores preponderantes nas relações humanas, mas não necessariamente o principal, como ocorre com a Psicologia Sócio-histórica e mesmo com a Psicanálise e a Psicologia da Gestalt. Levam em conta os fatores biológicos como característica central e a cultura como um derivado dessas relações. Evidentemente, não se trata de uma relação mecânica, mas de relações complexas com múltiplas determinações.

É o que aponta o professor dessa universidade, Joshua D. Greene,[13] sobre as formas de escolhas preferenciais de nosso sistema nervoso conforme a circunstância exige, quando se trata de julgamento moral. Podemos escolher uma resposta emocional imediata ou outra que exija análise mais pormenorizada da situação e, neste caso, seremos mais racionais. Ele equipara essa escolha a que fazemos quando utilizamos uma máquina fotográfica bem equipada que permite foco automático ou foco manual. A escolha dos modos de fotografar permite no primeiro caso fotos mais perfeitas, mas o outro permite maior capacidade de decisão do fotógrafo e, portanto, maior criatividade.

No Brasil, há, desde a década de 1990, um bom desenvolvimento dessa corrente da Psicologia Evolucionista (PE) realizada por pesquisadores da UFRN e da UFRJ. De acordo com Yamamoto e Moura:

> Psicologia Evolucionista traz para a Psicologia uma proposta de solução para uma questão que há muito vem sendo debatida, a da dicotomia entre natureza e criação, entre biologia e cultura. A resposta à aparente contradição entre diversidade e universalidade humanas surge com modelos que integram diversos níveis de explicação, e consideram a complexidade cultural como um reflexo da complexidade biológica. Nas palavras de Bussab e Ribeiro (1998) o homem é biologicamente cultural.[14]

Notem a sutil relação entre o biológico e o cultural como marca dessa abordagem. Isso significa considerar que parte da cultura pode ser herdada de nossos antepassados, os padrões dessa cultura, nas suas bases, passam de geração a geração e as escolhas, por exemplo, de nossos parceiros não seriam tão aleatórias como se imagina. Estudos sobre esses padrões culturais são desenvolvidos nos centros de pesquisa mencionados, e é o caso de Peter Richerson e colegas, da Universidade da Califórnia, Davis, nos Estados Unidos.

[13] GREENE, Joshua. Beyond point-and-shoot morality: why cognitive neuroscience matters for ethics. *Ethics*, v. 124, jul. 2014, Universidade de Chicago. Disponível em: https://psychology.fas.harvard. edu/files/ psych/files/beyond-point-and-shoot morality.pdf. Acesso em: 26 jun. 2017.

[14] YAMAMOTO, Maria Emília; MOURA, Maria Lúcia. Dossiê Psicologia Evolucionista. *Estudos de Psicologia*, v. 15, n. 1, p. 53-54, jan./abr., 2010. Disponível em: http://www.scielo.org/php/index.php. Acesso em: jul. 2017.

MUITAS PSICOLOGIAS

Selecionamos algumas correntes e, com certeza, deixamos outras também importantes sem abordar. Mas, nesse momento da história da Psicologia, é impossível essa radiografia extensiva, completa, e também não é o propósito deste capítulo. Contudo, buscou-se dar boas pistas para continuar essa pesquisa, que se torna mais complexa se saímos das referências geográficas tradicionais dos Estados Unidos e Europa.

No caso da produção latino-americana, é necessário, ainda, a circulação das produções locais (de cada país) no sentido de termos uma radiografia da nossa produção. Sabemos empiricamente que na Argentina, por exemplo, a Psicanálise tem grande repercussão porque no período da ditadura militar daquele país houve um grande número de psicólogos e psicanalistas que saíram de lá e migraram e se fixaram no Brasil.

Neste momento da história da ciência e da procura do ser humano por satisfação, por vivências de prazer e de evitar o sofrimento, chega-se aos limites do que é e não é a Psicologia, pois, há muitas ofertas de métodos e procedimentos, apresentados como da área da Psicologia, que garantem bem-estar, a superação de dificuldades pessoais e não são reconhecidas como científicas ou pertinentes à Psicologia. São frequentes as denúncias recebidas pelos Conselhos Regionais de Psicologia ou pelo Conselho Federal de Psicologia, órgão regulador e fiscalizador da profissão. Uma situação delicada porque, ao mesmo tempo em que é necessário o rigor do conhecimento e das práticas – a Psicologia é uma ciência que procura sua aplicabilidade –, não se pode esquecer as lições do passado, em que muitas dessas teorias consideradas, hoje, de credibilidade não eram reconhecidas – a Psicanálise, por exemplo – ou pesquisadores e estudiosos como Reich, por exemplo, foram perseguidos.

É importante relembrar que a ciência é uma produção coletiva de conhecimento que depende da aprovação dos pares – a comunidade científica – que vivem em determinada época e estão imersos nas mentalidades das circunstâncias históricas em que vivem. Nesse sentido, o desafio é discriminar aquilo que tem caráter científico de outras práticas que carecem de comprovação, mas que, eventualmente, em algum momento do futuro, poderão se comprovar e então farão parte dessa árvore frondosa da Psicologia Científica – as Psicologias.

TEXTO COMPLEMENTAR 1

Heróis e fabricantes de heróis[15]

O mito do herói é o mais comum e o mais conhecido em todo o mundo. Encontramo-lo na mitologia clássica da Grécia e de Roma, na Idade Média, no Extremo Oriente e entre as tribos primitivas contemporâneas. Aparece também em nossos sonhos. Tem um poder de sedução dramática flagrante e, apesar de menos aparente, uma importância psicológica profunda. São mitos que variam muito nos seus detalhes, mas quanto mais os examinamos mais percebemos o quanto se assemelham na estrutura. Isto quer dizer que guardam uma forma universal mesmo quando desenvolvidos por grupos ou indivíduos sem qualquer contato cultural entre si – como, por exemplo, as tribos africanas e os índios norte-americanos, os gregos e os incas do Peru. Ouvimos repetidamente a mesma história do herói de nascimento humilde, mas milagroso, provas de sua força sobre-humana precoce, sua ascensão rápida ao poder e a notoriedade, sua luta triunfante contra as forças do mal, sua falibilidade ante à tentação do orgulho (*hybris*) e seu declínio, por motivo de traição ou por um ato de sacrifício "heroico", onde sempre morre.

Explicarei adiante, com mais detalhes, porque acredito no significado psicológico desse esquema, tanto para o indivíduo, no seu esforço em encontrar e afirmar sua personalidade, quanto para a sociedade no seu todo, na sua necessidade semelhante de estabelecer uma identidade coletiva. Mas, uma outra característica relevante no mito do herói vem fornecer-nos uma chave para a sua compreensão. Em várias destas histórias a fraqueza inicial do herói é contrabalanceada pelo aparecimento de poderosas figuras "tutelares" – os guardiães – que lhe permitem realizar as tarefas sobre-humanas que lhe seriam impossíveis de executar sozinho. Entre os heróis gregos, Teseu tinha como protetor Poseidon, deus do mar; Perseu tinha Ateneia; Aquiles tinha como tutor Quiton, o sábio centauro.

Essas personagens divinas são, na verdade representação simbólica da psique total, entidade maior e mais ampla que supre o ego da força que lhe falta. Sua função específica lembra que é atribuição essencial do mito heroico desenvolver no indivíduo a **consciência do ego** – o conhecimento de suas próprias forças e fraquezas – de maneira a deixá-lo preparado para as difíceis tarefas que a vida lhe há de impor. Uma vez passado o teste inicial e entrando o indivíduo na fase de maturidade de sua vida, o mito do herói perde a relevância. A morte simbólica do herói assinala, por assim dizer, a conquista daquela maturidade.

---

[15] Trechos retirados de JUNG, Carl Gustav. *O homem e seus símbolos*. 2. ed. Rio de Janeiro: Nova Fronteira, 2008.

TEXTO COMPLEMENTAR 2

Psicologia de Massas do Fascismo[16]

"Ora, a tarefa do movimento verdadeiramente revolucionário e democrático consiste exatamente em orientar (e não em 'dirigir' a partir de cima!) as massas humanas, tornadas apáticas, acríticas, biopáticas e submissas, por milênios de repressão, para que elas aprendam a pressentir qualquer forma de opressão e a livrar-se dela a tempo, de modo definitivo e irreversível. É mais fácil evitar uma neurose que curá-la. É mais fácil manter a saúde de um organismo do que curá-lo da doença. Do mesmo modo, é mais fácil manter um organismo social livre de instituições ditatoriais, do que eliminar essas instituições depois de implantadas. É a tarefa de uma orientação verdadeiramente democrática deixar que as massas, por assim dizer, superem a si próprias; mas as massas só serão capazes de superar a si próprias se desenvolverem espontaneamente entidades sociais que não pretendam competir com os diplomatas em matéria de álgebra política, mas sim refletir e servir de porta-vozes das massas em tudo aquilo que elas próprias não são capazes de refletir e exprimir, devido à miséria, à ignorância, à submissão e à peste do irracionalismo. Em suma, atribuímos às massas humanas toda a responsabilidade por todos os processos sociais. Exigimos a sua responsabilização e combatemos a sua irresponsabilidade. Atribuímos a elas as culpas, mas não as culpamos, como se culpa um criminoso.

Uma ordem social verdadeiramente nova não exige apenas a abolição de instituições sociais de caráter autoritário e ditatorial, nem a criação de novas instituições, pois essas novas instituições estão condenadas a degenerar em formas ditatoriais e autoritárias se não se abolir ao mesmo tempo, pela educação e pela higiene mental coletiva, a implantação do absolutismo autoritário implantado no próprio caráter das massas humanas... É dever do Estado não só encorajar o anseio por liberdade nas massas trabalhadoras; ele precisa também fazer todos os esforços para torná-las capazes de liberdade. Se não o fizer, se reprimir o anseio intenso por liberdade, ou até desvirtuá-lo, e colocar-se como obstáculo à tendência para a autogestão, então estará mostrando claramente que é um Estado fascista. Torna-se assim responsável por todos os estragos e por todos os perigos que provocar, em consequência de não ter cumprido o seu dever."

---

[16] Trechos da obra REICH, Wilhem. *Psicologia de Massas do Fascismo*. São Paulo: Martins Fontes, 1972 [1933]. Cap. 9.

TEXTO COMPLEMENTAR 3

Estudos Atuais em Daseinsanálise[17]

Estudos atuais vêm se desenvolvendo em daseinsanálise e, aqui no Brasil, pelo menos dois grupos vêm estudando essa perspectiva na clínica psicológica: a Associação Brasileira de Daseinsanalyse, em São Paulo, e o Instituto de Psicologia Fenomenológico-Existencial, no Rio de Janeiro. Esses estudos engendram-se em uma saída epistêmica e ontológica, indo até seus fundamentos: a fenomenologia-hermenêutica de Heidegger.

Para prosseguirmos na discussão de uma clínica daseinsanalítica, é necessário que se esclareçam os elementos preliminares, que muito contribuíram para a originalidade da obra heideggeriana e suas repercussões na clínica. Podemos encontrar na proposta fenomenológica, inaugurada por Husserl e levada adiante por Heidegger, o eu não mais dicotomizado do mundo, mas pensado antes como um fluxo de vivências intencionais fundadas na imanência de uma consciência já sempre projetada para além de si (Husserl) ou como um campo existencial de sentido e significados compartilhados assentado na temporalidade do ser-aí (Heidegger). Vejamos melhor o que isso importa para a possibilidade mesma da daseinsanálise.

Sem dúvida, a clínica daseinsanalítica tomará a analítica do Dasein, tal como elaborada por Heidegger, para então proceder a uma daseinsanálise que consista no exercício ôntico da analítica. Ao se tomar o eu como abertura, ausência dinâmica em jogo com o mundo, e ao se assumir a fenomenologia hermenêutica como atitude interpretativa frente ao fenômeno, passa-se a estabelecer uma outra articulação para a psicologia a partir da fenomenologia e da hermenêutica. Inaugura-se, então, uma outra atuação clínica, ou seja, um novo comportamento clínico que, inspirado em Heidegger, recebe a denominação de daseinsanálise.

ATIVIDADES

1. Façam uma linha do tempo para um dos modelos teóricos fundadores da Psicologia e busquem preenchê-lo com os autores mais significativos. Para isso, será necessário, além dos subsídios deste capítulo, uma pesquisa em outras fontes de dados.
2. Discutir em grupo as justificativas que levaram Jung e Reich a romper com a Psicanálise e como isso levou à construção de novas correntes da Psicologia.
3. No Texto Complementar 2, temos um trecho de um livro de 1933 de Wilhelm Reich, psicanalista alemão que escreveu sobre a Psicologia de Massas do Fascismo. Na época, crescia fortemente o nazismo na Alemanha de Hitler e o fascismo na Itália de Mussolini. Discuta as semelhanças e diferenças com os tempos atuais.
4. Consulte num sistema de busca na internet (como o Google) os significados dos termos filosóficos do texto complementar 3 e procure definir o que a autora chama de clínica daseinsanalítica.

---

[17] Trecho retirado do artigo "A clínica Daseinsanalítica: considerações preliminares", de Ana Maria Lopez Calvo de Feijoo, publicado na *Revista Abordagem Gestáltica*, v. 17, n. 1, Goiânia, junho de 2011. Disponível em: http://pepsic.bvsalud.org/scielo.php?script=sci_arttext&pid=S1809-68672011000100006. Acesso em: jun. 2022.

PARA SABER MAIS

Bibliografia

BÁSICA

Este capítulo tem um desafio peculiar quanto à bibliografia, bastante ampla. Neste sentido, optamos por indicar aqueles cujos autores foram citados no capítulo.

O homem e seus símbolos (2008), de Jung, livro do qual faz parte o texto complementar, tem belíssimas ilustrações.

Jung: vida e obra (2007), de Nise da Silveira, que foi aluna de Jung, nos traz a teoria da Psicologia Analítica em linguagem acessível.

A função do orgasmo (2004), de W. Reich, ou seus livros sobre a juventude, como *A revolução sexual* (1991), ou, ainda *Escuta, Zé Ninguém!* (2007) de circulação irrestrita, revelam sua concepção crítica do mundo. E para conhecer mais a obra desse autor tem, dele mesmo, *Paixão e juventude: uma autobiografia* (1996).

O teatro da espontaneidade (2012), de Jacob Levy Moreno, é um livro para conhecer mais sobre a obra do autor. E há outro livro para aprofundar o estudo, o de Wilson Castello de Almeida, *Moreno: encontro existencial com as psicoterapias* (1991).

AVANÇADA

Tipos Psicológicos (2011), de Carl Jung, é um instrumento crítico para o pesquisador em psicologia.

Psicologia de massas do Fascismo (1988), de Reich, é um livro que demonstra o uso da sua teoria aplicada à análise de fenômenos sociais.

Psicodrama (2007), de Moreno, fundador do Psicodrama, apresenta sua teoria e técnica.

Sobre a Psicologia Evolucionista veja o *Dossiê da Psicologia Evolucionista* (2010), de Maria Emília Yamamoto e Maria Lúcia Moura, disponível na internet no portal do SciELO (http://www.scielo.org/php/index.php).

Outros recursos

- É possível consultar o site das diferentes associações que congregam os psicólogos filiados a determinada abordagem para ter mais informações. Um exemplo é o site da Associação Brasileira de *Daseinsanalyse*: www.daseinsanalyse.org.

CAPÍTULO 7

A psico
como p

A Psicologia é ciência e profissão. Como profissão, está regulamentada, no Brasil, desde 1962 e, atualmente (2018), existem cerca 300 mil profissionais registrados nos conselhos regionais da profissão já atuando ou com condições de atuar no mercado de trabalho.

Saber com clareza o que é ser psicólogo e sua prática é fundamental para os jovens que pretendem ingressar nessa profissão. Assim como é relevante superar os preconceitos e equívocos a respeito dela.

Para isso, abordamos até aqui a ciência psicológica que busca a compreensão do ser humano a partir da constituição de sua subjetividade – sonhos, desejos, emoções, pensamentos, comportamentos. Neste capítulo, ao abordar a Psicologia como profissão, vamos verificar as inúmeras possibilidades de aplicação do conhecimento produzido por ela.

QUE PROFISSÃO É ESSA?

A Psicologia, no Brasil, é uma profissão reconhecida pela Lei n. 4.119, de 1962. São psicólogos, habilitados ao exercício profissional, aqueles que completam o curso de graduação em Psicologia e se registram no órgão profissional competente.

O exercício da profissão, na forma como se apresenta na lei, está relacionado ao uso (que é privativo gia

fissão

dos psicólogos) de métodos e técnicas da Psicologia para fins de diagnóstico psicológico, orientação e seleção profissional, orientação psicopedagógica e solução de problemas de ajustamento.

Mas essas são "formalidades da profissão" que você não precisa saber em profundidade. Aqui, nosso enfoque pode ser outro. Podemos refletir a partir de questões formuladas por jovens que estão escolhendo seu futuro profissional ou por estudantes que fazem a disciplina em cursos do Ensino Médio ou Superior, ou ainda pelos próprios alunos dos cursos de Psicologia. Então, vamos às questões:

- O que os psicólogos sabem sobre as pessoas?
- Qual a finalidade do trabalho do psicólogo?
- O psicólogo adivinha o que os outros pensam?
- Quando fazemos um curso de Psicologia, passamos a nos conhecer melhor?
- Que diferença há entre a ajuda prestada por um psicólogo e um bom amigo?
- O que diferencia o trabalho do psiquiatra do trabalho do psicólogo?
- Quais as áreas e os locais em que o psicólogo atua?

Claro que não pretendemos esgotar todas as dúvidas sobre Psicologia existentes entre os estudantes. Mas acreditamos serem essas as mais frequentes. Esperamos que as suas estejam dentre elas, pois gostaríamos muito de ajudá-lo a esclarecê-las. Então, vamos ao desafio das respostas.

Antes, porém, gostaríamos de alertá-lo de que as nossas respostas expressam posições pessoais dos autores. Por isso, sempre que você encontrar um psicólogo, não se acanhe e volte a levantar suas dúvidas.

O PSICÓLOGO NÃO ADIVINHA NADA

Os psicólogos procuram com o seu trabalho conhecer e dar visibilidade ao que chamamos aqui de subjetividade. São sentimentos, emoções, ações, sentidos, significados, comportamentos, desejos e pensamentos que os sujeitos vão construindo no decorrer da vida e que permitem pensar, sentir e agir em relação às outras pessoas e situações vividas. Podemos pensar essa dimensão como um espaço dos registros individuais ou coletivos, conscientes ou não, que vamos fazendo a partir de nossas vivências. Pare aí um pouquinho e pense sobre sua vida. Você se relaciona com muitas pessoas, faz muitas coisas no seu dia a dia, conhece lugares, entra em contato com informações e com objetos de nossa cultura, de maneira ativa, e tudo isso (ou quase tudo) vai sendo acompanhado de registros, como imagem, sensação, símbolo e emoção. É esse conjunto de experiências que constituem uma biografia.

Esse conjunto de registros emocionados é constitutivo do que vocês conhecem como seu "eu", sua identidade. Ou seja, somos o que vivemos, somos o que conhecemos e o que sentimos dessas vivências. Nossa subjetividade é constituída por tudo isso e está em nós e também a encontramos fora de nós... no mundo onde vivemos com um conjunto de outras pessoas. Está em nós como registros (imagens, lembranças, ideias, valores, sentimentos) que recebem uma carga afetiva e são, portanto, prazerosos ou não, ou seja, fontes de prazer ou de sofrimento. E está fora de nós como um mundo de "outros", de objetos e significados que nos são familiares, nos dão sentido e que são parte de nós mesmos, permitindo que nos reconheçamos como sujeitos. Somos construtores de nós mesmos e fazemos essa construção a partir da relação com os outros e do contato ativo que temos com o mundo social e cultural.

Esses registros vão se organizando em nós e podemos chamar esse processo de formação da subjetividade. Segundo a Psicologia Sócio-histórica, ela é constituída na atividade sobre o mundo e nas relações, ela tem natureza social, mas é singular e pessoal, permitindo a existência de um EU e o sentimento de privacidade e individualidade.

> Esse conjunto de registros emocionados é constitutivo do que você conhece como seu "eu". Ou seja, somos o que vivemos, somos o que conhecemos e o que sentimos dessas vivências.

A Psicologia possui recursos teórico-técnicos para compreender e dar visibilidade e inteligibilidade a esse mundo subjetivo e pode fazer isso em relação a um sujeito ou a um coletivo de sujeitos. É isso mesmo. O psicólogo trabalha na compreensão dos registros ou das expressões e relações de um sujeito, ou trabalha na compreensão de um coletivo de sujeitos – os registros coletivos que fazem, por exemplo, como as regras adotadas em uma instituição ou, ainda, os valores e as regras morais adotados por um conjunto social sobre suas relações internas e a possibilidade ou não do uso da violência.

Então, o psicólogo é um profissional que trabalha a partir dos conhecimentos da Psicologia, dando visibilidade e inteligibilidade aos aspectos subjetivos ou psicológicos, auxiliando em um processo de mudanças ou transformação, quando aspectos da constituição do sujeito tornam-se fonte de sofrimento ou quando há necessidade/interesse em sua mudança. Poderíamos, de forma simplificada, mas com certeza didática, afirmar que os psicólogos trabalham para auxiliar no processo de ressignificar as experiências vividas, potencializando as pessoas como agentes ativos e de transformação de si mesmos e do mundo. Mas isso já diz respeito à finalidade do trabalho do psicólogo, que é nossa segunda questão.

O trabalho do psicólogo

A finalidade do trabalho de um psicólogo é contribuir para o processo de conhecimento de aspectos subjetivos ou psicológicos de sujeitos, grupos ou instituições, no sentido de potencializá-los na direção de maior autonomia e autoria de suas histórias e processos de mudanças, e promover o bem-estar na relação consigo e com o mundo.

Esse tipo de interferência pode ser feito na relação com um sujeito que, por exemplo, sofre com alguma vivência ou experiência ou, ainda, em um conjunto de pessoas cujo padrão de relações, ou por qualquer outro processo desse grupo ou coletividade, as impedem de conseguir o que planejaram. Podemos, então, avançar para a ideia de que os psicólogos agem com a finalidade de contribuir para que a atuação das pessoas seja mais potente, no sentido de ser mais adequada para conseguir maior satisfação para si e para o conjunto social onde estão inseridas. Pode-se resumir essa finalidade no termo: promoção de saúde.

Segundo a Organização Mundial da Saúde (OMS), **saúde** é o "estado de bem-estar físico, mental e social". Saúde se refere, portanto, a um conjunto de condições, criadas coletivamente, que permitem a continuidade da própria sociedade. Estamos falando, portanto, das condições de alimentação, de educação, de lazer, de trabalho, de participação social etc., que permitem a um conjunto social produzir e reproduzir-se de modo saudável.

São os sujeitos que compõem a sociedade, que produzem as suas próprias condições de vida, e as condições pessoais que apresentam para isso são do campo das preocupações dos psicólogos. Um sujeito fragilizado pelo medo, por uma experiência de abandono ou de humilhação, ou mesmo adoecido, torna-se um parceiro social com dificuldades de construir as condições dignas de vida para si e para todos; apresenta dificuldades de ser mais autônomo e apropriar-se da autoria de sua vida. Assim, um conjunto de pessoas, em uma instituição, por exemplo, pode também passar por dificuldades para realizar seus projetos comuns porque se encontra fragilizado por relações tensas, por regras que não respondem aos interesses, por falta de engajamento e pertencimento ao coletivo ou por enfrentarem preconceitos e situações de desigualdade entre elas. Os psicólogos estão atentos a essas situações e trabalham no sentido da superação das dificuldades que impedem o desenvolvimento, ou seja, para promover saúde.

Os psicólogos não interferem somente onde ocorre sofrimento. Eles atuam em situações de planejamento ou de construção de políticas públicas, dando visibilidade à dimensão psicológica que acompanha esses projetos. Nesse sentido, humanizam políticas e planos, pois contribuem para que os sujeitos sejam referência fundamental dos projetos.

Com essa finalidade clara e com os recursos técnicos e teóricos da Psicologia, os psicólogos trabalham em diversas e diferentes situações e locais, com pessoas de todas as idades, gênero e necessidades. As condições que se apresentam como realidade de vida dos sujeitos e os recursos que se tem para a mudança são importantes para a prática profissional dos psicólogos e para o alcance do objetivo de promover saúde.

A saúde dos indivíduos e do coletivo está diretamente ligada às condições materiais de vida, pois a miséria material – caracterizada por fome, condições precárias de habitação, desemprego, analfabetismo, altas taxas de mortalidade infantil entre outros aspectos – torna-se, nessa visão, a condição que prejudica o bem-estar e desenvolvimento do indivíduo. Condições objetivas de vida produtoras de sofrimento ou poucos recursos repercutem em todas as esferas da vida.

Saúde é um conjunto de condições, criadas coletivamente, que permitem a continuidade da própria sociedade.

Os psicólogos trabalham então para promover saúde, isto é, trabalham para que as pessoas desenvolvam uma compreensão cada vez maior e melhor da inserção de cada um nas relações sociais e de sua contribuição histórica e social como ser humano. Busca-se o processo de conhecimento, promovendo ressignificações que carreguem uma compreensão mais rica em termos de número e de relações entre aspectos da realidade que permitam interferir nela em direção à construção de um mundo melhor.

A finalidade do trabalho do psicólogo é importante e nos permite defender que esses profissionais não atuam visando somente a um indivíduo, pois mesmo atendendo as pessoas no espaço de consultório, esse trabalho tem relação com a vida coletiva da sociedade na qual o trabalho do psicólogo se insere e esta relação com o mundo social deve ser priorizada e enfatizada pelos profissionais.

Transformação das pessoas e do mundo

Psicólogo não tem bola de cristal nem é o bruxo da sociedade contemporânea. Ele dispõe de um conjunto de conhecimentos e de técnicas que lhe possibilitam escutar, compreender o que o outro diz e faz, suas expressões e seus gestos, integrando tudo isso em um quadro de análise – a partir de sua referência teórica – buscando dar visibilidade e inteligibilidade à subjetividade. Os instrumentos teóricos e técnicos dos psicólogos permitem compreender o que está muitas vezes implícito, não aparente, e, nesse sentido, a pessoa ou o grupo tem um papel fundamental, pois todos os dados com os quais o psicólogo trabalha são fornecidos por eles. Para poder trabalhar, o profissional precisa que as pessoas falem de si, contem suas histórias, falem de seus projetos, expressem seus sentimentos, exponham suas ideias, atuem e interatuem para serem ouvidas e conhecidas. Essas são as fontes de dados com os quais os psicólogos trabalham.

O psicólogo não tem bola de cristal nem é o bruxo da sociedade contemporânea.

Poderíamos dizer, para sermos didáticos, que as pessoas sabem muito de si mesmas; no entanto, o psicólogo possui instrumentos adequados para auxiliar os indivíduos, grupos e instituições a compreenderem aspectos que não estavam visíveis ou inteligíveis, relacionarem o que pensam com o que sentem e com questões sociais e culturais, permitindo a transformação de si e de sua ação sobre o mundo, de modo a tornar esta inserção mais produtiva e saudável.

A PSICOLOGIA AJUDA AS PESSOAS A SE CONHECER MELHOR

A Psicologia, como ciência humana, permitiu-nos ter um conhecimento abrangente sobre os seres humanos. Sabemos mais sobre suas emoções, seus sentimentos e seus comportamentos; sabemos sobre seu desenvolvimento e suas formas de aprender; conhecemos suas inquietações, vivências, angústias, alegrias. Apesar do grande desenvolvimento alcançado pela Psicologia, ainda há muito o que pesquisar sobre o psiquismo humano e tentar conhecê-lo melhor é sempre uma forma de tentar se conhecer melhor. Aproveitamos para fazer aqui alguns esclarecimentos sobre isso.

Os conhecimentos científicos construídos pelo ser humano estão todos voltados para ele. Mesmo aqueles que lhe parecem mais distantes foram construídos para permitir ao homem uma compreensão maior sobre o mundo que o cerca, e isso significa saber mais sobre si mesmo. O que estamos querendo dividir com você é a ideia de que o aprendizado dos conhecimentos científicos visa e possibilita sempre um melhor conhecimento sobre a vida humana. A Biologia, por exemplo, permite-nos um tipo de conhecimento sobre o ser humano: seu corpo, sua constituição e sua origem. A História possibilita-nos compreender o ser humano como parte da humanidade, isto é, o humano que, no decorrer do tempo, foi construindo formas de vida e, portanto, formas de ser. A Economia abrange outro conhecimento sobre os seres humanos, na medida em que nos ajuda a compreender as formas de construção da sobrevivência. Não há dúvida de que todos os conhecimentos permitem um saber sobre o mundo e, portanto, aumentam o conhecimento sobre si mesmo.

A Psicologia pode, no entanto, ser reconhecida como uma profissão e um saber que se constituíram com a finalidade específica de responder questões vividas pelos sujeitos, grupos ou instituições responsáveis por situações de sofrimento ou incômodo ou por situações de conflito cuja superação leva ao seu aprimoramento como pessoa, como grupo ou como instituição. A ideia é de saber-se sujeito e poder ter disposição e condições de "autogoverno".

O aprendizado dos conhecimentos científicos possibilita sempre um melhor conhecimento sobre a vida humana.

O PSICÓLOGO É DIFERENTE DE UM BOM AMIGO

O apoio de qualquer pessoa pode, sem dúvida alguma, ter uma função de ajuda para a superação de dificuldades – assim como fazer ginástica, ouvir música, dançar, tomar uma cervejinha no bar com os amigos.

Se tomarmos a intenção da busca do bem-estar, podemos dizer que psicólogos e amigos são "parecidos". Podemos dizer que os humanos construíram ao longo de sua história formas de ajudar uns aos outros na busca de uma vida melhor e mais feliz. Amigos são, sem dúvida, uma "invenção" muito boa (já dizia o poema: "Amigo é coisa pra se guardar do lado esquerdo do peito..."). Não devemos, contudo, confundir essas tentativas com a atuação especializada do psicólogo.

O psicólogo utiliza em seu trabalho o conhecimento científico na intervenção técnica. A Psicologia dispõe de técnicas e de instrumentos apropriados e cientificamente elaborados, que lhe possibilitam diagnosticar os problemas, e possui também um modelo de interpretação e de intervenção.

A intervenção do psicólogo é intencional, planejada e feita com a utilização de conhecimentos específicos do campo da ciência. Portanto, difere do amigo, que não planeja sua intervenção, não usa conhecimentos específicos nem pretende diagnosticar ou intervir em algum aspecto percebido como crucial.

Mesmo quando os psicólogos não atuam para reduzir o sofrimento e sim para promover saúde, eles o fazem a partir de um planejamento e da perspectiva da ciência.

O psicólogo é um profissional que desenvolve um trabalho relativo ao processo psicológico de sujeitos ou grupos, fortalecendo-os para enfrentar o cotidiano e seus problemas ou dificuldades. Faz isso a partir de conhecimentos acumulados pelas pesquisas científicas na área da Psicologia e, usa, também, subsídios de áreas afins como a Antropologia, a Medicina, a Pedagogia.

A Psicologia, em seu desenvolvimento histórico como ciência, criou teorias para compreender a realidade psicológica, e métodos e técnicas próprias de investigação e de intervenção na realidade. A Psicologia possui instrumentos próprios para obter dados sobre essa dimensão, seja no âmbito individual ou no coletivo, como os testes

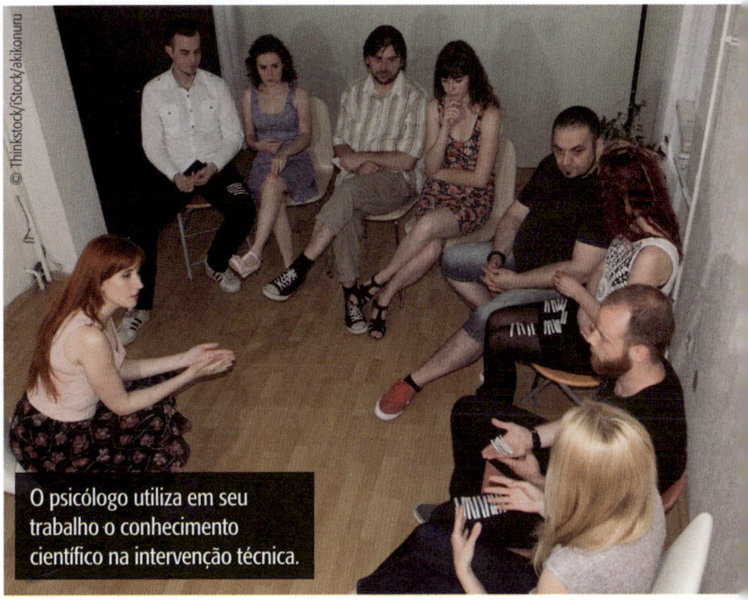
© Thinkstock/iStock/akikonuru

O psicólogo utiliza em seu trabalho o conhecimento científico na intervenção técnica.

psicológicos (de personalidade, de atenção, de inteligência, de interesses etc.), as técnicas de entrevista (individual ou grupal), as técnicas aprimoradas de observação e de registro de dados do comportamento, das relações ou do discurso de cada sujeito.

Os dados coletados por esses meios devem ser compreendidos a partir de modelos teóricos sobre a subjetividade, isto é, cada teoria em Psicologia tem ou se constitui em um modelo de análise dos dados coletados. Com base nesse procedimento, o psicólogo planejará sua intervenção, que pode ser uma psicoterapia (as diversas teorias propõem metodologias e procedimentos específicos em psicoterapia), um treinamento, um trabalho em orientação de grupo ou individual especificando algum aspecto de interesse (por exemplo, orientação profissional, orientação de gestantes, aconselhamento); enfim, as possibilidades de intervenção são também bastante diversificadas e procuram responder àquilo que se configurou como demanda ou necessidade.

A meta é sempre o bem-estar individual e do coletivo em que os sujeitos se inserem. Este bem-estar pode significar atender ao sofrimento instalado, mas pode também significar a exigência do respeito aos direitos, à oferta de condições dignas de vida, a relações afetivas saudáveis, o acesso à cultura promotora de desenvolvimento e saúde. Enfim, o psicólogo foca a subjetividade, considerando o(s) sujeito(s) na sua inserção social. A proposta é que o indivíduo não seja olhado de maneira isolada ou enclausurada em um mundo tomado como interno. As leituras são diversas e diferentes, mas têm o mesmo objetivo. As diferenças são teóricas (conceituais) e técnicas (estratégias de intervenção). Assim, pode-se falar em uma profissão, porque há uma identidade entre os diversos fazeres e saberes.

A intervenção do psicólogo é intencional, planejada e feita com a utilização de conhecimentos específicos do campo da ciência.

PSICÓLOGOS E PSIQUIATRAS

A Psicologia e a Psiquiatria são áreas do saber fundadas em campos de preocupações diferentes. Desde Wundt, a Psicologia tem seu objeto de estudo marcado pela busca da compreensão do funcionamento da consciência, enquanto a Psiquiatria tem trabalhado para construir e catalogar um saber sobre a loucura, sobre a doença mental. Os conhecimentos alcançados pela Psicologia permitiram realçar a existência de uma "normalidade", bem como compreender os processos e o funcionamento psicológicos, não assumindo compromisso com o patológico. A Psiquiatria, por sua vez, desenvolveu uma sistematização do conhecimento e, mais precisamente, dos aspectos e do funcionamento psicológicos que se desviavam de uma normalidade, sendo entendidos e significados socialmente como patológicos, como doenças. De certa forma, poderíamos dizer, correndo o risco de certo exagero ou reducionismo, que enquanto a Psiquiatria se constitui como um saber da doença mental ou psicológica, a Psicologia tornou-se um saber sobre o funcionamento mental ou psicológico.

Sigmund Freud foi o responsável pela aproximação entre essas duas áreas, por ter dado continuidade ao funcionamento normal e patológico. Freud postulou que o patológico não era mais do que uma exacerbação do funcionamento normal, ou seja, uma exacerbação entre o que era normal e doentio no mundo psíquico, ocorrendo apenas uma diferença de grau. Com isso, as duas áreas estavam articuladas e as respectivas práticas se assemelharam e se aproximaram muito, a ponto de estarmos aqui ocupando este espaço para esclarecer essas diferenças.

Mas se Freud aproximou esses saberes em suas preocupações, a década de 1950, no século XX, traria o desenvolvimento da Psicofarmacologia, o qual foi responsável por uma retomada das bases biológicas e orgânicas da Psiquiatria, tributária dos métodos e das técnicas da Medicina. Assim, ocorreu um novo distanciamento entre a Psicologia e a Psiquiatria, sobretudo em relação aos métodos e às técnicas de intervenção utilizados por essas duas especialidades profissionais.

A Psicologia e a Psiquiatria são áreas do saber fundadas em campos de preocupações diferentes.

A intervenção do psicólogo, na psicoterapia, visa reduzir o sofrimento, auxiliar a superar conflitos, ampliar o autoconhecimento. A Psicologia deu continuidade à expansão de seus conhecimentos por outros campos, sempre marcada pela busca da compreensão dos processos de funcionamento do mundo psicológico, dedicando-se a processos, como o da aprendizagem, dos condicionamentos, da relação entre os comportamentos e as relações sociais ou entre os comportamentos e o meio ambiente, do mundo afetivo, das diversas possibilidades humanas. Enfim, a Psicologia centrou-se nos variados aspectos que foram sendo apontados como constitutivos do mundo subjetivo, do mundo psicológico dos seres humanos.

As fronteiras entre a Psicologia e a Psiquiatria, excetuando-se as práticas profissionais farmacológicas, tendem a diminuir no campo profissional no que diz respeito às intervenções nos processos patológicos da subjetividade humana. Os afazeres desses profissionais realmente se aproximam muito. Os psiquiatras têm buscado muitos conhecimentos e técnicas na Psicologia; e os psicólogos têm se dedicado mais à compreensão das patologias para qualificar seus afazeres profissionais.

Quando se toma especificamente a patologia, a loucura, a doença mental ou os distúrbios psicológicos como temas ou objetos de trabalho, os pontos de contato dessas áreas são muitos e o desenvolvimento de um trabalho interdisciplinar tem sido a meta de ambos os profissionais.

E se sairmos desse campo do sofrimento intenso e permanente que caracteriza os quadros graves de adoecimento, os psicólogos aparecerão acompanhados de outros profissionais, como assistentes sociais, pedagogos, fonoaudiólogos, administradores, sociólogos, antropólogos, advogados e outros. Nesse campo, as possibilidades teóricas e técnicas da Psicologia são outras: intervenções nas relações sociais e nas relações institucionais; desenvolvimento de trabalhos em Educação e de programas de intervenção no trânsito, nos esportes, nas questões jurídicas, em projetos de urbanização, nas artes etc.

AS ÁREAS DE ATUAÇÃO DO PSICÓLOGO

Colocadas as informações básicas sobre o trabalho do psicólogo, podemos agora falar das áreas e dos locais em que ele trabalha.

Talvez a prática do psicólogo mais conhecida por parte da sociedade em geral seja a **psicoterapia**, realizada em consultórios particulares, clínicas, hospitais gerais e especializados, ambulatórios, unidades de saúde ou ainda em instituições que não são de saúde, mas necessitam dessa prática. A intervenção do psicólogo, na psicoterapia, visa a reduzir o sofrimento, ampliar o autoconhecimento. Em geral, se inicia com um psicodiagnóstico que ajuda em um bom encaminhamento e a planejar a intervenção. Cabe esclarecer essa identificação – psicoterapeuta ou terapeuta – é usada, também, por profissionais que não estão habilitados como psicólogo; por exemplo, aqueles que se identificam como terapeutas corporais.

A intervenção do psicólogo, na psicoterapia, visa reduzir o sofrimento ou ampliar o autoconhecimento.

A Psicologia Clínica engloba a psicoterapia como uma de suas mais importantes intervenções, mas não se reduz a ela. O psicodiagnóstico que precede o atendimento psicoterápico está incluído na Psicologia Clínica, assim como aconselhamentos, orientações clínicas, psicoterapias breves, apoio a processos de perda e luto, casos de anorexia, de vítimas de abuso sexual ou outras modalidades de violência (violência policial, por exemplo), trabalho clínico com famílias ou grupos etc.

Quando os psicólogos estão atuando em instituições, podem desenvolver uma prática clínica, ou utilizar a leitura clínica da mesma, e podem atuar em promoção de saúde acompanhando os processos que lá se desenvolvem. Vamos ver melhor isso.

Nas escolas ou nas instituições educacionais (creches, abrigos, programas de execução de medidas socioeducativas etc.), o processo educacional que ali se desenvolve vai se colocar como a realidade principal para os profissionais. O trabalho do psicólogo se dará em função desse processo, do projeto técnico da instituição e para ele será direcionado. A escolha de técnicas será feita em função dos limites e das exigências que o processo educacional colocar. Será psicólogo porque estará atento aos aspectos subjetivos do processo, isto é, no decorrer do processo de educação os sujeitos (professores, alunos, funcionários e técnicos da Educação, pais e outros agentes) estarão envolvidos em um conjunto de situações com objetivo comum e o padrão de convivência produz acontecimentos que se caracterizam como desafios, obstáculos ou facilitações que, se compreendidos em sua produção, auxiliarão esse coletivo no processo em direção a sua finalidade. Esse conjunto desenvolve sentimentos e ideias sobre todos os aspectos da experiência. Gostam ou não de uma disciplina; têm ou não boas relações entre colegas e com os professores; gostam ou não da escola ou da instituição; a escolarização tem um sentido para cada um deles (alguns acreditam que melhorarão de vida com a escola, outros gostam de estudar, ler e aprender coisas, outros nem sabem por que estão ali); sentem-se valorizados ou não; enfim, no decorrer do processo todos os sujeitos envolvidos nele vão adquirindo experiências e vão produzindo significados coletivos para a experiência, que são importantes determinantes do processo.

Muitas vezes, uma experiência educacional tem bons resultados porque envolve a todos de forma positiva, potencializadora. Outras, ao contrário, são despontecializadoras, humilhantes, carregadas e produtoras de sofrimento psíquico... Os psicólogos estão lá, atentos a essa determinação do processo educacional. E não só acompanham o que vai se passando, mas ajudam a formular projetos educacionais que sejam produtivos. As chamadas dificuldades de aprendizagem passam a ser acompanhadas pelos psicólogos como dificuldades geradas no processo de ensino-aprendizagem e todos os agentes estarão envolvidos na busca coletiva de soluções. É importante considerar que nas instituições, os níveis de intervenção do psicólogo podem ser individuais (para encaminhamentos especializados quando necessitam), grupal (formação ou orientação de determinado setor da instituição) ou coletivo (na elaboração, monitoramento, avaliação do projeto técnico, por exemplo). Esse é o psicólogo que denominamos **psicólogo educacional**.

Em empresas, indústrias e organizações em geral podemos encontrar outro psicólogo: o **psicólogo do trabalho** ou **psicólogo das organizações**. São diversificadas as práticas, dependendo do que se enfatiza ou delimita, mas são profissionais atentos e que podem interferir no processo de produção do trabalho. Pode-se estar mais atento à saúde das pessoas que trabalham ou às relações entre elas para a produção das tarefas; pode-se estar atento às formas como a instituição organiza sua força de trabalho e faz a gerência das pessoas envolvidas. Pode-se trabalhar para a seleção dos trabalhadores, para seu aprimoramento, sua realocação, enfim, todas as tarefas decorrentes da preocupação com a dimensão subjetiva do processo de trabalho. As técnicas utilizadas por esse profissional são diferentes das do psicólogo educacional, mas ambos estarão atentos a essa dimensão da realidade – sentimentos, ideias, desejos, sentidos e significados que vão se constituindo e determinando o processo que acontece na instituição com aquele conjunto de pessoas.

Há psicólogos atuando em instituições prisionais. Ali eles procuram colaborar com a socialização dos presos ou ainda acompanhar famílias para que possam adquirir condições de receber e acolher um de seus membros que ficou fora (aprisionado) por muito tempo.

Uma prática interessante que os psicólogos realizam em vários locais é a mediação de conflitos.

Outros atuam nas Varas de Família e da Infância e Juventude lidando com os conflitos e nas disputas judiciais, por exemplo, pela guarda de filhos entre casais que se separaram. Muitos psicólogos trabalham nos Centro de Referência de Assistência Social (Cras), onde compõem equipe técnica com os assistentes sociais.

Há os que estão no âmbito da formulação ou do controle das políticas públicas. São profissionais que são profundamente conhecedores do trabalho e do funcionamento de determinada instituição e/ou política e são convocados ao nível da gestão.

Cabe destacar que a atuação dos psicólogos nas políticas públicas em geral vem se tornando reconhecida e qualificada. Os cursos de Psicologia têm apresentado a preocupação em introduzir esta especificidade na formação de seus alunos. Muitos atuam junto ao Sistema Único de Saúde (SUS); muitos junto ao Sistema Único de Assistência Social (SUAS) ou no Sistema de Justiça, e muitos estão presentes nas mais variadas políticas públicas. Também há psicólogos atuando junto aos povos indígenas, tendo a atenção redobrada quanto às condições de saúde, educação e garantia de assistência aos direitos.

Psicólogos ambientais são aqueles que atuam na relação dos sujeitos com os ambientes onde vivem, seja uma cidade ou uma instituição. Podemos englobar aqui os psicólogos do trânsito e da mobilidade humana, aqueles que trabalham com arquitetos no planejamento dos espaços, os que trabalham na educação ambiental, enfim, todos os que estão atentos à dimensão subjetiva da relação dos seres humanos com o espaço onde vivem.

Uma prática interessante que os psicólogos realizam em vários locais é a **mediação de conflitos**. Cada vez mais os psicólogos são valorizados por esse trabalho. São intervenções feitas na busca do acordo entre partes em conflito, seja na disputa de filhos, na disputa entre vizinhos e moradores de um condomínio ou ainda na disputa de heranças ou negócios. Qualquer tipo de conflito tem merecido, hoje, uma intervenção na busca do acordo antes que se gerem processos judiciais; ou seja, evitam a judicialização de conflitos humanos que podem ser equacionados pelo entendimento entre as partes. Essas tentativas são chamadas de mediações, e ali também encontramos os psicólogos.

Há ainda os **psicólogos da comunicação**, que atuam junto a meios de comunicação, colaborando no planejamento da programação, assessorando na organização ou mesmo no conteúdo da programação. Os psicólogos, conhecedores do desenvolvimento humano, têm condições de contribuir para a adequação da programação à faixa etária da população a que se destina.

No campo da Educação, os psicólogos têm sido convocados para ajudar na educação para a mídia, pois esse projeto tornou-se importante ao se perceber a relação entre a mídia e a subjetividade como uma relação da máxima importância, pois a mídia tem presença intensa em nossas vidas na sociedade atual.

Os psicólogos são chamados ainda para atuar nas comunidades – são os **psicólogos sociais comunitários**. Trabalham para fortalecer vínculos entre as pessoas, produzindo potência coletiva. Uma das atuações interessantes conformam a área da Psicologia das Emergências e dos Desastres, em que os psicólogos atuam junto à Defesa Civil na criação de condições de defesa das comunidades que vivem em áreas de risco. Há também os psicólogos comunitários que atuam em cooperativas, em instituições assistenciais, em associações de bairro etc. Os **psicólogos sociais** estão sempre voltados aos aspectos psicológicos de um fenômeno social, coletivo. Estudam gangues, processos organizativos de um coletivo, eleições, manifestações públicas e movimentos sociais, violência, preconceito, desigualdade social, trabalho, relações de gênero, exclusão social, sempre voltados à compreensão do processo como produção de um conjunto de pessoas em que estão presentes e envolvidas diversas e diferentes subjetividades.

O psicólogo também pode se dedicar às práticas esportivas. São times ou esportistas que têm acompanhamento de um profissional atento à subjetividade

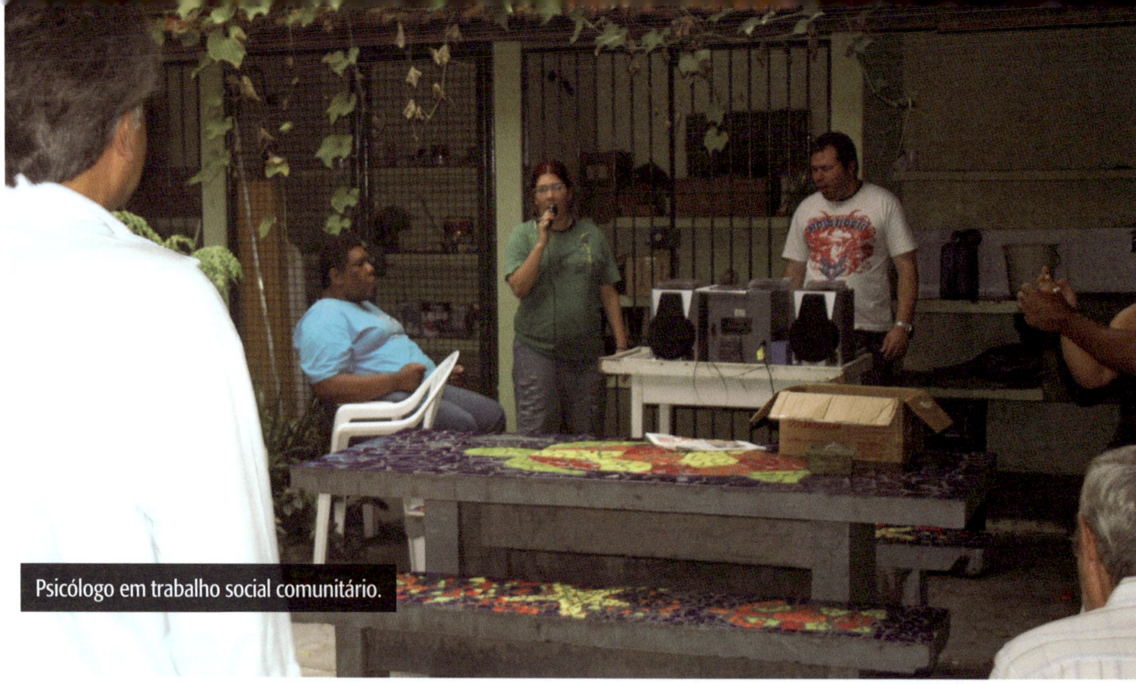

Psicólogo em trabalho social comunitário.

© Hely demutti

que se constitui e é, ao mesmo tempo, determinante de todo o trabalho de esportistas de alto nível.

Outros psicólogos trabalham e pesquisam as relações entre os sujeitos e a informática, além de buscarem formas de trabalho mais avançadas para a Psicologia, que englobem a possibilidade da inclusão da informática como ferramenta de trabalho.

Algumas instituições, como o próprio Conselho Federal de Psicologia, têm utilizado uma nova classificação para organizar o vasto campo da Psicologia. Eles falam de processos de trabalho que são realizados pelos profissionais. São eles: Processos de Acompanhamento, Processos de Avaliação, Processos de Comunicação, Processos Culturais, Processos Educativos, Processos Formativos, Processos Formativos de Psicólogos, Processos Grupais, Processos de Mobilização Social, Processos Organizativos, Processos de Orientação e Aconselhamento, Processos de Planejamento e Gestão Pública, Processos Terapêuticos, Processos Investigativos.[1] Eles pretendem dar visibilidade à diversidade de intervenções que os psicólogos são capazes de realizar.

Fica evidente a riqueza das possibilidades de intervenção da psicologia, mas o relevante é entendermos que eles podem atuar em qualquer lugar onde se queira dar atenção aos sujeitos ou grupos em sua singularidade. Sempre que o objetivo for ter visibilidade e compreensão de sentimentos, pensamentos, emoções, sentidos, desejos e significados que as pessoas envolvidas nos diversos processos e experiências do cotidiano possam ter, entendendo que esse conhecimento contribui para a efetivação dos fazeres e para a transformação das vivências, é oportuno convocar a Psicologia.

Psicólogos podem atuar em qualquer lugar onde se queira dar atenção à sempre presente dimensão subjetiva.

Duas observações são ainda necessárias: a primeira é que a Psicologia possui um conhecimento importante, como vimos, mas a subjetividade não está descolada de todos os outros aspectos que compõem a realidade. Por isso, os psicólogos precisam estudar e compreender outras áreas do conhecimento, dependendo da área e dos processos em que façam suas intervenções. Sociologia, Filosofia, Biologia, Farmacologia, Educação, Informática, Medicina, Arquitetura, Engenharia são áreas com as quais os psicólogos dialogam e estudam. Além disso, como uma segunda observação, os psicólogos não atuam de forma isolada, pois sua intervenção não dá

---

[1] Os processos de trabalho foram utilizados pela primeira vez no IV Congresso Brasileiro de Psicologia: Ciência e Profissão em 2014 e podem ser acessados, para melhor conhecimento, no site. Disponível em: http://www.cienciaeprofissao.com.br/p1800/. Acesso em: 30 dez. 2017.

conta da riqueza e da diversidade da realidade. Assim, a atuação em equipe multiprofissional caracteriza a prática dessa profissão.

A PSICOLOGIA COMO PROFISSÃO NO BRASIL

A Psicologia, como informamos no início deste capítulo, foi regulamentada no Brasil pela Lei n. 4.119, de 1962. Foi reconhecida como uma profissão necessária no país. Naquele momento histórico, a Psicologia surgia como uma possibilidade de contribuição para o projeto de modernização do país. No final da primeira metade do século XX, o Brasil passou a sonhar com o desenvolvimento e a modernização, e tudo que se apresentasse como tecnologia para caracterizar alguma intervenção seria bem-vinda. A Psicologia se apresentou com os testes psicológicos, que haviam tido amplo uso e desenvolvimento na Segunda Guerra Mundial e depois utilizados para outras situações nas quais a classificação fosse vista como adequada para o desenvolvimento e a produção de atividades específicas, seja na indústria, na escola ou nas organizações em geral.

A elite brasileira viu na Psicologia e nos seus recursos tecnológicos de seleção e orientação profissional uma fonte rica de possibilidades de intervenções objetivas com base em conhecimentos científicos. Assim, a Psicologia aparece como necessidade social. No entanto, não havia ainda uma categoria profissional identificada como tal nem mesmo um discurso unificador de um coletivo. A Psicologia recebeu sua certidão de nascimento antes mesmo que "o bebê tivesse nascido".

Nesses anos de profissão regulamentada, os psicólogos foram "inventando" a profissão e a categoria profissional. Hoje, são milhares de psicólogos atuando nas mais diversas realidades, que enriquecem a cada dia seus fazeres, permitindo que a Psicologia cumpra com as expectativas que a sociedade tem em relação a ela. Mas é importante também deixar registrado que os psicólogos estão guiados, hoje, pela ideia de redirecionar o compromisso que mantêm com a sociedade brasileira. A Psicologia como profissão busca um compromisso com as urgências e as necessidades da maioria da população em nosso país, escapando de uma relação restrita aos interesses das elites. A Psicologia quer ser uma ciência importante e uma profissão acessível a todos os brasileiros. Esse é o compromisso social da Psicologia.

TEXTO COMPLEMENTAR 1

O papel do psicólogo[2]

O trabalho profissional do psicólogo deve ser definido em função das circunstâncias concretas da população a que deve atender. A situação atual dos povos centro-americanos pode ser caracterizada por: a) a injustiça estrutural, b) as guerras ou quase-guerras revolucionárias, e c) a perda da soberania nacional. Ainda que o psicólogo não seja chamado para resolver tais problemas, ele deve contribuir, a partir de sua especificidade, para buscar uma resposta. Propõe-se como horizonte do seu *quefazer* a conscientização, isto é, ele deve ajudar as pessoas a superarem sua identidade alienada, pessoal e social, ao transformar as condições opressivas do seu contexto. Aceitar a conscientização como horizonte não exige tanto mudar o campo de trabalho, mas a perspectiva teórica e prática a partir da qual se trabalha. Pressupõe que o psicólogo centro-americano recoloque seu conhecimento e sua práxis, assuma a perspectiva das maiorias populares e opte por acompanhá-las no seu caminho histórico em direção à libertação.

---

[2] MARTIN-BARÓ, Ignácio. O papel do psicólogo. *Estud. psicol.* (Natal) [on-line]. 1997, v. 2, n. 1, p. 7-27. Disponível em: http://www.scielo.br/scielo.php?pid=S1413-294X1997000100002&script=sci_abstract&tlng=pt. Acesso: 23 jan. 2018.

TEXTO COMPLEMENTAR 2

Psicologia e compromisso social: uma tarefa necessária[3]

Podemos partir, então, para nossa segunda questão: quais os critérios para se afirmar que a intervenção demonstra "compromisso social"? Não tenho aqui a pretensão de esgotar os critérios possíveis para esta classificação. Mas vou apontar alguns que me parecem importantes. Primeiro: o trabalho do psicólogo deve apontar para a transformação social, para a mudança das condições de vida da população brasileira. Friso que disse "apontar", porque é a finalidade do trabalho que importa ser caracterizada aqui. Estamos falando do compromisso, portanto, de uma perspectiva ética. Assim, vale a intenção. A finalidade do trabalho. O psicólogo não pode mais ter uma visão estreita de sua intervenção, pensando-a como um trabalho voltado para um indivíduo, como se este vivesse isolado, não tivesse a ver com a realidade social, construindo-a e sendo construído por ela. É preciso ver qualquer intervenção, mesmo que no nível individual, como uma intervenção social e, neste sentido, posicionada. Vamos acabar com a ideia de que mundo psicológico não tem nada a ver com mundo social. Que sofrimento psíquico não tem nada a ver com condições objetivas de vida. Os psicólogos precisam ter clareza de que, ao fazer ou saber Psicologia, estão com sua prática e seu conhecimento interferindo na sociedade.

(...)

Outro critério que podemos utilizar é verificar se a prática escapa do modelo médico de fazer Psicologia. Isto é, se a prática desenvolvida não pensa a realidade e o sujeito a partir da perspectiva da doença. O psicólogo pode e deve, hoje, pensar sua intervenção de maneira mais ampla, no sentido da promoção da saúde da comunidade – e isto significa compreender o sujeito como alguém que, ampliando seu conhecimento e sua compreensão sobre a realidade que o cerca, se torna capaz de intervir, transformar, atuar, modificar a realidade. Claro que a doença é uma possibilidade nesta realidade, mas nunca pode ser o eixo para a Psicologia. Um terceiro critério é o tipo de técnica que se utiliza. Nossas técnicas têm sido construídas e utilizadas com uma determinada camada social, em geral intelectualizada e muito verbal. A população brasileira, na sua maioria, não tem costume e facilidade para trabalhar a partir das técnicas com as quais estamos acostumados. É preciso inovar – e inovar a partir das características da população a ser atendida. Nossa formação tecnicista tem nos ensinado coisas prontas para aplicar. Precisamos nos tornar capazes de criar Psicologia, adaptando nossos saberes à demanda e à realidade que se nos apresenta. Assumir um compromisso social em nossa profissão é estar voltado para uma intervenção crítica e transformadora de nossas condições de vida. É estar comprometido com a crítica desta realidade a partir da perspectiva de nossa ciência e de nossa profissão. É romper com 500 anos de desigualdade social que caracteriza a história brasileira, rompendo com um saber que oculta esta desigualdade atrás de conceitos e teorias naturalizadoras da realidade social. Assumir compromisso social em nossa prática é acreditar que só se fala do ser humano quando se fala das condições de vida que o determinam.

(...)

Assumir compromisso social em nossa ciência é buscar estranhar o que hoje já parece familiar; é não aceitar que as coisas são porque são, mas sempre duvidar e buscar novas respostas. Compromisso social é estranhar, é inquietar-se com a realidade e não aceitar as coisas como estão. É buscar saídas. É isto que parte de nossa categoria profissional vem fazendo, o que é motivo de orgulho para todos nós. Movimento e transformação: uma identidade profissional para os psicólogos. E, para terminar minha reflexão, trago a questão da identidade profissional do psicólogo. Tenho resistido um pouco a discussões sobre a identidade da Psicologia, porque, em geral, essas discussões buscam uma cara para a Psicologia pensando em poder mantê-la depois de encontrada.

Quero uma Psicologia que se metamorfoseie o tempo todo, acompanhando as mudanças da realidade social de nosso país. Não podemos querer uma Psicologia que seja a cristalização de uma mesmice de nós mesmos. Se

---

[3] BOCK, Ana Mercês Bahia. A psicologia a caminho do novo século: identidade profissional e compromisso social. In: *Estudos de psicologia*, 1999, v. 4, n. 2, p. 315-329. Disponível em: http://www.scielo.br/pdf/epsic/v4n2/a08v4n2.pdf. Acesso em: 23 jan. 2018.

entendermos que a identidade é movimento, é metamorfose, devemos entender que a identidade profissional nunca estará pronta; nunca terá uma definição. Estará sempre acompanhando o movimento da realidade. (...) Queremos agora dar a volta por cima e construir uma profissão identificada com as necessidades da maioria da população brasileira, uma maioria que sofre, dadas as condições de vida que possui; uma maioria que luta, dadas as condições de vida que possui. Identificar-se com as necessidades de nosso povo e acompanhar o movimento destas necessidades, sendo capazes de construirmos, sempre e permanentemente, respostas técnicas e científicas. É este o nosso desafio. Queremos estar em busca permanente, em movimento sempre. Queremos que o movimento seja a nossa identidade e que a inquietação seja nosso lema.

TEXTO COMPLEMENTAR 3[4]

A Psicologia brasileira é majoritariamente feminina, ou seja, nove entre dez pessoas que exercem a profissão no Brasil são mulheres. Não apenas a superioridade numérica, mas também a proporção entre psicólogos e psicólogas não parece ter sofrido alterações, pelo menos desde o final da década de 1980.

A população de psicólogas tem um viés de raça/cor bastante acentuado em relação aos dados da população geral, ou seja, as mulheres que se declaram pardas e negras estão sub-representadas na profissão, o que reflete desigualdade de oportunidades de acesso ao ensino superior.

Noventa e oito por cento dessas mulheres estão conectadas com o mundo, ao menos em tese, por meio da internet. Consequentemente, não importa onde estejam no vasto território do país, não estão inacessíveis à informação e ao debate. Além disso, é uma população em que muitas se especializam e buscam outros cursos, embora poucas consigam ir atrás de um título acadêmico – mestrado ou doutorado.

No entanto, a pesquisa mostra uma população na qual um grande contingente ou não exerce a profissão ou não a tem como atividade principal. Além disso, entre as que a exercem, parcela considerável trabalha em tempo parcial e a remuneração, de uma maneira geral, não é alta.

(...)

A pesquisa retrata, portanto, a princípio, que as psicólogas brasileiras formam uma população que enfrenta problemas muito semelhantes aos relatados na literatura que trata da desigualdade entre os sexos quanto às questões relacionadas ao trabalho e à sua remuneração, à distribuição do cuidado com os filhos e do trabalho doméstico, ao suporte e outras mulheres para fazer frente a esse tipo e demanda e à violência. Nesse sentido, não se distinguem significativamente das mulheres com as quais, como profissionais da psicologia, atendem, interagem ou, de alguma forma, têm contato. Quais os efeitos dessa semelhança sobre o exercício da Psicologia no Brasil? Entendemos que essa é uma questão necessária para quem se preocupa com a repercussão de sua prática sobre aqueles e aquelas que contam com ela.

(...)

ATIVIDADES

1. Discutam em pequenos grupos o que sabem sobre a Psicologia como profissão. Discutam o entendimento sobre o conceito de Psicologia como o estudo da subjetividade e o relacionem com o que foi debatido com a possibilidade de atuação de um psicólogo.
2. Retome as perguntas orientadoras do capítulo e busque respondê-las, anotando as dúvidas que ainda restam sobre a profissão.

[4] LHULLIER, Louise A.; ROSLINDO, Jéssica J. As psicólogas brasileiras: levantando a ponta do véu. In: *Quem é a psicóloga brasileira?* Mulher, psicologia e trabalho. Brasília: Conselho Federal de Psicologia, 2013. p. 29-61.

3. Convidar um ou mais psicólogos para conversar com a classe, procurando variar a área de atuação. A classe deverá formular questões para o debate, que deverão ser entregues ao psicólogo antes da conversa.
4. A partir dos Textos Complementares 1 e 2, discutam o compromisso social da Psicologia no Brasil. Leia e considere a frase a seguir:

> "(...) enquanto a sociedade for autoritária, desigual e injusta, haverá a necessidade do compromisso social como princípio e projeto, ainda que possa ser apresentado com outros lemas e designações, ou venha a requerer outras estratégias políticas para seu desenvolvimento, incluindo a formação de outros campos de expressão social. Trata-se, portanto, da necessidade de cada profissional e entidade resistirem e construírem coletiva e cotidianamente a psicologia que considera adequada aos interesses de uma nova sociedade." (SANTOS, 2017, p. 233)

PARA SABER MAIS

Bibliografia

BÁSICA

O Conselho Federal de Psicologia tem três publicações interessantes sobre a profissão. Veja a seguir.

Quem é o psicólogo brasileiro? (1988) é uma pesquisa sobre a categoria profissional no Brasil. Os dados dessa pesquisa foram, em parte, atualizados e podem ser acessados no site. Disponível em: www.cfp.org.br.

Profissão psicólogo: legislação e resoluções para a prática profissional (2007) é outra publicação em que os dados podem ser encontrados no site em: http://www. cfp.org.br/.

Quem é a psicóloga brasileira? (2013) é uma pesquisa que o CFP realizou sobre a presença das mulheres na profissão, afinal, elas constituem 90% da categoria profissional. Disponível em: www.cfp.org.br.

Psicologia: todo dia, em todo lugar (2016) é um excelente trabalho que reuniu depoimentos de profissionais sobre seu exercício da profissão, realizado pelo Conselho Regional de Psicologia de São Paulo. Disponível em: http://www.crpsp.org. br/portal/comunicacao/2016_09_20-documentario-psi-todo-dia/2016_09_20-documentario-psi-todo-dia.html.

AVANÇADA

Psicologia social: o homem em movimento (2006), organizado por Silvia Lane e Wanderley Codo, apresenta uma avaliação crítica do trabalho de psicólogos e uma parte intitulada "Práxis do psicólogo", em que quatro autores analisam criticamente cada uma das áreas – a Psicologia Educacional, analisada por José Carlos Libâneo; a Psicologia Clínica, por Alfredo Naffah Neto; a Psicologia Industrial, por Wanderley Codo; e a área da Psicologia na Comunidade, por Alberto Abib Andery.

Crítica dos fundamentos da psicologia, de Georges Politzer (1998), é um livro de grande reconhecimento e sua crítica tem sido referência para os psicólogos.

Psicologia – uma (nova) introdução, de Luiz Cláudio Figueiredo e Pedro Luiz R. de Santi, é um livro introdutório, mas nem por isso simples ou superficial. Leitura importante sobre a Psicologia.

Cadernos Temáticos do Conselho Regional de Psicologia de São Paulo (CRP SP) – excelente fonte de informação sobre a Psicologia e seu aprofundamento. Abordam variados temas, incluindo campos da Psicologia e questões que a Psicologia deve enfrentar por serem urgências da sociedade brasileira. O conjunto de cadernos é bastante grande e deve ser visitado, escolhendo-se alguns para leitura e discussão. O site do CRP SP é a fonte para pesquisa: https://www.crpsp.org/impresso/index?categoria=3&page=4&per-page=40.

O Conselho Federal de Psicologia (CFP) também possui um conjunto importante de publicações sobre as áreas e os fazeres da Psicologia. São produzidos pelo Centro de Referências Técnicas de Psicologia e Políticas Públicas (Crepop) e são referências técnicas para a atuação profissional. Vale a pena buscar esse material no link: http://crepop.pol.org.br/cat/publicacoes/referencias-tecnicas.

Outros recursos

SITES

- O Conselho Federal de Psicologia e os Conselhos Regionais têm feito muitas publicações interessantes e oportunas para conhecermos a profissão. Acessem seus endereços na internet e busquem nas publicações seus temas de interesse, inclusive, ao jornal e à revista *Psicologia: ciência e profissão*. Vale a pena entrar em contato com o site (www. cfp.org.br) para conhecer o que oferece. Os sites dos conselhos regionais se compõem, em geral, como www.crp"SIGLA DO ESTADO".org.br.
- O Crepop – Centro de Referências Técnicas de Psicologia e Políticas Públicas – pertence ao sistema de conselhos de psicologia e tem realizado um trabalho de enorme importância, na medida em que pesquisa os fazeres e saberes de profissionais em vários campos das políticas públicas e depois os sistematiza em referências para a atuação ou conhecimento das possibilidades de intervenção dos profissionais. Vale a pena buscar este Centro para conhecer o que já é oferecido como referências. Disponível em: http://crepop.cfp.org.br.

VÍDEOS

- A TV PUC São Paulo tem um programa, disponível no YouTube, de informação profissional – *Desafio Profissão* – que, dentre seus mais de 300 vídeos, possui vários sobre Psicologia. São entrevistas com profissionais que caracterizam a área e falam de mercado de trabalho, local de atuação, possibilidades, limites e formação. Seguem alguns links:
  Psicologia – https://youtu.be/XIwJPQ7zFH8
  Psicologia Clínica – https://youtu.be/n8SmH00EDIo
  Psicologia das Emergências e Desastres – https://youtu.be/dP-7CmUKYGY
  Psicologia do Esporte – https://youtu.be/rOcKfCGYE8I
  Psicologia do Trânsito, Tráfego e Mobilidade Humana – https://youtu.be/VRK2yVO98bw
  Psicologia dos Povos Indígenas – https://youtu.be/IgUPy9G8RMs
  Psicologia Educacional e Escolar – https://youtu.be/UF8olluBqoc
  Psicologia Hospitalar – https://youtu.be/Nt8MWyL4zgQ
  Psicologia Jurídica – https://youtu.be/awCjBByW4co
  Psicologia na Assistência Social – https://youtu.be/6OIGjMI6uhY
  Psicologia na Mídia – https://youtu.be/KsUz0WOKkPA
  Psicologia na Saúde Mental – https://youtu.be/QRvPQZAGuXw
  Psicologia Social – https://youtu.be/1MvcoRttXlg
  Psicologia: Neuropsicologia – https://youtu.be/3lF8Rvy3o_Q
  Psicologia: Psicólogo Organizacional e do Trabalho – https://youtu.be/Itwg4zNgxk4; https://www.youtube.com/watch?v=h_r3JMmad5A; https://youtu.be/7BuPSQ7wVPA

Outro conjunto de vídeos vem do Conselho Federal de Psicologia em parceria com a TV Futura: *Não é o que parece*. São 16 vídeos sobre temas variados que destacam a dimensão subjetiva da realidade. Alguns dos temas abordados: Viva a diferença; Sabe com que você está falando?; Preto no branco; Fora de si; Razão e emoção; De dentro pra fora; A invenção do tempo, entre outros.

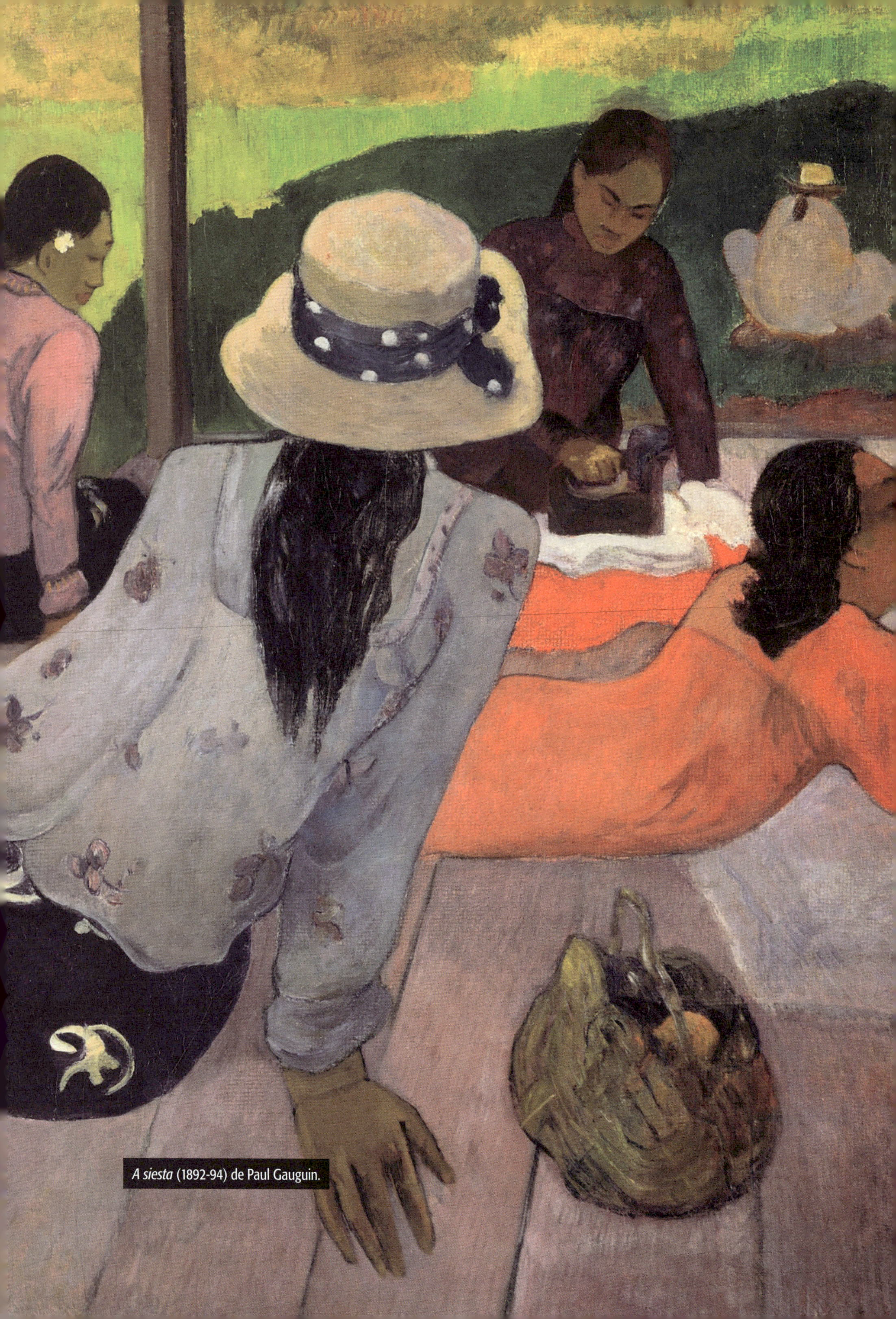

A siesta (1892-94) de Paul Gauguin.

PARTE II

Áreas de conhecimento da Psicologia

A Psicologia foi se desenvolvendo e delimitando suas áreas de conhecimento, conceitos e teorias como a Psicologia do Desenvolvimento, a da Aprendizagem, a da Vida Afetiva, a dos Fenômenos Sociais e a de Processos Psicológicos. Algumas dessas áreas serão tratadas neste capítulo.

CAPÍTULO 8

Psicolog desenvo

Compreender o desenvolvimento humano é uma condição para buscar responder o porquê das condutas de bebês, crianças, adolescentes, jovens, adultos e dos mais velhos. O desenvolvimento é um processo contínuo e ininterrupto em que os aspectos biológicos, físicos, sociais e culturais se interconectam, se influenciam reciprocamente, produzindo indivíduos com um modo de pensar, sentir e estar no mundo absolutamente singulares e únicos.

Esta área de conhecimento da Psicologia estuda o desenvolvimento do ser humano em todos os seus aspectos: físico-motor, intelectual, afetivo-emocional e social – ao longo de toda a vida. Entende-se que os seres humanos nunca param de se desenvolver e, por isto, atualmente, há também nesse campo, estudos sobre o envelhecimento, reconhecendo-se que na chamada idade adulta esses aspectos indicados adquirem certa estabilidade e maturidade.

Há várias teorias do desenvolvimento humano em Psicologia. Elas foram construídas a partir de observações, pesquisas com grupos de indivíduos de diferentes faixas etárias ou de diferentes culturas, estudos de casos clínicos, acompanhamento de indivíduos desde o nascimento até a idade adulta. Dentre essas teorias, destaca-se a do

ça do vimento

psicólogo e biólogo suíço Jean Piaget (1896-1980), por sua produção contínua de pesquisas, pelo rigor científico de sua produção teórica e pelas implicações práticas de sua teoria, principalmente, no campo da Educação.

A teoria desse cientista será a referência, neste capítulo, para compreendermos o desenvolvimento humano e para respondermos às perguntas **como** e **por que** o indivíduo se comporta de determinada forma, em determinada situação, em um momento de sua vida.

> A Psicologia do Desenvolvimento estuda o desenvolvimento do ser humano ao longo de toda a vida.

O DESENVOLVIMENTO HUMANO

O desenvolvimento humano refere-se ao desenvolvimento mental e ao crescimento orgânico. O desenvolvimento mental é uma construção contínua, que se caracteriza pelo aparecimento gradativo de estruturas mentais. Elas são formas de organização da atividade mental que se vão aperfeiçoando e solidificando até o momento em que todas, estando plenamente desenvolvidas, caracterizarão um estado de equilíbrio superior quanto aos aspectos da inteligência, da vida afetiva e das relações sociais.

Algumas dessas estruturas mentais permanecem ao longo de toda a vida. Um exemplo é a motivação, que está sempre presente como desencadeadora da ação, seja por necessidades fisiológicas, seja por necessidades afetivas ou intelectuais. Essas estruturas mentais que permanecem garantem a continuidade do desenvolvimento.

As estruturas mentais que permanecem ao longo da vida garantem a continuidade do desenvolvimento.

Outras estruturas são substituídas a cada nova fase da vida do indivíduo. Por exemplo: a moral da obediência da criança pequena é substituída pela autonomia moral do adolescente. Outro exemplo: a noção de que um objeto só existe quando a criança o vê (antes dos 2 anos de idade) é substituída, posteriormente, pela capacidade de atribuir ao objeto sua conservação, mesmo quando ele não está presente no seu campo visual.

A importância do estudo do desenvolvimento humano

A criança não é um adulto em miniatura. Ao contrário, ela apresenta características próprias de sua idade. Compreender isso é compreender a importância do estudo do desenvolvimento humano. Estudos e pesquisas de Piaget demonstraram que existem formas de perceber, compreender e se comportar diante do mundo, próprias de cada faixa etária, isto é, existe uma assimilação progressiva do meio ambiente, que implica uma acomodação das estruturas mentais a um novo dado do mundo exterior.

Existem formas de perceber, compreender e se comportar diante do mundo, próprias de cada faixa etária.

Estudar o desenvolvimento humano significa conhecer as características comuns de uma faixa etária, permitindo-nos reconhecer as individualidades, o que nos torna mais aptos para a observação e a interpretação dos comportamentos.

Todos esses aspectos têm importância para a Educação, tanto a escolar como a familiar. Planejar o que e como ensinar implica saber quem é o educando. Por exemplo, a linguagem que usamos com uma criança de 4 anos não é a mesma que usamos com um adolescente de 14 anos. Reconhecer como "própria da idade" algumas manifestações de crianças, jovens, adultos ou velhos também nos ajuda nas relações vividas no grupo familiar e educação de todos.

Finalmente, estudar o desenvolvimento humano significa descobrir que ele é determinado pela interação contínua de vários fatores.

Os fatores que influenciam o desenvolvimento humano

Vários fatores indissociáveis e em permanente interação afetam todos os aspectos do desenvolvimento. São eles:

- **Hereditariedade:** a carga genética estabelece o potencial do indivíduo, que pode ou não se desenvolver. Existem pesquisas que comprovam os aspectos genéticos da inteligência, no entanto, a inteligência pode desenvolver-se aquém ou além do seu potencial, dependendo das condições do meio.
- **Crescimento orgânico:** refere-se ao aspecto físico. O aumento de altura e a estabilização do esqueleto permitem ao indivíduo comportamentos e um domínio do mundo que antes não existiam. Pense nas possibilidades de descobertas de uma criança, quando começa a engatinhar e depois a andar em relação a quando estava no berço com alguns dias de vida.
- **Maturação neurofisiológica:** é o que torna possível determinado padrão de comportamento. A alfabetização das crianças, por exemplo, depende

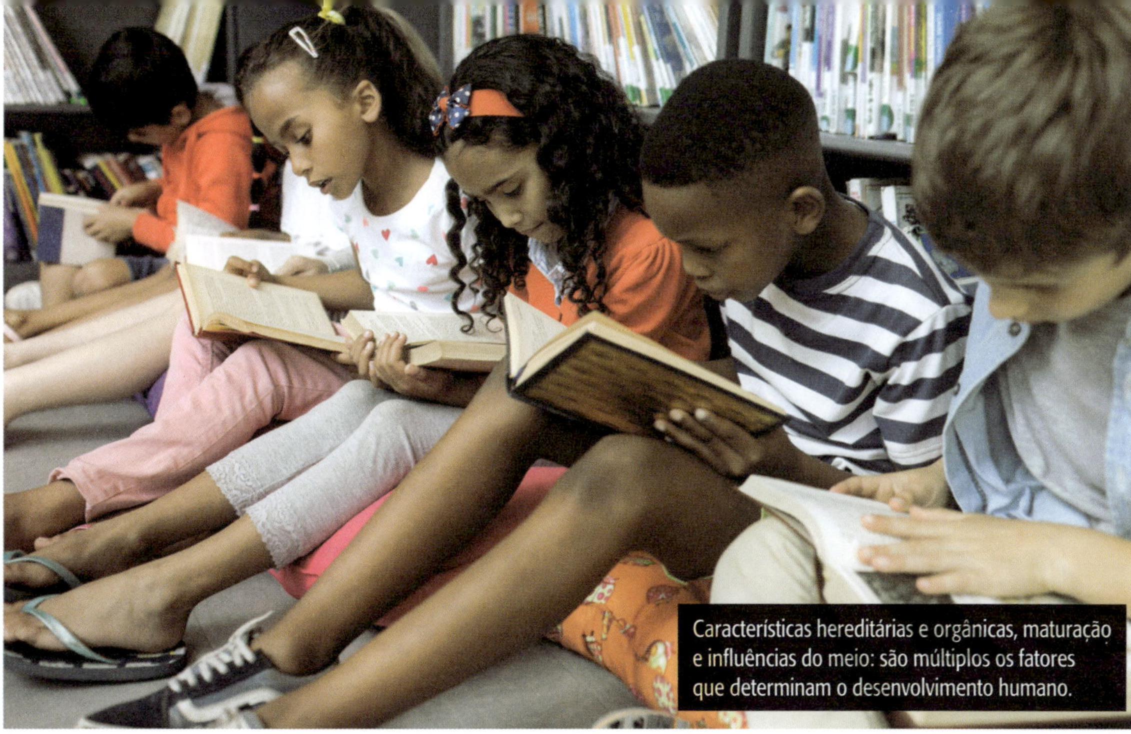

Características hereditárias e orgânicas, maturação e influências do meio: são múltiplos os fatores que determinam o desenvolvimento humano.

dessa maturação. Para segurar o lápis e manejá-lo, é necessário um desenvolvimento neurológico que uma criança entre 2 e 3 anos não tem. Há maneiras de perceber, compreender e se comportar diante do mundo, próprias de cada faixa etária.

- **Meio:** o conjunto de influências e estimulações ambientais altera os padrões de comportamento do indivíduo. Por exemplo, se a estimulação verbal for muito intensa, uma criança de 3 anos pode ter um repertório verbal muito maior do que a média das crianças de sua idade, mas, ao mesmo tempo, pode não subir e descer uma escada com facilidade se essa situação não fez parte de sua experiência de vida.
- **Relações Sociais:** as relações vividas pelas pessoas (que poderiam estar incluídas no item anterior) devem ser destacadas pela importância e peso que este fator tem no desenvolvimento. Sabemos, hoje, graças a muitas pesquisas que se realizam no campo do desenvolvimento que a forma como as pessoas se relacionam (por exemplo, se há hábito de leitura no grupo familiar; se há espaço para conversar sobre o cotidiano da escola ou outras experiências das crianças) pode ter grande influência no desenvolvimento.
- **Cultura:** Os rituais, crenças, formas de comportamento, valores e objetos de estimulação de determinada cultura formam o conjunto decisivo para o desenvolvimento do ser humano. O tipo de cultura constituída e consolidada em um grupo social carrega formas de pensar, de falar e de agir que influenciam o desenvolvimento do ser humano, sua trajetória e formas.

ASPECTOS DO DESENVOLVIMENTO HUMANO

O desenvolvimento humano deve ser entendido como uma globalidade, mas, para efeito de estudo, tem sido abordado a partir de quatro aspectos básicos:

- **Aspecto físico-motor:** refere-se ao crescimento orgânico, à maturação neurofisiológica, à capacidade de manipulação de objetos e de exercício do próprio corpo. Exemplo: uma criança leva a chupeta à boca ou consegue tomar a mamadeira sozinha por volta dos 7 meses, porque já coordena os movimentos das mãos.
- **Aspecto intelectual:** é a capacidade de pensamento, raciocínio. Por exemplo, uma criança de 2 anos que usa um cabo de vassoura para puxar um brinquedo que está embaixo de um móvel ou um jovem que planeja seus gastos a partir de sua mesada ou salário.

- **Aspecto afetivo-emocional:** é o modo particular de o indivíduo integrar as suas experiências. É o sentir. A sexualidade faz parte desse aspecto. Exemplos: a vergonha que sentimos em algumas situações, o medo em outras, a alegria de rever um amigo querido.
- **Aspecto social:** é a maneira como o indivíduo reage diante das situações que envolvem outras pessoas. Por exemplo, em um grupo de crianças, no parque, é possível observar que algumas buscam espontaneamente outras para brincar, enquanto algumas permanecem sozinhas.

Se analisarmos melhor cada um desses exemplos, descobriremos que todos os outros aspectos estão presentes em cada um dos casos. E é sempre assim. Não é possível encontrar um exemplo "puro", porque todos os aspectos se relacionam permanentemente. Por exemplo, uma criança tem dificuldades de aprendizagem e repete o ano, vai se tornando cada vez mais "tímida" ou "agressiva", com poucos amigos. Um dia, descobre-se que as dificuldades tinham origem em uma deficiência auditiva. Quando isso é corrigido, todo o quadro se reverte. A história pode também não ter um final feliz se os danos forem graves.

Todas as teorias do desenvolvimento humano partem do pressuposto de que esses quatro aspectos são indissociáveis, mas elas podem enfatizar aspectos diferentes, ou seja, estudar o desenvolvimento global a partir da ênfase em um dos aspectos. A Psicanálise, por exemplo, estuda o desenvolvimento a partir do aspecto afetivo-emocional, isto é, do desenvolvimento da sexualidade. Jean Piaget enfatiza o desenvolvimento intelectual.

A TEORIA DO DESENVOLVIMENTO HUMANO DE PIAGET

O autor divide os períodos do desenvolvimento humano de acordo com o aparecimento de novas qualidades do pensamento, o que, por sua vez, interfere no desenvolvimento global.

- 1º período: sensório-motor (0 a 2 anos)
- 2º período: pré-operatório (2 a 7 anos)
- 3º período: operações concretas (7 a 11 ou 12 anos)
- 4º período: operações formais (11 ou 12 anos em diante)

Segundo Piaget, cada período é caracterizado por aquilo que o indivíduo consegue fazer de melhor em cada faixa etária. Todos passam por todas essas fases ou períodos, nessa sequência, porém o início e o término de cada uma delas dependem das características biológicas do indivíduo e de fatores educacionais, sociais. Portanto, essa divisão em faixa etária é uma referência, não uma norma rígida.

Segundo Piaget, cada período é caracterizado por aquilo que o indivíduo consegue fazer de melhor em cada faixa etária.

SAIBA QUE...

A ideia de etapas no desenvolvimento não implica uma divisão normativa de faixas etárias às quais corresponde um conjunto fixo de características que avaliam o indivíduo como adequado/inadequado, normal/patológico. É necessário considerar a história peculiar do indivíduo para compreendê-lo. Atualmente, há uma problematização do momento (faixa etária) de início e término de cada etapa; as referências são grandes períodos: infância, adolescência, idade adulta e adultos maiores. Neil Postman, em *O desaparecimento da infância*, afirma que as mudanças culturais são de tal monta que, em breve (quando?), teremos só duas grandes etapas do desenvolvimento humano: a infância e a idade adulta.

Período sensório-motor (o recém--nascido e o lactente – 0 a 2 anos)

No recém-nascido, a vida mental reduz-se ao exercício dos aparelhos reflexos, de fundo hereditário, como a sucção. Esses reflexos melhoram com o treino. Por exemplo, o bebê mama melhor no décimo dia de vida do que no segundo dia. Por volta dos 5 meses, o bebê consegue coordenar os movimentos das mãos e dos olhos para pegar objetos, aumentando sua capacidade de adquirir hábitos novos.

No final desse período, a criança é capaz de usar um instrumento como meio para atingir um objeto. Por exemplo, descobre que se puxar a toalha uma lata de bolachas ficará mais perto dela. Neste caso, ela utiliza a inteligência prática ou sensório-motora, que envolve as percepções e os movimentos.

Nesse período, fica evidente que o desenvolvimento físico acelerado é o suporte para o aparecimento de novas habilidades. Isto é, o desenvolvimento ósseo, muscular e neurológico permite a emergência de novos comportamentos, como sentar-se e andar, o que propiciará um domínio maior do ambiente.

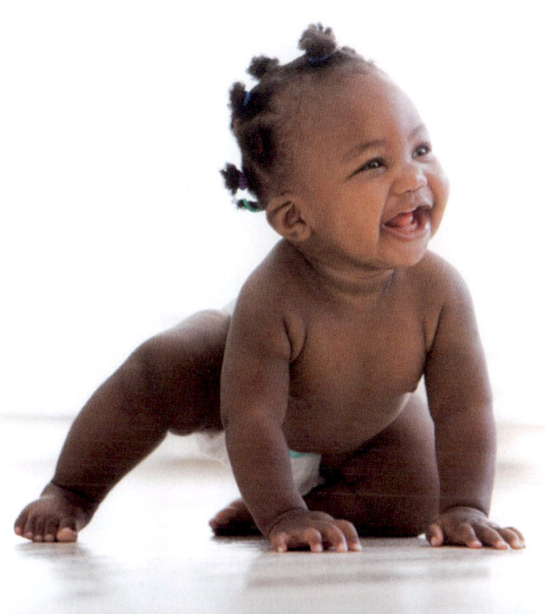

© Thinkstock/Monkey Business Images

No período sensório-motor, a criança conquista, por meio da percepção e dos movimentos, todo o universo que a cerca.

Ao longo desse período, ocorrerá uma diferenciação progressiva entre o eu da criança e o mundo exterior. Se no início o mundo era uma continuação do próprio corpo, os progressos da inteligência levam-na a situar-se como um elemento entre outros no mundo. Isso permite que a criança, por volta de 1 ano, admita que um objeto continue a existir mesmo quando ela não o percebe, isto é, o objeto não está no seu campo visual, mas ela continua a procurá-lo ou a pedi-lo porque sabe que ele continua existindo.

Essa diferenciação também ocorre no aspecto afetivo, pois o bebê passa das emoções primárias (os primeiros medos, quando, por exemplo, ele se enrijece ao ouvir um barulho muito forte) para uma escolha afetiva de objetos (no final do período), quando já manifesta preferências por brinquedos, objetos, pessoas etc.

No curto espaço de tempo desse período, por volta de 2 anos, a criança evolui de uma atitude passiva em relação ao ambiente e a pessoas de seu mundo para uma atitude ativa e participativa. Sua integração no ambiente ocorre também pela imitação das regras. E, embora compreenda algumas palavras, mesmo no final do período só é capaz de fala imitativa.

Período pré-operatório (a 1ª infância – 2 a 7 anos)

Nesse período, o mais importante é o aparecimento da linguagem, que provocará modificações nos aspectos intelectual, afetivo e social da criança.

A interação e a comunicação entre os indivíduos são, sem dúvida, as consequências mais evidentes da linguagem. Com a palavra, há possibilidade de exteriorização da vida interior e, portanto, a possibilidade de corrigir ações futuras. A criança já antecipa o que vai fazer.

Como decorrência do aparecimento da linguagem, o desenvolvimento do pensamento se acelera. No início do período, o pensamento exclui toda a

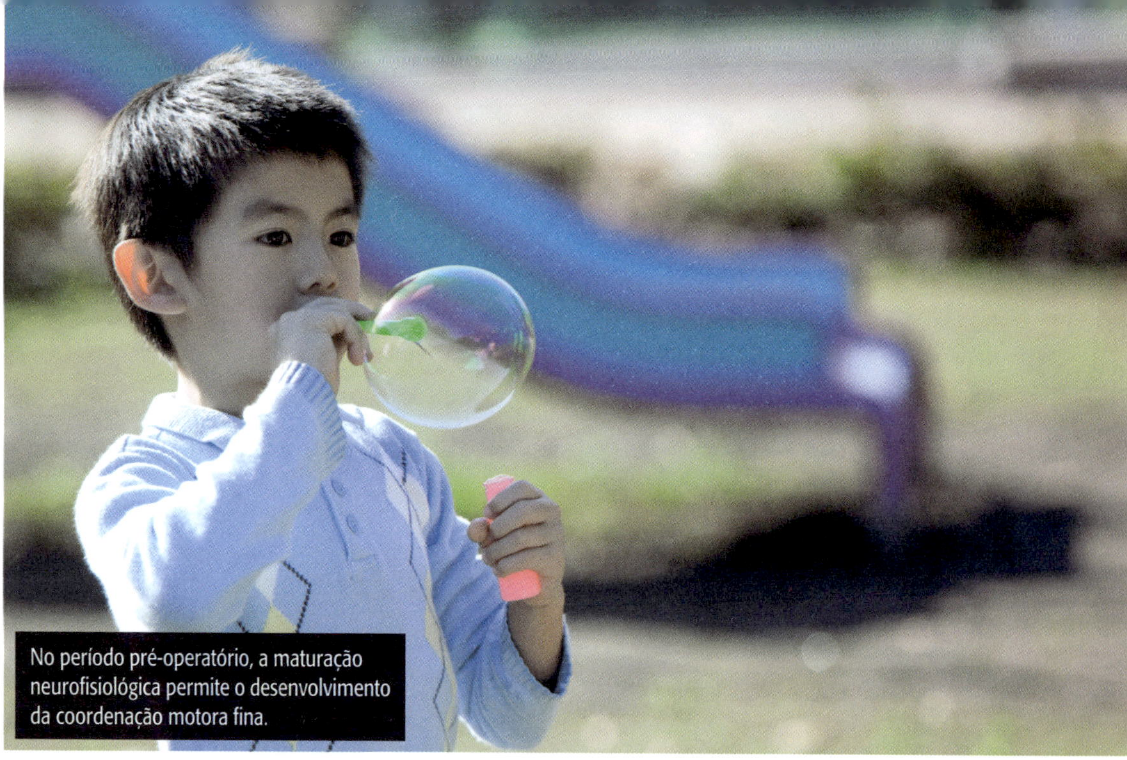

No período pré-operatório, a maturação neurofisiológica permite o desenvolvimento da coordenação motora fina.

© Thinkstock/Top Photo Corporation

objetividade, a criança transforma o real em função dos seus desejos e fantasias (jogo simbólico); posteriormente, utiliza-o como referencial para explicar o mundo real, a sua própria atividade, seu eu e suas leis morais; no final do período, passa a procurar a razão causal e finalista de tudo (é a fase dos famosos "por quês"). É um pensamento mais adaptado ao outro e ao real.

Como surgem várias novas capacidades, muitas vezes nesse período ocorre a superestimação da capacidade da criança. É importante ter claro que grande parte do seu repertório verbal é usada de forma imitativa, sem que ela domine o significado das palavras. A criança tem dificuldades de reconhecer a ordem em que mais de dois ou três eventos ocorrem e não possui o conceito de número.

Por ainda estar centrada em si mesma, ocorre uma primazia do próprio ponto de vista, o que torna impossível o trabalho em grupo. Essa dificuldade mantém-se ao longo do período, na medida em que a criança não consegue se colocar sob o ponto de vista do outro.

A interação e a comunicação entre os indivíduos são as consequências mais evidentes da linguagem.

No aspecto afetivo, surgem os sentimentos interindividuais, sendo um dos mais relevantes o respeito que a criança nutre pelos indivíduos que julga superiores a ela, como pais e professores.

No aspecto afetivo, surgem os sentimentos interindividuais, sendo um dos mais relevantes o respeito que a criança nutre pelos indivíduos que julga superiores a ela, como pais e professores. É um misto de amor e temor. Seus sentimentos morais refletem essa relação com os adultos significativos – a moral da obediência –, em que o critério de bem e mal é a vontade dos adultos.

Com relação às regras, mesmo nas brincadeiras, concebe-as como imutáveis e determinadas externamente. Mais tarde, adquire uma noção mais elaborada de regra, compreendendo-a como necessária para organizar a brincadeira, porém não a discute.

Com o domínio ampliado do mundo, seu interesse pelas diferentes atividades e objetos se multiplica, diferencia e regulariza, isto é, torna-se estável. A partir desse interesse, surge uma escala de valores própria da criança, que passa a avaliar suas próprias ações a partir dessa escala.

É importante ainda considerar que, nesse período, a maturação neurofisiológica completa-se, permitindo o desenvolvimento de novas habilidades, como a coordenação motora fina – pegar pequenos objetos com as pontas dos dedos, segurar o lápis corretamente e conseguir fazer os delicados movimentos exigidos pela escrita.

Período das operações concretas (a infância propriamente dita – 7 a 11 ou 12 anos)

O desenvolvimento mental, caracterizado no período anterior pelo egocentrismo intelectual e social, é superado neste período pelo início da construção lógica – capacidade da criança de estabelecer relações que permitam a coordenação de pontos de vista diferentes. Esses pontos de vista podem referir-se a pessoas diferentes ou à própria criança, que "vê" um objeto ou situação com aspectos diferentes e até conflitantes. Ela consegue coordenar esses pontos de vista e integrá-los de modo lógico e coerente.

No plano afetivo, isso significa que ela será capaz de cooperar com os outros, de trabalhar em grupo e, ao mesmo tempo, de ter autonomia pessoal.

No plano intelectual, o que possibilitará isso é o surgimento de uma nova capacidade mental da criança: as operações. Ela consegue realizar uma ação física ou mental dirigida para um fim (objetivo) e revertê-la para o seu início. Em um jogo de quebra-cabeça, próprio para a idade, ela consegue, na metade do jogo, descobrir um erro, desmanchar uma parte e recomeçar de onde corrigiu, terminando de montá-lo. As operações sempre se referem a objetos concretos presentes ou já experimentados.

Outra característica desse período é que a criança consegue exercer suas habilidades e capacidades a partir de objetos reais, concretos. Portanto, mesmo a capacidade de reflexão que se inicia – pensar antes de agir, considerar os vários pontos de vista simultaneamente, recuperar o passado e antecipar o futuro – é exercida a partir de situações presentes ou passadas, vivenciadas pela criança.

No nível do pensamento, a criança consegue:

- estabelecer corretamente as relações de causa e efeito e de meio e fim;
- sequenciar ideias ou eventos;
- trabalhar com ideias sob dois pontos de vista, simultaneamente;
- formar o conceito de número (no início do período, sua noção de número está vinculada a uma correspondência com o objeto concreto).

A noção de conservação da substância do objeto (comprimento e quantidade) surge no início do

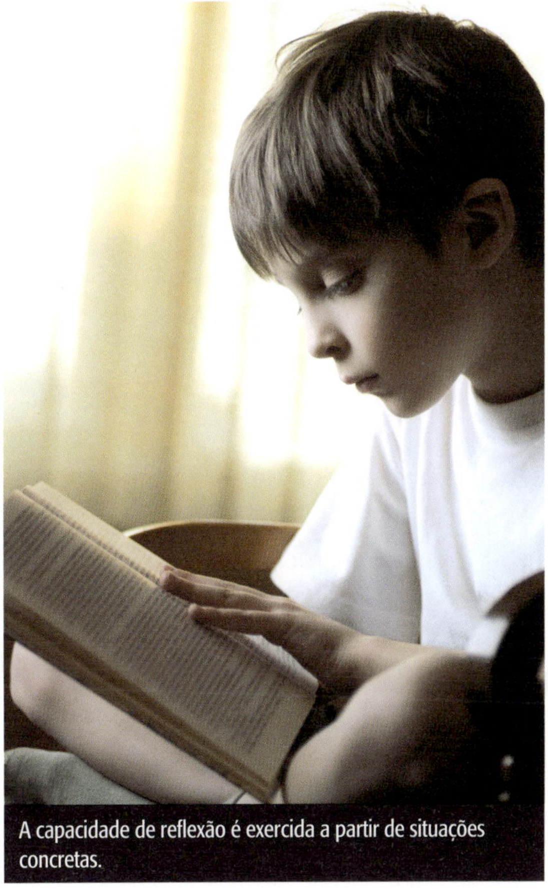

© Thinkstock/Moodboard

A capacidade de reflexão é exercida a partir de situações concretas.

período; por volta dos 9 anos, surge a noção de conservação de peso; e, ao final do período, a noção de conservação do volume.

No aspecto afetivo, ocorre o aparecimento da vontade como qualidade superior e que atua quando há conflitos de tendências ou intenções (entre o dever e o prazer, por exemplo). A criança adquire uma autonomia crescente em relação ao adulto, passando a organizar seus próprios valores morais.

Os novos sentimentos morais característicos desse período são: o respeito mútuo, a honestidade, o companheirismo e a justiça, que considera a intenção na ação. Por exemplo, se a criança quebra o vaso da mãe, ela acha que não deve ser punida se isso ocorreu acidentalmente. O grupo de colegas satisfaz, progressivamente, as necessidades de segurança e afeto.

Nesse sentido, o sentimento de pertencer ao grupo de colegas torna-se cada vez mais forte. As crianças escolhem seus amigos, indistintamente, entre meninos e meninas, sendo que, no final do período, o agrupamento com o sexo oposto diminui.

Esse fortalecimento do grupo traz a seguinte implicação: a criança, que no início do período ainda considerava bastante as opiniões e ideias dos adultos, no final passa a "enfrentá-los".

A cooperação é uma capacidade que vai se desenvolvendo ao longo do período e será um facilitador do trabalho em grupo, que se torna cada vez mais absorvente para as crianças. Elas passam a elaborar formas próprias de organização grupal, em que regras e normas são concebidas como válidas e verdadeiras, desde que todos as adotem e sejam a expressão de uma vontade de todos. Portanto, novas regras podem surgir a partir da necessidade e de um "acordo" entre as crianças.

> A criança adquire uma autonomia crescente em relação ao adulto, passando a organizar seus próprios valores morais.

Período das operações formais (a adolescência – 11 ou 12 anos em diante)

Nesse período, ocorre a passagem do pensamento concreto para o pensamento formal, abstrato, isto é, o adolescente realiza as operações no plano das ideias, sem necessitar de manipulação ou referências concretas, como no período anterior. É capaz de lidar com conceitos como liberdade, justiça etc.

O adolescente domina, progressivamente, a capacidade de abstrair e generalizar; cria teorias sobre o mundo, principalmente, sobre aspectos que gostaria de reformular. Isso é possível graças à capacidade de reflexão espontânea que, cada vez mais afastada do real, é capaz de tirar conclusões de puras hipóteses.

> Os interesses do adolescente são diversos e mutáveis.

O livre exercício da reflexão permite ao adolescente, inicialmente, "submeter" o mundo real aos sistemas e teorias que o seu pensamento é capaz de criar. Isso vai se atenuando de forma crescente, por meio da reconciliação do pensamento com a realidade, até ficar claro que a função da reflexão não é contradizer, mas se adiantar e interpretar a experiência.

Do ponto de vista de suas relações sociais, também ocorre o processo caracterizado, inicialmente, por uma fase de interiorização, em que aparentemente é antissocial. Ele se afasta da família, não aceita conselhos dos adultos; mas, na realidade, o alvo de sua reflexão é a sociedade, sempre analisada como passível de ser reformada e transformada. Posteriormente, atinge o equilíbrio entre pensamento e realidade, quando compreende a importância da reflexão para a sua ação sobre o mundo real. Por exemplo, no início do período, o adolescente que tem dificuldades na disciplina de Matemática pode propor sua retirada do currículo e, depois, pode propor soluções mais viáveis e adequadas, que considerem as exigências sociais.

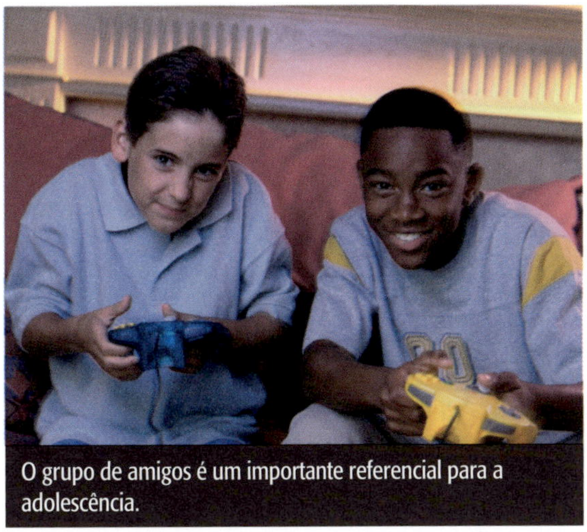

O grupo de amigos é um importante referencial para a adolescência.

No aspecto afetivo, o adolescente vive conflitos. Deseja libertar-se do adulto, mas ainda depende dele. Deseja ser aceito pelos amigos e pelos adultos. O grupo de amigos é um importante referencial para o jovem, determinando o vocabulário, as vestimentas e outros aspectos de seu comportamento. Começa a estabelecer sua moral individual, que é referenciada à moral do grupo.

Os interesses do adolescente são diversos e mutáveis, sendo que a estabilidade chega com a proximidade da idade adulta.

JUVENTUDE: PROJETO DE VIDA

Conforme Piaget, a personalidade começa a se formar no final da infância, entre 8 e 12 anos, com a organização autônoma das regras, dos valores e a afirmação da vontade. Esses aspectos subordinam-se em um sistema único e pessoal e vão se exteriorizar na construção de um projeto de vida, que vai nortear o indivíduo em sua adaptação ativa à realidade, por meio de sua inserção no mundo do trabalho ou na preparação para ele. É quando ocorre um equilíbrio entre o real e os ideais do indivíduo, isto é, de revolucionário, no plano das ideias, ele se torna transformador, no plano da ação.

É importante lembrar que em nossa cultura, em determinadas classes sociais que "protegem" a infância e a juventude, a prorrogação do período da adolescência é cada vez maior, caracterizando-se por uma dependência em relação aos pais e uma postergação do período em que o indivíduo vai se tornar socialmente produtivo e, portanto, entrará na idade adulta.

Na idade adulta, não surge nenhuma nova estrutura mental, e o indivíduo caminha então para um aumento gradual do desenvolvimento cognitivo, em profundidade, e uma maior compreensão dos problemas e das realidades significativas que o atingem. Isso influencia os conteúdos afetivo-emocionais e sua forma de estar no mundo.

No século XX, dois indicadores usados para marcar a entrada na vida adulta são: o ingresso no mundo do trabalho e a constituição de uma nova família. Jean Piaget usa essa referência. Por um lado, as restrições para a entrada no mercado de trabalho associadas à ausência de vagas para incorporar a juventude e as exigências de qualificação cada vez maiores; por outro lado, as mudanças na constituição da família e sua substituição por associações ou grupos de pertencimento equivalentes – ao lado de outros aspectos como os novos padrões de relações amorosas – problematizam de modo radical o uso mecânico desses indicadores.

O ENFOQUE HISTÓRICO-CULTURAL DO DESENVOLVIMENTO HUMANO

Ao falarmos de desenvolvimento humano hoje, não podemos deixar de citar o autor soviético Vigotski. Lev Semenovich Vigostski nasceu em 1896, na Bielorússia, e faleceu prematuramente aos 37 anos de idade, em 1934. Vigostski foi um dos teóricos que buscou uma alternativa dentro do **materialismo histórico e dialético** para o conflito entre as concepções idealista e mecanicista na Psicologia. Ao lado de Luria e Leontiev, construiu propostas teóricas inovadoras sobre temas como a relação pensamento e linguagem, a natureza do processo de desenvolvimento da criança e o papel da instrução no desenvolvimento.

Vigostski foi ignorado no Ocidente e, mesmo na ex-União Soviética, a publicação de suas obras foi suspensa entre 1936 e 1956. Atualmente, no entanto, seu trabalho vem sendo estudado e valorizado no mundo todo.

Um pressuposto básico da obra de Vigostski é que as origens das formas superiores de comportamento consciente – pensamento, memória, atenção voluntária etc. –, formas que diferenciam o homem dos outros animais, devem ser achadas nas relações sociais que o homem mantém. Mas Vigostski não via o homem como um ser passivo, consequência dessas relações. Entendia o homem como ser ativo, que age sobre o mundo, sempre em relações sociais, e transforma essas ações para que constituam o funcionamento de um plano interno.

O desenvolvimento infantil em Vigotski

O desenvolvimento infantil é visto a partir de três aspectos: instrumental, cultural e histórico. E é Luria, colaborador de Vigostski, que nos ajuda a compreendê-los.

- O **aspecto instrumental** refere-se à natureza basicamente mediadora das funções psicológicas complexas. Não apenas respondemos aos estímulos apresentados no ambiente, mas os alteramos e usamos suas modificações como um instrumento de nosso comportamento. Exemplo disso é o costume popular de amarrar um barbante no dedo para lembrar algo. O estímulo – o laço no dedo – objetivamente significa apenas que o dedo está amarrado. Ele adquire sentido por sua função mediadora, fazendo-nos lembrar de algo importante.
- O **aspecto cultural** da teoria envolve os meios socialmente estruturados pelos quais a sociedade organiza os tipos de tarefa que a criança em crescimento enfrenta e os tipos de instrumentos, tanto mentais como físicos, de que a criança pequena dispõe para dominar as tarefas. Um dos instrumentos básicos criados pela humanidade é a linguagem. Por isso, Vigotski deu ênfase, em toda sua obra, à **linguagem e sua relação com o pensamento**.

Um dos instrumentos básicos criados pela humanidade é a linguagem. Por isso, Vigostski deu ênfase, em toda sua obra, à linguagem e sua relação com o pensamento.

- O **aspecto histórico**, como afirma Luria, funde-se com o cultural, pois os instrumentos que o homem usa para dominar seu ambiente e seu próprio comportamento foram criados e modificados ao longo da história social da civilização. Os instrumentos culturais expandiram os poderes do homem e estruturaram seu pensamento, de maneira que, se não tivéssemos desenvolvido a linguagem escrita e a aritmética, por exemplo, não possuiríamos hoje a organização dos processos superiores que possuímos.

Assim, para Vigostski, a história da sociedade e o desenvolvimento do homem caminham juntos e, mais do que isso, estão de tal forma imbricados que um não seria o que é sem o outro. Sob essa perspectiva, Vigotski estudou o desenvolvimento infantil.

As crianças, desde o nascimento, estão em constante interação com os adultos, que ativamente procuram incorporá-las a suas relações e a sua cultura. No início, as respostas das crianças são dominadas por processos naturais, especialmente aqueles proporcionados pela herança biológica. É pela mediação dos adultos que os processos psicológicos mais complexos tomam forma.

Inicialmente, esses processos são **interpsíquicos** (partilhados entre pessoas), isto é, só podem funcionar durante a interação das crianças com os adultos. À medida que a criança cresce, os processos acabam por ser executados de forma autônoma pelas

A história da sociedade e o desenvolvimento humano caminham juntos.

próprias crianças; chamamos de **funcionamento intrapsíquico**.

É por essa interiorização dos meios de operação das informações, meios estes historicamente determinados e culturalmente organizados, que a natureza social das pessoas tornou-se igualmente sua natureza psicológica.

No estudo feito por Vigostski sobre o desenvolvimento da fala, sua visão fica bastante clara: inicialmente, os aspectos motores e verbais do comportamento estão misturados. A fala envolve os elementos referenciais, a conversação orientada pelo objeto, as expressões emocionais e outros tipos de fala social. Como a criança está cercada por adultos na família, a fala começa a adquirir traços demonstrativos, e ela começa a indicar o que está fazendo e de que está precisando. Após algum tempo, a criança, fazendo distinções para os outros com o auxílio da fala, começa a fazer distinções para si mesma. E a fala vai deixando de ser um meio para dirigir o comportamento dos outros e vai adquirindo a função de autodireção.

Fala e ação, que se desenvolvem independentes uma da outra, em determinado momento do desenvolvimento convergem. Esse é o momento de maior significado no curso do desenvolvimento intelectual, que dá origem às formas puramente humanas de inteligência. Forma-se, então, um amálgama entre fala e ação; inicialmente a fala acompanha as ações e, posteriormente, dirige, determina e domina o curso da ação, com sua função planejadora.

A fala inicial da criança tem um papel fundamental no desenvolvimento de suas funções psicológicas.

O desenvolvimento está, portanto, alicerçado sobre o plano das interações. O sujeito faz sua uma ação que tem, inicialmente, um significado partilhado. Assim, a criança que deseja um objeto inacessível apresenta movimentos para alcançá-lo, interpretados pelo adulto como "desejo de obtê-lo" e então lhe dá o objeto. Os movimentos da criança afetam o adulto e não o objeto diretamente; e a interpretação deles pelo adulto permite que a criança transforme o movimento de agarrar em gesto de apontar. O gesto é criado na interação, e a criança passa a ter controle de uma forma de sinal, a partir das relações sociais.

Todos os movimentos e expressões verbais da criança, no início de sua vida, são importantes, pois afetam o adulto, que os interpreta e os devolve à criança com ação e/ou com fala. A fala egocêntrica, por exemplo, foi vista por Vigostski como uma forma de

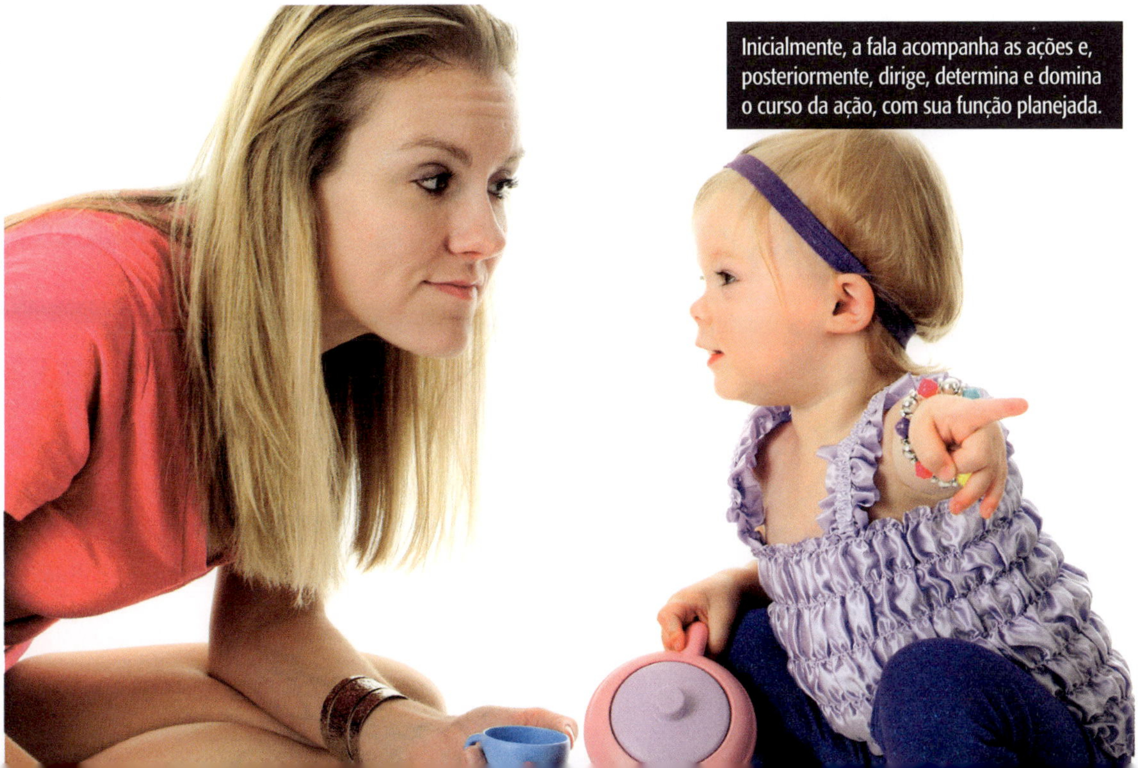

Inicialmente, a fala acompanha as ações e, posteriormente, dirige, determina e domina o curso da ação, com sua função planejada.

transição entre a fala exterior e a interior. A fala inicial da criança tem, portanto, um papel fundamental no desenvolvimento de suas funções psicológicas.

Para Vigostski, as funções psicológicas emergem e se consolidam no plano da ação entre pessoas e tornam-se internalizadas, isto é, transformam-se para constituir o funcionamento interno. O plano interno não é a reprodução do plano externo, pois ocorrem transformações ao longo do processo de internalização. Do plano interpsíquico, as ações passam para o plano intrapsíquico. Vigostski considera, portanto, as relações sociais como condição para o desenvolvimento e também as concebe como constitutivas das funções psicológicas do homem.

Vigostski deu ênfase ao processo de internalização como mecanismo que intervém no desenvolvimento das funções psicológicas complexas. Essa é a reconstrução interna de uma operação externa e tem como base a linguagem. O plano interno, para ele, não preexiste, mas é constituído pelo processo de internalização, fundado nas ações, nas interações sociais e na linguagem.

Leontiev, também colaborador de Vigostski em seu trabalho, trouxe uma colaboração importante à teoria formulada por Vigostski. Em seu texto, *O homem e a cultura*,[1] o autor nos apresenta uma hipótese científica interessante sobre a importância do contato com os objetos da cultura para a formação e desenvolvimento das funções psicológicas. Para Leontiev, os objetos da cultura, que são criados pelos humanos, conteriam em si as possibilidades de desenvolvimento, e a criança, em relação mediada pelos adultos, ao manusearem os objetos, retiraria dali as possibilidades e desenvolveria capacidades.

Para esses autores, não haveria um desenvolvimento "previsto" a ser desencadeado e atualizado, mas um desenvolvimento que foi conquistado por gerações anteriores em seus modos de vida que teriam sido "depositados" nos objetos culturais e que são adquiridos, cotidianamente, pelas crianças em fase de humanização.

Para estes teóricos, diferentemente de Piaget, as crianças primeiro aprendem e depois se desenvolvem.

São leituras distintas, mas que convergem para a preocupação de termos referenciais sobre o desenvolvimento, permitindo que lidemos na escola, na família e em todos os espaços sociais com as possiblidades e limites das crianças e jovens.

O desenvolvimento humano: a deficiência como diferença

Há um aspecto bastante delicado e complexo quando abordamos o desenvolvimento humano: a deficiência (física ou mental). Os fatores que determinam isso podem ser genéticos, congênitos (a criança já nasce assim) ou podem ser adquiridos (algum fator externo determina essa condição; por exemplo, a queda violenta de um bebê, um traumatismo grave que afeta órgãos importantes, um período prolongado de subnutrição nos primeiros anos de vida).

A complexidade é por conta de inúmeros fatores – muitos ainda pouco pesquisados –, que determinam essa condição peculiar do sujeito. A delicadeza diz respeito às dificuldades que muitos de nós temos de lidar com essas crianças, adolescentes e adultos. Essa dificuldade acaba por se expressar em preconceitos, que criam condições adversas para o desenvolvimento possível e para o bem-estar da pessoa com alguma deficiência.

A dificuldade – para a criança e para os que convivem com ela – começa com o nascimento de um bebê diferente do "saudável" e "perfeito" esperado pelos pais. Isso pode levar inclusive, em alguns casos, a que os pais tenham dificuldade de reconhecer essa diferença e demorem para providenciar atendimento adequado, estimulação específica, e para procurar orientação de instituições competentes, ampliando desse modo os déficits de desenvolvimento.

[1] In: LEONTIEV, Alexis. *O desenvolvimento do psiquismo*. Lisboa: Horizonte, 2004. p: 261-284.

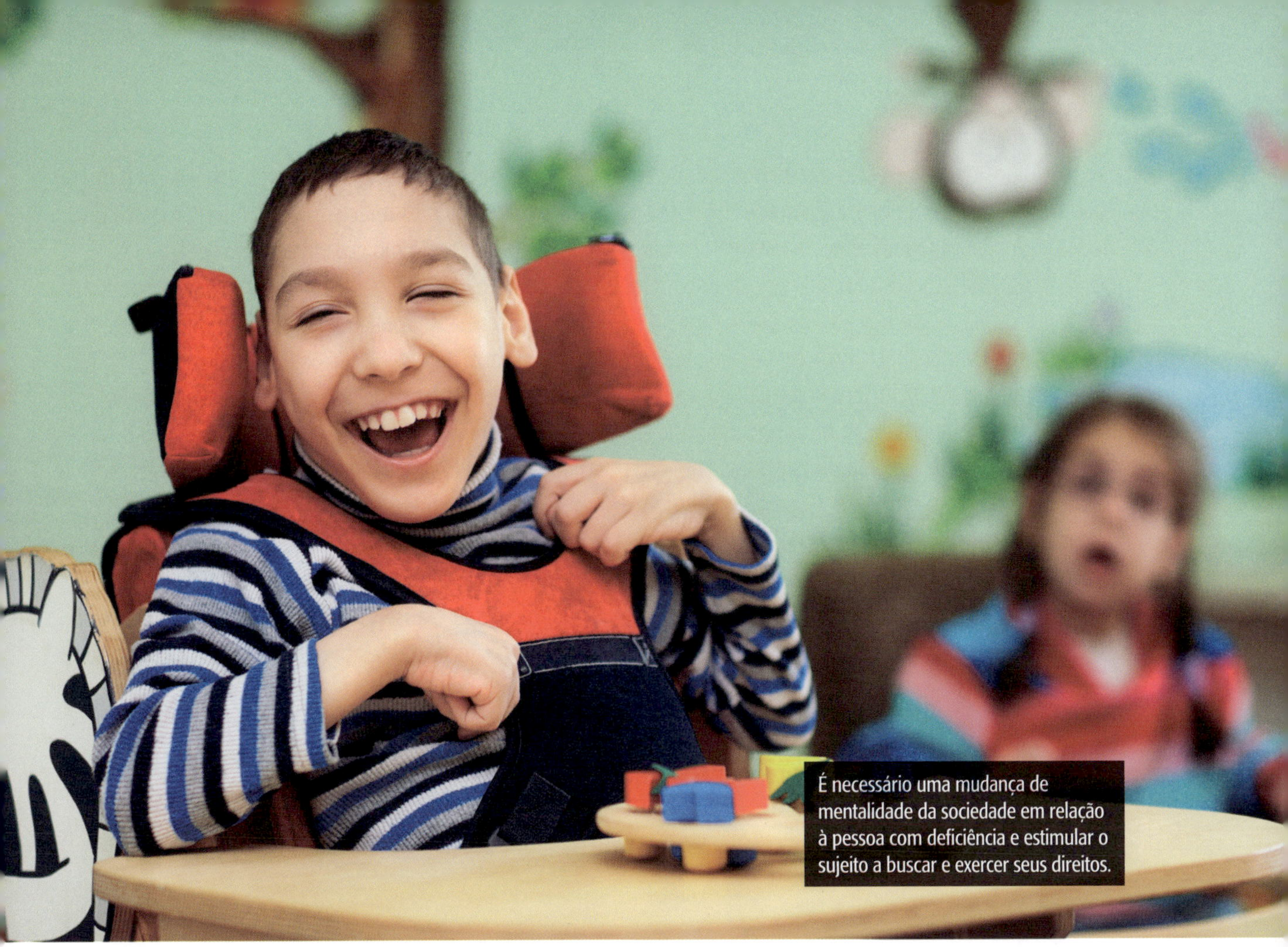
É necessário uma mudança de mentalidade da sociedade em relação à pessoa com deficiência e estimular o sujeito a buscar e exercer seus direitos.

Há muitos estudos sobre as diferentes manifestações das deficiências ou diferenças. Oliver Sacks é um neurologista inglês que tem se dedicado a estudar o potencial criativo de pessoas com deficiências ou distúrbios neurológicos graves. "Não apenas a despeito de suas condições, mas por causa delas, e até mesmo com sua ajuda", como afirma em seu livro *Um antropólogo em Marte*,[2] em que conta a história de uma mulher autista que não consegue compreender os sentimentos humanos, mas torna-se uma especialista, reconhecida internacionalmente, em comportamento animal.

Nossa sociedade avançou muito na relação com as deficiências, entendendo-as muito mais como diferenças, o que permitiu um convívio mais intenso e amplo com as pessoas que são diferentes. Elas estão em trabalhos em instituições, frequentam lugares públicos e de lazer, vão às mesmas escolas que as outras crianças e jovens. Esse processo de **inclusão** é ainda um grande desafio, mas o que já temos feito tem permitido superar preconceitos e estigmatizações, que eram excludentes e que não permitiam a integração dessas pessoas de forma plena em nosso convívio social.

O ENVELHECIMENTO

A chamada "Terceira idade" poderia ser considerada a última fase de nosso desenvolvimento. Muitos a chamam de "melhor idade", buscando valorizar esta etapa, dado o amadurecimento e acúmulo de conhecimentos e experiências que se obteve durante a vida.

Em algumas culturas, como a maior parte das indígenas e orientais, os idosos são muito valorizados. São os responsáveis pela trasmissão do conhecimento e dos saberes do grupo social. Em outras culturas, os idosos são considerados improdutivos e passam

---

[2] SACKS, Oliver. *Um antropólogo em Marte*. São Paulo: Companhia das Letras, 2006.

a ser excluídos da maior parte das atividades sociais. No Brasil, seguindo a trilha da Europa e dos Estados Unidos, a Terceira Idade começou a ser valorizada e muitos programas sociais têm sido construídos para dar melhor qualidade de vida aos idosos.

O mundo está envelhecendo e esta realidade obrigou uma revisão dos valores e condutas em relação aos idosos. A longevidade se prolongou e hoje, no Brasil, a idade média de vida dos homens chegou a 72 anos e para as mulheres a 79 anos, segundo as Tábuas Completas de Mortalidade do Brasil.[3] Este prolongamento no tempo de vida se deve aos avanços da Medicina, da Farmacologia e também da revalorização e inclusão que se passou a existir na sociedade. Os "velhos" permanecem mais tempo no mercado de trabalho; têm formas próprias de lazer; recebem aposentadorias que, muitas vezes, são uma ajuda importante na renda da família, enfim, tornaram-se mais presentes na vida social.

No entanto, é também nesta etapa da vida que podem aparecer sinais característicos. Há um processo de perda de funções, a mobilidade também se reduz, as capacidades e habilidades se modificam. A idade em que isto acontece é variável entre as pessoas. Umas chegam aos 100 anos; outras chegam aos 70, ou 80 anos, já com muitas dificuldades e muitos sinais do envelhecimento.

As pesquisas, no campo da gerontologia, área destinada ao estudo do envelhecimento, têm demonstrado que a valorização; a inclusão; as relações marcadas pelo afeto; o acesso ao atendimento de saúde de qualidade e especializado, aos medicamentos adequados, à alimentação e aos cuidados em geral com o corpo são fatores importantes para a qualidade de vida no envelhecimento.

A Gerontologia tem sido desenvolvida como um campo multidisciplinar exatamente por essas características. A Psicologia faz parte desse coletivo de conhecimentos e ações profissionais.

TEXTO COMPLEMENTAR 1[4]

(...)

O contexto escolar e o desenvolvimento infantil

Durante os anos iniciais de escolarização das crianças, o contexto escolar, em concomitância com o contexto familiar, constitui um cenário de desenvolvimento intelectual, social, emocional e moral que pode influenciar o desempenho e a adaptação, já que são nesses ambientes que as crianças permanecem a maior parte do tempo, desenvolvem-se e mantêm relações afetivas significativas. Assim, condições de risco e de proteção presentes também na escola concorrem para os desfechos desenvolvimentais das crianças, com implicações para o progressivo engajamento com o ambiente e a aquisição de respostas mais elaboradas.

Na escola, as crianças, podem ter acesso aos conhecimentos socialmente acumulados, assim como a oportunidade de aprender habilidades que serão úteis ao longo da vida, sendo os professores os agentes principais das aprendizagens envolvidas nesse contexto. Embora nem sempre haja consenso quanto às políticas social e pedagógica, relativas ao ensino e ao papel das escolas, as sociedades, em diferentes momentos históricos, vão atribuir às instituições de ensino uma função relevante na formação e no desenvolvimento das crianças.

Mudanças sócio-históricas têm feito com que um maior número de crianças seja inserido no ambiente escolar cada vez mais cedo, já na primeira infância, com a inclusão de bebês nas creches, seguida da educação pré-escolar

---

3 INSTITUTO BRASILEIRO DE GEOGRAFIA E ESTATÍSTICA (IBGE). Tábuas completas de mortalidade. Disponível em: <https://www.ibge.gov.br/estatisticas-novoportal/sociais/populacao/9126-tabuas-completas-de-mortalidade.html>. Acesso em: 23 jan. 2018.

4 LOUREIRO, Sonia Regina; PIZETA, Fernanda Aguiar.; RODRIGUES, Ana Paula. Casa Grande Silva. Importância do contexto familiar e escolar para as crianças. In: LINS, Manuela.; MUNIZ, Monalisa.; CARDOSO, Lucila. (orgs.). *Avaliação Psicológica infantil.* São Paulo: Hogrefe, 2022. p. 61-62.

ou infantil e da escolarização no ensino fundamental. A Constituição Federal (BRASIL, 1988), como normativa pautada nos direitos humanos, assegura a todas as crianças de 0 a 6 anos o atendimento em creche e pré-escola. Além disso, estudos empíricos referendam que a frequência à educação infantil contribui para melhor desempenho e adaptação no ensino fundamental (PEREIRA; MARTURANO, GARDINAL-PIZATO; FONTAINE, 2011).

(...)

Nas creches e nos centros de educação infantil, as ações de cuidar e educar visam às interações com os pares e a participação em atividades, e o desenvolvimento e a aprendizagem se processam principalmente por meio do brincar, como um conjunto de atividades que buscam o desenvolvimento da motricidade, da linguagem expressiva e da sociabilidade. Nesses contextos, as ações educativas se deparam de forma direta com o cotidiano das crianças, dentro e fora da escola, no contato com os pares e outros adultos, assim como se faz presente a influência dos meios de comunicação, como a televisão e a mídia eletrônica, constituindo um desafio para os educadores focalizar o desenvolvimento infantil, considerando-se as experiências e os contextos de vida diversos das crianças.

TEXTO COMPLEMENTAR 2[5]

(...) O jogo de regras possibilitou também aos alunos confrontarem o próprio pensamento. De acordo com Macedo, Petty e Passos (2000), o jogo desafia o pensamento e perturba, incomoda, assim, busca-se compensação, desencadeiam-se progressos no desenvolvimento do pensamento. Ao jogar, são incorporados dados da realidade às estruturas existentes e, para esse fim, realizam-se sucessivas acomodações. Desequilíbrios e contradições são superados pela construção de novas ligações entre o conhecido e o desconhecido, entre a situação atual e a anterior. Com base na observação das condutas do sujeito no jogo, pode-se verificar de que maneira seu pensamento está estruturado, pois as condutas revelam os recursos de pensamento dos quais o sujeito dispõe.

Além do mais, na utilização do jogo como um meio de intervenção, com o papel de facilitar processos de equilibração, percebe-se que sua prática possibilita ao jogador, gradualmente, enriquecer suas estruturas mentais diante dos desafios implicados no jogar em si, de maneira que se supera o sistema cognitivo que determinava a aplicação de instrumentos inadequados ou insuficientes para o alcance de resultados satisfatórios. Os procedimentos "possíveis" elaborados durante o jogo de regras têm a intenção de preencher uma lacuna, sanar um desafio, buscando diferentes meios para alcançar o êxito. O procedimento considerado o mais adequado para a resolução de um determinado problema constitui-se o "necessário", ainda que provisório, para o sucesso dessa tarefa. Tomando como referência a Epistemologia Genética, a coordenação entre os procedimentos possíveis e o necessário favorece a realização de uma ação mais adequada às limitações e às necessidades da atividade do jogo.

Conforme Ribeiro e Rossetti (2009), alertamos para o fato de que os professores precisam ser preparados para trabalharem com jogos no contexto escolar, pois o jogo, por si só, não é produtor de conhecimento, embora evoque estruturas de pensamento e convide a pensar, a sentir e a relacionar. O jogo tem seu lugar, seu valor pedagógico, mas, por vezes, encontra-se banalizado no contexto escolar, porque, em sua utilização, reflete promessas redentoras e a atribuição utilitária ao seu uso no trabalho com os alunos. Por meio das pesquisas que o utilizam, o jogo tem sido reconsiderado, e as possibilidades que ele oferece para colocar o sujeito a agir e a relacionar-se com o outro e com os objetos de conhecimento.

---

[5] CARVALHO, Luciana; OLIVEIRA, Francismara. Quando o jogo na escola é bem mais que jogo: possibilidades de intervenção pedagógica no jogo de regras Set Game. *Rev. Bras. Estud. Pedagog.* (*on-line*), Brasília, v. 95, n. 240, p. 431-455, mai./ago., 2014. Disponível em: http://www.scielo.br/ scielo. php?script=sci_arttext&pid =S2176-66812014000200010&lng=en&nrm=iso&tlng=pt. Acesso em: jan. 2018.

ATIVIDADES

1. Situem as características de comportamento de seu grupo de amigos em determinado período do desenvolvimento e busquem estabelecer as relações entre os diferentes aspectos do desenvolvimento (afetivo, intelectual, físico-motor e social).
2. Quais são os efeitos da miséria e da violência sobre o desenvolvimento da criança e do adolescente? Levantem hipóteses.
3. Tendo como referência o Texto Complementar 2, discutam a importância do **brincar** no desenvolvimento infantil.
4. Procurem na internet documentos que falem da inclusão como proposta para a sociedade.
5. Conversem com seus colegas sobre pessoas idosas com as quais convivem. Que características de comportamento elas apresentam? O que é positivo? O que é limitação? O que é preciso fazer para que nosso envelhecimento seja menos sofrido? O que é *ageísmo*?
6. Tendo como referência o Texto Complementar 1, discutam a importância da escola na formação e no desenvolvimento da criança e do adolescente.

PARA SABER MAIS

Bibliografia

BÁSICA

Seis estudos de psicologia (2011) é um dos livros de Jean Piaget mais acessíveis quanto à linguagem. Nesse livro, o primeiro capítulo, *O desenvolvimento mental da criança*, é um resumo de todos os períodos do desenvolvimento com os aspectos principais de cada um, do ponto de vista do autor.

A coleção *Psicologia do Desenvolvimento*, organizada em quatro volumes por Clara Regina Rappaport, aborda: no volume 1, *As teorias do desenvolvimento: modelo psicanalítico, piagetiano e de aprendizagem social*; no volume 2, *A infância inicial: o bebê e sua mãe* (1981); no volume 3, *A idade pré-escolar* (2005); e, no volume 4, *A idade escolar e a adolescência* (2003), sempre do ponto de vista das teorias apresentadas no volume 1.

Linguagem, desenvolvimento e aprendizagem (2016), coletânea de textos de Vigostski, Luria e Leontiev, ajuda o leitor a conhecer a perspectiva histórico-cultural do desenvolvimento. Há obras completas de Vigostski distribuídas em espanhol no Brasil e várias publicações em português sobre o autor.

Um antropólogo em Marte (2006), de Oliver Sacks, é um livro com histórias bem contadas sobre as concepções de deficiência.

AVANÇADA

A construção do real na criança (2006) e *O nascimento da inteligência na criança* (1987) são livros de Piaget que esclarecem sobre a gênese do desenvolvimento humano do ponto de vista do autor.

A formação social da mente, de Vigotski (2007), leia os capítulos que compõem a parte: "Teoria básica e dados experimentais".

LINS, Manuela; MUNIZ, Monalisa; CARDOSO, Lucila. (Orgs.). *Avaliação psicológica infantil*. São Paulo: Hogrefe, 2022. Este livro atualiza conteúdos relativos ao desenvolvimento das crianças.

Outros recursos

FILMES

- *Bebês* (França. Direção de Thomas Balmès. 2008. 73 min.).
  O filme acompanha quatro bebês em seu primeiro ano de vida. Os bebês estão em lugares, países e culturas distintas: Namíbia, Mongólia, Japão e Estados Unidos. São ambientes e costumes diversos, mas todos lutam de acordo com suas possibiliades para conquistar o mundo ao seu redor.
- *Colegas* (Brasil. Direção de Marcelo Galvão. 2013. 100 min.).
  O filme mostra uma viagem de três colegas portadores de Síndrome de Down, que resolvem juntos sair em uma aventura, com o sonho de cada um inspirado em filmes que assistiram.
- *Crianças invisíveis* (Itália. Direção de Mehdi Charef. 2005. 116 min.).
  É uma compilação de várias histórias sobre crianças de vários países do mundo.
- *E se vivêssemos todos juntos?* (França/Alemanha. Direção de Stéphane Robelin. 2012. 96 min.).
  O filme conta a história de cinco amigos idosos que resolvem morar juntos como solução para suas vidas. Aborda o envelhecimento e questões como sexo, adoecimento e outras situações presentes nessa etapa da vida.
- *Big Mouth* (2017), trata das transformações que ocorrem na puberdade de uma dupla de adolescentes. É uma animação de humor.
- *Dor e Glória* (2017), de Pedro Almodóvar, cujo protagonista é um cineasta em declínio que retoma seu passado e reflete sobre sua infância e outras etapas de sua vida.
- *45 anos* (2015), de Andrew Haigh. Um casal prestes a comemorar seus 45 anos juntos recebe uma notícia que traz o passado para seu relacionamento. O filme apresenta muito adequadamente as relações nessa etapa da vida e aborda de maneira original como o passado é sempre presente e pode incomodar.

CAPÍTULO 9

Psicolog aprendiz

Qualquer um de nós é capaz de responder sem pestanejar a perguntas do tipo: O que você aprendeu hoje na escola? Sabemos também justificar nossas habilidades, por exemplo, de escrever e ler, de consertar alguma coisa, de dançar, de andar de bicicleta ou de navegar na internet, dizendo que aprendemos. Usamos o termo *aprender* sem dificuldades, pois sabemos que, se somos capazes de fazer algo que antes não fazíamos, é porque aprendemos. O conceito de aprendizagem não é, no entanto, tão simples assim. E abordar o tema aprendizagem implica tratar, também, de teorias do ensino. É o que vamos tratar neste capítulo.

A APRENDIZAGEM COMO OBJETO DE ESTUDO

Para a Psicologia, o conceito de aprendizagem não é simples. Há diversas possibilidades de aprendizagem, ou seja, há diversos fatores que nos levam a apresentar um comportamento que anteriormente não apresentávamos, como descobertas, tentativas e erros,

ia da agem

ensino etc. Nós mesmos temos uma amiga que sabe uma poesia inteira em francês, porque a copiou dez vezes como castigo, há 20 anos, e tem apenas uma vaga ideia do que está dizendo quando a declama. Podemos dizer que ela aprendeu a poesia? Essas diferentes situações e processos não podem ser englobados em um só conceito.

Assim, a Psicologia transforma a aprendizagem em um objeto a ser investigado. São muitas as questões consideradas importantes pelos teóricos da aprendizagem: Qual o limite da aprendizagem? Qual a participação do aprendiz ou educando no processo? Qual a natureza da aprendizagem? Há ou não motivação subjacente ao processo de aprender? As respostas a essas questões têm originado controvérsias entre os estudiosos.

Tradicionalmente, a Psicologia trabalhou com duas grandes correntes nesse campo da aprendizagem: as teorias do condicionamento e as teorias cognitivistas. Hoje, as contribuições de Piaget, Emilia Ferreiro e Vigostski não podem ser desprezadas.

Mas vamos aos poucos.

> São muitas as questões consideradas importantes pelos teóricos da aprendizagem como, por exemplo, 'Qual o limite da aprendizagem'?

TEORIAS DO CONDICIONAMENTO

No primeiro grupo – teorias do condicionamento – estão as contribuições da análise do comportamento, cujo maior expoente é B. F. Skinner (1904-1990). O autor considera que a aprendizagem se refere exclusivamente à aquisição de novas respostas; e, quando inclui, também, o refinamento, a manutenção e a eliminação de respostas já aprendidas, o termo *condicionamento* é mais apropriado.[1]

A aprendizagem (ou condicionamento) ocorre por suas consequências comportamentais e, portanto, as condições ambientais se caracterizam como força propulsora da aprendizagem. A aprendizagem resulta da conexão entre um estímulo e uma resposta. Completada a aprendizagem, estímulo e resposta estão de tal forma associados que o aparecimento do estímulo evoca a resposta.[2] Essa relação permite afirmar que houve condicionamento. Para esses teóricos, aprendemos hábitos, isto é, aprendemos a associação entre um estímulo e uma resposta, e aprendemos praticando.

O comportamento é mantido pelo sequenciamento de respostas. Explicando melhor: uma resposta é, na realidade, um conjunto de respostas. Quando falamos no comportamento de abrir uma porta, é fácil perceber que ele é composto de diversas respostas intermediárias: pegar a chave na posição certa para que entre na fechadura, encaixá-la na fechadura, virar corretamente e abaixar então a maçaneta. São essas várias respostas que, reforçadas (bem-sucedidas), preparam a etapa seguinte e mantêm a cadeia de respostas até que o objetivo do comportamento seja atingido.

As consequências podem aumentar a probabilidade de uma resposta ocorrer novamente. Essas consequências são reforçadoras que podem ser positivas ou negativas. Segundo Gianfaldoni, Rubano e Zanotto, "a Análise do Comportamento (...) defende o uso do reforço positivo como alternativa efetiva e viável para o planejamento de intervenções" na educação.[3]

A transferência da aprendizagem, que permite solucionar novas situações, é realizada quando evocamos hábitos passados apropriados para o novo problema.

Para os teóricos do condicionamento, a transferência da aprendizagem, que permite solucionar novas situações, é realizada quando evocamos hábitos passados apropriados para o novo problema e respondemos de acordo com os elementos que o problema novo tem em comum com outros já aprendidos ou de acordo com aspectos da nova situação semelhantes aos da situação já encontrada. Por exemplo, quando uma criança aprende a amarrar o cadarço do sapato, saberá dar laço em presentes, em um vestido ou em uma fita.

Skinner se dedicou a analisar, além da aprendizagem, o ensino e a fazer propostas para o planejamento do ensino, considerando que a díade educando e educador buscam objetivos comuns a serem alcançados. A palavra-chave é *planejamento*. O **planejamento de ensino** deve ser sistemático; ou seja, ele deve ser revisto ao longo de todo o percurso do processo de aprendizagem no qual estão previstos, de modo claro e preciso, os objetivos que os educandos deverão atingir e as ações dos educadores que se configuram como as condições para que a aprendizagem ocorra.

Nesse processo de ensino-aprendizagem, a avaliação é um aspecto importante, tanto para a revisão do

---

[1] GIANFALDONI, Mônica; RUBANO, Denise; ZANOTTO, Maria de Lourdes. A ciência da aprendizagem e a arte de ensinar: com a palavra, Skinner. In: AZZI, Roberta; GIANFALDONI, Mônica. *Psicologia e Educação*. Série ABEP Formação. São Paulo: Casa do Psicólogo: 2011.

[2] DOLLARD, John; MILLER, Neil. A teoria de estímulo-resposta de Dollard e Miller. In: HALL, Calvin S.; LINDZEY, Gardner; CAMPBELL, John B. *Teorias da personalidade*. 4. ed. São Paulo: Artmed, 2017.

[3] GIANFALDONI; RUBANO; ZANOTTO, 2011, p. 162.

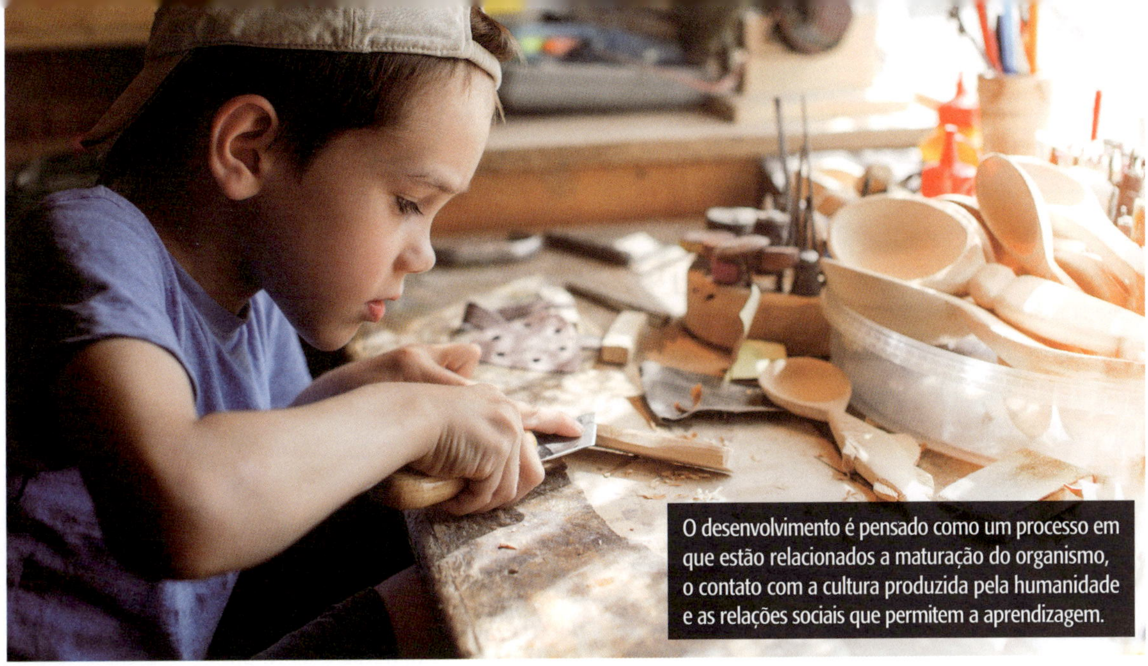

© Thinkstock/iStock/EvgeniiAnd

O desenvolvimento é pensado como um processo em que estão relacionados a maturação do organismo, o contato com a cultura produzida pela humanidade e as relações sociais que permitem a aprendizagem.

planejamento como para o educando ter conhecimento de seu desempenho.

Os adeptos da teoria enfatizam que é possível ensinar e, portanto, desenvolver comportamentos relativos à criatividade e à originalidade, e refutam a ideia corrente que não é possível planejar o ensino desses comportamentos.

Essa teoria de ensino inclui como um aspecto relevante o conteúdo a ser ensinado, que deve ser útil para a formação de um amplo repertório comportamental que promova mudanças úteis tanto para quem aprende como para sua coletividade.

Muitas pesquisas são realizadas no campo da aprendizagem pelos teóricos do condicionamento e muitas contribuições para a eficiência escolar têm se originado dessas investigações.

TEORIAS COGNITIVISTAS

As teorias que compõem esse conjunto definem a aprendizagem como um processo de relação do sujeito com o mundo externo, com consequências no plano da organização interna do conhecimento (organização cognitiva). A concepção de David Ausubel (1918-2008), segundo Moreira e Masini,[4] defende que a **aprendizagem** é um elemento que provém de uma comunicação com o mundo e se acumula sob a forma de uma riqueza de conteúdos cognitivos. É o processo de organização de informações e integração do material pela estrutura cognitiva. O indivíduo adquire, assim, um número crescente de novas ações como forma de inserção em seu meio.

Para os cognitivistas, aprendemos a relação entre ideias (conceitos) abstraindo de nossa experiência.

Os conceitos aprendidos são mantidos por processos cerebrais, relacionados à percepção, às sensações, à atenção e à memória, que são integradores dos comportamentos e dos pensamentos.

Quanto à possibilidade de transferência da aprendizagem para novos problemas e situações, os cognitivistas afirmam que, mesmo no caso de haver toda a experiência possível com as diversas partes do problema – por exemplo, saber todas as etapas de fazer um laço –, isso não garante que a solução do problema seja alcançada. Seremos capazes de solucionar um problema se ele for apresentado de uma determinada forma, mas não de outra, mesmo que ambas as formas requeiram as mesmas experiências passadas para serem solucionadas.

De acordo com os cognitivistas, o método de apresentação do problema permite uma estrutura perceptual que leva ao *insight*, isto é, à compreensão

---

4 MOREIRA, Marco A.; MASINI, Elcie. *Aprendizagem significativa*: a teoria de David Ausubel. São Paulo: Centauro, 2006.

interna das relações essenciais do caso em questão. Por exemplo, quando montamos um quebra-cabeça e "descobrimos" o lugar de uma peça sem termos feito tentativas anteriores.

Escolhemos desenvolver aqui a teoria cognitivista da aprendizagem a partir da contribuição de **Ausubel**, para depois apresentar uma das teorias de ensino mais importantes e que dialogam com as ideias de Ausubel – a teoria de ensino de **Jerome Bruner** (1915-2016).

Cognição

Inicialmente, vale a pena esclarecer o conceito de cognição.

> [...] processo através do qual o mundo de significados tem origem. À medida que o ser se situa no mundo, estabelece relações de significação, isto é, atribui significados à realidade em que se encontra. Esses significados não são entidades estáticas, mas pontos de partida para a atribuição de outros significados. Tem origem, então, a estrutura cognitiva (os primeiros significados), constituindo-se nos "pontos básicos de ancoragem" dos quais derivam outros significados.[5]

Por exemplo, quando precisamos ensinar à criança a noção de sociedade, podemos levá-la a dar uma volta no quarteirão e observar com ela tudo o que encontrarmos. A criança atribuirá significados aos elementos dessa experiência e poderá adquirir noções que compõem o conceito de sociedade que vai desenvolver posteriormente. Nesse passeio, as noções apreendidas pela criança de 5 anos são bastante diferentes de uma criança de 9 anos, considerando o momento de desenvolvimento cognitivo (intelectual) em que ela está.

O cognitivismo está, portanto, preocupado com o processo de compreensão, transformação, armazenamento e utilização das informações, no plano da cognição e está relacionado com o processo de desenvolvimento intelectual da criança.

A abordagem cognitivista diferencia a *aprendizagem mecânica* da *aprendizagem significativa.*

O conceito de aprendizagem

O processo de organização das informações e de integração do material à estrutura cognitiva é o que os cognitivistas denominam aprendizagem.

A abordagem cognitivista diferencia a *aprendizagem mecânica* da *aprendizagem significativa*.

- **Aprendizagem mecânica:** refere-se à aprendizagem de novas informações com pouca ou nenhuma associação com conceitos já existentes na estrutura cognitiva. Você lembra da nossa amiga que decorou a poesia em francês? É um exemplo desse tipo de aprendizagem, pois o conteúdo não se relacionava com nada que ela já possuía em sua estrutura cognitiva (por isso ela não entendia o que dizia, apenas repetia a poesia de cor). O conhecimento assim adquirido fica arbitrariamente distribuído na estrutura cognitiva, sem se ligar a conceitos específicos.
- **Aprendizagem significativa:** ocorre quando um novo conteúdo (ideias ou informações) se relaciona com conceitos relevantes, claros e disponíveis na estrutura cognitiva do sujeito, sendo assim assimilados por ela. Esses conceitos apropriados e disponíveis são os pontos de ancoragem para a aprendizagem. Por exemplo, estamos aqui apresentando a você um novo conceito – aprendizagem significativa. Para que esse conceito seja assimilado por sua estrutura cognitiva, é necessário que a noção de aprendizagem apresentada anteriormente já esteja apropriada, como ponto de ancoragem. E essa nova noção de aprendizagem, sendo assimilada, servirá de ponto de ancoragem para o conteúdo que se seguirá.

[5] MOREIRA; MASINI, 2006, p. 3.

Os pontos de ancoragem

Os pontos de ancoragem são formados com a incorporação à estrutura cognitiva de elementos (informações ou ideias) relevantes para a aquisição de novos conhecimentos e com a organização deles de modo que progressivamente vão se generalizar, formando conceitos. Por exemplo, crianças pequenas podem, inicialmente, ter contato com sementinhas que, plantadas em um canteiro, surgem como folhinhas; podem ter contato com animais, que geram novos animais; e podem ainda ter contato com as pedras e a areia da rua. Ela vai adquirindo experiências que se constituirão em noções.

Esses contatos podem ser explorados até que as crianças tenham condições cognitivas de perceber as diferenças entre os seres e, assim, adquirir as noções de seres vivos – vegetais e animais – e seres não vivos. A partir da aquisição dessas noções básicas, as crianças estarão aptas a aprender outros conteúdos e a diferenciar e categorizar os diferentes seres. Podemos, então, dizer que as noções de seres vivos e não vivos são pontos de ancoragem para outros conhecimentos. Esse exemplo pode dar a impressão de que falamos de pontos de ancoragem apenas na aprendizagem realizada por crianças. Não! Falamos de **aprendizagem significativa** e de pontos de ancoragem sempre que algum conteúdo novo deve ser aprendido. Assim, na disciplina de Física, por exemplo, trabalha-se inicialmente a noção de energia e/ou eletricidade para depois se desenvolver os outros conteúdos que supõem a compreensão inicial desses conceitos.

Indo um pouco mais além, podemos dizer que não estamos falando apenas da aprendizagem que se dá na escola. Pense em alguém que nunca tenha visto nem ouvido falar do jogo de futebol, isto é, não tenha pontos de ancoragem para as informações que chegam pela televisão na transmissão de uma partida. Com certeza, não entenderá nada ou, aos poucos, com base em informações que possua de outros jogos, começará a organizar as informações recebidas até entender o que se passa.

... falamos de aprendizagem significativa e de pontos de ancoragem sempre que algum conteúdo novo deve ser aprendido.

A TEORIA DE ENSINO DE JEROME BRUNER

A partir de concepções, como a de Ausubel, sobre o processo de aprendizagem, alguns pesquisadores desenvolveram teorias sobre o ensino, procurando discutir e sistematizar o processo de organização das condições para a aprendizagem. Entre esses teóricos, ressaltaremos a contribuição de Jerome Bruner.

Bruner concebeu o processo de aprendizagem como "captar as relações entre os fatos", adquirindo novas informações, transformando-as e transferindo--as para novas situações. Partindo dessa concepção, Bruner formulou uma teoria de ensino.

O ensino, para esse autor, envolve a organização da matéria de maneira eficiente e significativa para o aprendiz. Assim, o professor deve preocupar-se não só com a extensão da matéria, mas, principalmente, com sua estrutura.

A estrutura da matéria

É preciso estruturar o conteúdo de ensino a partir dos conceitos mais gerais e essenciais da matéria e, a partir daí, desenvolvê-los como uma espiral.

A aprendizagem, que deve ser sempre capaz de nos levar adiante, está na dependência de como se domina a estrutura da matéria estudada, isto é, a natureza geral do fenômeno, as ideias mais gerais, elementares e essenciais da matéria. Para garantir esse "ir adiante", é necessário ainda o desenvolvimento de uma atitude de investigação no aprendiz.

Para dar conta do primeiro aspecto (estrutura da matéria), Bruner propõe que os especialistas nas disciplinas auxiliem a estruturar o conteúdo de ensino a partir dos conceitos mais gerais e essenciais da matéria e, a partir daí, o desenvolvam como uma espiral (em sequência ascendente) – sempre dos conceitos mais gerais para os particulares, aumentando gradativamente a complexidade das informações. Por exemplo, em Física, é necessário começarmos pela noção de energia; em Psicologia, pela noção de subjetividade; em História, pelas noções de ser humano, natureza e cultura.

Quanto à atitude de investigação, Bruner sugere que se utilize o método da descoberta como método básico do trabalho educacional. O aprendiz tem plenas condições de percorrer o caminho da descoberta científica, investigando, fazendo perguntas, experimentando e descobrindo.

O ensino, para Bruner, deve estar voltado para a compreensão. Compreensão das relações entre os fatos e entre as ideias, única forma de garantir a transferência do conteúdo aprendido para novas situações. Esse princípio geral norteia a proposta de Bruner no que diz respeito ao trabalho com o **erro do aprendiz**, considerado relevante no processo de aprendizagem. O erro deve ser instrutivo, diz Bruner. O professor deverá reconstituir com o aprendiz o caminho de seu raciocínio para encontrar o momento do erro e, a partir daí, reconduzi-lo ao raciocínio correto.

Bruner ainda postula que "qualquer assunto pode ser ensinado com eficiência, de alguma forma intelectualmente honesta, a qualquer criança, em qualquer estágio de desenvolvimento".[6]

Para que isso seja possível, é necessário que o professor apresente a matéria ao educando em termos da visualização que ela tem das coisas. Isto é, a criança poderá aprender qualquer coisa se a linguagem do professor for acessível, adequada a sua etapa de desenvolvimento, e seus conhecimentos anteriores lhe possibilitarem a compreensão do novo conteúdo. O trabalho do professor é um verdadeiro trabalho de tradução: da linguagem da ciência para a linguagem da criança. Para isso, Bruner propõe que o professor utilize a teoria de Piaget, na qual as possibilidades e os limites da criança em cada fase do desenvolvimento estão claramente definidos. E vale a pena lembrar que Piaget nos ensina que, para o sucesso da educação, o adulto educador precisa saber falar na linguagem da criança e na linguagem do adolescente.

Bruner e Piaget podem auxiliar muito na organização do ensino, mas será sempre necessário que o professor conheça a realidade de vida de seus alunos – classe social, experiências de vida, a realidade de sua família etc. – para que o conteúdo possa ter algum significado e importância para eles. Assim, não basta conhecer "teoricamente" o educando, generalizando características a partir das referências teóricas, é preciso conhecê-lo em suas características particulares.

MOTIVAÇÃO

A motivação continua sendo um tema complexo para a Psicologia e, particularmente, para as teorias de aprendizagem e ensino. Atribuímos à motivação a disponibilidade ou não para aprender, resultando em facilidade ou dificuldade nesse processo. Nesse sentido, as condições motivadoras criadas pelo professor podem indicar o sucesso ou o fracasso na tentativa de ensinar algo a seus alunos. E apesar da dificuldade de detectarmos o motivo subjacente a todo tipo de comportamento, sabemos que sempre há algum.

O estudo da motivação considera três tipos de variáveis:

1. o ambiente;
2. as forças internas ao indivíduo, como necessidade, desejo, vontade, interesse, impulso, instinto;
3. o objeto que atrai o indivíduo por ser fonte de satisfação de fator interno que o mobiliza.

A motivação é, portanto, o fator que mobiliza o organismo para a ação, a partir de uma relação estabelecida entre o ambiente, a necessidade e o objeto de satisfação. Isso significa que, na base da motivação, está sempre um organismo que apresenta uma

[6] BRUNER, Jerome S. *O processo da educação.* Lisboa: Edições 70, 2011. p. 33.

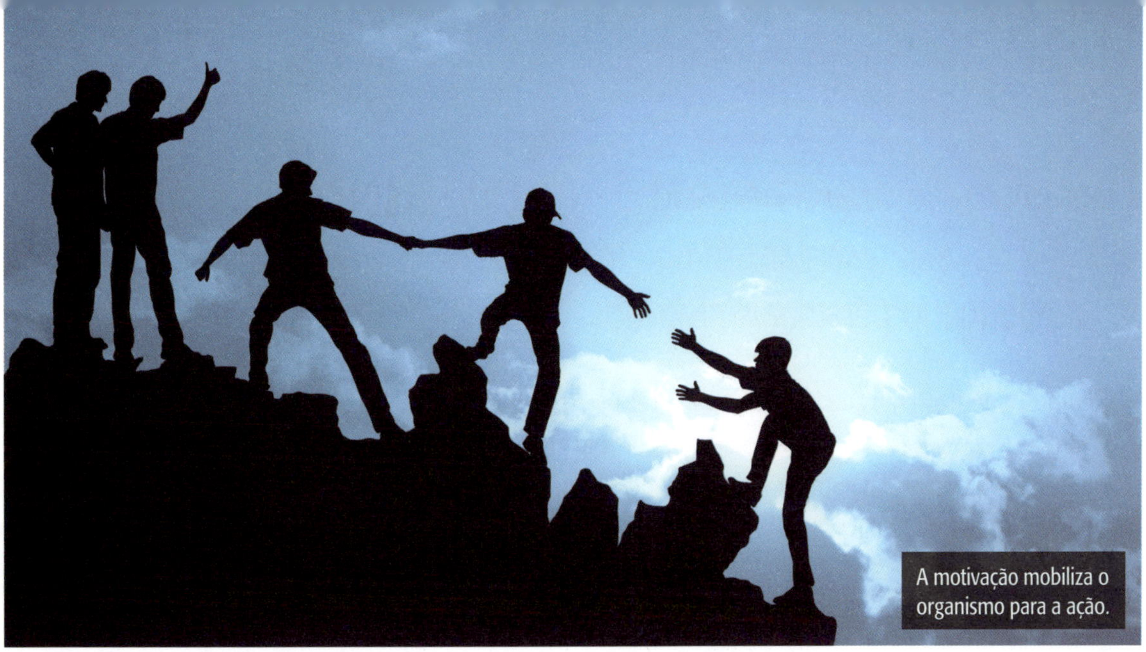

© Thinkstock/iStock/LoveTheWind

A motivação mobiliza o organismo para a ação.

necessidade, um desejo, uma intenção, um interesse, uma vontade ou uma predisposição para agir. Na motivação está também incluído o ambiente que estimula ou não o sujeito e que oferece o objeto de satisfação. E, por fim, a motivação inclui o objeto que aparece como a possibilidade de satisfação.

A gíria possui um termo bastante apropriado para a significação de motivação: "estar a fim". Quando dizemos "estamos a fim de...", estamos expressando nossa motivação. Vejamos um exemplo: "Estou a fim de ler este livro todo" – que esperamos não ser um exemplo absurdo. O livro aparece como o elemento do ambiente que vai satisfazer minha necessidade ou vontade de conhecer um pouco de Psicologia. O próprio ambiente, de alguma forma, gerou em mim esse interesse, ou porque li outros livros que falavam do assunto, ou porque um colega citou a Psicologia como uma ciência interessante, ou porque vi uma psicóloga em um filme e me interessei. Ambiente – organismo – interesse ou necessidade – objeto de satisfação. Está montada a cadeia da motivação.

Ambiente + organismo + interesse ou necessidade + objeto de satisfação: está montada assim a cadeia da motivação.

Retomando, podemos dizer que a motivação é um processo que relaciona necessidade, ambiente e objeto, e predispõe o organismo para a ação em busca de satisfação. Se há necessidade ou interesse e o objeto não é encontrado, ocorre a frustração.

Motivação e o processo de ensino-aprendizagem

A motivação está presente em todas as esferas de nossa vida – trabalho, lazer, escola.

A preocupação do ensino tem sido a de criar condições para que o aluno "fique a fim" de aprender. Sem dúvida, não é fácil, pois acabamos de dizer que precisa haver uma necessidade ou interesse, e o objeto precisa surgir como solução para isso. Duplo desafio: criar a necessidade e apresentar um objeto adequado para sua satisfação.

Resolver esse problema é, sem dúvida, a tarefa mais difícil que o educador enfrenta. Consideraremos abaixo dois pontos:

A. uma possibilidade é que o trabalho educacional parta sempre das necessidades que o aluno já traz, introduzindo ou associando a elas outros conteúdos ou motivos;

B. outra possibilidade, não excludente, é criar outros interesses no aluno.

Duplo desafio: criar a necessidade e apresentar um objeto adequado para sua satisfação.

E como podemos criar, despertar ou manter os interesses?

1. Propiciando a descoberta. Bruner é defensor dessa proposta. O aluno deve ser desafiado a desejar saber, e uma forma de criar esse interesse é dar a ele a possibilidade de tentar descobrir.
2. Desenvolvendo nos alunos uma atitude de investigação, que garanta o desejo mais duradouro de saber, de querer saber sempre. Desejar saber deve passar a ser um estilo de vida. Essa atitude pode ser desenvolvida com atividades muito simples, que começam pelo incentivo à observação da realidade próxima ao aluno – sua vida cotidiana –, os objetos que fazem parte de seu mundo físico e social. Essas observações, quando valorizadas e sistematizadas, vão gerar dúvidas (por que as coisas são como são?) e então é preciso investigar, descobrir.
3. Falando ao aluno sempre em uma linguagem acessível, própria de sua faixa etária, de fácil compreensão.
4. Os exercícios e tarefas deverão ter um grau adequado de complexidade. Tarefas muito difíceis que geram fracasso, e tarefas fáceis que não desafiam, levam à perda do interesse. O aluno não "fica a fim".
5. Compreendendo a utilidade do que se está aprendendo. Não é difícil para o professor retomar sempre em suas aulas a importância e a utilidade, na sua vida cotidiana, que o conhecimento tem e poderá ter para o aluno. Somos sempre "a fim" de aprender coisas que são úteis e têm sentido para a nossa vida.

A CONTRIBUIÇÃO DE JEAN PIAGET

Piaget produziu uma extensa obra entre 1918 e 1980. Procurou explicar o aparecimento de inovações, mudanças e transformações no processo de desenvolvimento do sujeito e, particularmente, no desenvolvimento intelectual, assim como dos mecanismos responsáveis por essas transformações. Por tais atributos, sua teoria é classificada como **construtivista**.

Esse caráter da obra de Piaget tornou-se marcante a partir da década de 1970, quando passou a trabalhar, exclusivamente, com investigações sobre os mecanismos de transição que explicam a evolução do desenvolvimento cognitivo. Para ele, a formação das operações cognitivas no ser humano, em cada etapa do desenvolvimento, está subordinada a um processo geral de equilíbrio para o qual o desenvolvimento cognitivo tende como um todo.

É preciso lembrar que, na época, as teorias associacionistas e empiristas enfatizavam o papel da experiência com os estímulos do ambiente. Sem deixar de reconhecer esse papel, Piaget fundamentou sua teoria na existência de uma organização própria da experiência sensível dos sujeitos, organização que submete os estímulos do meio à atividade interna do sujeito.

O ser humano, dotado de estruturas biológicas, herda uma estrutura de funcionamento intelectual, ou seja, uma maneira de interagir com o ambiente que o leva à construção de um conjunto de significados. A interação desse sujeito com o ambiente permitirá a organização desses significados em estruturas cognitivas.

Durante a vida, haverá modos específicos de organização dos significados, marcando, assim, diferentes estágios de desenvolvimento. A cada estágio corresponderá um tipo de estrutura cognitiva, que possibilitará diferentes formas de interação com o meio. São essas estruturas cognitivas próprias de cada etapa da vida que permitem prever o que se pode conhecer naquele momento do desenvolvimento humano.

Para a construção de suas ideias, Piaget utilizou o modelo biológico: o ser humano é guiado pela busca do equilíbrio entre as necessidades biológicas fundamentais de sobrevivência e as restrições colocadas pelo meio para a satisfação dessas necessidades. Nessa relação, a organização – como capacidade do indivíduo de condutas seletivas – é o mecanismo que permite ao ser humano ter condutas eficientes para atender às suas necessidades, isto é, à sua demanda de **adaptação**.

A adaptação – que envolve a **assimilação** e a **acomodação** em uma relação indissociável – é o mecanismo que permite ao homem não só transformar os elementos assimilados, tornando-os parte da estrutura do organismo, como possibilitar o ajuste e a acomodação desse organismo aos elementos incorporados.

Nesse sentido, a inteligência é uma adaptação – é assimilação, pois incorpora dados da experiência do indivíduo e é, ao mesmo tempo, acomodação, uma vez que o sujeito modifica suas estruturas mentais estabelecidas até aquele momento para incorporar os novos elementos da experiência.

O desenvolvimento intelectual resulta da construção de um equilíbrio progressivo entre assimilação e acomodação, o que propicia o aparecimento de novas estruturas mentais. Isso é um processo em evolução.

No decorrer de sua evolução, a inteligência apresenta formas diversas (etapas ou estágios), que vão caracterizando as possibilidades de relação com seu meio ambiente. Os estágios do desenvolvimento são: período sensório-motor, período pré-operatório, período das operações concretas e período das operações formais. Assim, o homem apreende o mundo de maneira diversa a cada momento de seu desenvolvimento. Importante considerar que o desenvolvimento depende também dos insumos ambientais.

Piaget não desenvolveu uma teoria do processo de ensino-aprendizagem, mas formulou referências claras que, na década de 1980, foram utilizadas por Emilia Ferreiro na elaboração da sua teoria sobre a aprendizagem da escrita. Piaget, na verdade, foi e é referência para muitos teóricos em Psicologia, mas vamos destacar aqui o trabalho de Ferreiro, dada a sua importância atual.

A CONTRIBUIÇÃO DE EMILIA FERREIRO

Esta autora tem suas ideias publicadas a partir dos anos de 1980. Argentina de nascimento, psicopedagoga de formação, doutorou-se em Genebra, orientada por Jean Piaget. Na década de 1980, estabeleceu-se na Cidade do México. Seus trabalhos de pesquisa demonstram uma preocupação em integrar os objetivos científicos a um compromisso com a realidade social e cultural da América Latina. Suas análises sobre o fracasso escolar das populações marginalizadas – atribuído a determinantes sociais – demonstram esse compromisso.

Ferreiro contribuiu significativamente para a compreensão do processo de aprendizagem, demonstrando a existência de mecanismos no sujeito que aprende, mecanismos que surgem da interação com a linguagem escrita e que emergem de forma muito particular em cada um dos sujeitos. Assim, as crianças interpretam o ensino que recebem, transformando a escrita convencional e produzindo escritas estranhas ao adulto. São, na verdade, do ponto de vista de Ferreiro, aplicações de esquemas de assimilação ao objeto de aprendizagem; são formas de interpretar e compreender o mundo das coisas.

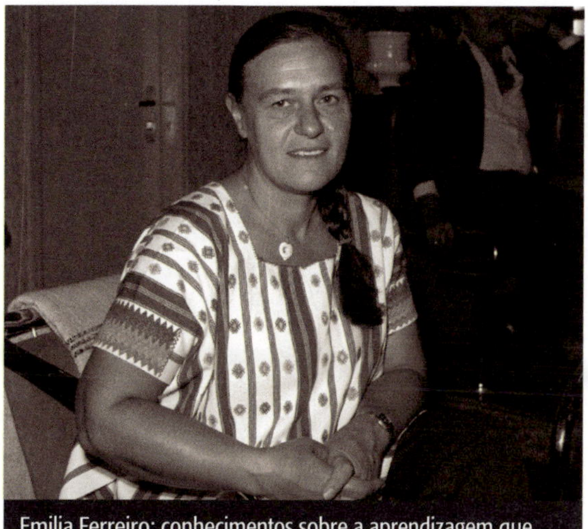

© João Caldas/Folhapress

Emilia Ferreiro: conhecimentos sobre a aprendizagem que demonstram compromisso com a realidade latino-americana.

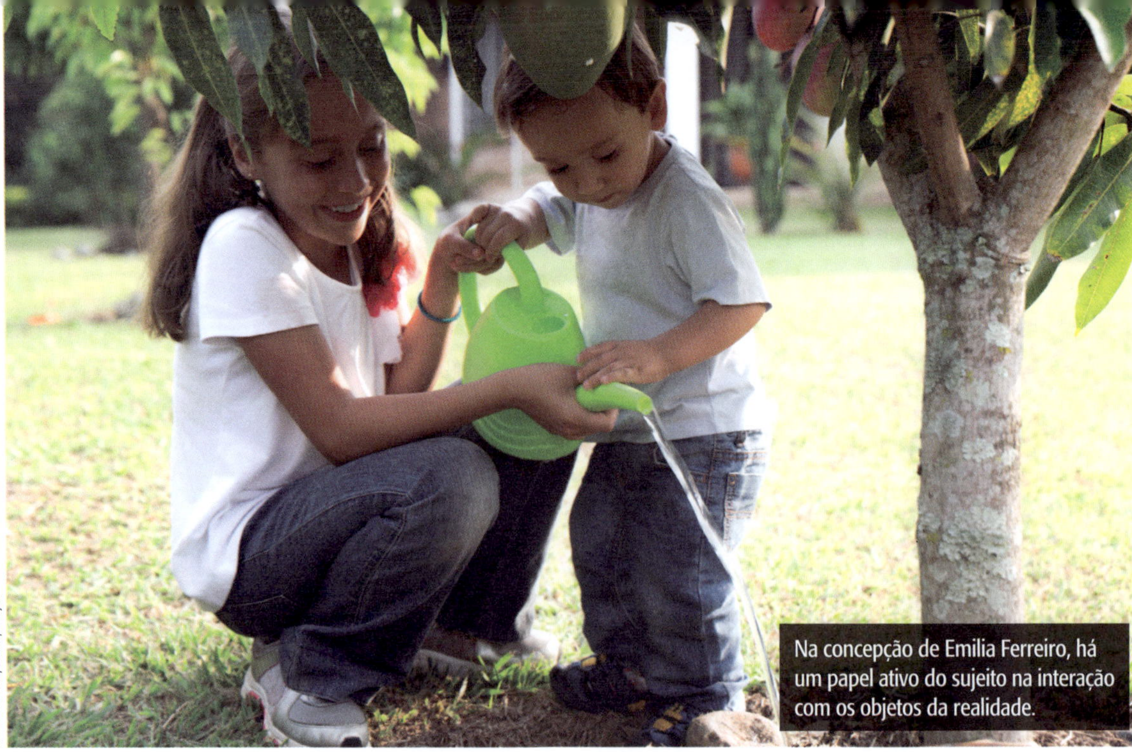

© Thinkstock/iStock/Herjua

Na concepção de Emilia Ferreiro, há um papel ativo do sujeito na interação com os objetos da realidade.

Para a autora, existe um sujeito que conhece e, para conhecer, emprega mecanismos de aprendizagem. Há, na sua concepção, um papel ativo do sujeito na interação com os objetos da realidade. Dessa forma, o que a criança aprende não corresponde estritamente ao que lhe é ensinado, pois existe um espaço aberto de elaboração do sujeito. O educador deve estar atento a esses processos para promover, adequadamente, a aprendizagem.

> Para que as crianças possam descobrir o caráter simbólico da escrita, é preciso oferecer-lhes situações em que a escrita se torne objeto de seu pensamento.

Além disso, Ferreiro entende que a aprendizagem da escrita tem um caráter evolutivo, no qual é relativamente tardia a descoberta de que a escrita representa a fala, não sendo necessário que se estabeleça, de início, a associação entre letras e sons.

Outro aspecto importante nessa evolução refere-se ao aspecto conceitual da escrita. Para que as crianças possam descobrir o caráter simbólico da escrita, é preciso oferecer-lhes situações em que a escrita possa se tornar objeto de seu pensamento, deixando de ser apenas o movimento de desenhar uma palavra. Esse aprendizado é considerado fundamental ao lado de outras habilidades que as concepções tradicionais já foram capazes de apontar, como as relacionadas à percepção e à motricidade.

Ferreiro valoriza, assim, as histórias ouvidas e contadas pelas crianças (que devem ser escritas pelo professor), bem como as tentativas de escrever seus nomes ou bilhetes. Essas atividades assumem grande importância no processo, pois são geradoras de espaço para a descoberta do uso social da linguagem – a escrita. É importante colocar a criança em situações de aprendizagem em que ela possa utilizar suas próprias elaborações sobre a linguagem, sem que se exija dela ainda o domínio das técnicas e convenções da norma culta. O objetivo de Ferreiro é integrar o conhecimento espontâneo da criança ao ensino, dando-lhe maior significado.

A noção do caráter evolutivo da escrita também pode ser bem aproveitada para eliminar o caráter patológico de algumas expressões infantis. Saber, por exemplo, que os primeiros registros da sílaba são feitos com apenas uma letra, à qual se agregarão outras, posteriormente, levou Ferreiro à interpretação de que esses são fatos naturais do percurso, ou seja, são erros naturais e necessários à construção da aprendizagem.

Emilia Ferreiro trouxe, assim, grande contribuição ao processo de alfabetização, indicando a necessidade de conhecer o processo de aprendizagem em todas as suas formas evolutivas. "Despatologizou" os erros comuns entre as crianças; valorizou a participação delas no processo de ensino-aprendizagem; apropriou-se das atividades infantis como formas de ensino; enfim, Emilia Ferreiro revolucionou a forma de conceber e trabalhar a alfabetização de crianças.

A CONTRIBUIÇÃO DE VIGOTSKI

Na década de 1920 e início dos anos 1930, Vigotski dedicou-se à construção da crítica à noção de que se poderia construir conhecimento sobre as funções psicológicas superiores humanas a partir de experiências com animais. Criticou também as concepções que afirmavam serem as propriedades intelectuais humanas resultado da maturação do organismo, como se o desenvolvimento estivesse predeterminado e o seu afloramento, vinculado apenas a uma questão de tempo. O autor buscou as origens sociais dessas capacidades humanas e considerava o pensamento marxista como uma referência científica para a solução dos paradoxos científicos fundamentais que incomodavam a Psicologia no início do século XX.

Alguns aspectos dessa concepção valem a pena ser sistematizados aqui:

- Os fenômenos devem ser estudados em "movimento" e compreendidos como em permanente transformação. Na Psicologia, isso significa estudar o fenômeno psicológico em sua origem e no curso de seu desenvolvimento como processo.
- A história dos fenômenos é caracterizada por mudanças qualitativas e quantitativas. Assim, o fenômeno psicológico transforma-se no decorrer da história da humanidade, e processos elementares tornam-se complexos.
- As mudanças na "natureza do homem" são produzidas por mudanças na vida material e na sociedade.

> Os fenômenos devem ser estudados em movimento e compreendidos como em permanente transformação.

- O sistema de signos (a linguagem, a escrita, o sistema de números) é pensado como um sistema de instrumentos, os quais foram criados pela sociedade ao longo de sua história. Esse sistema muda a forma social e o nível de desenvolvimento cultural da humanidade. A internalização desses signos provoca mudanças no homem. Seguindo a tradição marxista, Vigostski considera que as mudanças que ocorrem em cada um de nós têm sua raiz na sociedade e na cultura.

Vigotski tem parte de sua obra dedicada às questões escolares e é por isso que vamos reunir algumas considerações importantes feitas por ele que podem contribuir para olharmos os chamados "problemas de aprendizagem" sob uma nova perspectiva: a das relações sociais que caracterizam o processo de ensino-aprendizagem.

Para o autor, a aprendizagem sempre inclui relações entre as pessoas. A relação do indivíduo com o mundo está sempre mediada pelo outro. Não há como aprender e apreender o mundo se não existir o outro, aquele que nos fornece os significados que permitem pensar o mundo a nossa volta. Vigotski defendeu a ideia de que não há um desenvolvimento pronto e predeterminado dentro de nós que vai se atualizando conforme o tempo passa ou recebemos influência externa. O desenvolvimento não é pensado como algo natural nem como produto exclusivo da maturação do organismo, mas como um processo em que estão

> As mudanças que ocorrem em cada um de nós têm sua raiz na sociedade e na cultura.

presentes a maturação do organismo, o contato com a cultura produzida pela humanidade e as relações sociais que permitem a aprendizagem. E aí aparece o "outro" como alguém fundamental, pois é quem nos orienta no processo de apropriação da cultura.

> O desenvolvimento é um processo que se dá de fora para dentro.

Para Vigostski, o desenvolvimento é um processo que se dá de fora para dentro. É no processo de ensino-aprendizagem que ocorre a apropriação da cultura, a objetivação do homem e, consequentemente, o desenvolvimento do indivíduo e a transformação permanente do mundo.

> [...] o homem se apropria da natureza objetivando-se nela para inseri-la em sua atividade social. Sem apropriação da natureza não haveria a criação da realidade humana, não haveria a objetivação do homem. Sem objetivar-se através de sua atividade o homem não pode se apropriar de forma humana da natureza... O que possibilita o desenvolvimento histórico é justamente o fato de que a apropriação de um objeto (transformando-o em instrumento, pela objetivação da atividade humana nesse objeto, inserindo-o na atividade social) gera, na atividade e na consciência do homem, novas necessidades e novas forças, faculdades e capacidades [...][7]

A APRENDIZAGEM DA CRIANÇA

A aprendizagem da criança inicia-se muito antes de sua entrada na escola, isso porque desde o primeiro dia de vida ela já está exposta aos elementos da cultura e à presença do outro, que se torna o mediador entre ela e o mundo. A criança vai aprendendo a falar e a gesticular, a nomear objetos, a adquirir informações a respeito do mundo que a rodeia, a manusear objetos da cultura; ela vai se comportando de acordo com as necessidades e as possibilidades. Em todas essas atividades está o "outro". Parceiro de todas as horas, é ele que lhe diz o nome das coisas, a forma certa de se comportar; é ele que lhe explica o mundo, que lhe responde os "por quês", enfim, é o seu grande intérprete do mundo. São esses elementos apropriados do mundo exterior que possibilitam o desenvolvimento do organismo e a aquisição das capacidades superiores que caracterizam o psiquismo humano.

A escola surgirá, então, como lugar privilegiado para esse desenvolvimento, pois é o espaço onde o contato com a cultura é feito de forma sistemática, intencional e planejada. O desenvolvimento – que só ocorre quando situações de aprendizagem o provocam – tem seu ritmo acelerado no ambiente escolar. O professor e os colegas formam um conjunto de mediadores da cultura que possibilita um grande avanço no desenvolvimento da criança.

A criança não possui instrumentos **endógenos** para o seu desenvolvimento. Os mecanismos de desenvolvimento são dependentes dos processos de aprendizagem, estes sim responsáveis pela emergência de características psicológicas tipicamente humanas, que transcendem à programação biológica da espécie. O contato e o aprendizado da escrita e das operações matemáticas fornecem a base para o desenvolvimento de processos internos altamente complexos no pensamento da criança. O aprendizado, quando adequadamente organizado, resulta em desenvolvimento mental, colocando em movimento processos que seriam impossíveis de acontecer. Esses princípios diferenciam-se de visões que pensam o desenvolvimento como um processo que antecede a aprendizagem, ou como um processo já completo, que a viabiliza.

ENDÓGENO
Originário ou desenvolvido no interior do organismo.

---

7 DUARTE, Newton. *Educação escolar, teoria do cotidiano e a escola de Vigotski.* São Paulo: Autores Associados, 2007. p. 35.

A criança não possui instrumentos endógenos para o seu desenvolvimento.

A partir dessas concepções, Vigotski construiu o conceito de **zona de desenvolvimento proximal**, referindo-se às potencialidades da criança que podem ser desenvolvidas a partir do ensino sistemático. A zona de desenvolvimento proximal é a distância entre o **nível de desenvolvimento real**, que se costuma determinar por meio da solução independente de problemas pela criança, e o nível de **desenvolvimento potencial**, determinado pela solução de problemas sob a orientação de um adulto ou em colaboração com companheiros.

Esse conceito é importante porque nos possibilita delinear o futuro imediato da criança e seu estado dinâmico de desenvolvimento. Além disso, permite ao professor olhar seu educando sob outra perspectiva, bem como o trabalho conjunto entre colegas. Aliás, Vigotski acreditava que a noção de zona de desenvolvimento proximal já estava presente no bom senso do professor quando ele planejava seu trabalho, na previsão de avanço que o educando deveria alcançar.

Assim, Vigotski insistia na importância de a Educação pensar o desenvolvimento da criança de forma prospectiva, e não retrospectiva, como era feito. Para ele, a escola pensa a criança e planeja o ensino de forma retrospectiva por considerar, como condição para a aprendizagem, o nível de desenvolvimento já conquistado pela criança. No seu entender, a escola deveria inverter esse raciocínio e pensar o ensino das possibilidades que o aprendizado já obtido traz. O bom ensino é aquele que se volta para as funções psicológicas emergentes, potenciais, e pode ser facilmente estimulado pelo contato com os colegas que já aprenderam determinado conteúdo.

A Educação passa, então, a ser vista como processo social sistemático de construção da humanidade.

A aprendizagem é, portanto, um processo essencialmente social, que ocorre na interação com os adultos e com os colegas. O desenvolvimento da criança é resultado desse processo e a escola é o lugar privilegiado para essa estimulação. A Educação passa, então, a ser vista como processo social sistemático de construção da humanidade.

Sintetizando, poderíamos dizer que para Vigostski as relações entre aprendizagem e desenvolvimento são indissociáveis. O indivíduo, imerso em um contexto cultural, tem seu desenvolvimento movido por mecanismos de aprendizagem acionados externamente. A matéria-prima desse desenvolvimento encontra-se, fundamentalmente, no mundo externo, nos instrumentos culturais construídos pela humanidade.

O aluno jamais pode ser visto como alguém que não aprende.

Assim, ao buscar respostas para as necessidades de seu tempo histórico, o ser humano cria, junto com outros homens, instrumentos que consolidam o desenvolvimento psicológico e fisiológico obtido até então. As gerações anteriores, ao manusearem esses instrumentos, apropriam-se do desenvolvimento ali consolidado. Eles aprendem e se desenvolvem ao mesmo tempo, adquirindo possibilidades de responder a novas necessidades com a construção de novos instrumentos. E assim caminha a humanidade...

A partir dessas concepções de Vigotski, a escola torna-se um novo lugar – um espaço que deve privilegiar o contato social entre seus membros e torná-los mediadores da cultura. Alunos e professores devem ser considerados parceiros nessa tarefa social. Todos são responsáveis no processo. Não há aprendizagem que não gere desenvolvimento; não há desenvolvimento que prescinda da aprendizagem. Aprender é estar com o outro, que é mediador da cultura. Qualquer dificuldade ou fracasso nesse processo deverá ser analisado como uma responsabilidade de todos os envolvidos.

O professor torna-se figura fundamental; o colega de classe, um parceiro importante; o planejamento das atividades torna-se tarefa imprescindível; e a escola, o lugar de construção humana.

VIGOTSKI E SUA RELAÇÃO COM A TEORIA DE PIAGET

Vigostski conheceu a produção de Piaget e, apesar de muitos profissionais e pesquisadores – Marta Kohl de Oliveira, Delia Lerner, José Antonio Castorina e a própria Emilia Ferreiro – reconhecerem semelhanças entre os dois pensamentos, o próprio Vigostski não considerou assim:

> [...] examinemos brevemente a concepção original da natureza da linguagem egocêntrica para elucidar, de uma vez por todas, o fundamento teórico do nosso método, enfatizando as diferenças entre a teoria de Piaget e a nossa. Piaget argumenta que a linguagem egocêntrica da criança é uma expressão direta do egocentrismo do seu pensamento, o qual, por sua vez, é um compromisso entre o autismo primitivo do pensamento infantil e sua socialização gradual, compromisso específico de cada fase etária, por assim dizer, um compromisso dinâmico, no qual, à medida que a criança cresce, o autismo desaparece e a socialização evolui, levando gradualmente a zero o egocentrismo no pensamento e na sua linguagem.[8]
>
> [...] Segundo uma nova teoria oposta, a linguagem egocêntrica da criança é uma das manifestações da transição das funções interpsicológicas para as intrapsicológicas, isto é, das formas de atividade social coletiva da criança para as funções individuais. Essa transição é uma lei geral... do desenvolvimento das funções psíquicas superiores, que surgem inicialmente como formas de atividade em colaboração e só depois são transferidas pela criança para o campo das suas formas psicológicas de atividade. A linguagem para si surge pela diferenciação da função inicialmente social da linguagem para outros. A estrada real do desenvolvimento da criança não é a socialização gradual introduzida de fora mas a individualização gradual que surge com base na sociabilidade interior da criança.[9]

Para ele, a aprendizagem é, assim, elemento essencial para o desenvolvimento e o precede. Para Piaget, ao contrário, o desenvolvimento é condição para a aprendizagem e essa estimula o desenvolvimento. Nesse sentido, os dois autores têm pensamentos baseados em princípios metodológicos diversos e não devem, a nosso ver, ser confundidos. Para Piaget, a atividade é fundamental. Para Vigostski, ela é também muito importante, mas o fundamental é que elas acontecem em relações sociais.

Vigostski, ao estudar a aprendizagem, enfatiza e destaca a importância das relações sociais que ocorrem no processo. Todas as suas sugestões de método e procedimentos de ensino devem valorizar e incluir relações entre os pares. Na aprendizagem, o contato com o outro, com o mundo já humanizado e cultural, é fator essencial. Desenvolvimento é conquista e resultado dessas interações. A escola passará então a aparecer na teoria de Vigostski como um espaço de relações sociais e de contato sistemático com a cultura do grupo social no qual a criança e o jovem estão inseridos.

Piaget é um construtivista, Vigostski não. Sobre isso nos fala Newton Duarte.

> Um dos grandes objetivos de Vygotsky foi justamente o de superar o modelo biológico de desenvolvimento humano, e construir uma psicologia fundada na concepção marxista, portanto histórico-social do homem. Na psicologia marxista de Vygotsky e seus seguidores está explícita a con-

---

8 VIGOTSKI, Lev Semenovich. A linguagem e o pensamento da criança na teoria de Piaget: estudo crítico. In: VIGOTSKI, L. S. *A construção do pensamento e da linguagem*. São Paulo: Martins Fontes, 2009. p. 428.

9 VIGOSTSKI, 2009, p. 429.

cepção de que a ontogênese humana não pode ser explicada através da relação biológica entre organismo e meio. A questão que não pode ser esquecida é a de que o modelo biológico de interação entre organismo e meio implica as noções de adaptação e equilíbrio na relação do organismo com o meio ambiente (sem o que o organismo não sobrevive). O modelo de interação entre organismo e meio não possibilita a compreensão da relação histórico-social entre objetivação e apropriação, que caracteriza a especificidade do desenvolvimento humano [...].[10]

Vigostski procurou superar a perspectiva biológica, que reconhecia na teoria de Piaget, construindo uma psicologia que historicizasse o psiquismo humano, escapando definitivamente da visão de desenvolvimento e aprendizagem que tomasse a interação organismo e meio, sujeito e objeto, sujeito e sujeito como eixo e estivesse baseada em conceitos como de adaptação, equilibração, assimilação e acomodação. Assim, podemos dizer que Vigostski não era um interacionista e sim um histórico-cultural.

Vigostski também não era um construtivista no sentido que hoje se dá ao termo. César Coll, citado por Duarte, nos diz:

> Numa perspectiva construtivista, a finalidade última da intervenção pedagógica é contribuir para que o aluno desenvolva a capacidade de realizar aprendizagens significativas por si mesmo numa ampla gama de situações e circunstâncias, que o aluno "aprenda a aprender".[11]

A teoria de Vigostski considera o aluno como ser ativo no processo, pois ele se apropria e se objetiva no mundo, e não toma jamais o desenvolvimento como um processo espontâneo, em que se busque a capacidade de aprender por si mesmo. Aprender é fazer história, é transformar o mundo, tarefa que se realiza obrigatoriamente no coletivo.

> (...) a teoria de Vygotsky, e demais integrantes da Psicologia Histórico-cultural, valoriza o caráter ativo do processo de apropriação numa direção absolutamente conflitante com a distinção piagetiana entre desenvolvimento espontâneo e transmissão socioeducativa e de forma também conflitante com o modelo interacionista que biologiza as relações entre indivíduo e meio, isto é, entre indivíduo e sociedade.[12]

No entanto, cabe destacar que essa é a polêmica que caracteriza o debate sobre a relação entre Vigostski e Piaget. Os dois autores são importantes referências no campo da aprendizagem e do desenvolvimento, mas não precisam para isso estar no mesmo campo **epistemológico**. Cabe estudarmos os dois.

EPISTEMOLÓGICO
Relativo à teoria do conhecimento.

---

[10] DUARTE, 2007, p. 107-108.

[11] COLL apud DUARTE, Newton. *Vigotski e o "aprender a aprender"*: críticas às apropriações neoliberais e pós-modernas da teoria vigotskiana. São Paulo: Autores Associados, 2001. p. 33.

[12] DUARTE, 2001, p. 146.

TEXTO COMPLEMENTAR 1[13]

Minha experiência vinha me ensinando que o educando precisa de se assumir como tal, mas, assumir-se como educando significa reconhecer-se como sujeito que é capaz de conhecer e que quer conhecer em relação com outro sujeito igualmente capaz de conhecer, o educador e, entre os dois, possibilitando a tarefa de ambos, o objeto de conhecimento. Ensinar e aprender são assim momentos de um processo maior – o de conhecer, que implica reconhecer. No fundo, o que eu quero dizer é o que o educando se torna realmente educando quando e à medida que conhece, ou vai conhecendo os conteúdos, os objetos cognoscíveis, e não à medida que o educador vai depositando nele a descrição dos objetos, ou dos conteúdos.

O educando se reconhece conhecendo os objetos, descobrindo que é capaz de conhecer, assistindo à imersão dos significados em cujo processo se vai tornando também significador crítico. Mais do que ser educando por causa de uma razão qualquer, o educando precisa tornar-se educando assumindo-se como sujeito cognoscente e não como incidência do discurso do educador. Nisto é que reside, em última análise, a grande importância política do ato de ensinar. Entre outros ângulos, este é um que distingue uma educadora ou educador progressista de seu colega reacionário.

"Muito bem", disse em resposta à intervenção do camponês. "Aceito que eu sei e vocês não sabem. De qualquer forma, gostaria de lhes propor um jogo que, para funcionar bem, exige de nós absoluta lealdade. Vou dividir o quadro-negro em dois pedaços, em que irei registrando, do meu lado e do lado de vocês, os gols que faremos eu, em vocês; vocês, em mim. O jogo consiste em cada um perguntar algo ao outro. Se o perguntado não sabe responder, é gol do perguntador. Começarei o jogo fazendo uma primeira pergunta a vocês."

A essa altura, precisamente porque assumira o "momento" do grupo, o clima era mais vivo do que quando começáramos, antes do silêncio.

Primeira pergunta:

– Que significa a maiêutica socrática?

Gargalhada geral e eu registrei o meu primeiro gol.

– Agora cabe a vocês fazer a pergunta a mim – disse. Houve uns cochichos e um deles lançou a questão:

– Que é curva de nível?

Não soube responder. Registrei um a um.

– Qual a importância de Hegel no pensamento de Marx? Dois a um.

– Para que serve a calagem do solo? Dois a dois.

– Que é um verbo intransitivo? Três a dois.

– Que relação há entre curva de nível e erosão? Três a três.

– Que significa epistemologia? Quatro a três.

– O que é adubação verde? Quatro a quatro.

Assim, sucessivamente, até chegarmos a dez a dez.

Ao me despedir deles lhes fiz uma sugestão: "Pensem no que houve esta tarde aqui. Vocês começaram discutindo muito bem comigo. Em certo momento ficaram silenciosos e disseram que só eu poderia falar porque só eu sabia e vocês não. Fizemos um jogo sobre saberes e empatamos dez a dez. Eu sabia dez coisas que vocês não sabiam e vocês sabiam dez coisas que eu não sabia. Pensem sobre isto".

---

[13] FREIRE, Paulo. *Pedagogia da esperança*. Rio de Janeiro: Paz e Terra, 2015.

TEXTO COMPLEMENTAR 2[14]

(...)

O *entusiasmo* no ensino superior era visto como algo que poderia perturbar a atmosfera de seriedade considerada essencial para o processo de aprendizado. Entrar numa sala de aula de faculdade munida da vontade de partilhar o desejo de estimular o entusiasmo era um ato de transgressão. Não exigia somente que se cruzassem as fronteiras estabelecidas; não seria possível gerar o entusiasmo sem reconhecer plenamente que as práticas didáticas não poderiam ser regidas por um esquema fixo e absoluto. Os esquemas teriam de ser flexíveis, teriam que levar em conta a possibilidade de mudanças espontâneas de direção. Os alunos teriam que ser vistos de acordo com suas particularidades individuais (me inspirei nas estratégias que as professoras de ensino fundamental usavam para nos conhecer), e a interação com eles teria de acompanhar suas necessidades (nesse ponto Paulo Freire foi útil). A reflexão crítica sobre minha experiência como aluna em salas de aula tediosas me habilitou a imaginar não somente que a sala de aula poderia ser empolgante, mas também que esse entusiasmo poderia coexistir com uma atividade intelectual e/ou acadêmica séria, e até promovê-la.

Mas o entusiasmo pelas ideias não é suficiente para criar um processo de aprendizado empolgante. Na comunidade da sala de aula, nossa capacidade de gerar entusiasmo é profundamente afetada pelo nosso interesse uns pelos outros, por ouvir a voz uns dos outros, por reconhecer a presença uns dos outros. Visto que a grande maioria dos alunos aprende por meio de práticas educacionais tradicionais e conservadoras e só se interessa pela presença do professor, qualquer pedagogia radical precisa insistir em que a presença de todos seja reconhecida. E não basta simplesmente afirmar essa insistência. É preciso demonstrá-la por meio de práticas pedagógicas. Para começar, o professor precisa *valorizar* de verdade a presença de cada um. Precisa reconhecer permanentemente que todos influenciam a dinâmica da sala de aula, que todos contribuem. Essas contribuições são recursos. Usadas de modo construtivo, elas promovem a capacidade de qualquer turma de criar uma comunidade aberta de aprendizado. Muitas vezes, antes de o processo começar, é preciso desconstruir um pouco a noção tradicional de que o professor é o único responsável pela dinâmica da sala. Essa responsabilidade é proporcional ao *status*. Fato é que o professor sempre será o principal responsável, pois as estruturas institucionais maiores sempre depositarão sobre seus ombros a responsabilidade pelo que acontece em sala de aula. Mas é raro que qualquer professor, por eloquente que seja, consiga gerar por meio de seus atos um entusiasmo suficiente para criar uma sala de aula empolgante. O entusiasmo é gerado pelo esforço coletivo.

A visão constante da sala de aula como um espaço comunitário aumenta a probabilidade de haver um esforço coletivo para criar e manter uma comunidade de aprendizado.

(...)

[14] HOOKS, Bell. *Ensinando a transgredir*: a educação como prática da liberdade. São Paulo: Folha de São Paulo, 2021. p. 13-14. (Coleção Folha Os Pensadores).

ATIVIDADES

1. Com base no texto complementar de Paulo Freire, discutam os "saberes" de cada um. Pode-se fazer um jogo semelhante ao feito por ele, em que os alunos devem perguntar coisas ao professor ou entre equipes para perceber diferentes saberes. Quem sabe o quê?
2. Façam um jogo em que tenham de escolher um "saber" que conhecem, digam onde e como o aprenderam e para que esse saber tem servido. Debatam depois o saber da escola: qual sua utilidade?
3. Quais fatores podem dificultar a aprendizagem? Debatam a questão.
4. Comparem o aprendizado de uma atividade manual com o aprendizado de um conhecimento teórico, pode-se tomar como exemplo qualquer disciplina da escola. Diferenciem o tipo de saber e as formas de aprender. Verifiquem se há semelhanças entre os saberes, a utilidade deles e a forma de aprendê-los.
5. Como a escola pode melhorar suas formas (estratégias, metodologias, técnicas) de ensinar para garantir melhor a aprendizagem? Refletir sobre isso pode ser bastante produtivo para professores e alunos, mas deve haver compromisso de todos em experimentar e avaliar essas alternativas.
6. Pode-se fazer o mesmo exercício enfatizando conteúdos. O que deve ser ensinado pela escola? Os grupos podem fazer planejamento de conteúdos e defender sua proposta perante a classe. Comparem com o que a escola ensina.

PARA SABER MAIS

Bibliografia

BÁSICA

Aprendizagem: teoria do reforço (1973), de Fred Keller, é um livro que traz todos os conceitos básicos da teoria comportamental.

Aprendizagem significativa: a teoria de David Ausubel (2006), de Marco Moreira e Elcie Masini, apresenta a teoria cognitiva que abordamos no capítulo, com uma linguagem acessível e muita precisão.

Reflexões sobre alfabetização (2010), de Emilia Ferreiro, e *Construtivismo: de Piaget a Emilia Ferreiro* (2006), de Maria da Graça Azenha, são dois livros que trazem a teoria de Piaget e Emilia Ferreiro.

Linguagem, desenvolvimento e aprendizagem (2016), de Vigotski, Luria e Leontiev, traz textos elucidatórios e inclui textos sobre o aprendizado escolar e a importância do brinquedo.

Psicologia e educação (2011), organizado por Mônica Gianfaldoni e Roberta Azzi, é uma introdução sistemática sobre os aspectos fundamentais da teoria de aprendizagem e de ensino da análise de comportamento, a partir de seu fundador, Skinner. Leia com atenção o Capítulo 7, A ciência da aprendizagem e a arte de ensinar: com a palavra Skinner, de Mônica Gianfaldoni, Roberta Azzi e Maria de Lourdes Zanotto.

AVANÇADA

Ensino: as abordagens do processo (2013), de Maria da Graça Mizukami apresenta várias teorias de ensino e diversos temas e aspectos da Educação, sendo possível trabalhá-los comparativamente.

Para desenvolver melhor a teoria de J. S. Bruner, indicamos um livro de autoria do próprio teórico:

O processo da educação (2011), de Jerome Bruner, é um livro de linguagem simples e, ao mesmo tempo, bastante completo sobre o processo de ensino e aprendizagem.

A formação social da mente (2007), de Vigotski, é uma seleção dos ensaios mais importantes do autor. Leia com atenção os capítulos que compõem a parte "Implicações educacionais".

Para onde vai a Educação? (2015) e *Psicologia e pedagogia* (2015) são dois pequenos livros com ideias importantes de Piaget sobre a Educação que merecem ser lidos.

Piaget, Vygotsky, Wallon: teorias psicogenéticas em discussão, de Yves de La Taille, Marta Kohl de Oliveira e Heloysa Dantas (2016), obra em que os autores discutem a questão dos fatores biológicos e sociais no desenvolvimento da inteligência e a questão da afetividade e cognição para Piaget, Vygotsky e Wallon.

Não poderíamos terminar essas indicações sem acrescentar que todos os livros de Paulo Freire são sempre bons livros sobre Educação. O conhecimento da extensa obra desse autor é fundamental para a formação de nossos educadores e de nossos cidadãos. *Pedagogia da autonomia* (2018); *Professora sim, tia não* (2015); *Pedagogia da esperança* (2017); *Pedagogia do oprimido* (2017), *Educação como prática de liberdade* (2017), *Política e educação* (2014) e muitos outros.

Outros recursos

FILMES

- *Sociedade dos poetas mortos* (Estados Unidos. Direção de Peter Weir. 1989. 129 min.).
  Excelente filme sobre o processo educacional nos anos 1950 em uma escola conservadora dos Estados Unidos, em que um professor rompe com a visão tradicional. Pode ser bem aproveitado para o debate sobre o processo de ensino-aprendizagem e a motivação dos educandos, além de servir para debater as formas de ensino e as possibilidades de aprendizagem.
- *Ser e ter* (França. Direção de Nicolas Philibert. 2002. 104 min.).
  Documentário sobre uma escola no interior da França onde várias situações estão postas para o debate em classe.
- *Nenhum a menos* (China. Direção de Zhang Yimou. 1999. 106 min.).
  Filme sobre uma escola em aldeia no interior da China, onde uma professora busca garantir a presença de todos os seus alunos.
- *Pro dia nascer feliz* (Brasil. Direção de João Jardim. 2006. 88 min.).
  Documentário sobre a escola brasileira, de várias regiões do país, com a participação de muitos jovens estudantes. Instigante e excelente para qualquer debate no campo da educação de jovens.
- *Entre os muros da escola* (França. Direção Laurent Cantet, 2008. 129 min.).
  Filme sobre a experiência de ensino de uma professora em uma escola da periferia de Paris com alunos, em sua maioria, filhos de migrantes. Muito interessante para se discutir questões relacionadas ao ensino-aprendizagem e sua significação para os alunos.

CAPÍTULO 10

Intelig
memo
percep

"A inteligência é a solução de um problema novo para o indivíduo, é a coordenação dos meios para atingir um certo fim, que não é acessível de maneira imediata; enquanto o pensamento é a inteligência interiorizada e se apoiando não mais sobre a ação direta, mas sobre um simbolismo, sobre a evocação simbólica pela linguagem, pelas imagens mentais etc."[1]

Somos seres pensantes. Pensamos sobre as coisas passadas, projetamos nosso futuro, resolvemos problemas, criamos, sonhamos, fantasiamos, somos até capazes de pensar sobre nós mesmos, isto é, somos capazes de nos tornar objetos da nossa própria investigação. Fazemos ciência, poesia, música, construímos máquinas incríveis, transformamos o mundo em símbolos e códigos, criando a linguagem que nos permite a comunicação e o pensamento.

Não há dúvida de que somos uma incrível espécie de seres!

Essa capacidade de pensar, da qual somos dotados, sempre foi objeto de curiosidade dos filósofos, dos cientistas e, dentre eles, dos psicólogos.

Por muito tempo nos perguntamos como pensamos. Hoje, os estudos neurocientíficos estão bastante

---

1 PIAGET, Jean. *A epistemologia genética*: sabedoria e ilusões da filosofia; problemas de psicologia genética. São Paulo: Martins Fontes, 2016. p. 216.

avançados e já permitem vislumbrar alguns indicativos de como isso acontece.

No campo da Psicologia, que evidentemente tem muito interesse nesse assunto, as pesquisas caminham para o estudo da inteligência, da memória e da percepção. Esses são objetos diretos de estudo, principalmente, da psicobiologia e da neuropsicologia, embora sejam de interesse de todas as áreas da Psicologia.

CONCEPÇÕES DE INTELIGÊNCIA

Os anúncios publicitários costumam usar a frase "uma decisão inteligente" e o cartum do argentino Quino é perspicaz e irônico ao denunciar o texto oculto nas propagandas que oferecem facilidades para o consumidor.

Se escolhemos determinado produto, fizemos uma opção inteligente; ao mesmo tempo, o comercial aponta que o equipamento é tão fácil de manusear que não precisamos ser muito inteligentes para usá-lo em nossas casas. Qual a concepção de inteligência presente nesse tipo de comercial? Trata-se da capacidade de decidir e optar pela melhor alternativa é uma forma inteligente de decidir. Assim, espera-se que a pessoa tenha capacidade de discernimento e saiba avaliar as alternativas. Há também a ideia de hierarquia, já que alguns terão mais capacidade que outros de escolher a melhor alternativa. Os primeiros serão tomados como mais inteligentes que os demais. Mas será que isso é verdade?

A resposta é sim e não! A preocupação com a inteligência ultrapassa o interesse que os especialistas têm

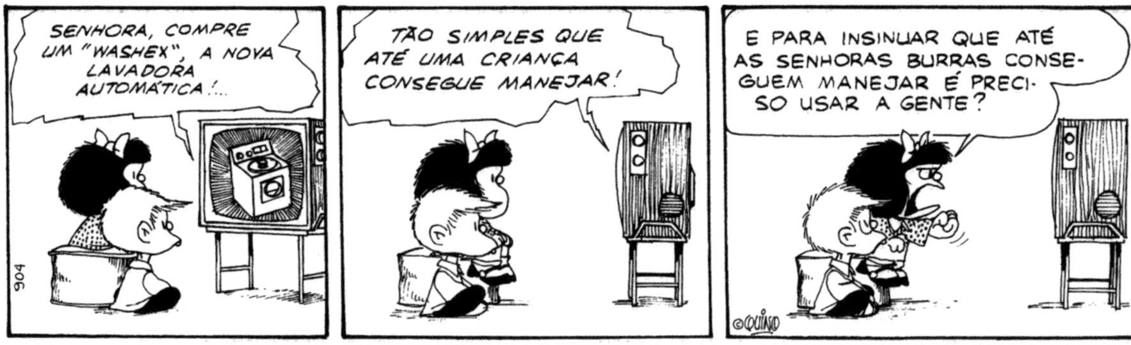
SENHORA, COMPRE UM "WASHEX", A NOVA LAVADORA AUTOMÁTICA!...
TÃO SIMPLES QUE ATÉ UMA CRIANÇA CONSEGUE MANEJAR!
E PARA INSINUAR QUE ATÉ AS SENHORAS BURRAS CONSE-GUEM MANEJAR É PRECI-SO USAR A GENTE?

Inteligência e habilidade são aspectos diferentes.

sobre o assunto e preocupa a maior parte das pessoas. Os casais que esperam filhos querem saber se o bebê será inteligente e depois que os bebês nascem, utilizam estratégias para garantir, supostamente, o desenvolvimento de sua inteligência com brinquedos educativos e jogos que estimulem o desenvolvimento cognitivo. Quando a criança entra para a escola, educadores e pais avaliam sua capacidade de resolver problemas. Empresas, quando contratam funcionários, buscam selecionar os mais aptos. Enfim, inteligência é um tema comum para muita gente e é utilizado frequentemente como critério para ações e escolhas que fazemos na vida.

Exatamente por isso trata-se de um tema coberto de mitos e de crenças, que muitas vezes não estão de acordo com o que pensam os especialistas. Acrescente a isso o fato de que somente muito recentemente a neurociência descobriu os fatores cerebrais ligados à memória e ao processo de decisão, por isso, somente na passagem do século XX para o XXI, estamos encontrando os elementos necessários para compreender o que é a inteligência.

Muitos neurologistas e psiconeurologistas apontavam o que hoje é conhecido, mas muitos outros fizeram pura especulação sobre o assunto. Além de tudo isso, a exagerada valorização do conhecimento racional, produzido a partir de Descartes (1596-1650), ajudou a construir uma determinada noção e valor de que a racionalidade seria a melhor forma de equacionarmos a vida e a tendência de ver o mundo dessa forma ajudou a valorizar o controle cognitivo e a capacidade de resolver problemas.

O critério da normalidade racional é uma noção genérica de inteligência balizada pela capacidade de o indivíduo se destacar no desempenho de atividades intelectuais e pela capacidade dos demais de resolver problemas básicos do dia a dia (as pessoas ditas normais). O contrário disso é a anormalidade que, por ser um termo muito valorativo, gerou muito preconceito e desinformação em nome de sua concepção.

Gohara Yehia conta no livro *Avaliação da inteligência* que, em um

> simpósio sobre inteligência realizado em 1921, grande número de psicólogos expôs suas opiniões a respeito da natureza da inteligência. Alguns consideravam um indivíduo inteligente na medida em que fosse capaz de um pensamento abstrato; para outros, a inteligência era a capacidade de se adaptar ao ambiente ou a capacidade de se adaptar a situações relativamente novas ou, ainda, a capacidade de aquisição de novos conhecimentos. Foram formuladas várias teorias sobre inteligência: as que postulavam a existência de uma inteligência geral, as que postulavam a existência de várias faculdades diferenciadas e as que defendiam a existência de múltiplas aptidões independentes.[2]

---

[2] YEHIA, Gohara Y. A natureza e o conceito de inteligência. In: ANCONA-LOPEZ, Marília (Org.). *Avaliação da inteligência I*. São Paulo: EPU, 2003. p. 3.

Grosso modo, podemos dizer que os psicólogos dividiram-se em dois grandes blocos quanto à compreensão desse aspecto do pensamento (cognição) humano: a **abordagem da psicologia diferencial** e a **abordagem dinâmica**.

A abordagem da Psicologia Diferencial

A Psicologia Diferencial, baseando-se na tradição positivista, considera que a tarefa da ciência é estudar aquilo que é observável (positivo) e mensurável. Portanto, a inteligência, para ser estudada, deve ser observável. Essa capacidade humana foi, então, decomposta em inúmeros aspectos e manifestações. Não observamos diretamente a inteligência, mas podemos medi-la pelos comportamentos humanos, que são expressões da capacidade cognitiva.

Assim, "vemos" e medimos a inteligência das pessoas por sua capacidade de verbalizar ideias, compreender instruções, perceber a organização espacial de um desenho, resolver problemas, adaptar-se a situações novas, comportar-se criativamente diante de uma situação.

A inteligência, nesta abordagem, seria um composto de habilidades a ser medida por meio dos conhecidos testes psicológicos de inteligência.

Os testes de inteligência

Em 1904, na França, Alfred Binet criou os primeiros testes de inteligência, que tinham como objetivo verificar os progressos de crianças deficientes do ponto de vista intelectual. Programas especiais eram realizados para o progresso dessas crianças, e os testes tornaram-se necessários para que se pudesse avaliar a eficiência desses programas, isto é, o progresso obtido.

Binet partiu daquilo que as crianças poderiam realizar em cada idade. Vários itens ou problemas eram colocados para as crianças, e, se a maioria delas em determinada idade conseguisse realizá-los, enquanto a maioria das crianças de uma faixa etária inferior não conseguisse, esses itens eram considerados como discriminatórios, isto é, caracterizava-se a realização normal de crianças daquela idade.

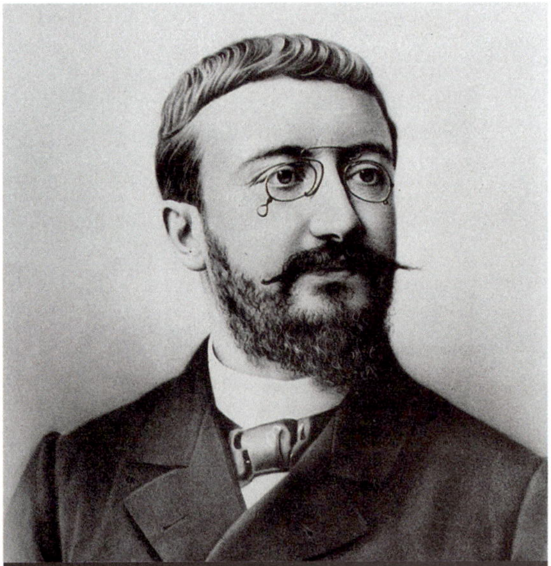
Alfred Binet (1857-1911) criou os primeiros testes de inteligência.

Ao examinar uma criança, tornava-se possível avaliar se seu desenvolvimento intelectual acompanhava ou não o das crianças de sua idade.

Os resultados de quase todos os testes de inteligência são apresentados pelo que se denominou Quociente Intelectual (Q.I.). Esse quociente é obtido relacionando a idade da criança com o seu desempenho no teste, ou seja, verifica-se se ela está no nível de desenvolvimento intelectual considerado normal, que foi padronizado para sua idade.

Sabemos que uma das curiosidades mais comuns entre os leigos é saber se o quociente intelectual se modifica ou não no decorrer da vida. Moreira Leite responde a essa curiosidade afirmando que

> nada existe, teoricamente, que impeça a modificação do Q.I. para mais ou para menos. Para entender esse processo, podemos pensar no que ocorre com o desenvolvimento do corpo: uma criança pode nascer com muita saúde e ter possibilidades de bom desenvolvimento físico; no entanto, se for subalimentada durante vários anos, é provável que apresente um desenvolvimento físico pior do

que uma criança que nasceu mais fraca, mas teve melhores condições de alimentação e higiene. Está claro que, nos casos extremos, essas diferenças de ambiente não chegam a eliminar as diferenças de constituição. Por exemplo, se uma criança nasce com graves defeitos físicos, pode continuar deficiente, apesar de condições muito favoráveis para seu desenvolvimento. Não existe razão para que o mesmo não ocorra com o desenvolvimento da inteligência [...]. Concluindo, pode-se dizer que o Q.I. tende a ser estável quando as condições de desenvolvimento da criança também o são: se tais condições se modificarem para melhor ou pior, o mesmo acontecerá com o Q.I.[3]

Problemas dos testes de inteligência

Com a utilização dos testes de inteligência, alguns questionamentos foram surgindo:

a) O termo inteligência era compreendido de diferentes maneiras pelos psicólogos construtores dos testes, os quais refletiam essas diferenças. Apesar de diferentes testes serem considerados como avaliadores da inteligência, o que se viu na prática foram testes medindo fatores parecidos ou completamente diferentes. Alguns testes avaliavam, fundamentalmente, o aspecto ou fator verbal, enquanto outros, o fator percepção espacial. Assim, um mesmo indivíduo poderia ter um alto quociente intelectual aqui e um baixo ali.

b) A utilização frequente dos testes levantou outro questionamento: a rotulação ou classificação das crianças. Avaliadas pelos testes de inteligência e classificadas como deficientes, normais ou superdotadas, as crianças eram fechadas dentro dessas classificações. Os pais e professores passavam a agir em função das expectativas que as classificações geravam, e a criança era induzida a corresponder a essas expectativas, comportando-se de acordo com o novo papel imposto.

[3] LEITE, Dante Moreira. *Psicologia diferencial*. São Paulo: Unesp, 2008. p. 46.

c) Os testes sofreram também sérios questionamentos por sua tendenciosidade, pois eram construídos em função de fatores valorizados pela sociedade, ou seja, fatores apresentados por grupos dominantes e que eram considerados como desejáveis. Falar bem, resolver problemas, apresentar facilidade para aprender, entre outros.

Pesquisadores desse campo admitem o problema e afirmam que as pesquisas atuais buscam superá-las. Primi[4] aponta que no momento há uma confluência que unifica vertentes que priorizam os aspectos gerais da inteligência (o famoso fator G) e os que analisam fatores isoladamente (não gerais) por meio do chamado teste CHC de habilidades cognitivas (o CHC identifica autores referência dessa unificação: Catell; Horn; Carroll). Com base em John B. Carroll,[5] Primi diz que:

> Este modelo consiste em uma visão multidimensional com dez fatores ligados a áreas amplas do funcionamento cognitivo. Estas capacidades associam-se aos domínios da linguagem, raciocínio, memória, percepção visual, recepção auditiva, produção de ideias, velocidade cognitiva, conhecimento e rendimento acadêmico.[6]

A abordagem dinâmica

A abordagem da subjetividade, que questionou fundamentalmente a decomposição da totalidade humana em diversos aspectos ou fatores, introduziu na Psicologia uma nova forma de interpretar os dados obtidos por meio dos testes psicológicos.

[4] PRIMI, Ricardo. Inteligência: avanços nos modelos teóricos e nos instrumentos de medida. *Rev. Aval. Psicol.* Porto Alegre, v. 2, n. 1, jun., 2003. Disponível em: http://pepsic.bvsalud.org/scielo.php?script=sci_arttext&pid=S1677-04712003000100008. Acesso em: 24 jan. 2018.

[5] CARROL, J. B. (1997). The three-stratum theory of cognitive abilities. In: FLANAGAN, D. P.; GENSHAFT, J. L.; HARRISON, P. L. (Eds.). *Contemporary intellectual assessment:* theories, tests, and issues. New York: The Guilford Press, 1997. p. 122-130.

[6] PRIMI, 2003.

> Os dados obtidos nos testes deixaram de ser considerados como medidas da inteligência. Passaram a ser vistos como medidas apenas de eficiência do sujeito e as alterações dessa eficiência encaradas como sintomas de perturbações globais e não como indicadores de potencial intelectual deficiente.[7]

Assim, nessa abordagem, o termo inteligência é questionado, porque supõe uma existência distinta do organismo na sua totalidade. A inteligência existiria como algo, ou algum fator no indivíduo, que poderia ser medido e avaliado. Nessa abordagem dinâmica, a inteligência passa a ser um adjetivo – inteligente – que qualifica a produção cognitiva e intelectual do ser humano. Por isso, nessa abordagem, os dados obtidos nos testes não são medidas da inteligência, mas medidas da eficiência intelectual do indivíduo.

Cabe ressaltar ainda que os baixos níveis nos testes não implicam pouca inteligência, pois nessa abordagem o indivíduo é visto na sua globalidade. A criança que apresenta dificuldades de verbalizar, de resolver problemas ou de aprender o que lhe é ensinado deve ser compreendida não como uma criança deficiente intelectualmente ou pouco inteligente, mas como uma criança que provavelmente vive, naquele momento, dificuldades psicológicas, conflitos relacionados ao seu desenvolvimento, dos quais um dos sintomas é uma diminuição da produção intelectual. Essa criança deve ser recuperada em todas as suas capacidades, em sua globalidade.

Os testes passam a ser instrumentos auxiliares na identificação de dificuldades, que são encaradas como sintomas de conflitos; tornam-se instrumentos para iniciar um trabalho de recuperação, e não instrumentos para finalizar um trabalho de classificação. Além disso, nessa abordagem, os testes muitas vezes tornam-se dispensáveis.

O estudo do comportamento intelectual ou cognitivo do indivíduo, ou outro qualquer, é feito em função de sua personalidade e de seu contexto social. O indivíduo faz parte de um meio, no qual age, manipula, transforma, desenvolvendo concomitantemente suas estruturas psíquicas.

... os dados obtidos nos testes não são medidas da inteligência, mas medidas da eficiência intelectual do indivíduo.

A inteligência deixa de ser estudada como uma capacidade isolada para ser pensada como capacidade cognitiva e intelectual que integra a globalidade humana. Assim, quando é enfocada uma produção intelectual, ela é analisada em seus componentes cognitivos, afetivos e sociais.

A inteligência nessa abordagem não tem lugar de destaque. A noção de unidade do organismo e de totalidade de reações enfatizou a impossibilidade de se decompor a personalidade em funções isoladas.

A inteligência, compreendida como capacidade cognitiva ou intelectual, não pode ser estudada, analisada, nem compreendida isoladamente da totalidade de aspectos, aptidões e capacidades do ser humano.

Todas as expressões humanas são carregadas de elementos psíquicos, decorrentes de suas capacidades cognitiva, afetiva, corporal. Os atos, que são adjetivados como inteligentes, não estão isentos de componentes afetivos, além de cognitivos.

Nessa abordagem dinâmica, supõe-se que o indivíduo, quando está bem do ponto de vista psíquico, conseguindo lidar adequadamente com seus conflitos, tem todas as condições para enfrentar o mundo, realizando atos "inteligentes", ou seja, resolvendo adequadamente problemas que se apresentam, sendo criativo, verbalizando bem suas ideias etc.

A inteligência nessa abordagem não tem lugar de destaque.

---

[7] ANCONA-LOPEZ, Marília. O uso dos testes de inteligência. In: *Avaliação da inteligência I*. São Paulo: EPU, 2003. p. 52.

É fácil dar um exemplo: quando você tem alguma preocupação ou algum conflito que toma grande parte de seu pensamento, você apresenta maior dificuldade para aprender um conteúdo novo, resolver problemas ou até mesmo expressar seus pensamentos.

OUTRAS INTELIGÊNCIAS

Inteligência emocional

Na década de 1990, o termo inteligência emocional foi lançado por Slalovey e Mayer e, logo a seguir, divulgado por Daniel Goleman, autor de vários *best-sellers* sobre o assunto. O fato não representou uma novidade para a Psicologia que já discutia essa relação desde 1920 entre os autores do campo clínico, como era o caso de Freud e de seus inúmeros seguidores e, de outro lado, o bielo-russo Vigotski que não concebia a separação entre razão e emoção, discordando do isolamento desses fenômenos como variáveis passíveis de separação. Entretanto, a febre alimentada pelo mercado das consultorias de treinamento de pessoas nas organizações transformou essa vertente em uma verdadeira panaceia.

A tese é que o **fator inteligência** é acoplado ao fluxo das emoções e alguém que não saiba controlar ou identificar adequadamente suas emoções não saberá utilizar adequadamente suas capacidades cognitivas ou, digamos, sua capacidade superior de resolver problemas. Assim, uma pessoa com QI mais baixo e bom controle emocional poderá ser mais eficiente que alguém mais inteligente (bom desempenho nos testes que medem fator G) que não saiba dominar bem suas emoções. Há um viés de cunho evolucionista nesse argumento de quem seria mais apto para enfrentar situações.

Com o forte impacto causado pelo assunto, pesquisadores sérios e preparados se envolveram com a temática, como o neurocientista Joseph Le Doux, que escreveu o livro *O cérebro emocional*,[8] ou o livro do neurocientista português Antônio R. Damásio *O erro de Descartes*.[9] No artigo citado anteriormente, Primi (um dos bons pesquisadores do assunto) define assim:

> Talvez a principal diferença entre emoção e cognição é que as emoções constituem em uma inteligência cristalizada pré-programada no cérebro para tratar de problemas existenciais fundamentais. Entretanto estes programas têm uma relativa flexibilidade e interagem com capacidades superiores de raciocínio mais flexíveis e abertas às influências ambientais.[10]

A inteligência artificial

Apesar de discutida no capítulo sobre Comunicação de massas, neste livro, cabe mencionar que a inteligência artificial passa a fazer parte do nosso cotidiano e em breve será difícil separar a ação humana inteligente e a ação da inteligência artificial a nosso serviço. O tema incomoda a humanidade já há algum tempo e é famoso o clássico filme de Stanley Kubrick, *2001: uma odisseia no espaço* (1968). Nele, o computador HAL 9.000, o mais desenvolvido até então, que controla todas as ações da nave espacial Discovery, se rebela e passa a dominar a nave com objetivos próprios. Depois disso, muitos outros filmes trabalharam a temática e, dentre eles, o também famoso *Blade Runner: o caçador de androides*, de Ridley Scott (1982), e *Inteligência Artificial*, de Steven Spielberg (2001). Mas o fato é que na segunda década do século XXI a inteligência artificial faz parte de nossas vidas. O comando inteligente dos aparelhos domésticos está presente nas chamadas "casas inteligentes", como o aspirador de pó que funciona sozinho ou refrigeradores que avisam por meio de nossos celulares o que está faltando.

A presença dos aparelhos inteligentes em nossas vidas vai alterar a própria noção de inteligência humana. Os autores deste livro são de uma época em que

---

[8] LEDOUX, Joseph. *O cérebro emocional:* os misteriosos alicerces da vida emocional. Rio de Janeiro: Objetiva, 2001.

[9] DAMÁSIO, Antônio R. *O erro de Descartes.* São Paulo: Companhia das Letras, 2015.

[10] PRIMI, 2003.

aprender tabuada e letra cursiva era vital e decorar regras gramaticais era absolutamente necessário para escrever corretamente. Hoje, tablets são instrumentos corriqueiros no ensino já na pré-escola e não há criança que não aprenda a interagir com o mundo eletrônico desde a tenra idade. Mesmo considerando as profundas diferenças sociais em nosso país, esse fenômeno se espraia. Recentemente, o Ministério da Educação colocou no horizonte a possibilidade de distribuir equipamentos inteligentes para todos os estudantes do Ensino Fundamental. Essa ideia é recorrente e o celular com internet, de certa forma, está ocupando esse espaço. Um celular hoje tem mais memória e capacidade que um bom computador pessoal de 1990. Isso significa que, em breve, nossas crianças serão alfabetizadas com a ajuda desses equipamentos e lerão seus textos por meio deles.

A noção de inteligência apresentada neste capítulo vai se alterar e a inteligência artificial se somará às nossas capacidades cognitivas, afetivas, de resolução de problema etc.

Novas alternativas, novos problemas. O enfrentamento desse novo período está em curso e vem sendo discutido em várias partes do mundo. Equacionar qual o tipo de ensino, quais as mudanças educacionais necessárias para enfrentar o novo período é preocupação de educadores, psicólogos, de órgãos públicos responsáveis pela formação dos jovens, pela Unesco.

Neste sentido, ressaltamos a experiência sobre as competências socioemocionais desenvolvidas pelo Instituto Ayrton Senna, que procura definir o currículo da escola a partir do instrumento que chamam de Senna (Avaliação Nacional de Competências Socioemocionais ou Não Cognitivas).[11] É um teste complexo aplicado a um grupo de estudantes de uma mesma escola que define as competências socioemocionais como critério para ir além de um currículo dominado por conteúdos tradicionais. Significa garantir a possibilidade de desenvolvimento de competência como criatividade, amabilidade, extroversão, consciência, estabilidade emocional e outras mais. Louvável a experiência, entretanto, a despeito de suas intenções, parece caminhar para mais uma forma de discriminar aqueles que estão aptos para o desempenho de excelência (os mais inteligentes emocional e racionalmente) e os menos capacitados, mais uma vez criando critérios excludentes no sistema escolar.

INTELIGÊNCIA, MEMÓRIA E PERCEPÇÃO

"O homem não tem natureza, o homem tem história", com essa afirmação, de Ortega y Gasset, gostaríamos de enfatizar o aspecto histórico na determinação das capacidades intelectuais humanas.

Foi o trabalho, a atividade, a ação do ser humano sobre o mundo real que possibilitou o surgimento da espécie humana como seres pensantes, e foi também a ação sobre o mundo que possibilitou a gênese do pensamento em cada um de nós no decorrer de nosso desenvolvimento. Sem dúvida, o inverso também se deu. Ao transformar-se em ser pensante, o ser humano modificou sua forma de agir no mundo. Sua ação passou a ser uma ação consciente, seu trabalho proposital e não mais instintivo como nos animais.

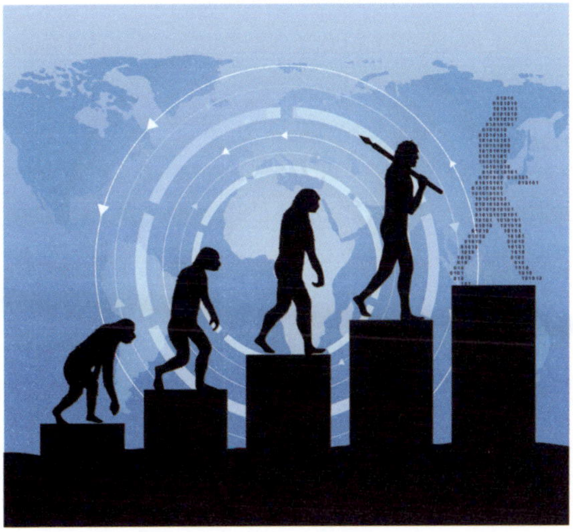

[11] Em inglês: SENNA (*Social and Emotional or Non-cognitive Nationwide Assessment*).

> Dois processos básicos do psiquismo humano foram muito importantes: a memória e a percepção.

Para tanto, os caminhos da evolução humana produziram uma eficiente máquina de controle para a ação consciente. De acordo com Mithen,[12] o que nos difere dos grandes primatas – como o orangotango e o gorila – e do mais inteligente deles – o chimpanzé –, que são muito parecidos com os humanos do ponto de vista evolutivo e genético, é que os humanos conseguiram escapar do pensamento compartimentado.

Os primatas, como outros vertebrados, têm um cérebro especializado, e cada setor funciona de forma independente do outro. Assim, podemos explicar o comportamento de um cão que se mostra bastante amistoso conosco, mas, quando nos aproximamos do seu alimento, avança em direção à nossa mão tentando nos morder. Um setor do cérebro do animal está indicando que somos confiáveis para a brincadeira e, no minuto seguinte, outro setor avisa que o alimento está sendo atacado. Suas reações, aparentemente contraditórias, obedecem a dois tipos de comando distintos como se fossem duas pessoas diferentes.

Com os humanos, em dado momento da evolução – e isso fez toda a diferença –, esses setores cerebrais passaram a se comunicar entre si. Os humanos passaram a ter uma consciência completa do mundo que os cercava. Isso permitiu que o instrumento de trabalho (um pedaço de pedra lascada ou um osso afiado que servia para raspar restos de carne de um animal morto) fosse decodificado como um instrumento que deveria ser reservado para um uso futuro. Para que isso fosse possível, foi necessário um padrão de memória que relacionasse a pressão imediata pela sobrevivência (fome) e a preocupação com o futuro (memória de situação em que não foi possível comer pela falta do instrumento). Essa forma de conexão das sinapses nervosas permitiu a unificação da consciência humana como processo que, inclusive, permitindo a autoconsciência, fez com que o animal humano controlasse seu próprio desenvolvimento por meio do desenvolvimento da tecnologia.

Papel da memória e da percepção

O salto de qualidade que esse cérebro integrado produziu fez com que os humanos, interferindo diretamente no mundo de forma consciente, desenvolvessem o instrumento poderoso que levou a humanidade até o seu estágio atual: a linguagem. Mas não qualquer linguagem, considerando que muitos animais mantêm sofisticados códigos de comunicação. A linguagem simbólica, que permite a troca de informações conscientes. Esse fenômeno leva à construção da cultura humana. A construção de um repertório simbólico mudou a relação do animal humano com a natureza e consigo próprio.

Dois processos básicos do psiquismo humano foram muito importantes: a **memória** e a **percepção**. A percepção deixa de ser o reflexo direto da natureza. De acordo com Leontiev, os animais, diferentemente dos humanos, têm o reflexo psíquico da realidade, enquanto nós temos o reflexo consciente da realidade.[13] Com isso, nossa percepção é dirigida pela nossa própria história de vida e pela nossa cultura. Vemos, ouvimos, sentimos, degustamos, tocamos de acordo com nossa história de vida e a história de nossa cultura.

Em um importante experimento, realizado pelos pesquisadores e importantes autores da psicologia russa, Lev Vigotski e Alexander Luria, entre 1931 e 1932, mas revisado e relatado por Luria em 1976, um ano antes de sua morte, o autor aponta que:

> Podemos então concluir que, estruturalmente, a percepção depende de práticas humanas

[12] MITHEN, S. *A pré-história da mente:* uma busca das origens da arte, da religião e da ciência. São Paulo: Unesp, 2017.

[13] LEONTIEV, Alexis. *O desenvolvimento do psiquismo.* Lisboa: Livros Horizonte, 2004.

historicamente estabelecidas que podem não só alterar os sistemas de codificação usados no processamento da informação, mas também influenciar a decisão de situar os objetos percebidos em categorias apropriadas. Podemos, portanto, tratar o processo perceptual como similar ao pensamento gráfico: ele possui aspectos que mudam com o desenvolvimento histórico.[14]

Isso significa dizer que percebemos as coisas do mundo de acordo com a experiência anterior e essa experiência combina a experiência pessoal (ontológica) e a experiência de toda a humanidade (filológica). Assim, buscamos aproximar mentalmente o que vemos, ouvimos, cheiramos etc. com a experiência conhecida. Por isso, a experiência de ouvirmos uma música não é somente a de ouvir um conjunto de notas musicais, mas sim a experiência de ouvirmos algo que nos remete a experiências agradáveis ou desagradáveis e que nos emocionam ou causam asco.

A memória é um processo básico vital para o processamento do material percebido. Como dependemos da linguagem para decodificar o que percebemos, precisamos ter armazenado um repertório dos signos de nossa cultura. Também a memória é peculiar no ser humano. Por um lado, trata-se de um processo biológico com seus limites; por outro, trata-se de um processo social, cultural e histórico.

A memória é um processo básico vital para o processamento do material percebido.

Ivan Izquierdo, especialista em estudos e pesquisas neurológicos, juntamente com Bevilaqua e Cammarota publicaram um artigo com o curioso título *A arte de esquecer*.[15] Nele, o autor fala da importância da memória pelo seu avesso. Faz parte do processo de memorização o esquecimento, já que seria impossível lembrar de tudo o tempo todo. Se alguém se lembrasse de tudo, exatamente tudo o que aconteceu durante o dia, levaria as mesmas 24 horas para relatar suas lembranças. Assim, o esquecimento é uma forma de proteger nossa dinâmica de armazenamento de fatos importantes e que merecem ser lembrados.

Como isso funciona? Os autores explicam que existem várias formas de memória: memória de trabalho que dura poucos segundos ou minutos, como aquela necessária para guardarmos um número de telefone quando não temos como anotá-lo. Memorizamos e, nos segundos que se seguem à ligação, esquecemos a informação. Memória de curta duração, que persiste por algumas horas. Trata-se de um processo mnemônico desenvolvido em uma estrutura cerebral chamada hipocampo e córtex entorrinal que utilizam mecanismos próprios e independentes da memória de longa duração (que são geradas ao mesmo tempo).

A memória de longa duração depende de outros fatores de caráter fisiológicos e emocionais. Só armazenamos por um longo tempo informações importantes para as nossas vidas, mesmo que sejam corriqueiras. Um caminho repetido muitas vezes é memorizado, a casa de nossa infância, um acidente, um amor da adolescência, o primeiro beijo. Isso porque a informação ou experiência, depois de passar pelas estruturas da memória de curta duração, necessitará de síntese proteica que garanta sua manutenção para além das 48 horas depois de aprendidas.

Ecléa Bosi[16] dá sua importante contribuição para esse campo ao discutir a memória do ponto de vista funcional, como memória social. A autora trata do

[14] LURIA, A. R. *Desenvolvimento cognitivo*. São Paulo: Ícone, 2013. p. 38.

[15] IZQUIERDO, Iván; BEVILAQUA, Lia; CAMMAROTA, Martín. A arte de esquecer. *Estudos Avançados*, USP, São Paulo, v. 20, n. 58, set./dez. 2006. Disponível em: http://www.revistas.usp.br/eav/article/view/10194. Acesso em: jan. 2018.

[16] BOSI, Ecléa. A pesquisa em memória social. *Revista Psicologia USP*, v. 4, n. 1 e 2, 1993. Disponível em: https://www.revistas.usp.br/psicousp/article/view/34480/37218 Acesso em: jan. 2018.

fenômeno psicológico da lembrança que constrói os campos de significação. Para tanto, dependemos de um repertório coletivo, historicamente determinado e que, apoiada em Lucien Goldmann, a autora denomina como totalidades histórico-culturais e que formam campos de significação não estáticos. A importância desse fenômeno psicológico está no fato de permitir o reconhecimento dos grupos sociais. Para essa visão da memória, será muito importante a noção de tempo, do tempo vivido, do nosso tempo pessoal. Diz a autora:

> É verdade, porém, que nossos ritmos temporais foram subjugados pela sociedade industrial, que dobrou o tempo ao seu ritmo, "racionalizando" as horas de vida. É o tempo da mercadoria na consciência humana, esmagando o tempo da amizade, o familiar, o religioso... A memória os reconquista na medida em que é um trabalho sobre o tempo, abarcando também esses tempos marginais e perdidos na vertigem mercantil.[17]

Um caminho repetido muitas vezes é memorizado, a casa de nossa infância, um acidente, um amor da adolescência, o primeiro beijo.

TEXTO COMPLEMENTAR 1

Tipos de Memória[18]

As memórias podem ser classificadas em quatro tipos, de acordo com o seu tempo de duração

Denominamos memórias os produtos mais ou menos permanentes que subjazem o processo de aprendizado. Ou seja, se a aprendizagem é o processo mediante o qual adquirimos informações, então a palavra "memória" se refere à persistência dessa informação em um estado tal que possa ser evocada consciente ou inconscientemente no futuro.

Memória sensorial

Retém brevemente a impressão de um estímulo depois que este desaparece, ou seja, depois que o sistema sensorial correspondente deixa de enviar informações ao cérebro. Permite o processamento e a integração das distintas modalidades sensoriais. Possui grande capacidade de registro. É o tipo de memória que nos permite continuar "vendo" a página desta revista por uma brevíssima fração de tempo, ainda depois de ter fechado os olhos.

Memória de curta duração

Permite-nos manter na mente, de forma acessível, uma pequena quantidade de informações recém-adquiridas, que podem proceder diretamente da memória sensorial ou da de longa duração, bem como ser o resultado do

---

[17] BOSI, 1993.

[18] BEVILAQUA, Lia; CAMMAROTA, Martín; IZQUIERDO, Ivan. Memória e pensamento: ganhos cerebrais. In: *O olhar adolescente*. São Paulo, Duetto. n. 3, p. 14-19, 2007.

processamento mental desses dados. Esse tipo de memória é utilizado para tarefas corriqueiras, como guardar brevemente um número de telefone para o qual precisamos ligar. Se por algum motivo a ligação telefônica não se completar, teremos de verificar de novo o número no papel em que o anotamos ou perguntar a quem nos forneceu a informação para rediscar.

Memória de trabalho

Dura segundos e é parecida com a memória do computador. É a memória *on-line*, por exemplo, da terceira palavra da frase anterior, que permanece apenas o suficiente para dar sentido à frase seguinte e logo desaparece. Ela é processada, sobretudo, no córtex pré-frontal. É ele que decide o que deve ser guardado ou não, isto é, o que é importante guardar porque poderá ser útil para tomar uma decisão rápida ou que pode ser descartado porque não vai servir mais.

Memória de longa duração

Como o próprio nome diz, esse tipo de memória contém itens mais ou menos persistentes. São as memórias às quais nos referimos quando utilizamos o termo "memória". Elas se dividem em dois grupos: as memórias explícitas (ou declarativas) e as implícitas (ou não declarativas). As primeiras podem ser acessadas de forma consciente e referem-se ao conhecimento sobre nossa história pessoal e sobre os eventos a ela relacionados. As segundas são aquelas às quais não temos acesso consciente e incluem o conhecimento de procedimentos (andar de bicicleta, por exemplo), a habituação e alguns tipos de condicionamento.

TEXTO COMPLEMENTAR 2

Supernormal: Como a Internet está mudando nossas memórias e nossas mentes[19]

As pessoas podem armazenar informações em suas próprias mentes, ou podem atribuir esta responsabilidade aos dispositivos de armazenamento externos como amigos, família, livros ou – mais recentemente – a Internet. (...) Pesquisas recentes sugerem que as qualidades "não normais" (ou seja, não humanas) da Internet podem impedir que as pessoas separem as informações armazenadas *on-line* daquelas armazenadas em suas próprias mentes (Ward, 2013) (...) Quando as pessoas acessam informações armazenadas externamente na Internet, as características não humanas desta transação, que é o agente auxiliar de sua memória, podem borrar os limites entre o eu e este agente auxiliar com memória digital. Acessar informações on-line induz a pessoa a acreditar que ela possui os atributos relacionados à Internet e que são responsáveis pelos resultados por ela produzido; ao se conectar à Internet como um agente auxiliar de memória transitiva, as pessoas podem não apenas transferir a responsabilidade pela maioria das informações para este dispositivo de armazenamento externo, mas também não perceberem que estas informações são armazenadas externamente e não internamente.

Embora a maioria dos estímulos supernormais resultem em efeitos exclusivamente negativos e/ou comportamentos desadaptados, a combinação da utilização da Internet como um auxiliar de memória transitiva pode ter

[19] WARD, Adrian F. Supernormal: how the internet is changing our memories and our minds. *Psychological Inquiry*, v. 24, n. 4, p. 341-348, 2013.

implicações positivas para as maneiras como as pessoas processam e lembram das informações. Reduções nas demandas cognitivas como efeito do acesso às informações na Internet, podem fornecer aos indivíduos maior capacidade de processamento de informações, como resultado de uma maior disponibilidade de recursos cognitivos. Acessar informações na Internet pode permitir que as pessoas resolvam problemas com mais eficiência, de forma mais criativa e realizem uma ampla variedade de operações que, a partir desses acessos, seriam impossíveis sem esses recursos cognitivos adicionais. (...)

Talvez a disponibilidade da Internet como uma fonte onipresente de informações abra as portas para um novo tipo de inteligência, baseada não no conhecimento próprio, mas na capacidade de localizar e processar ideias armazenadas externamente, usando recursos cognitivos internos.

ATIVIDADES

1. Discutam a frase "O homem não tem natureza, o homem tem história", procurando enfocar o aspecto cognitivo do ser humano.
2. Em nossa sociedade, alguns preconceitos permeiam nossas relações, por exemplo, mulher não sabe dirigir automóvel, negro só sabe sambar e japonês é sempre bom em Matemática. Apontem outros preconceitos (que vocês mesmos têm) e procurem compreender, na história desses grupos e em sua inserção na sociedade, a explicação para tais fatos.
3. Usem o texto complementar como referência e façam uma espécie de jogo, buscando:
   - Localizar a memória mais antiga que cada um tem;
   - Recursos que você usa para memorizar algo.
4. A partir do Texto Complementar 2, avaliem a utilização do sistema de busca do Google e o procedimento que regularmente é realizado para a busca de informações e relacione com a noção de memória transitiva exposta no texto. Discuta as implicações desse uso, seus aspectos positivos e negativos.

PARA SABER MAIS

Bibliografia

BÁSICA

Psicologia diferencial e estudos em educação (2008), de Dante Moreira Leite, e *Avaliação da inteligência I* (2003), de Marília Ancona-Lopez, são dois livros que o leitor vai encontrar uma visão crítica da Psicologia Diferencial e da abordagem mais psicanalítica da inteligência, de forma introdutória e simplificada.

AVANÇADA

Psicologia diferencial (1977), de Anne Anastasi, é um manual padrão de Psicologia Diferencial e indicado por ter fins didáticos. *Testes psicológicos* (2011), também de Anastasi, aborda os testes dessa teoria.

Psicologia da conduta (1989), de José Bleger, trata da relação da Psicologia com o estudo da conduta do ser humano e os níveis de integração dessa conduta.

Diagnóstico e tratamento dos problemas de aprendizagem (1992), de Sara Pain, na obra a autora mostra como o processo de aprendizagem se inscreve na dinâmica da transmissão da cultura, que constitui a definição mais ampla da palavra educação.

Outros recursos

FILMES

- *Gênio indomável* (Estados Unidos. Direção de Gus Van Sant. 1997. 126 min.).
  Um jovem de 20 anos, servente em uma universidade, revela-se um gênio da Matemática.
- *Divertidamente* (Estados Unidos. Direção de Peter Docter, 2015. 94 min.).
  Uma animação infantil muito interessante e, apesar da simplicidade, muito bom para discutirmos cognição e emoção.
- *Matrix* (Estados Unidos. Direção de Andy e Lily Wachowski. 1999. 136 min.)
  A saga, com seus três filmes, coloca em questão os limites da inteligência artificial e a capacidade humana. Comece com o primeiro de 1999 que foi dirigido por Andy e Lana Wachowsky.
- *Westworld* (HBO)
  A série retrata um parque temático futurístico para adultos, dedicado à diversão dos ricos. Um espaço que reproduz o Velho Oeste, povoado por androides – os anfitriões –, programados pelo diretor executivo do parque, o Dr. Robert Ford (Anthony Hopkins), para acreditarem que são humanos e vivem no mundo real.
- *Eu, robô* (Estados Unidos. Direção de Alex Proyas. 2004. 115 min.)
  Trata-se de um filme baseado no livro clássico de Isaac Asimov. Em 2035, a existência de robôs é algo corriqueiro, sendo estes usados constantemente como empregados e assistentes dos humanos. Os robôs possuem um código de programação chamado Lei dos Robóticos, que impede que façam mal aos seres humanos. Essa lei parece ter sido quebrada quando o Dr. Miles aparece morto e o principal suspeito de ter cometido o crime é justamente o robô Sonny.

CAPÍTULO 11

os a

Não existe pensamento sem afeto e não existe afeto sem uma imagem, uma ideia. Os dois aspectos da subjetividade humana – afeto e pensamento – estão associados. Ou melhor, são indissociáveis. Quando colocamos um deles como objeto de estudo é no sentido de obter maior profundidade de compreensão, um exercício didático. Em nossa vida cotidiana não é assim: pensamentos e afetos não estão cindidos, embora em muitas circunstâncias da convivência social os padrões culturais estabelecidos para a conduta deixem pouco ou nenhum espaço para a expressão dos afetos. Mas não expressar não significa "não sentir".

A IMPORTÂNCIA DA VIDA AFETIVA

O coração tem razões que a própria razão desconhece.

No senso comum, o coração é considerado a sede dos afetos, sentimentos e emoções. Eles se expressam em desejos, sonhos, fantasias, expectativas, palavras, gestos, no que fazemos e pensamos. Eles contribuem para tornar cada pessoa absolutamente singular e única.

E quais são essas razões?

etos

Para começar este capítulo sobre os afetos, vamos dar a palavra aos poetas. Eles os expressam de uma maneira tão clara, tão precisa, que traduzem com perfeição estados internos difíceis de serem apreendidos pela racionalidade científica:

Entre as coisas mais lindas que eu conheci
Só reconheci suas cores belas quando eu te vi [...][1]

UTILIZE O QRCODE PARA VER A LETRA DA MÚSICA

[1] REIS, Nando. As coisas tão mais lindas. In: *Luau MTV*. São Paulo: Universal Music, 2007.

Cabe lembrar que os afetos não são exclusivamente considerados positivos; eles podem ter, também, uma qualidade considerada negativa, como a tristeza, o ressentimento e o ódio.

A Psicologia trata desse tema – vida afetiva – porque ela é parte integrante de nossa subjetividade e nos constitui. Nossas condutas não podem ser compreendidas, se não considerarmos os afetos que as determinam e/ou as acompanham. E mesmo os pensamentos, as fantasias – aquilo que fica contido ou mesmo censurado, em nós –, só têm sentido quando conectados ao afeto que os acompanha. Por exemplo, a ideia de que seu melhor amigo vai se sair mal em uma competição só adquire sentido quando você descobre que sua origem está na inveja que tem dele. O psicólogo, em seu trabalho, ao tentar compreender a pessoa em sua totalidade e singularidade, não pode deixar de lado a vida afetiva. Mesmo quando seu foco de estudo, sua pesquisa é, por exemplo, a memória ou a inteligência, é necessário considerar que aspectos afetivos e emocionais podem, em determinadas situações, interferir na performance ou no desempenho da pessoa.

Tô louco pra te ver chegar
Tô louco pra te ter nas mãos
Deitar no teu abraço
Retomar o pedaço
Que falta no meu coração.[2]

UTILIZE O QRCODE PARA VER A LETRA DA MÚSICA

Outro aspecto importante a se considerar, inicialmente, é o quanto o nosso próprio comportamento pode nos surpreender. Pense em quantas vezes você planejou uma forma de agir e, quando "chegou a hora", comportou-se completamente diferente. Por exemplo, uma jovem soube algo sobre seu namorado que a aborreceu, resolveu não "criar caso" e pensou: "Quando ele chegar, serei carinhosa e não vou deixar transparecer que me aborreci". Mas quando o tem à sua frente, ela se vê esbravejando enciumada. Seus afetos a "traíram". Foi difícil ou, no caso, impossível contê-los. Tanto nesse exemplo como em muitas situações, não há a mediação do pensamento – são os afetos que determinaram o comportamento. É nessa circunstância que se ouve: "Como ele é impulsivo! Diz as coisas sem pensar".

Há outro aspecto relevante que caracteriza os afetos: eles podem ser duradouros, como a amizade, ou passageiros, como a paixão.

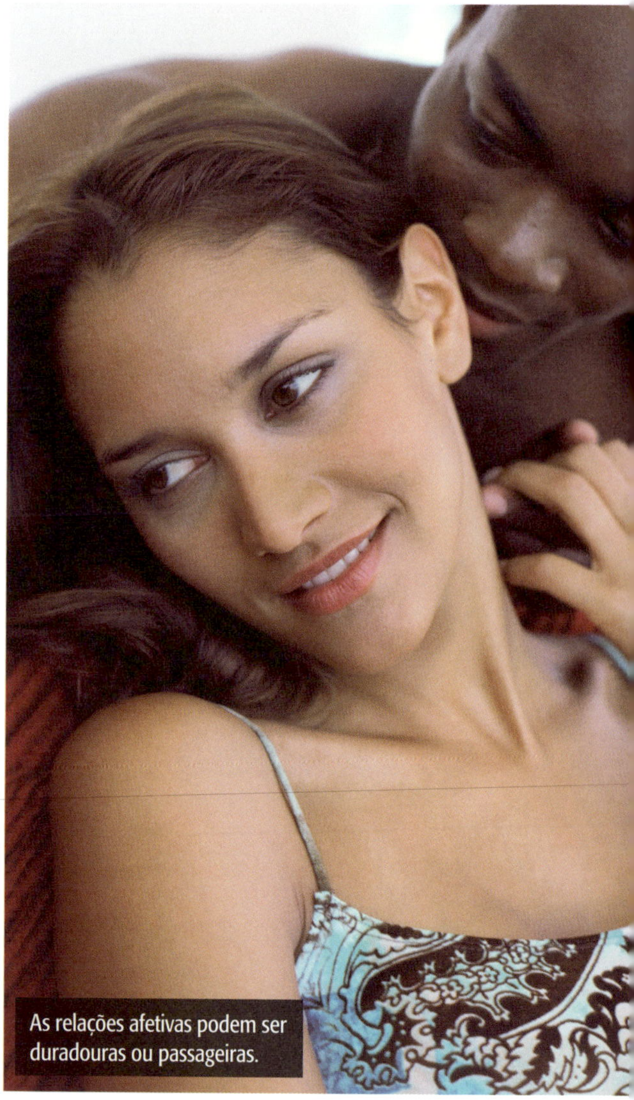

As relações afetivas podem ser duradouras ou passageiras.

Marx afirmou:

> (...) o homem se define no mundo objetivo não somente em pensamento, senão com todos os sentidos (...). Sentidos que se afirmam, como forças essenciais humanas (...). Não só os cinco sentidos, mas os sentidos espirituais (*amor, vontade*...).[3]

A vida afetiva é parte integrante da nossa subjetividade.

---

[2] MORAES, Cacá; ABDULLAH. Fico assim sem você. In: *Adriana Partimpim*. Rio de Janeiro: Sony BMG, 2004. (Regravação da música de Claudinho & Buchecha)

[3] MARX, Karl. *Manuscritos econômico-filosóficos*. 1844. Tradução e notas Jesus Ranieri. São Paulo: Boitempo, 2004. p. 110.

O ESTUDO DOS AFETOS, EMOÇÕES E SENTIMENTOS

O estudo da razão tem sido privilegiado na busca de compreensão do humano, principalmente na ciência, pois os afetos têm sido vistos como deformadores do conhecimento objetivo. Mesmo na Psicologia, não são todas as teorias que consideram a importância da vida afetiva, tendo, muitas delas, priorizado apenas o estudo da cognição, das funções intelectivas, como a teoria de Jean Piaget.

Consideramos que estudar apenas alguns aspectos do ser humano é considerá-lo como um ser fragmentado, correndo-se o risco de deixar de analisar aspectos importantes e, portanto, a hipótese ou conclusão sobre o comportamento ou sobre o sujeito pode ser parcial ou... equivocada. O poema, a seguir, sinaliza isso:

Minha mãe achava estudo
A coisa mais fina do mundo, não é.
A coisa mais fina do mundo é o sentimento.[4]

UTILIZE O QRCODE PARA VER A POESIA COMPLETA

O poema também indica outro aspecto da vida afetiva. Há muitos modos de manifestar determinado afeto, no caso, o amor. E aqui cabe considerar que há em cada cultura ou grupo social uma expectativa "normativa" de como se comportar para expressar determinado sentimento ou afeto; ou seja, espera-se que as pessoas declarem verbalmente seu amor ou o expresse com determinados gestos (beijos e abraços) e chorem quando estão muito tristes.

> Na Psicologia, não são todas as teorias que destacam a importância da vida afetiva.

Os afetos

Ao procurar compreender a vida afetiva, é importante adotar a terminologia adequada por tratar-se de uma área de estudo repleta de nuances. Portanto, se até o século XIX usavam-se, indiscriminadamente, termos como emoção e sentimento, hoje, fazemos uma distinção mais precisa entre esses termos no estudo da vida afetiva:

- **Emoção:** estado agudo e transitório, por exemplo, a ira.
- **Sentimento:** estado menos intenso e duradouro, por exemplo, a gratidão, a antipatia.

O prazer e a dor são as matrizes psíquicas dos afetos, constituem-se em afetos originários. A vida afetiva abarca os estados de prazer-desprazer. Entre esses dois extremos, encontram-se inúmeras tonalidades, intensidades de afetos, que podem ser vagos, difíceis de nomear ou discriminar.

Eu vou tirar do dicionário
A palavra você
Vou trocá-la em miúdos.[5]

UTILIZE O QRCODE PARA VER A LETRA DA MÚSICA

Existe, portanto, uma polaridade de afetos que constituem a vida afetiva: o amor e o ódio. Eles estão sempre presentes na vida psíquica – de modo mais ou menos integrado –, associados aos pensamentos, às fantasias, aos sonhos, e se expressam de diferentes modos na conduta de cada um.

De acordo com Laplanche e Pontalis, quando Freud postulou a teoria do Complexo de Édipo, concebeu-o como conflito desses afetos básicos (ambivalência),

---

[4] PRADO, Adélia. Ensinamento. In: *Bagagem*. Rio de Janeiro: Record, 2003.

[5] ASSUMPÇÃO, Itamar; ALICE, Ruiz. Vou tirar você do dicionário. In: *Bicho de 7 cabeças*. São Paulo: Baratos Afins, 1993.

pois uma das suas principais dimensões é a oposição entre "um amor fundamentado e um ódio não menos justificado, ambos dirigidos à mesma pessoa".[6]

Ah! você partiu e me deixou
A ver navios em frente ao mar
Só há solidão.[7]

UTILIZE O QRCODE PARA VER A LETRA DA MÚSICA

Os afetos ajudam-nos a avaliar as situações, servem-nos como critério de valoração positiva ou negativa para as situações da nossa vida. Eles preparam nossas ações, ou seja, participam ativamente da percepção que temos das situações vividas e do planejamento de nossas reações ao meio. Essa função é caracterizada como função adaptativa. Eles estão ligados à consciência, o que nos permite dizer ao outro o que sentimos, expressando, por meio da linguagem, nossas emoções. E é isso o que fazem, incessantemente, os poetas, até mesmo quando não querem falar:

Não quero falar,
Pois sinto.
Não tenho de amar,
Pois amo.[8]

Contudo, muitas vezes os afetos são enigmáticos para quem os vivencia. Exemplos: quando temos muitos motivos objetivos para não gostar de alguém de quem gostamos; ou quando deveríamos ser gratos a alguém de quem temos raiva. Há motivos dos afetos que estão fora do campo da consciência; nem mesmo quem os vivencia consegue explicar – só sente a estranheza daquele sentimento que parece "fora do lugar", é incompreensível. No entanto, se formos além da aparência, é possível compreender seu engendramento que – segundo a Psicanálise, por exemplo – está no inconsciente.

Eu queria ficar triste
Mas não consigo parar de rir...![9]

UTILIZE O QRCODE PARA VER A LETRA DA MÚSICA

Os afetos também podem ser enigmáticos para o outro que nos observa; ou seja, a partir de alguma expressão, o outro supõe algo, mas nossa reação não condiz com o que sentimos e com o que o outro espera. Nem sempre o comportamento está em conformidade com os nossos afetos, os quais não queremos (ou não podemos) demonstrar. E nem sempre é possível ser simplista e dizer que é hipocrisia.

Nada ficou no lugar
Eu quero entregar suas mentiras [...]
Eu vou derramar no seus planos
O resto da minha alegria.[10]

UTILIZE O QRCODE PARA VER A LETRA DA MÚSICA

Os afetos podem ter sua origem em acontecimentos fora do indivíduo, a partir de um estímulo externo – do meio físico ou social – ao qual se atribui um significado com tonalidade afetiva como, por exemplo, agradável ou desagradável. E também pode nascer, surgir do interior do indivíduo, como na fantasia sexual.

---

6 LAPLANCHE, Jean; PONTALIS, Jean-Bertrand. *Vocabulário da psicanálise*. 4. ed. São Paulo: Martins Fontes, 2016.

7 TEREZA, Maria. *Mar interior.* Intérprete: RUBI. Paisagem humana. São Paulo: Sete Sóis, 2008.

8 PINHEIRO, Paulo Benedito (Lentomar de Cascais). Eternidade. In: *Marvento*. São Paulo: Taba, 1981.

9 ALVIN, L.; MASSENA, Vinícius. *Casa e jardim*. Cantada por Marina Lima.

10 CALCANHOTO, Adriana. Mentiras. In: *Senhas*. Rio de Janeiro: Sony BMG, 1992.

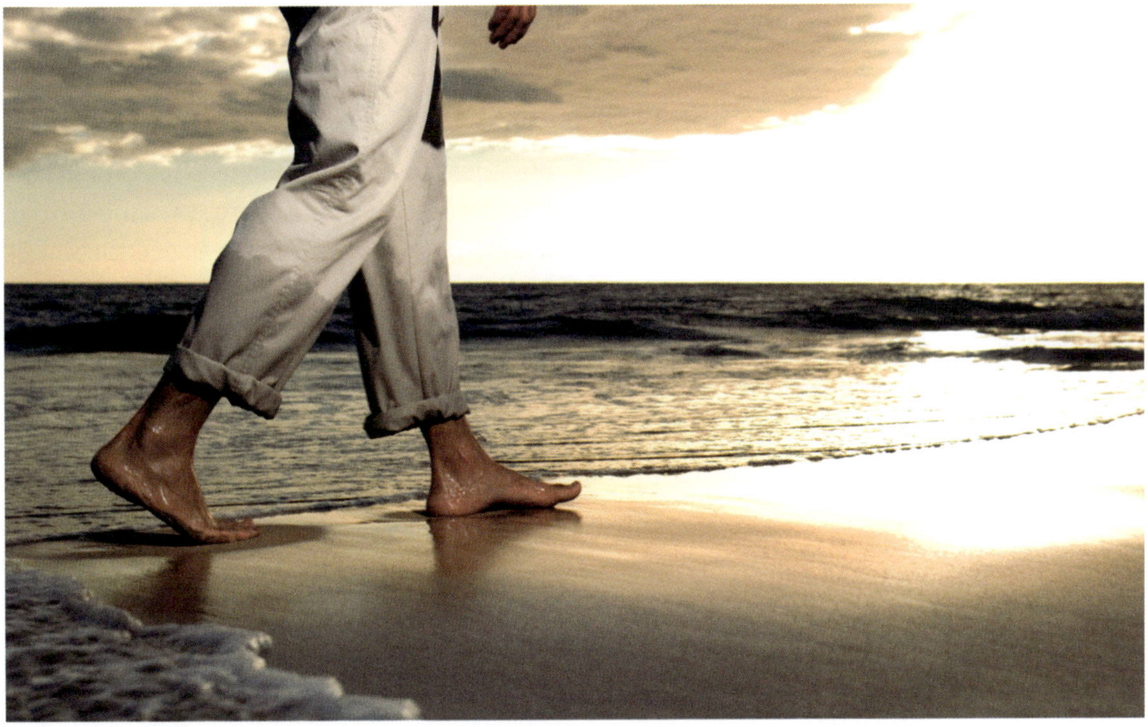

© Thinkstock/Stockbyte/Jupiterimages

O universo dos afetos é comunicável na medida em que as representações e a palavra formam, com os afetos, um complexo psíquico inteligível. É importante lembrar aqui que, para a Psicanálise, não há afeto sem representação, isto é, sem ideia. Nesse sentido, quando temos a impressão que existe um afeto "solto" dentro de nós – uma sensação de mal-estar, a angústia, por exemplo –, é porque a ideia à qual o afeto se refere pode estar inconsciente.

"Meu coração
Não sei por quê
Bate feliz
Quando te vê."[11]

UTILIZE O QRCODE PARA VER A LETRA DA MÚSICA

As emoções

As emoções são expressões afetivas acompanhadas de reações intensas e (mais ou menos) breves do organismo, em resposta a um acontecimento inesperado ou, às vezes, muito aguardado (fantasiado) e que, quando acontece...

Nas emoções, é possível observar uma relação entre os afetos e as reações orgânicas, as modificações que ocorrem no organismo, como distúrbios gastrointestinais e cardiorrespiratórios, sudorese, tremor. Um exemplo comum é a alteração do batimento cardíaco.

Durante muito tempo, acreditou-se no coração como o lugar da emoção, talvez pelo fato de, ao manifestar-se, ela, frequentemente, vem acompanhada de alteração dos batimentos cardíacos. Por isso, até hoje desenhamos corações para dizer que estamos apaixonados. E tem *emoji* em que o coração pulsa.

Outras reações orgânicas acompanham as emoções e revelam vivências ou estados emocionais do indivíduo: tremor, riso, choro, lágrimas, expressões faciais etc.

---

[11] BARRO, João de. Carinhoso. In: *Pixinguinha*. São Paulo: RCA-Abril Cultural, 1970.

Nossa cultura estimula algumas reações emocionais e reprime outras.

As reações orgânicas podem fugir de nosso controle. E são absolutamente particulares: cada um do seu jeito. Podemos "segurar o choro", mas não conseguimos deixar de "chorar por dentro", sentindo aquele nó na garganta ou uma "dor de estômago". Às vezes até tentamos, mas não conseguimos segurar duas ou três lágrimas que escorrem, traindo-nos e demonstrando nossa emoção.

Assim como o riso e a aceleração dos batimentos cardíacos, o choro – cantado e recantado pelos poetas como expressão de amor, saudade e desejo – é uma das reações mais frequentes e comuns em nossa cultura.

Você partiu
Saudades me deixou
Eu chorei.[12]

UTILIZE O QRCODE PARA VER A LETRA DA MÚSICA

Quem parte leva saudades
De alguém que fica.[13]

UTILIZE O QRCODE PARA VER A LETRA DA MÚSICA

As emoções produzem momentos de tensão no organismo e essas reações são importantes descargas de tensão desse organismo emocionado; em outras palavras, as reações orgânicas são descargas emocionais.

Infelizmente, nossa cultura estimula algumas reações emocionais e reprime outras. Os homens sabem bem disso. "Homem não chora" é uma das frases mais comuns na educação de nossos meninos. O senso comum (construído pela mentalidade predominante na sociedade) não foi sensível para aprender com os poetas que se chora, sim, e que choro é expressão de vida afetiva, de amor e, também, de ódio e... nunca um sinal de fraqueza!

É importante considerar que as reações emocionais orgânicas são, até certo ponto, aprendidas, ou seja, nosso organismo pode responder de diversas maneiras a uma situação, mas a cultura "escolhe" algumas formas como sendo mais adequadas a determinadas situações ou tipo de pessoas, por exemplo, de acordo com a idade, o sexo ou a posição social. No processo de socialização, aprendemos essas formas de expressão das emoções aceitas pelo grupo a que pertencemos. Desde muito pequeno dizemos para o menino "homem não chora", então, ele aprende e passa a ter um modo de se comportar mesmo em situações de dor e sofrimento intenso; ou seja, ele aprenderá a conter, a **não** expressar suas emoções ou procurará outras formas de expressão para elas.

Nas relações estabelecidas no cotidiano, passamos a associar determinadas reações do organismo à determinada emoção. Por exemplo, o choro está associado à tristeza e o riso à alegria. E, conseguimos também distinguir o choro de tristeza do choro de alegria e o riso de alegria do riso de nervoso.

As emoções são muitas: raiva, nojo, medo, vergonha, atração física, desprezo, paixão, – ora são mais difusas, ora mais conscientes, às vezes encobertas, às vezes não. As emoções, por estarem ligadas diretamente à vida afetiva – aos afetos básicos de amor e ódio – estão ligadas também à sexualidade (amor).

Quando transmites o calor
De tua mão para o meu corpo
Que te espera
Me deixas louca.[14]

UTILIZE O QRCODE PARA VER A LETRA DA MÚSICA

---

[12] BARCELLOS, Alcebíades; MARÇAL, Armando V. Agora é cinza. In: *Carnaval, confete e serpentina*. Rio de Janeiro: Coopim, 1985.

[13] HENRICÃO; CAMPOS, Rubens. Está chegando a hora. In: *Carnaval, confete e serpentina*. Rio de Janeiro: Coopim, 1985.

[14] MANZANERO, Armando. Me deixas louca. Versão de Paulo Coelho. In: *Trem azul*. Rio de Janeiro: Som Livre, 1982

As emoções, expressão dos nossos processos internos e resposta a fatores geralmente externos – embora também processos internos possam produzi-las (como lembranças de determinadas situações significativas) –, são transitórias, intensas, mas não imutáveis. Isso quer dizer que o que hoje nos emociona, amanhã poderá não nos emocionar mais ou algo que lembramos pode produzir uma emoção que na ocasião não foi vivenciada.

Essa intensidade e mutabilidade foi expressa no "Soneto de fidelidade", de Vinicius de Moraes:

De tudo, ao meu amor serei atento
Antes, e com tal zelo, e sempre, e tanto.[15]

UTILIZE O QRCODE PARA VER A POESIA COMPLETA

Os sentimentos

Os afetos básicos (amor e ódio), além de manifestarem-se como emoções, podem expressar-se como sentimentos.

Os sentimentos diferem das emoções por serem mais duradouros, menos "explosivos" e por não virem acompanhados de reações orgânicas intensas.

Assim, consideramos a paixão uma emoção, e o enamoramento, a ternura, a antipatia, a amizade consideramos sentimentos, isto é, manifestações do mesmo afeto básico – o amor.

O importante é compreender que a vida afetiva – emoções e sentimentos – compõe o sujeito e constitui um aspecto de fundamental importância na vida psíquica. As emoções e os sentimentos são como alimentos do nosso psiquismo e estão presentes em todas as manifestações da nossa vida. Necessitamos deles porque dão cor e sabor à nossa vida, orientam-nos e nos ajudam nas decisões.

Os sentimentos diferem das emoções por serem mais duradouros, menos "explosivos".

Socorro, não estou sentindo nada.
Nem medo, nem calor, nem fogo.
Não vai dar mais pra chorar.
Nem pra rir.[16]

UTILIZE O QRCODE PARA VER A LETRA DA MÚSICA

Saber e compreender o mundo que nos rodeia é fundamental para que possamos estar nele. A apreensão do real é feita de modo sensível e reflexivo e, portanto, realizada pelo pensar, sentir, sonhar, imaginar.

O Rappa, em seu poema *Minha Alma (a paz que eu não quero)*, nos traz elementos que podem ajudar nesta compreensão.

As grades do condomínio
São para trazer proteção
Mas também trazem a dúvida
Se é você que está nessa prisão [...]
Procurando novas drogas de aluguel
Nesse vídeo coagido [...].[17]

UTILIZE O QRCODE PARA VER A LETRA DA MÚSICA

Aproveitamos o poema para sistematizar aspectos importantes do que fomos apresentando: que os afetos estão relacionados à vida vivida, às condições

---

15 MORAES, Vinicius de. Soneto de fidelidade. In: *Antologia poética.* São Paulo: Companhia das Letras, 1992.

16 ANTUNES, Arnaldo; RUIZ, Alice. Socorro. In: *Um som*. Rio de Janeiro: Sony BMG, 1998.

17 O RAPPA. Minha Alma. Álbum: *Lado B Lado A*. Warner Music. 1999.

de vida que, no poema, aparecem nas grades dos condomínios e na procura de novas drogas de aluguel. E também que afetos e ações estão interligados: paz sem voz não é paz, é medo. O medo cala e na paz há lugar reservado para a voz. O medo está relacionado ao silenciar-se; ao seguir admitindo. Afetos, ações e condições de vida se entrelaçam para compor o que o poema chamou de alma (um modo poético de se referir à subjetividade).

> As emoções e os sentimentos são como alimentos do nosso psiquismo.

VÍNCULOS AMOROSOS

Muitos autores na Filosofia e na Psicologia estudaram os vínculos afetivos. Winnicott (1896-1971) foi um dos mais importantes deles. No campo da Psicanálise, Winnicott trabalhou com crianças e adolescentes, com a vida institucional e tornou-se referência importante nesse campo.

Segundo ele, a criança se desenvolve a partir do vínculo que mantém com a mãe (ou seu substituto) e depois com os cuidadores próximos. Inicialmente, os vínculos são de dependência absoluta, e a criança não se distingue do mundo, ou melhor, o eu do não eu. A família (ou seu primeiro grupo de pertencimento) é condição significativa para ajudar a criança a integrar-se no mundo. A história geracional de sua família será influência importante para a constituição do indivíduo.

O desenvolvimento da criança está, para Winnicott, diretamente relacionado aos cuidados e qualidade do vínculo com a mãe e/ou seus cuidadores. Ele nomeia como "a mãe suficientemente boa", e continua,

> Somente se há uma mãe suficientemente boa é que a criança inicia um processo de desenvolvimento que seja pessoal e real. Se a maternagem não é suficientemente boa, então a criança torna-se uma coleção de reações à imposição, e a verdadeira identidade da criança falha em se formar ou se torna escondida atrás de uma falsa identidade [...][18]

Assim, se houver condições favoráveis, e para Winnicott elas estão diretamente relacionadas aos vínculos (ligações afetivas) que o indivíduo mantém, ele desenvolverá um ego com defesas necessárias para sua sobrevivência, desenvolvendo padrões singulares e individuais de conduta e da maneira de se colocar no mundo. Quando não encontrar essas possibilidades no ambiente, permanecerá frágil, desenvolvendo-se a partir de reações aos fracassos do ambiente e não em função de suas necessidades pessoais.

É interessante também registrar que a capacidade da mãe de ser suficientemente boa está relacionada ao vínculo que ela mantém com seu bebê, ou seja, sua capacidade de identificar-se com o bebê.

Os vínculos afetivos estão relacionados, portanto, ao desenvolvimento do sentimento de segurança; ou seja, encontrar no outro a capacidade de garantir segurança emocional e acolhimento. Winnicott relaciona aos processos de desenvolvimento formas de amparo, e tudo está voltado para a formação de um eu único, separado da mãe. Em síntese: afetos que ligam e permitem, ao mesmo tempo, o desligamento e a individuação.

Várias fases se apresentarão até que se possa passar dos amores do começo da vida para outros amores.

> Essa passagem da dependência para a independência, dos amores do começo da vida para outros amores, não se faz sem sofrimento. E, em verdade, só abdicamos desses lugares porque a cultura nos oferece algo em troca – um lugar no mundo dos homens.[19]

E, ao longo da história pessoal, vinculamo-nos a muitos outros e chegamos, assim, a uma idade em que nos apaixonamos. Esses amores da vida adulta também foram estudados e trouxemos aqui a análise de Bauman.

---

[18] WINNICOTT, D. W. *Da pediatria à psicanálise*. Rio de Janeiro: Imago, 2000. p. 24.

[19] SOUZA, Maria Laurinda de. *Mais além do sonhar.* São Paulo: Marco Zero, 2003. p. 86.

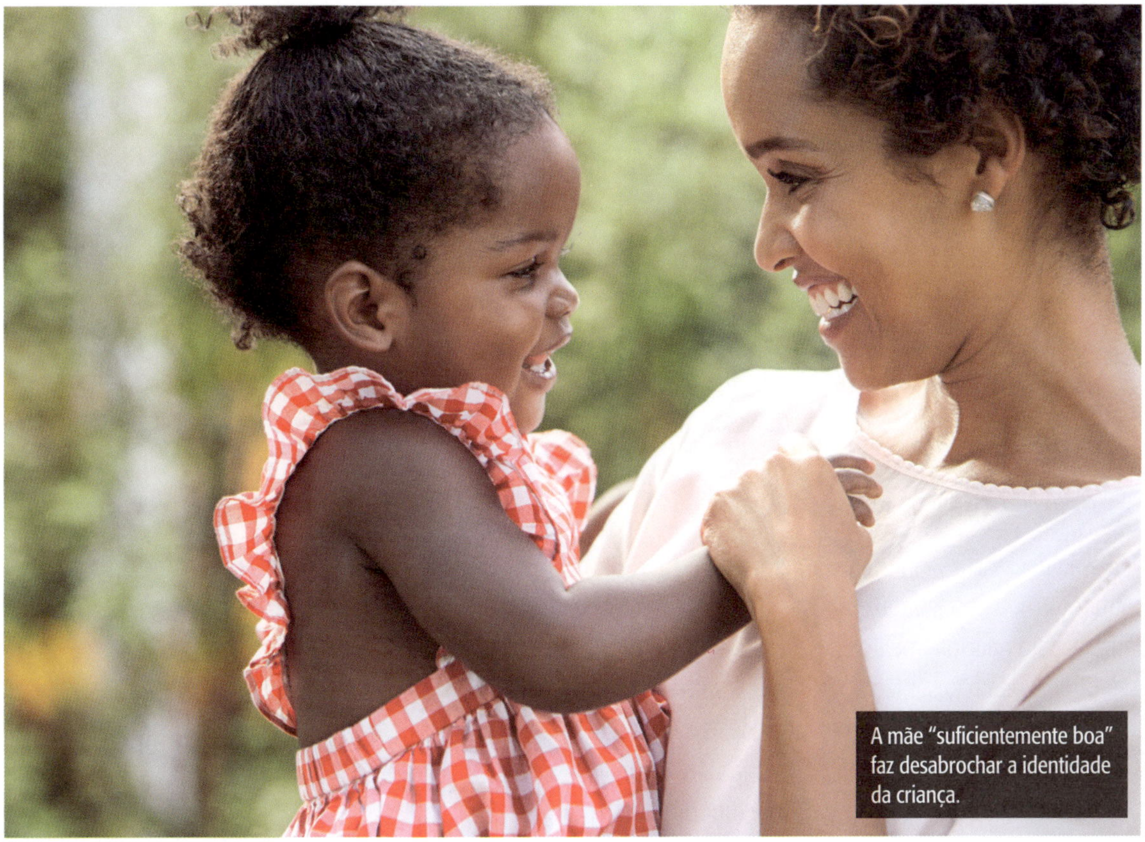

A mãe "suficientemente boa" faz desabrochar a identidade da criança.

O sociólogo polonês Zigmunt Bauman,[20] em seu livro *O amor líquido*, aborda a fragilidade dos vínculos amorosos na atualidade em todas as relações, desde as mais íntimas (na família, por exemplo). A indiferença na relação entre os cidadãos é a expressão radical da prevalência dos interesses pessoais sobre os coletivos. Relaciona essa fragilidade com o excesso de individualismo e aponta a solidão das pessoas como um de seus efeitos.

Ele analisa um exemplo muito interessante para demonstrar isso: o uso do telefone celular em um grupo de pessoas (no caso, uma família) e cada uma delas, simultaneamente, conectada com outros universos/pessoas que podem estar em vários lugares do mundo; portanto, nenhuma delas está verdadeiramente presente, escutando o outro naquele grupo presencial. Há uma copresença. Essa conectividade com o mundo é marcada pela rapidez e pela superficialidade. Novos padrões de relacionamento.

Outro aspecto que Bauman aborda é que em tempos de consumismo exacerbado e do "descartável", o consumismo também toma conta das relações e dos vínculos entre as pessoas.

> [...] por que os relacionamentos seriam uma exceção ao restante das regras da vida? Para funcionar propriamente e fornecer a satisfação prometida esperada, os relacionamentos precisam de atenção constante e manutenção dedicada. Quanto mais tempo duram, mais difícil torna-se manter a atenção e o serviço de manutenção necessário no dia a dia. Consumidores acostumados com produtos de consumo que envelhecem com rapidez e são substituídos acharão incômodo, além de um desperdício de tempo, preocupar-se com uma coisa dessas, e se apesar disso resolverem prosseguir, carecerão de hábitos e habilidades necessários.

[20] BAUMAN, Zigmunt. *O amor líquido*. Rio de Janeiro: Jorge Zahar, 2004.

> Os casamentos, escreve Phil Hogan, sempre tiveram seus maus bocados e seus momentos críticos, curtos ou longos – a diferença agora "é a rapidez com que nos aborrecem". Lá se vão os tempos da crise dos sete anos. Segundo as últimas descobertas, entre oito meses e dois anos tornou-se o tempo ideal para puxar a tomada do matrimônio [Está se referindo a artigo publicado na Inglaterra.]. E ele explica: "É difícil ficar chocado com essas notícias. Não só isso parece perfeitamente de acordo com as modernas noções de compromisso e paciência, mas também diz alguma coisa sobre nossa ideia do que seja ser paciente".[21]

Essa "paciência", cujo tempo de duração foi radicalmente reduzido, conduz à busca de fins rápidos e radicais para relacionamentos desagradáveis. Contudo, isso pode ainda não ser tão simples quanto livrar-se de um carro velho ou de um computador defasado. Dizer a um parceiro que vá embora porque já não oferece benefícios pode ser angustiante e aí, segundo o autor, pode entrar a colaboração dos especialistas em relações humanas com suas instruções.

Na sociedade do "descartável", o consumismo também toma conta das relações e dos vínculos entre as pessoas.

O SOFRIMENTO ÉTICO-POLÍTICO

Bader Sawaia, com base nas construções de Spinosa, apresentou no livro *As artimanhas da exclusão – análise psicossocial e ética da desigualdade social*[22] o conceito do sofrimento ético-político. Na obra *Novas veredas da psicologia social*,[23] Sawaia apresenta a ideia da existência de um sofrimento ou mal-estar psicossocial; algo vivenciado a partir das condições sociais que se apresentavam aos sujeitos. Segundo ele, o **sofrimento ético-político** surge das situações onde se ocupa o lugar considerado subalterno ou inferior e é tratado como tal. Suas preocupações estavam colocadas no campo da desigualdade social.[24] Bader dava corpo a uma relação já postulada por Lane que reunia consciência, conceito que já vinha sendo trabalhado no campo da Psicologia Sócio-histórica, e as emoções, tornando-se o sofrimento ético-político o eixo epistemológico dos estudos de Sawaia e colaboradores.

O sofrimento ético-político refere-se a "afecções que marcam a atividade de um corpo, que diminuem a potência de ação e nos mantêm na servidão em todas as esferas da vida".[25] Um sofrimento vinculado às relações marcadas pela dominação e pela desigualdade.

HUMILHAÇÃO SOCIAL

José Moura Gonçalves Filho também contribuiu neste campo relacionando a dominação social com sentimentos que acometeriam os sujeitos subalternos e dominados: a humilhação social.

> [...] humilhação social. Sem dúvida, trata-se de um fenômeno histórico. A humilhação crônica, longamente sofrida pelos pobres e seus ancestrais, é efeito da desigualdade política, indica a exclusão recorrente de uma classe inteira de homens para fora do âmbito intersubjetivo da iniciativa e da palavra. Mas é também de dentro que, no humilhado, a humilhação vem atacar. A humilhação vale como uma

---

[21] BAUMAN, 2004, p. 114.

[22] SAWAIA, Bader. *As artimanhas da exclusão – análise psicossocial e ética da desigualdade social.* Petrópolis: Vozes, 2011.

[23] LANE, Silvia; SAWAIA, Bader B. (Org.). *Novas veredas da psicologia social.* São Paulo: Brasiliense, 1994.

[24] SAWAIA, 2011.

[25] SAWAIA, 2011, p. 42.

> modalidade de angústia e, nesta medida, assume internamente – como um impulso mórbido – o corpo, o gesto, a imaginação e a voz do humilhado.[26]

O autor descreve e amplia o conceito de humilhação social: as relações com os bens públicos não os reconhecendo como seus nem relacionando-os a seus direitos; o sentimento de invisibilidade social e de grande exposição funcional; o impedimento; o silenciamento, enfim são várias as condições que caracterizam e acompanham o sentimento de humilhação social.

A humilhação social passa a ser compreendida como *uma modalidade de angústia disparada pelo enigma da desigualdade de classes*. Como tal, trata-se de um fenômeno ao mesmo tempo psicológico e político. O humilhado atravessa uma situação de impedimento para sua humanidade, uma situação reconhecível nele mesmo – em seu corpo e gestos, em sua imaginação e em sua voz – e também reconhecível em seu mundo – em seu trabalho e em seu bairro.

Vejam que, ao falar da humilhação, Gonçalves Filho traz a questão do impedimento que ocorre, também, na voz dos humilhados. E *O Rappa* volta a nos afirmar: "Paz sem voz não é paz, é medo".

Para finalizar, queremos entregar a palavra a Violeta Parra que destaca a importância da vida afetiva:

> *O que pode o sentimento*
> *Não pode o saber*
> *Nem o mais claro proceder*
> *Nem o mais amplo pensamento.* [...]
> *Só o amor com sua ciência nos torna tão inocentes.*[27]

UTILIZE O QRCODE PARA VER A LETRA DA MÚSICA

[26] GONÇALVES FILHO, José Moura. Humilhação social: um problema político em Psicologia. *Revista Psicologia da USP*. São Paulo, v. 9, n. 2, 1998. Disponível em: http://www.scielo.br/scielo.php?pid=S0 103-6564199800020 0002&script=sci_abstract&tlng=pt. Acesso em: 28 jan. 2018.

[27] PARRA, Violeta. Volver a los 17. In: *Geraes*. São Bernardo do Campo: EMI--Odeon, 1976.

TEXTO COMPLEMENTAR 1

O ser vivo afetado[28]

Não conhecemos um afeto que não tenha seu respondente corporal e, para pensar em afeto, é preciso "passar pelo corpo". A implicação do corpo no afeto é, com efeito, bastante patente. Lacan evoca a descarga de adrenalina, mas ele tem muitos outros exemplos: a bola na garganta da angústia, o tremor das mãos, da voz na intimidação, as pernas que tremem, o coração que dispara, as lágrimas etc. Tantas manifestações corporais que o romance, o teatro, a dança e eminentemente a mímica usam, justamente e para tornar presentes as emoções e sentimentos dos sujeitos que eles põem em cena. O afeto passa pelo corpo, certamente, perturba suas funções, mas vem dele? É a questão de saber quem está afetando e quem é afetado. Acredita-se, prontamente, que a pessoa afetada é o sujeito, pelo fato de que ela experimenta toda a gama das paixões humanas, mas não é, antes, o corpo vivo que sucumbe à influência do efeito da linguagem, o qual repercute em toda a gama de satisfações e insatisfações do sujeito?

O tema do corpo, ademais, está na moda. Dicionários e histórias do corpo estão aí para indicar que sabemos bem hoje que corpo não é simplesmente o organismo vivo fixado pela espécie, mas que ele já é um produto de transformação da civilização, cada qual inscrevendo sua marca diferencial no *habitus* mais íntimo e em sua significação social. Quem poderia duvidar que os corpos não se prestam à domesticação educativa, que eles são efeitos do discurso, produtos de uma arte que opera por meio das imagens e dos preceitos, propostos ou impostos?

(...)

---

[28] SOLER, Colette. *Os afetos lacanianos*. São Paulo: Aller, 2022. p. 73-74.

TEXTO COMPLEMENTAR 2

O enamoramento[29]

Quando nos enamoramos, por muito tempo continuamos a dizer a nós mesmos que não o estamos. Passado o momento em que se revelou o acontecimento extraordinário, retornamos à vida quotidiana e pensamos que tudo foi passageiro. Mas, para nosso espanto, esse momento nos volta à mente, nos cria um desejo, uma ânsia que só se aplacam quando revemos a pessoa amada ou escutamos sua voz. Mas tudo volta logo a desaparecer, e dizemos a nós mesmos que foi apenas uma exaltação que não tem importância alguma.

Talvez haja um pouco de verdade nisso, pois no começo não se distingue bem se é realmente um enamoramento ou se tudo não passa de uma reestruturação radical do mundo social em que vivemos, e que faz parte orgânica de todos nós. Mas se esse desejo reaparece, e torna a reaparecer e se impõe, então estamos verdadeiramente enamorados. O enamoramento é um processo no qual a outra pessoa, aquela que encontramos e que nos correspondeu, se nos impõe como o objeto pleno do desejo. Esse acontecimento nos impõe a reorganização de tudo, e esse fato obriga-nos a repensar tudo, especialmente o nosso passado. Na realidade, não é um repensar, mas um refazer.

É, com efeito, um renascimento. O estado nascente (do enamoramento ou dos movimentos sociais) tem a extraordinária propriedade de refazer o passado. Na vida quotidiana, não podemos refazer o passado. Nosso passado existe com suas desilusões, suas recordações, suas amarguras. (...) As pessoas enamoradas (e muitas vezes ambas conjuntamente) reveem o passado e se dão conta de que o que aconteceu foi assim porque, naquele momento, fizeram opções, que elas quiseram e agora não querem mais. O passado não é negado nem oculto, é privado de valor. É verdade que amei e odiei meu marido, mas não o odeio mais; enganei-me, mas posso mudar. Então, o passado se configura como pré-história, e a verdadeira história começa agora.

Desse modo, terminam o ressentimento, o rancor e o desejo de vingança. Não se pode odiar o que não tem mais valor nem importância. Essa experiência muitas vezes provoca nos enamorados uma angústia, uma inquietação. A pessoa amada fala na minha frente sobre o seu passado, sobre seus amores e sobre a pessoa com quem se casou ou com quem vive. De início, fala com rancor, num desabafo; depois, pouco a pouco, quase com ternura. Diz: "Ele foi mau para mim, mas me ama; gosto dele, não quero fazê-lo sofrer, gostaria que fosse feliz". Essas palavras indicam um distanciamento que existe apenas porque não há mais tensão, nem medo, nem vingança. Mas podem ser interpretadas como um amor que persiste e que, por vezes, provoca ciúme.

A pessoa enamorada pode até relacionar-se com o marido (ou com a mulher), se este não cria obstáculo, sem rancor, com afeto. Seu passado adquiriu outro significado à luz de seu novo amor. No fundo, pode até continuar gostando do marido ou da mulher justamente por estar apaixonada. A alegria desse amor a torna dócil, meiga, boa. É geralmente a outra pessoa enamorada que não aceita esse fato, que não acredita nele, que deseja a pessoa amada somente para si. Como cada um dos dois almeja essa exclusividade e essa certeza, ambos se veem obrigados muitas vezes a se magoarem mais do que cada um desejaria. (...)

---

[29] ALBERONI, Francesco. *Enamoramento e amor*. Trad. Ary Gonzales Galvão. Rio de Janeiro: Rocco, 1986. p. 18.

ATIVIDADES

1. Descreva para seus colegas um momento de emoção que você viveu, procurando completar a descrição com as reações orgânicas que ocorreram.
2. Qual a importância das emoções e dos sentimentos em nossa vida? Falem de situações que vocês viveram na família e com os amigos.
3. Discutam a influência da socialização na expressão dos afetos. Pesquisem culturas nas quais as pessoas expressam os seus afetos diferentemente de nós. Por exemplo, como reagem ao nascimento – para nós, ocidentais, associamos com a alegria, e a morte associamos com a tristeza.
4. Quais situações lhe proporcionam bem-estar?
5. Qual o posicionamento de seu grupo de pertencimento frente aos relacionamentos descartáveis; ou seja, frente à fragilidade dos vínculos amorosos? A que vocês atribuem?

PARA SABER MAIS

Bibliografia

BÁSICA

A literatura em Psicologia sobre o assunto exige certo domínio de conceitos básicos e referencial teórico. Temos, então, dois livros para indicar como leitura introdutória:

Emoção e afetividade, texto de Solange Nogueira Buono, publicado no livro *Psicologia no ensino de 2º grau* (1986).

Motivação e emoção, de Edward Murray (1986). E, sem dúvida, grande parte dos livros de Psicologia aborda a afetividade e as emoções, podendo o seu professor selecionar alguns trechos de textos mais simples para complementar a discussão.

AVANÇADA

Teoria das emoções: introdução à obra de Henri Wallon (1981), de M. Martinet, é outro livro que trata das emoções e da afetividade.

O discurso vivo: uma teoria psicanalítica do afeto (1982), de André Green, aborda a vida afetiva na obra de Freud e de pós-freudianos, como Lacan e Melanie Klein, além de desenvolver uma teoria sobre os afetos na perspectiva da Psicanálise.

Ninguém solta a mão de ninguém: manifesto afetivo de resistência e pelas liberdades (2019), de Tainã Bispo, reúne textos, crônicas de representantes de várias áreas de conhecimento e cultura como Juca Kfouri, Vera Iaconelli, Julián Fuks, Renato Janine Ribeiro, entre outros.

Outros recursos

FILMES E SÉRIES

- *Tempero da vida* (Grécia. Direção de Tassos Boulmetis. 2003. 108 min.).
  O filme apresenta a vida de um astrofísico que retorna a Istambul para reencontrar o avô e seu primeiro amor. Qualquer filme pode ser visto com proveito para o debate da vida afetiva, mas indicamos este pela beleza que retrata os relacionamentos.
- *Querô* (Brasil. Direção de Carlos Cortez. 2007. 90 min.).
  Filho de uma prostituta, Querô não se deixa vencer pela pressão e dificuldades que enfrenta. O filme pode ser visto pela ótica dos vínculos que Querô estabelece com os diferentes grupos com os quais convive.
- *Elsa e Fred: um amor de paixão* (Espanha/Argentina. Direção de Marcos Carnevale. 2005. 108 min.).
  O filme conta uma história de paixão entre dois idosos.
- *Azul é a cor mais quente* (França, Bélgica, Espanha. Direção de Abdellatif Kechiche. 2013. 179 min.).
  Conta a história de Adele que, ao conhecer Emma, descobre o desejo e afirma-se como mulher. Muito válido para o debate de relações homoafetivas, vale conferir!
- *Hoje eu quero voltar sozinho* (Brasil. Direção de Daniel Ribeiro. 2014. 96 min.).
  Conta a história de Leonardo, um adolescente cego, que tenta lidar com a mãe superprotetora ao mesmo tempo em que busca sua independência. Quando Gabriel chega à cidade, novos sentimentos começam a surgir em Leonardo, fazendo com que ele descubra mais sobre si mesmo e sua sexualidade.
- *Eduardo e Monica* (Brasil. Direção de René Sampaio. 2020. 154 min.).
  O filme é baseado na música homônima de Renato Russo e trata do encontro amoroso entre dois jovens.
- *Sense 8* (Netflix).
  Esta série se tornou uma referência de narrativa sobre empatia, laços sociais, cuidado e troca afetiva considerando a diversidade dos personagens.

CAPÍTULO 12

Psicologia social

Toda psicologia é social. Assim, Sigmund Freud abre uma de suas mais importantes obras, *A psicologia das massas e a análise do eu.*[1] Assim também, de um ponto de vista diferente, defendia Sílvia Lane (1933-2006), responsável pela renovação da Psicologia Social no Brasil. Mas se toda Psicologia é social, o que diferencia a disciplina Psicologia Social da Psicologia Geral? Não é somente dizer que a Psicologia Social trata do coletivo, pois em muitos casos ela também trata do indivíduo. O fato é que a Psicologia Social não nasceu como um braço da Psicologia Geral, mas como uma disciplina, pode-se dizer, independente, que foi incorporada à Psicologia assim que esta ganha consistência de uma ciência autônoma.

Os motivos que geram, inicialmente, os estudos da Psicologia Social são vários e concomitantes. Vale mencionar que fenômenos de massa, a partir da Revolução Francesa, chamam atenção geral e o episódio histórico

[1] FREUD, Sigmund. *A psicologia das massas e a análise do eu.* São Paulo: Companhia das Letras, 2011.

da Comuna de Paris, em 1871, requeria uma interpretação que os explicassem. Foi o que tentou fazer Gustav Le Bon (1841-1931) ao escrever o livro *Psicologia das multidões*,[2] em 1895.

A segunda metade do século XIX foi plena de revoltas nos países europeus e provocou a reorganização geopolítica da Europa. Nesse período revolucionário se configura o Estado-Nação e surgem as ideias de nacionalidade, identidade nacional e a noção de país como território da forma como conhecemos hoje. Esse fenômeno está na raiz da importante obra do alemão Wilhelm Wundt (1832-1920), conhecido como pai da

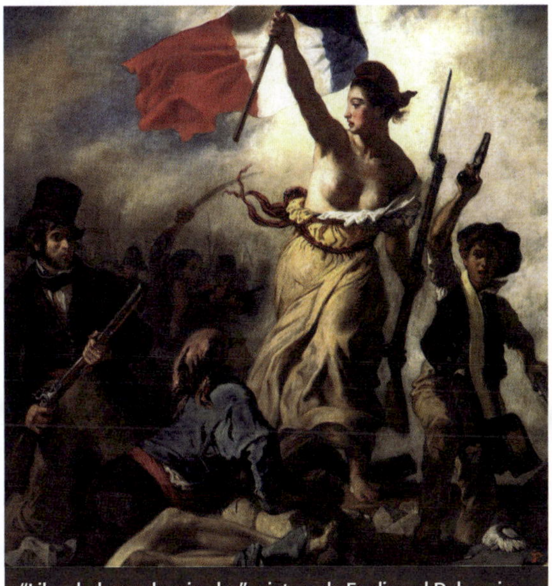

© Thinkstock/iStock/Atypeek

"Liberdade nas barricadas", pintura de Ferdinand Delacroix.

---

2 LE BON, Gustave. *Psicologia das multidões*. 2. ed. São Paulo: Martins Fontes, 2016.

Psicologia, *Völkerpsychologie*, que podemos entender como Psicologia dos Povos. Ele buscava reconhecer um ente coletivo da cultura e, nesse sentido, brigando com a história, reconhecer algo na cultura que unisse os povos para além da divisão política criada naquele período.

A partir de 1908, William McDougall (1871-1938), médico inglês, que se dedicou ao estudo da Psicologia e foi um dos pioneiros da Psicologia Social, imigrou para os Estados Unidos para ensinar Psicologia na Universidade de Harvard e depois na Universidade de Duke, onde lançou o livro *Uma introdução à psicologia social*.[3] No mesmo ano, o sociólogo americano Edward Alsworth Ross (1866-1951) publica nos Estados Unidos o livro *Psicologia Social*.[4] McDougall e Ross utilizaram sistematicamente o termo **Psicologia Social** para se referir ao estudo dos fenômenos presentes na relação indivíduo-sociedade. E, daí em diante, muitas contribuições teóricas foram sendo produzidas nesse campo. Alguns organicistas, postulando que instintos e comportamentos inatos explicavam os comportamentos dos indivíduos em sociedade (como McDougall) e outros, como John Dewey e William James, e, posteriormente, George Mead, discordando dos primeiros, admitiam que os comportamentos são adquiridos e aprendidos em sociedade.

Mas será outro importante fenômeno social que vai consolidar a disciplina Psicologia Social e incluí-la definitivamente no campo da Psicologia: o **desenvolvimento do capitalismo nos Estados Unidos**. Ao longo do século XX, os Estados Unidos se transformaram no país mais rico do planeta, o que exigiu a produção de novos saberes e novas análises sobre os meios de produção e consumo. A situação política e econômica na Europa produzida pela Primeira Grande Guerra (1914-1918) e as condições que geraram a Segunda Grande Guerra (1939-1945) produziram uma forte imigração de alemães, particularmente judeus, que corriam riscos na Alemanha na época. Entre eles, grandes pensadores do campo da Psicologia. O interesse americano no controle de trabalhadores do seu crescente parque industrial, a necessidade de compreensão dos fenômenos psicossociais que envolviam o funcionamento e a dinâmica dos grupos marcaram a construção de um forte movimento conhecido como **Psicologia Social Cognitiva** e que influenciou toda a produção de conhecimento no campo da Psicologia Social desse período e está presente até hoje na pauta dos pesquisadores desta área.

INDIVÍDUO – SOCIEDADE: A PRODUÇÃO DE UMA DICOTOMIA

A imperativa necessidade de se construir em solo estadunidense a compreensão do fenômeno social e a dinâmica das pessoas nas organizações de trabalho, a visão pragmática que se consolidava nesse país e a constituição do que Max Weber chamou de **ética protestante** e **espírito do capitalismo**, impulsionaram a produção científica da Psicologia e, particularmente, da Psicologia Social.

Floyd Allport (1890-1979) lança as bases da teoria das atitudes e o alemão Kurt Lewin (1890-1947), que imigrou para os Estados Unidos em 1933, elaborou a teoria dos pequenos grupos, encerrando o especulativo período dos estudos das massas. Agora, a Psicologia Social encontrava referências científicas seguras para estudar a maneira como os indivíduos se comportavam nos grupos. Pequenos grupos porque era assim que eles se apresentavam nas organizações de trabalho e porque era possível um controle científico dos experimentos que poderiam, inclusive, ser realizados em laboratórios.

Essa matriz de pensamento e do método científico foi extremamente profícua e representou um crescimento impressionante da Psicologia Social, que ganhou respeito tanto do mundo acadêmico como do empresarial e governamental. Isso significou apoio e investimento que garantiram um maior crescimento da Psicologia Social, particularmente a de cunho cognitivo.

---

3 MCDOUGALL, William. *Social psychology*: an introduction. Londres: Morrison & Gibb, 1908/1967.

4 ROSS, Edward Alsworth. *Social psychology*: an outline and source book. Nova Iorque: McMillan, 1908.

Neste caso, o Cognitivismo representava a fusão de aportes comportamentais desenvolvidos pelos pesquisadores estadunidenses e a visão cognitiva dos alemães oriundos da Psicologia da Gestalt, de inspiração fenomenológica, e, portanto, centrados na consciência e na capacidade de discernimento dos sujeitos. O termo *cognitivo* é relativo ao conhecimento que o sujeito tem da realidade e a palavra conhecer provém do latim *cognocĕre*.

A matriz científica preferencial no período tinha como base o Positivismo e sua principal estratégia era a molecularização do fenômeno. Quanto menor a parte a ser estudada, melhor o controle científico. Na Física, na Química e na Biologia, essa estratégia funcionava bem e aplicá-la a um conhecimento novo (a Psicologia), que precisava ganhar respeito acadêmico, foi a alternativa encontrada pelos pesquisadores da época. O problema, como veremos mais adiante, é que o fenômeno humano (estudado pelas ciências do comportamento e as ciências sociais) não é tão facilmente segmentado como se pensava na época.

Entretanto, a alternativa não demorou muito a aparecer. Na realidade, ela foi concomitante, apesar do seu menor impacto. George Herbert Mead (1863-1931) ministrava aulas na universidade de Chicago e se apresentava como behaviorista social e combatia a visão behaviorista de Watson (o pai do Behaviorismo). Seus livros foram publicados somente após a sua morte e o mais conhecido deles, *Mind, self and society*[5] (*Mente, eu e a sociedade*)[6] foi referência para a criação de uma escola na Psicologia Social denominada **Interacionismo Simbólico**.

Para Mead e os autores do Interacionismo Simbólico, a constituição do sujeito se dá pela vertente social e a linguagem é o instrumento central da socialização. O EU (*self*) do indivíduo divide-se em um "eu" que produz o impulso para a ação e o "mim" que representa a norma social e controla e avalia as condições para a ação. A elaboração do EU (*self*) se dá a partir da relação com o outro até a construção do outro, generalização que representa a introjeção das normas sociais e constituição do "mim" como internalização da norma social.

O fenômeno humano não pode e não deve ser segmentado.

Estas duas matrizes, uma de cunho individual (Psicologia Social Cognitivista) e outra de cunho social (Interacionismo Simbólico), levaram o historiador da Psicologia Social, o inglês Robert Farr,[7] a considerá-las como a matriz de cunho psicológico e a de cunho sociológico, respectivamente. A **Psicologia Social de cunho psicológico** centra sua análise dos fenômenos coletivos no indivíduo, na forma como ele reconhece o mundo a partir de crenças e valores, suas atitudes e, como decorrência, seus comportamentos. A **Psicologia Social de cunho sociológico**, por sua vez, considera que o indivíduo é construído e influenciado pelo meio em que vive e centra seus estudos dos fenômenos sociais na maneira como são formados crenças e valores no meio social e entende que estes influenciariam os indivíduos, permitindo a compreensão de seu comportamento.

Estas duas vertentes acabam produzindo uma dicotomia na forma de encarar a relação do ser humano com o ambiente de vida – a dicotomia indivíduo-sociedade. Na verdade, ambas não percebem que a relação entre indivíduo e sociedade se trata de um mesmo fenômeno visto de pontos de vistas distintos e que visões mais críticas procuram superar a partir do que se convencionou chamar **Crise da Psicologia Social** a partir da década de 1960.

---

5 MEAD, George. *Mind, self and society*: from the standpoint of a social behaviorist. Chicago: University of Chicago Press, 1934.

6 A tradução do termo inglês SELF não é consensual e optamos por traduzir para EU pelo contexto da obra de Mead e pelo uso de autores brasileiros conceituados que optam por essa forma.

7 FARR, Robert. *As raízes da psicologia social moderna*. 3. ed. Petrópolis: Vozes, 1998.

A visão sociológica

Influenciada pelas visões sociológicas, em especial a de Émile Durkheim (1858-1917), que é considerado o pai da Sociologia, a visão afirma o domínio da exterioridade sobre o indivíduo e sua mais completa versão; é encontrada na teoria dos Sistemas Sociais de Talcot Parsons (1902-1979), em que aparece o conceito de papéis sociais.

Parsons é o criador do **Funcionalismo** na Sociologia e seu conceito de papéis sociais estudava como os indivíduos se adequam às normas e aos valores sociais no desempenho dos papéis que assumem na vida (papel de pai, do profissional, religioso, mãe, filho, filha etc.), considerando que o campo social prescreve formas de conduta que o indivíduo deve seguir, com maior ou menor margem de manobra conforme a importância e o controle do papel atribuído a ele.

Assim, a prescrição do desempenho de um cirurgião é muito mais controlada socialmente que o papel de um músico. Se ficamos sabendo que um músico famoso não tem vida muito regrada e acorda muito tarde, consideramos desculpável seu comportamento, pois consideramos apenas seu grande desempenho musical. Mas se um médico-cirurgião apresenta comportamento semelhante, ele será considerado irresponsável, mesmo obtendo bons resultados no seu trabalho.

Quando ocorre um encontro entre duas ou mais pessoas, elas utilizarão indícios da posição que cada uma ocupa para decidir sobre como tratá-las, o que dizer, enfim, como comportar-se. Por exemplo, o médico pode ser identificado pela roupa branca e pelo estetoscópio pendurado em seu pescoço; o advogado pelo terno escuro, pela pasta de documentos, pela fala rebuscada; o escolar, pelo uniforme e pela mochila; o gari pelo uniforme de cor vistosa, vassoura e carrinho de lixo etc. Enfim, preste atenção e vai ver quantos indícios utilizamos para saber quem é a pessoa que se nos apresenta nos múltiplos encontros sociais que ocorrem cotidianamente. E, a partir desses indícios, tomamos a decisão de como responder a elas nas relações sociais.

Todos os comportamentos que manifestamos em nossos encontros são chamados, na Psicologia Social, de papel desempenhado.

Todos os comportamentos que manifestamos em nossos encontros sociais representam o **desempenho do papel social** que nos é socialmente atribuído. Tal desempenho, por sua vez, pode ou não estar de acordo com a prescrição social da posição social ocupada pelo indivíduo, isto é, às normas prescritas socialmente para o desempenho de determinado papel social.

Os papéis sociais permitem-nos compreender a situação social, pois são referências para a nossa percepção do outro, ao mesmo tempo em que são referências para o nosso próprio comportamento. Se no encontro social nos apresentamos como ocupantes da posição de professores ou autores de livro, saberemos como nos comportar porque aprendemos, no decorrer de nossa socialização, o que está prescrito para os ocupantes dessas posições. Se fomos proferir uma palestra em uma escola, não iremos vestidos como se estivéssemos indo à praia.

E aqui vale a pena ressaltar que, quando aprendemos um papel social, aprendemos também o papel complementar, isto é, quando aprendemos a nos comportar como alunos, desde o início de nossa vida escolar, estamos também aprendendo o papel do outro com quem interagimos – o papel do professor e dos demais atores dessa relação.

Os diferentes papéis sociais e a nossa enorme plasticidade como seres humanos permite que nos adaptemos às diferentes situações sociais e que sejamos capazes de nos comportar de forma diferente em cada uma delas. Aprender os nossos papéis sociais é, na realidade, aprender o conjunto de rituais socialmente criados para manter a malha social funcionando de forma adequada.

Desempenhar os papéis sociais é também manter a sociedade funcionando e realizando as tarefas necessárias ao seu bom funcionamento e à sobrevivência de todos.

A nossa enorme plasticidade como seres humanos permite que nos adaptemos às diferentes situações sociais.

O cientista social Erving Goffman (1922-1982), em 1959, publicou o livro *A representação do eu na vida cotidiana*,[8] e utilizou a linguagem teatral para fazer avançar a Teoria dos Papéis. Considerado como um autor no campo da Antropologia Social, foi muito estudado e referenciado na Psicologia Social. Construiu um modelo de análise sobre os mecanismos utilizados pelas pessoas, na situação social, para produzir, controlar e garantir determinada impressão causada no outro, no seu interlocutor. Explicando melhor, para Goffman, as pessoas sempre querem causar uma determinada impressão nos outros e farão tudo para isso. Roupas, comportamento, conversas, assunto, objetos de uso pessoal, enfim, utilizarão o que estiver ao seu alcance para parecer uma determinada espécie de pessoa. Os recursos utilizados estão disponíveis no repertório cultural, nos dispositivos sociais utilizados no nosso cotidiano e, portanto, são de conhecimento geral e, claro, das pessoas que são nossas interlocutoras na ação desempenhada.

Os nossos interlocutores, por sua vez, conhecem esse repertório e formarão uma impressão do nosso desempenho, próximo ou não da nossa intenção. Causada a impressão, as pessoas têm agora que garantir que ela seja mantida e, de novo, utilizarão mecanismos de controle que estiverem ao seu alcance. Goffman descreveu muitos mecanismos utilizados nessas encenações (interações sociais) e por meio da linguagem teatral desvendou as formas com as quais nos comportamos em sociedade.

Importante demarcar que, para ele, a intimidade das pessoas é resguardada, individualmente ou nos grupos de referência, como a família, os amigos íntimos, as relações afetivas, como se fossem nossos bastidores e o mais íntimo dos bastidores é a nossa própria consciência. O lugar do desempenho formal dos papéis é o palco em que desempenhamos para uma plateia nem sempre amigável e receptiva. Pense em uma seleção de emprego realizada em grupo em uma grande empresa. Todos são cordiais e disputam a mesma vaga! Qualquer gesto é medido e avaliado, tanto por quem desempenha o papel quanto pelos que estão avaliando esse desempenho. Proteger nossos bastidores, avaliar cada gesto, saber falar a coisa certa na hora certa e, finalmente, causar uma boa impressão no interlocutor que nos avalia, sabemos, é vital para conseguir a vaga.

Em 1961, Goffman publicou o livro *Manicômios, prisões e conventos*,[9] no qual analisou as instituições totais – aquelas que abarcam toda a vida de uma pessoa. Sua análise foi útil para as críticas que se sucederam às instituições como prisões e manicômios. Em 1963, outra publicação de Goffman foi importante para a Psicologia Social: o *Estigma*,[10] no qual explicou o processo de estigmatização, ou seja, a manipulação das identidades deterioradas.

Goffman deu forma e nome ao **controle social** à maneira como a sociedade pressiona os indivíduos para que atuem de acordo com as regras e as expectativas sociais. Mas não escapou à dicotomia que apontamos anteriormente: de um lado estava o sujeito e do outro, uma sociedade com regras e modelos de conduta. Para o autor, no limite, a tarefa da ciência social é descrever esse encontro entre indivíduo e sociedade. A subjetividade e o comportamento dos indivíduos estão submetidos à exterioridade de forma mecânica e podemos dizer que há em Goffman a naturalização da pressão social e da tarefa de controle das impressões que produzimos nos outros.

---

8 GOFFMAN, Erving. *A representação do eu na vida cotidiana*. Petrópolis: Vozes, 2017.

9 GOFFMAN, Erving. *Manicômios, prisões e conventos*. São Paulo: Perspectiva, 2003.

10 GOFFMAN, Erving. *Estigma*: notas sobre a manipulação da identidade deteriorada. São Paulo: LTC, 1988.

A visão psicológica

A visão psicológica, conforme o critério adotado por Robert Farr, engloba toda a Psicologia Social conhecida como Cognitivista. Entretanto, a produção desse campo, além de vasta, é heterogênea. Em função disso, o pesquisador espanhol Amalio Blanco, professor da Universidade Autônoma de Madri, no livro *Cinco Tradiciones en la Psicología Social*,[11] deixa de lado as duas categorias utilizadas por Farr e engloba os autores da Psicologia Social em cinco "tradições" que ele denomina como: Grupal, Individualista, Institucional, Lewiniana e Histórico-dialética. Ocorre que nessa divisão proposta por Amalio Blanco, muitos autores da Psicologia Social acabam sendo incluídos em mais de uma tradição. Assim, por economia, melhor continuarmos com a formulação de Robert Farr. Mesmo assim, o critério de Amalio Blanco nos permite considerar que a Psicologia Social de cunho psicológico tem uma tradição individualista e os grupos como tema preferencial.

Muitos são os autores que servem de referência para esse segmento e o tempo de produção vai do início do século 20 até os dias atuais. Optamos por elencar os conceitos mais importantes e comuns que marcam a Psicologia Social de cunho psicológico.

A teoria cognitivista acreditava na necessidade do fortalecimento do indivíduo na relação com a sociedade e afirmava que a pressão social, os papéis e as expectativas não teriam nenhuma influência sobre os indivíduos se eles não as percebessem. Assim, a forma como o indivíduo se põe frente à sociedade, como percebe os outros, como entende as regras sociais, como lhe chegam as expectativas, são critérios para a maneira como ele se comporta socialmente.

Influenciados pela Psicologia da Gestalt (que chega aos Estados Unidos com os alemães refugiados do nazismo), é formulada a Teoria Cognitivista. **Cognição** é a organização estruturada e significativa que o sujeito faz a partir de suas percepções e das influências que recebe do meio. A interação social e o encontro social são os objetos investigados por essa perspectiva. Vamos imaginar um encontro social e apresentar, a partir daí, os conceitos.

> Cognição é a organização estruturada e significativa que o sujeito faz a partir de suas percepções e das influências que recebe do meio.

PERCEPÇÃO SOCIAL

Nós, autores deste livro, encontramo-nos com você. Essa é nossa suposição e nosso ponto de partida. O primeiro processo desencadeado é o da percepção social. Percebemo-nos um ao outro. E percebermos não só a presença do outro, mas o conjunto de características que ele apresenta, o que nos possibilita produzir uma impressão sobre a pessoa.

Essa impressão é possível porque, a partir de nossos contatos com o mundo, vamos organizando essas informações e criando um repertório cognitivo (organização do conhecimento no nível da consciência), e é essa organização que nos permitirá compreender ou categorizar um novo fato. Assim, se você estiver vestindo calça jeans, camiseta, tênis e com cadernos e livros nas mãos, a sua aparência nos permitirá percebê-lo como um estudante. E nós, com muito mais idade e um estilo semelhante de vestir, seremos categorizados como professores.

A **percepção** é, pois, um processo que vai desde a recepção do estímulo pelos órgãos do sentido até a atribuição de significado ao estímulo.

> Percebemos o outro e produzimos uma impressão

[11] BLANCO, Amalio (1988). *Cinco tradiciones en la psicología social*. Madrid: Editorial Morata, 1988.

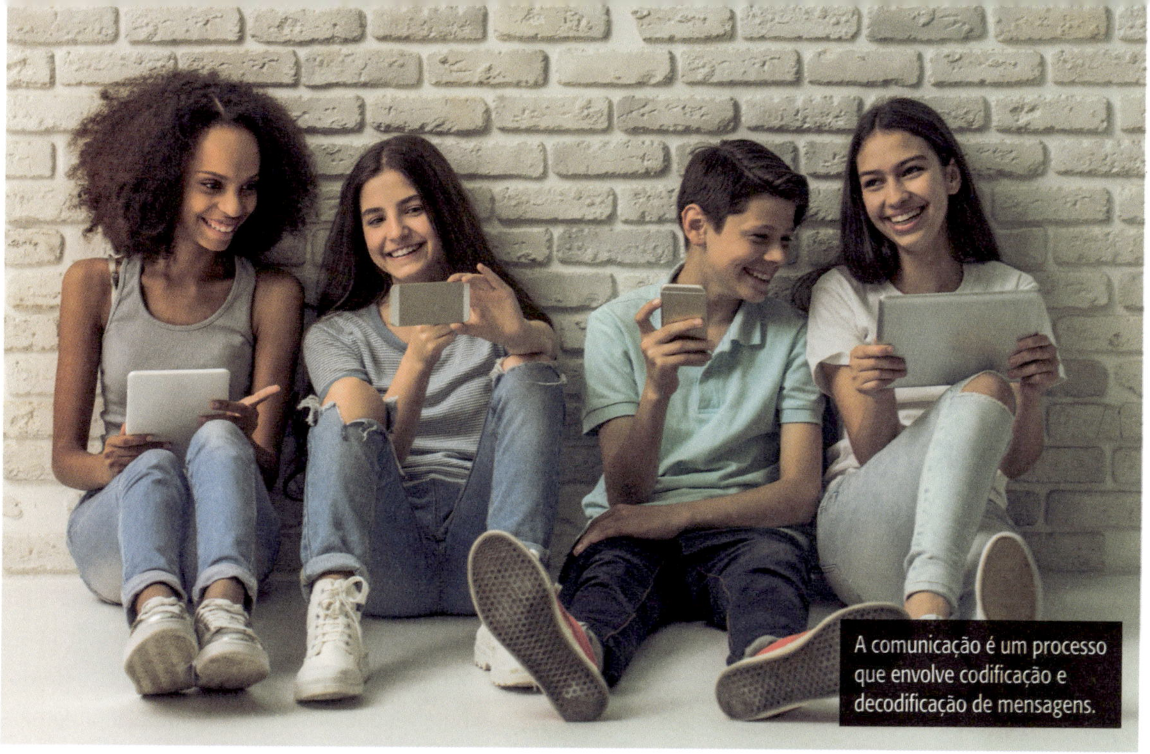

© Thinkstock/iStock/GeorgeRudy

A comunicação é um processo que envolve codificação e decodificação de mensagens.

COMUNICAÇÃO

Quando percebemos (condição para o encontro), podemos dizer que já teve início a comunicação. A comunicação é um processo que envolve codificação (formação de um sistema de códigos) e decodificação (forma de procurar entender a codificação) de mensagens. Essas mensagens permitem a troca de informações entre os indivíduos.

Dizemos a vocês: "Muito prazer!". Essa é a mensagem que lhe enviamos em um código que é comum entre nós. Você recebe essa mensagem, decodifica-a e então tem condições de nos responder: "Eu também tenho prazer em conhecê-los!" (nova mensagem, no mesmo código e que, por sua vez, será decodificada por nós).

A comunicação não é constituída apenas de código verbal. Também utilizamos para a comunicação expressões do rosto, gestos, movimentos, desenhos e sinais.

A partir do esquema básico de comunicação,[12] a Psicologia Social estudou o processo de interdependência e de influência entre as pessoas que se comunicam, respondendo a questões do tipo: Como se dá a influência da comunicação? Quais as características da mensagem? Como aumentar nosso poder de persuasão por meio da comunicação? Quais os processos psicológicos envolvidos na comunicação?

ATITUDES

A partir da percepção do meio social e dos outros, o indivíduo vai organizando essas informações, relacionando-as com os afetos (positivos ou negativos) e desenvolvendo uma predisposição para agir (favorável ou desfavoravelmente) em relação às pessoas e aos objetos e fenômenos presentes no meio social. A essas informações como forte carga afetiva, que predispõe o indivíduo para determinada ação (comportamento), damos o nome de atitudes.

Portanto, para a Psicologia Social, diferentemente do senso comum, nós não desempenhamos atitudes (comportamento, ação), nós desenvolvemos atitudes (crenças, valores, opiniões) em relação aos objetos do meio social.

Nós não tomamos atitudes, nós desenvolvemos atitudes em relação aos objetos do meio social.

---

[12] Esquema básico de comunicação: transmissor: aquele que codifica; mensagem: transmitida utilizando um código; receptor: aquele que decodifica.

As atitudes possibilitam-nos certa regularidade na relação com o meio e com o outro. Temos atitudes positivas em relação a determinados objetos ou pessoas, o que nos predispõe a uma ação favorável em relação a eles. Isso porque os componentes da atitude – informações, afeto e predisposição para a ação – tendem a ser congruentes.

Assim, se você se apresenta como estudante e traz em suas mãos livros escritos por nós, a possibilidade de desenvolvermos uma atitude positiva em relação a você é muito grande, pois já temos anteriormente informações e afetos positivos relacionados a estudantes, principalmente aos que estão lendo o nosso livro. Dessa forma, é de se esperar que nosso comportamento em relação a você seja "favorável" – vamos cumprimentá-lo, convidá-lo para tomar um café na cantina etc.

As impressões que temos das pessoas ou dos fenômenos e objetos sociais são importantes para a formação das atitudes, mas não ficam nelas. **Atitudes** são formas estáveis de organização do conhecimento e são duradouras. Não é fácil mudar uma atitude depois de formada. Essa é a diferença entre atitude e opinião. A opinião não é necessariamente duradoura e, geralmente, não envolve afetos na sua organização. Torcer para um time de futebol, ou professar uma crença religiosa ou política, tem como base atitudes positivas ou negativas.

Vale lembrar que a opinião sobre um sabor de sorvete ou um tipo de refrigerante pode mudar com facilidade. A opinião, quando confrontada com informação dissonante, tende a mudar e a atitude a se manter. Publicitários utilizam muito essa condição para a divulgação de novos produtos ou produtos concorrentes. Os comerciais divulgam informações que questionam nossas opiniões sobre o produto concorrente e procuram associar seus produtos a atitudes positivas e muito valorizadas socialmente. Assim, quando dizem para experimentarmos o novo refrigerante e descobrir seu poder refrescante, ficamos curiosos e não nos ofendemos somente porque a mensagem está dizendo que se trata de produto mais refrescante que o refrigerante que tomamos habitualmente. Mas para memorizarmos a marca anunciada, dizem que ela é o refrigerante de pessoas ativas e dinâmicas e isso é dito por um esportista jovem, conhecido e admirado. Neste caso, trata-se de atitude, um aspecto que valorizamos nas pessoas e que gostaríamos de ser a ele associados.

As atitudes são, assim, boas preditoras de comportamentos. No entanto, não é com tanta facilidade que conseguimos prever o comportamento de alguém a partir do conhecimento de sua atitude, pois nosso comportamento é resultante também da situação dada e de várias atitudes mobilizadas em determinada situação. Então, por exemplo, se estamos atrasados para um compromisso no momento em que encontramos você, é possível que nossa previsão de comportamento favorável não se concretize, pois a situação dada apresenta outros elementos que modificam o comportamento esperado.

Mudança de atitudes

Nossas atitudes podem ser modificadas a partir de novas informações, novos afetos ou novos comportamentos ou ações.

Assim, podemos mudar nossa atitude em relação a determinado objeto porque descobrimos que ele faz bem à saúde ou nos ajuda de alguma forma. Por exemplo, se você desenvolveu uma atitude negativa em relação ao nosso livro porque não gostou da capa, esperamos que após lê-lo você possa modificar sua atitude pela constatação de que ele o ajuda, de alguma forma, a compreender o mundo.

Podemos ainda mudar uma atitude quando somos obrigados a nos comportar em desacordo com ela. Por exemplo, você não gosta de alguns rapazes que moram no seu prédio (atitude negativa), mas terá de conviver com eles porque passaram a estudar na mesma sala que você. Para evitar uma tensão constante (a dissonância cognitiva como denominou Festinger), que o levaria a um conflito, você tenta descobrir aspectos positivos neles (como o fato de serem bons alunos ou muito requisitados pelas garotas), que permitam uma aproximação e a mudança de atitude (atitude positiva).

Existe uma forte tendência a manter os componentes das atitudes em consonância. Informações positivas sobre os rapazes, por exemplo, levarão a afeto positivo. Informação positiva e afeto positivo levam a um comportamento favorável na direção do objeto.

Como dissemos anteriormente, as atitudes são formadas por crenças e valores estáveis e não é uma tarefa fácil mudá-las. Pense que na história do prédio se trate não de grupo de jovens, mas de um conflito entre católicos e evangélicos. Como cada um dos grupos vê o rival? Imagine que o conflito surgiu depois que um dos grupos resolveu utilizar dependências coletivas para um evento de cunho religioso e os filhos de alguns moradores pertencentes ao outro grupo participaram inadvertidamente do encontro. Como ficará o clima entre os moradores, particularmente os mais engajados religiosamente?

Promover uma reunião entre eles para que se conheçam melhor e superem essa diferença não será tarefa fácil. Agora amplie o problema do condomínio para um país, como é o caso do conflito entre católicos e protestantes na Irlanda do Norte. Pense nos conflitos raciais no sul dos Estados Unidos ou na África do Sul, na maneira como parte desses conflitos foi superada quando se forçou a convivência entre brancos e negros (luta por direitos dos negros nos Estados Unidos e pelo fim do *apartheid* na África do Sul). Pense na acertada política de cotas para negros nas universidades brasileiras. São situações em que a mudança de uma atitude preconceituosa é vital e nada fácil de manejar.

PROCESSO DE SOCIALIZAÇÃO

Nesse nosso encontro, vimos que nossas atitudes são importantes, pois, em certo sentido, são elas que norteiam nosso comportamento. Ainda há a influência dos motivos, dos interesses e das necessidades com que nos apresentamos na situação social. Esse conjunto de aspectos psicológicos permite-nos compreender, atribuir significados e responder ao outro. Então você deve estar perguntando: De onde vem esse conjunto de aspectos tão importantes?

> O indivíduo torna-se membro de determinado conjunto social.

A formação do conjunto de nossas crenças, valores e significações se dá no processo que a Psicologia Social denominou de **socialização**. Nesse processo, o indivíduo torna-se membro de determinado conjunto social, de determinados grupos, aprendendo seus códigos de conduta, suas normas e regras básicas de relacionamento, apropriando-se dos conhecimentos já sistematizados e acumulados por esse conjunto de pessoas na sua cultura.

De acordo com Berger e Luckmann,[13] a **socialização primária** (a mais importante) dos indivíduos em sociedade é realizada, principalmente, pela família e pelas mais tradicionais instituições, como a escola, a igreja, os grupos de referência. Valores básicos que regem nossas condutas e que se consolidam como atitudes são aprendidos na mais tenra idade e reforçados em todas as instâncias. Por exemplo, os valores que compõem a definição de gênero, como se comportam meninos e meninas, são rigorosamente controlados pelas famílias em crianças desde o seu nascimento. Veja o caso dos enfeites nas portas dos quartos em uma maternidade: sabemos imediatamente, sem conhecer a criança, que se trata de uma menina ou de um menino conforme a escolha do enfeite pelos pais. A roupinha azul ou rosa que foi entregue às enfermeiras é uma escolha simbólica que transformará em controle do comportamento conforme a família e seu grupo de referência. Alguns mais conservadores não deixarão meninos brincarem com bonecas e nem colocarão as meninas em escolinhas de futebol.

A pressão é de tal ordem que, no ingresso da criança no ensino fundamental, ela estará totalmente socializada para o registro de qual deve ser o comportamento de uma menina e o de um menino. É como se não

[13] BERGER, Peter L.; LUCKMANN, Thomas. *A construção social da realidade*. 36. ed. Petrópolis: Vozes, 2017.

tivéssemos alternativa. Falamos de uma cultura urbana de cidades grandes ou pequenas no Brasil. O processo é o mesmo em outras culturas, conforme o arcabouço das crenças e dos valores do grupo social envolvido. Em um país de crença islâmica ou em uma sociedade tradicional como os Maoris, povos nativos da Nova Zelândia, o processo será o mesmo, contudo, levando em consideração as tradições desses povos ou grupos humanos.

A **socialização secundária** é a escolha autônoma que faz o sujeito em condições permitidas ou franqueadas pela sua cultura, como é o caso da escolha profissional. Quando uma jovem diz que fará engenharia e um jovem diz que prefere fazer culinária, mesmo que haja alguma pressão na forma de piada, reconhecemos que essa escolha é de cunho pessoal. Entretanto, em sociedades tradicionais, como a dos Maoris, essa escolha não será tão simples e os papéis masculinos e femininos estarão mais definidos e controlados, atingindo a socialização secundária.

GRUPOS SOCIAIS

Claro que existem elementos que servem de intermediários entre o conjunto social mais amplo e o indivíduo. Essa intermediação é realizada pelos grupos sociais.

Assim, quando se dá esse nosso encontro, poderíamos dizer que estão se encontrando representantes de diferentes grupos sociais: de um lado você, representando sua família, seus grupos de amigos, seu grupo racial, seu grupo religioso etc.; do outro lado, nós, representando nossos grupos de pertencimento ou de referência, ou seja, aqueles aos quais pertencemos ou nos quais nos referenciamos para saber como nos comportar, o que dizer, como perceber o outro, do que gostar ou não gostar.

Os **grupos sociais** são conjuntos de indivíduos que, com objetivos comuns, desenvolvem ações na direção desses objetivos. Para garantir essa organização, os grupos possuem normas, formas de pressionar seus integrantes para que se conformem às normas; um funcionamento determinado, com tarefas e funções

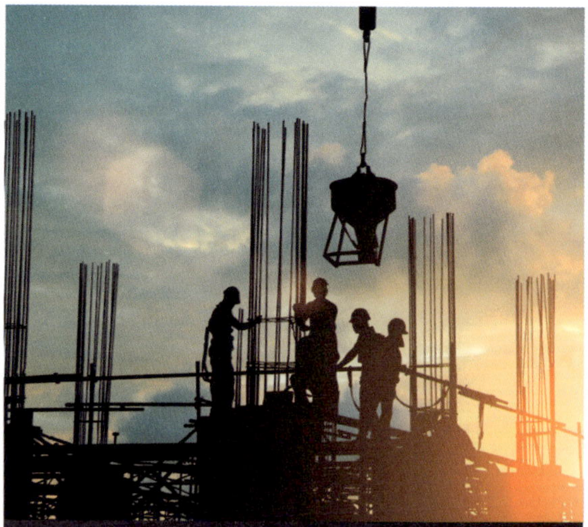

© Thinkstock/iStock/Lamontak590623

Os grupos sociais são conjuntos de indivíduos que possuem objetivos comuns.

distribuídas entre seus membros; formas de cooperação e de competição; apresentam aspectos que atraem os indivíduos, impedindo que abandonem o grupo, mas se tal membro passa a romper com as normas internas do grupo, este não titubeará em expulsá-lo.

A Psicologia Social dedicou grande parte de seus estudos à compreensão desses processos grupais.

MÉTODOS DIFERENTES, PORÉM, SEMELHANTES

A Psicologia Social de cunho sociológico segue a tradição da pesquisa qualitativa, o que quer dizer que ela prioriza aprofundar os significados do fenômeno estudado e esse procedimento exige um conhecimento maior daquilo que se está pesquisando. Por exemplo, é possível escolher um grupo com poucos sujeitos (eventualmente um único sujeito) em detrimento de grupos com centenas e mesmo milhares de pessoas. Quando temos grupos muito grandes, limita-se a possibilidade de aprofundamento, como é o caso das pesquisas que envolvem história de vida. Mas do ponto de vista metodológico não há uma rígida separação entre as pesquisas de cunho sociológico e as de cunho psicológico. Ambas foram influenciadas pelo

Positivismo Lógico, entretanto, a de cunho sociológico inspira-se mais nos estudos oriundos da sociologia e daí sua adjetivação. A Psicologia Social de cunho psicológico busca resolver problemas de pesquisa com base na origem metodológica da própria Psicologia, que parte do indivíduo como lócus do conhecimento e do método experimental como o de maior garantia de certezas científicas.

Tal diferença fez da Psicologia Social de cunho psicológico a escolha preferencial da maior parte dos pesquisadores das universidades americanas até o final da década de 1960. O grande investimento das universidades e do governo americano nas pesquisas dessa vertente tem como motivo a crescente organização do mundo do trabalho e a participação dos Estados Unidos na Segunda Grande Guerra e seu interesse em conhecer processos psicossociais que envolviam a propaganda de guerra, os processos de comunicação e de convencimento promovido pela propaganda ideológica alemã no período de guerra. Finda a Segunda Guerra mundial, inicia-se o período da Guerra Fria (entre Estados Unidos e União Soviética) e a disputa armamentista e, mais uma vez, a disputa ideológica pela conquista de mentes e corações incentivou o financiamento de mais pesquisas nas universidades estadunidenses.

Pesquisas sobre mudança de atitudes, sobre a atribuição, processos comunicativos e teorias como a da dissonância cognitiva de Leon Festinger (1919-1989), que apareceu em 1957, causaram grande impacto e foram muito reproduzidas. O método experimental da Psicologia Social de cunho psicológico procurava reproduzir em laboratório ou em ambientes controlados situações sociais típicas. Essa artificialização da conduta humana era o principal ponto de crítica dos adeptos da outra visão, mas era defendido pelos adeptos da corrente psicológica como o mais eficiente e científico. Esse debate permanece até os dias atuais e muitos psicólogos sociais, no mundo todo, trabalham com essa orientação, evidentemente, assimilando críticas e produzindo avanços consideráveis.

A PSICOLOGIA SOCIAL CONTEMPORÂNEA: A CRISE DA PSICOLOGIA SOCIAL E SUAS ALTERNATIVAS

No final da década de 1960, o mundo viveu um momento de profundas transformações sociais, contraditórias e de grande impacto. Todo o movimento pela contracultura (como foi o caso do movimento *hippie*) que cresceu nos Estados Unidos, e se espalhou pelo mundo, colocou os jovens na ponta do processo da mudança de valores e questionou a família tradicional e seus costumes.

O recrudescimento da Guerra Fria no período, representada pela tentativa da invasão da Baía dos Porcos, em Cuba, pelos Estados Unidos em 1961, e o posicionamento da União Soviética, contrária a essa invasão, suscitou a possibilidade de uma guerra atômica entre os dois países. A guerra felizmente não ocorreu, mas produziu muitos efeitos desastrosos. O maior controle americano dos países sob sua influência, na América Latina principalmente, levou à constituição de ditaduras militares em todos eles. Cresce no mundo uma tendência ao que se convencionou chamar de **teoria da conspiração**, que significa o temor crescente da destruição do planeta por uma guerra atômica.

Em 1968, estudantes e operários franceses levantaram barricadas nas ruas de Paris e esse movimento tomou conta do mundo. Manifestações estudantis radicalizadas ocorreram em muitos lugares e o movimento ficou conhecido como Maio de 1968. Muitos intelectuais franceses aderiram ao movimento, e dentre eles, um dos mais conhecidos, Jean-Paul Sartre. As manifestações marcaram profundamente esse período e a ocupação das universidades francesas por um longo período permitiu uma reflexão de toda a intelectualidade francesa que apoiava o movimento.

Com este clima de revolta percorrendo todo o mundo ocidental (aqui no Brasil as manifestações eram contra a Ditadura Militar e também muito intensas), a

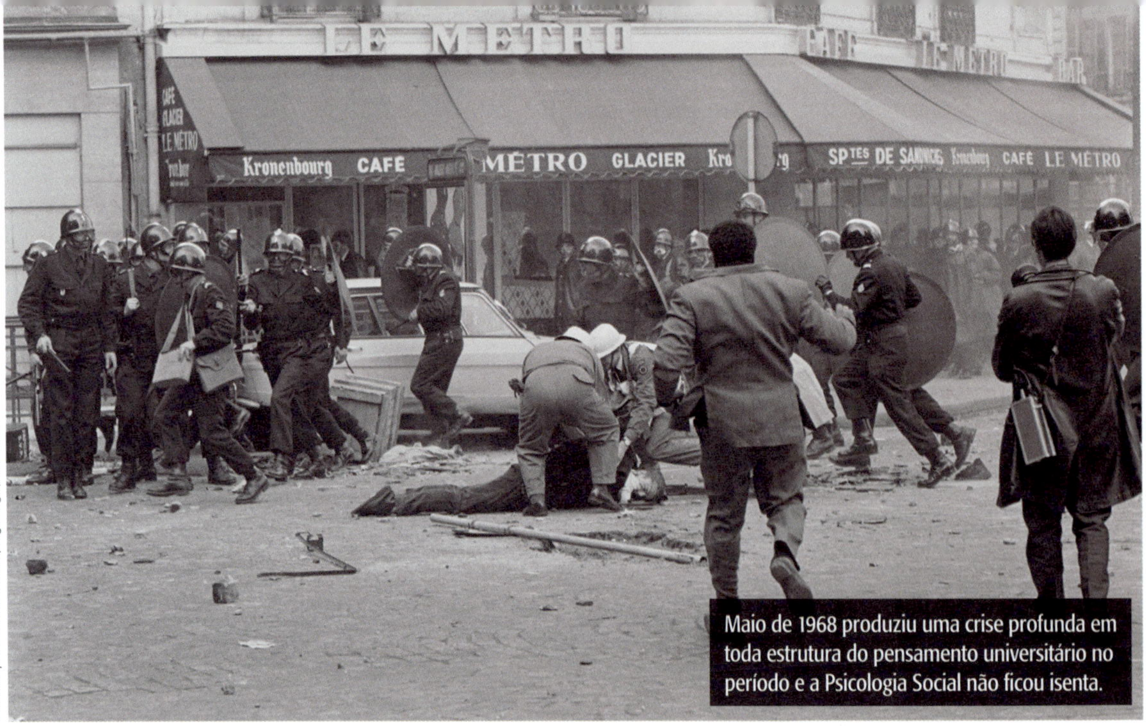

Maio de 1968 produziu uma crise profunda em toda estrutura do pensamento universitário no período e a Psicologia Social não ficou isenta.

Psicologia Social não ficaria isenta. Uma disciplina que trabalha avaliando o indivíduo em sociedade ou as influências da sociedade nos indivíduos, como vimos até agora, não passaria em branco em uma situação tão conflituosa como foi aquele período.

A Psicologia Social psicológica, pela sua perspectiva individualista, passa a ser duramente criticada nos Estados Unidos no início da década de 1970, no calor das batalhas por mentes e corações, travadas pela juventude de todo o mundo e, também, pela juventude estadunidense. O filósofo alemão, Herbert Marcuse, expoente da famosa Escola de Frankfurt, influenciava fortemente essa juventude com seus livros de cunho crítico. Ali também, como estava ocorrendo na França e na América Latina, a crise da Psicologia Social compeliu inúmeros pesquisadores a formularem alternativas para a construção de uma Psicologia Social mais comprometida com a realidade.

A crise da Psicologia Social incentivou inúmeros pesquisadores a formularem alternativas para a construção de uma Psicologia Social mais comprometida com a realidade.

Mas, antes mesmo desses acontecimentos, em países como França e Inglaterra, crescia um movimento institucionalista que buscava, principalmente, criticar as velhas formas de tratamento nos hospitais psiquiátricos. Neste caso, inspirados nos ares libertadores que se seguiram à Segunda Grande Guerra e a redemocratização da Europa com a vitória dos aliados, um grupo de intelectuais preocupados com o caráter conservador das instituições (hospitais, escolas etc.) lançam as bases da Análise Institucional, com fortes influências da Psicanálise em alguns casos e do marxismo por outro. Um exemplo disso é a Publicação Coletiva de 1962, com a presença de nomes que ganharam muita expressão no cenário acadêmico francês, próximos da Psicologia Social, como o caso de Edgar Morin, Georges Lapassade, Robert e Máx Pagès, Serge Moscovici, entre outros. Quando publicada em livro traduzido para o espanhol, recebeu o nome de *Psicologia Social e compromisso político*.

Em 1973, o psicólogo social estadunidense Kenneth Gergen lança as bases do Construcionismo Social, e como isso ocorreu em solo americano, seu impacto foi muito forte na visão experimental da Psicologia Social de cunho psicológico. A visão crítica de Gergen já não cabe nas categorias da Psicologia Social de cunho sociológico ou psicológico, que ele chama de "velhas correntes". As evidentes mudanças ocorridas no mundo de 1970 para os dias de hoje exigiram uma nova Psicologia, uma que compreendesse a crise de identidade e o que se convencionou chamar de pós-modernidade. Em seu livro publicado em 1991, *O eu saturado: dilema da identidade na vida contemporânea*,[14] o autor busca entender a novas relações produzidas com o uso de novas tecnologias e o aumento do ritmo de vida e o impacto disso na constituição do eu. Para uma análise desse porte, ele precisou criticar as bases metodológicas de uma Psicologia Social experimental que partia o sujeito estudado em pedaços (atitudes, atribuições, preconceito, socialização, grupos) e procurava uma compreensão mais totalizante do sujeito nas suas relações sociais. Deixa de se referir ao indivíduo para estudar o sujeito das relações sociais e os impactos para a subjetividade a partir das formas de produção de sentido. Isso significa estudar como as pessoas estão inseridas no mundo e como isso afeta suas vidas.

Crítica semelhante vai sendo construída pelo francês Serge Moscovici (1925-2014), psicólogo social francês, de origem romena, que lanças as bases da teoria das Representações Sociais. Moscovici, apesar de seu posicionamento crítico já no início da década de 1960 e de sua tese sobre a representação social da Psicanálise na França, continuou por muitos anos trabalhando com as categorias da Psicologia Social de cunho cognitivista – a Psicologia Social psicológica. Mas as críticas como a de Gergen fazem eco na sua produção e, ao mesmo tempo, a teoria das Representações Sociais vai ganhando adeptos e reconhecimento e se transforma em uma alternativa ao Cognitivismo e ao Sociologismo.

Em 1961, a partir de sua pesquisa que partiu das noções de representação coletiva e consciência coletiva elaboradas por Émile Durkheim, Moscovici propõe uma nova interpretação das formas de apreensão do real e da maneira como as pessoas, coletivamente, constroem sua percepção do mundo e elaboram teorias que definem a realidade vivida. Sua genialidade e visão crítica exigiram que ele produzisse alternativas de cunho teórico e metodológico e um bom exemplo é a pesquisa realizada sobre a influência dos grupos minoritários na construção da opinião pública e que foi publicada como *Psicologia das minorias ativas*,[15] em 1976, originalmente em inglês. Em 1984, Moscovici reúne os principais nomes da Psicologia Social francesa (e ingleses que comungavam com ele a mesma perspectiva) e publica um manual de Psicologia Social que até hoje é uma referência. Há uma evidente crítica ao modelo americano de Psicologia Social, mas a matriz que conduz a obra mantém os principais temas da Psicologia Social americana (atitudes, influência social, comunicação etc.) e inclui novos temas desenvolvidos pelos franceses, como é o caso das representações sociais.

Após a morte de Serge Moscovici (1925-2014), a psicóloga social Denise Jodelet deu continuidade ao campo da teoria das representações sociais, que passou a dirigir o laboratório criado por Moscovici em Paris e publicou, em 2015, o livro *Représentations sociales et mondes de vie*.[16] Outros seguidores em vários países, inclusive bons pesquisadores aqui no Brasil, deram também continuidade a esta importante teoria. Denise Jodelet define a **representação social**:

> Os fenômenos da representação são produtos mentais que podem ser abordados no plano individual ou coletivo, como sistemas de conhecimento, saberes e significação. No plano individual, tomam por base a inserção social, a partir das relações sociais e as trocas intersubjetivas produzidas através das construções ideacionais e práticas. No plano coletivo, correspondem às visões compartilhadas, comuns a uma formação social e difundidas em seu meio através da comunicação. É o que produz uma característica própria do pensamento social, influenciando a elaboração mental dos objetos do mundo e fonte das formas de vida que vão influenciar o vir a ser social.[17]

---

[14] GERGEN, Kenneth. *El yo saturado*. Barcelona: Paidós Ibérica, 2006.

[15] MOSCOVICI, Serge. *A representação social da Psicanálise*. Rio de Janeiro: Zahar, 1978.

[16] JODELET, Denise. *Représentations sociales et mondes de vie*. Paris: Éditions des Archives Contemporanies, 2015.

[17] JODELET, 2015, p. 7. Tradução livre dos autores.

Vejam como a definição tornou-se abrangente e como dialoga com a proposta de Gergen, pois buscou-se acabar com a separação entre o sociológico e o psicológico, compreendendo os fenômenos social e psicológico como complementares. Esta é a perspectiva que guia a Psicologia Social do século XXI. Mas antes de passarmos a falar dela, vamos reunir as principais críticas que foram elaboradas sobre as perspectivas que iam ficando para trás na história da Psicologia Social.

a) Trata-se de uma Psicologia Social com base em um método descritivo, ou seja, se propõe a descrever aquilo que é observável, factual. É uma psicologia que organiza e dá nome aos processos observáveis dos encontros sociais.

b) Tem seu desenvolvimento comprometido com os objetivos da sociedade norte-americana do pós-guerra, que precisava de conhecimento e instrumentos que possibilitassem a intervenção na realidade, de forma a obter resultados imediatos, com a intenção de recuperar uma nação e garantir o aumento da produtividade econômica. Não é para menos que os temas mais desenvolvidos tenham sido a comunicação persuasiva, a mudança de atitudes, a dinâmica grupal etc., voltados sempre para a procura de "fórmulas de ajustamento e adequação de comportamentos individuais ao contexto social".

c) É uma Psicologia Social que parte de uma noção estreita do social. Este é considerado apenas como a relação entre as pessoas – a interação social – e não como um conjunto de produções humanas capazes de, ao mesmo tempo em que vão construindo a realidade social, construir também o indivíduo. Essa concepção será a referência para a construção da nova Psicologia Social.

d) É uma Psicologia Social assentada na dicotomia, separando indivíduo e sociedade como se um pudesse existir sem o outro. Suas teorias privilegiam um ou outro polo da dicotomia.

> (...) A separação entre objetividade e subjetividade leva a uma naturalização tanto dos aspectos subjetivos como dos aspectos objetivos, que, em últi'ma instância, faz com que esses aspectos pareçam independer uns dos outros. A partir do momento em que são tomados como independentes, passam a ser vistos como autônomos, com movimento próprio e natural. Caberia à Psicologia estabelecer, da melhor maneira possível, os mecanismos de interação entre os aspectos subjetivos e os aspectos objetivos.[18]

A nova Psicologia Social toma a relação indivíduo-sociedade como básica, mas toma como objeto a dimensão subjetiva dos fenômenos sociais, como afirmam Gonçalves e Bock:

> A Psicologia Social é uma área de conhecimento da Psicologia que tem diferentes definições, não apresentando com clareza, seu objeto de estudo (...) A Psicologia Social está aqui compreendida como o estudo, no âmbito da Psicologia, dos fenômenos sociais na sua dimensão subjetiva. Interessa a essa área compreender os fenômenos sociais a partir da análise da subjetividade que vai sendo constituída ou modificada no decorrer da atuação e inserção social dos sujeitos e, ao mesmo tempo, vai constituindo os fenômenos.[19]

Para as perspectivas que comungam desses princípios e críticas, o indivíduo age sobre o mundo, transformando-o e transformando-se. Os seres humanos escaparam de suas limitações biológicas e criaram um mundo de cultura, um mundo humanizado. Conquistaram novas habilidades e possibilidades de atuação, enriqueceram sua capacidade de pensar e de criar. Ao trabalharem transformando a natureza, colocam humanidades no mundo material e, na interação com esse mundo, vão conquistando novas possibilidades de ser.

Assim, os seres humanos e o mundo se transformam em um processo caracterizado pela ação coletiva dos humanos sobre o mundo. Esse processo é também caracterizado pelas relações sociais que mantêm os humanos unidos para a tarefa de transformação do mundo. Há, portanto, três âmbitos do processo: um individual (ou seja, o processo de transformação vai acontecendo com o

---

[18] GONÇALVES, Maria da Graça M. A psicologia como ciência do sujeito e da subjetividade: historicidade como noção básica. In: BOCK, Ana Mercês Bahia; GONÇALVES, Maria da G.; FURTADO, Odair. *Psicologia Sócio-Histórica*: uma perspectiva crítica em psicologia. 6. ed. São Paulo: Cortez, 2015. p. 60.

[19] GONÇALVES, Maria da Graça M.; BOCK, Ana Mercês Bahia (Org.). *A dimensão subjetiva da realidade*: uma leitura sócio-histórica. São Paulo: Cortez, 2009. p. 41.

sujeito que vai desenvolvendo registros, sentimentos, habilidades), outro social (o processo de transformação vai se dando para além do indivíduo, no âmbito do coletivo, na produção do *socius*) e outro ainda no mundo material (ou seja, o mundo material vai adquirindo formas dadas pelos humanos e vai se transformando).

> Assim, os seres humanos e o mundo se transformam em um mesmo processo, caracterizado pela ação coletiva dos humanos sobre o mundo.

Seguindo o antropólogo Norbert Elias, podemos chamar a resultante desse conjunto de "processo civilizador", considerando a história dos costumes, das regras sociais e do modo como os indivíduos as percebem, introjetando, alterando e elaborando novos comportamentos e sentimentos. Estamos assim apontando a existência de um âmbito, às vezes pouco percebido, que se refere aos aspectos subjetivos, psicológicos, de toda a história social humana. São emoções e sentimentos, pensamentos, sentidos, significados e desejos vividos pelas pessoas e pelo coletivo, tendo, portanto, existência social e presença nos produtos criados pelos humanos na cultura.

Essas teorias da Psicologia Social visam compreender exatamente a existência da subjetividade na vida que é coletiva, social. E compreendendo dessa forma, ao estudarem a relação do indivíduo com a sociedade, evidenciam as questões sociais responsáveis pela produção de situação de exclusão, dominação e desigualdade vividas.

No Brasil, a contribuição de Sílvia Lane (1933-2006) foi indispensável ao desenvolvimento de uma Psicologia Social renovada e crítica entre nós. Muitos são os seguidores e colaboradores de Sílvia nesse percurso de construção de uma Psicologia Social Sócio-histórica. Apoiada em autores como Lev Vigotski, Alexis Leontiev e Alexander Luria, nos estudos sobre linguagem e em um vasto repertório de intervenção e análise sociais realizadas por ela e seus orientandos durante muitos anos no Programa de Pós-Graduação em Psicologia Social da PUC-SP, o primeiro programa de pós em Psicologia Social no Brasil (1972), Lane construiu uma crítica detalhada da Psicologia Social tradicional e, a partir de categorias como atividade, consciência e identidade, elabora um pensamento original e potente que redundou na publicação de um dos livros mais lidos até hoje: *Psicologia Social, o homem em movimento*, organizado em conjunto com Wanderley Codo.[20]

ATIVIDADE, CONSCIÊNCIA E IDENTIDADE

Para Lane, **atividade** é a unidade básica fundamental da vida do sujeito material. É por meio da atividade que o ser humano se apropria do mundo. É dessa forma que se dá a transição do que está fora para dentro do psiquismo. A prática humana, a atividade humana, é a base do conhecimento e do pensamento humano. Estamos considerando que os indivíduos apresentam uma necessidade de manter uma relação ativa com o mundo externo. Para existirmos, precisamos atuar sobre o mundo, transformando-o de acordo com nossas necessidades (necessidade humanas) e ao fazer isso estamos construindo a nós mesmos.

> A atividade humana é a base do conhecimento e do pensamento do ser humano.

A **consciência** humana expressa a forma como o ser humano se relaciona com o mundo objetivo. Diferentemente dos demais animais que reagem ao mundo, temos a capacidade de compreender o mundo, isto é, transformá-lo a partir de ideias e imagens e estabelecer relações entre as informações coletadas e as formas objetivas de ação concreta no ambiente que

[20] LANE, Silvia; CODO, Wanderley (Org.). *Psicologia social*: o homem em movimento. São Paulo: Brasiliense, 2006.

vivemos. A consciência é, assim, um determinado saber e nós reagimos ao mundo ao compreendê-lo e transformá-lo. A consciência não se limita ao saber lógico, racional. Ela inclui o saber das emoções e os sentimentos humanos, o saber dos desejos e o saber inconsciente.

A consciência humana não é predeterminada ou preexistente. Ela é constituída a partir de nossa atividade concreta no mundo, atividade humana que constituiu o repertório cultural e social. Assim, uma criança quando chega ao mundo encontra esse repertório à sua disposição, mas de forma ontogenética reproduz as formas de aquisição da consciência reproduzindo, ao seu modo (e de sua família, do lugar em que nasceu, de sua cultura) as condições filogenéticas do desenvolvimento da humanidade. Seus primeiros contatos com o mundo, desde o mamar ao primeiro banho, do reconhecimento do rosto dos pais ao engatinhar, as crianças conquistam o mundo a sua volta e vão reconhecendo e descobrindo suas potencialidades.

Mas é por volta de dois anos que ocorre o salto no seu desenvolvimento: momento da **aquisição da linguagem**. Nesse momento, ela passa a integrar suas experiências, a organizá-las na consciência e ao mesmo tempo passa a adquirir a "consciência" do mundo na relação de interação com a família e com outras pessoas de uma maneira geral e, com o passar do tempo, de forma cada vez mais organizada. A partir desse momento é que a criança passa a construir, lenta e progressivamente, um modo pessoal de encarar o mundo. De acordo com Vigotski, é a partir dos três anos, com a aquisição da linguagem interior (momento que a criança constrói seu mundo interno) que a criança passa a adquirir a noção de sujeito. Veja que a sua construção do EU dependeu da atividade da criança no mundo, da aquisição da linguagem e do reconhecimento das regras e significados sociais.

A consciência, como produto subjetivo, como apropriação pelo homem do mundo objetivo, produz-se em um processo ativo, que tem como base a atividade sobre o mundo, a linguagem e as relações sociais. O ser humano encontra um mundo de objetos e significados já construídos pelos outros nas relações sociais e assim ele se apropria desse mundo cultural e desenvolve o sentido pessoal. Produz uma compreensão sobre o mundo, sobre si mesmo e os outros, compreensão construída no processo de produção da existência, compreensão que tem sua matéria-prima na realidade objetiva e na realidade social, mas que é própria do indivíduo, pois é resultado do seu próprio processo de vida.

Outra categoria importante é a **identidade**. Se o mundo está em movimento, se a consciência está em movimento, o ser humano, consequentemente, está em movimento e a consciência que ele desenvolve sobre "si mesmo" não poderia ser estática, ela também está em movimento.

O sujeito, nessa concepção, é um eterno transformar-se, mesmo que aparentemente continue com as mesmas características. Transformamo-nos a cada momento, a cada nova relação com o mundo social. A consciência que se desenvolve sobre o "si mesmo", incluídos dados pessoais (cor, sexo, idade), biografia (trajetória pessoal), atributos que os outros lhe conferem, permitem uma representação de si. Essa categoria supera a compreensão do ser humano como conjunto de papéis, de valores, de habilidades, de atitudes etc., pois compreende todos esses aspectos integrados – ser humano como totalidade – e busca captar a singularidade do indivíduo, produzida no confronto com o outro.

A mudança nas situações sociais, na história de vida e nas relações sociais determina um processo contínuo na definição de si mesmo. O psicólogo social Antônio da Costa Ciampa, colaborador de Silvia Lane e criador dessa teoria da identidade, chamou esse processo de **metamorfose**. Para ele, a identidade do sujeito deixa de ser algo estático e acabado para ser um processo contínuo de representações de seu "estar sendo" no mundo. Nessa perspectiva, a objetividade do mundo coletivo e cultural está representada no mundo psicológico e é convertida em subjetividade, permitindo ao sujeito manter-se como sócio ativo na sociedade, construindo relações e produzindo materialidade cultural.

Assim, ao nos dedicarmos a uma área da Psicologia, como a Psicologia Social, vamos estudar a dimensão subjetiva (sentidos e significados) dos fenômenos que são coletivos. Estamos interessados em entender como os fatos que ocorrem na relação entre os seres humanos em sociedade, constituindo fenômenos que chamamos de sociais, estão representados ou convertidos em subjetividade. Entender como a vida vivida coletivamente é sentida, percebida, simbolizada e mesmo distorcida e alienada pelos sujeitos e pelo coletivo aos quais pertencem.

O aspecto que interessa à Psicologia Social está nas formas de sentir; de se comportar, de relatar, de registrar de cada um e do coletivo; está nas leis, nas regras, nos valores; está em cada espaço da sociedade, como um aviso, como uma placa, como um livro, um filme ou uma notícia de jornal; está na educação que a família ou a escola oferece às crianças e aos jovens; está na forma de participação, enfim, está nesses espaços de intersubjetividade, como parte integrante de cada fenômeno social. É uma dimensão subjetiva dos fenômenos sociais.

O ESTUDO DOS FENÔMENOS SOCIAIS

Podemos dizer que essa nova Psicologia Social, que convive com a tradicional Psicologia Social que vai também se renovando, é focada nos estudos dos fenômenos sociais. Violência, preconceito, relações de gênero, exclusão, desigualdade social, movimentos sociais, expressões da cultura, movimentos da juventude, comunicação, relações comunitárias, processos políticos, enfim, qualquer fenômeno que ocorra em sociedade e que pode ser analisado a partir dessa existência coletiva pode ser objeto da Psicologia Social. O recorte da análise será buscar a compreensão da dimensão subjetiva que caracteriza esses processos, considerando as condições objetivas que os produzem.

Tomemos a desigualdade social como um desses processos, considerando que se trata de um caso importante, dada a sua forte presença no nosso país. Podemos dizer que a desigualdade é marcada por uma circunstância social em que poucos (os ricos) se apropriam de muita riqueza e os demais dividem (de forma desigual) o restante da riqueza produzida pelo país. De acordo com dados da Receita Federal, de 2012, no Brasil 50% dos declarantes mais pobres ficavam com 2% das riquezas; 37% dos declarantes, com 11% da riqueza; 13% considerados ricos com 87% da riqueza, e desses, 0,2% que representam os mais ricos, ficavam com 41% da riqueza. Essa pirâmide é impressionante! Considerando a renda mensal, em

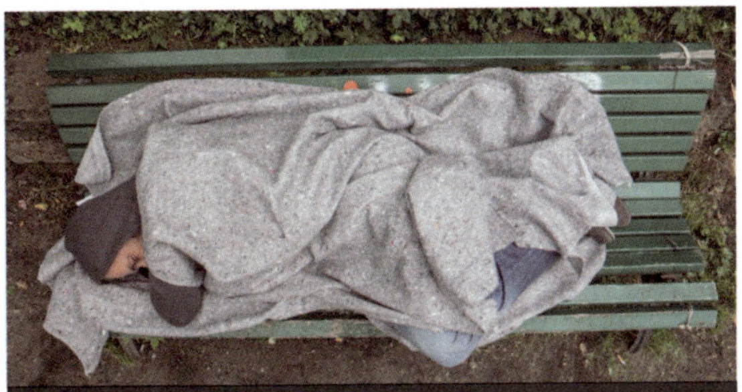

© Thinkstock/iStock/AndreyPopov

Os problemas psicológicos decorrentes das situações de pobreza e miséria são objeto da Psicologia Social.

2013, 66% das famílias brasileiras obtinham renda até R$ 2.034,00.[21] Essa desigualdade econômica gera um importante processo de vida desigual. E apesar das pequenas mudanças nos dados, não podemos dizer que o Brasil tenha superado a desigualdade social.

A Psicologia Social, ao estudar esse processo de vida desigual, principalmente o processo de vida produzido pela pobreza, busca entender os aspectos subjetivos produzidos pela desigualdade e as consequências que a vida, nessas condições, produz nas pessoas que carecem de acesso a um modo de vida considerado razoável para ser vivida. Ricos e pobres produzem, nestas relações desiguais, significações importantes sobre si mesmos, sobre os outros e sobre as relações que vivem; mas constituem estas significações e as compartilham, nas relações sociais, produzindo um conjunto de significados que são incorporados aos fenômenos. Estas significações passam a fazer parte do fenômeno, constituindo uma dimensão subjetiva dele. É este processo que vai permitir que a desigualdade social seja naturalizada e vista com certa "tranquilidade" pela população brasileira. Há, portanto, em relação à desigualdade, um âmbito individual que nos permite compreender como cada um constitui subjetivamente as questões e aspectos da vida coletiva marcada pela desigualdade; e há um âmbito coletivo que nos permite compreender como o grupo social ou coletividade constitui, no espaço intersubjetivo, aspectos de natureza subjetiva que passam a fazer parte dos

[21] Em um livro com uma certa permanência no mercado como o nosso, há sempre o risco da desatualização de informações censitárias, mas no caso, não se trata de informação sazonal, mas de tendência que perdura por décadas, apesar da consistente melhora das condições de vida da população mais pobre na passagem do século XXI até o presente momento.

fenômenos sociais. Essas construções constituem uma dimensão subjetiva dos fenômenos sociais e, portanto, objeto de estudo da Psicologia Social.

O SOFRIMENTO ÉTICO-POLÍTICO E A HUMILHAÇÃO SOCIAL

Bader Sawaia[22] tem-se dedicado ao estudo da desigualdade social e do fenômeno da inclusão-exclusão, centrando sua atenção em aspectos subjetivos. Sawaia tem insistido na necessidade de que a Psicologia Social colabore no avanço do conhecimento introduzindo a afetividade como um dos aspectos das análises psicossociais. Com base em vários autores, incluindo Espinosa e Vigotski, Sawaia concebeu o conceito de **sofrimento ético-político**.

> [...] o sofrimento ético-político abrange as múltiplas afecções do corpo e da alma que mutilam a vida de diferentes formas. Qualifica-se pela maneira como sou tratada e trato o outro na intersubjetividade, face a face ou anônima, cuja dinâmica, conteúdo e qualidade são determinadas pela organização social. Portanto, o sofrimento ético-político retrata a vivência cotidiana das questões sociais dominantes, em cada época histórica, especialmente a dor que surge da situação social de ser tratado como inferior, subalterno, sem valor, apêndice inútil da sociedade. Ele revela a tonalidade ética da vivência cotidiana da desigualdade social, da negação imposta socialmente às possibilidades da maioria apropriar-se da produção material, cultural e social de sua época, de se movimentar no espaço público e expressar desejo e afeto.[23]

Para Sawaia, o sofrimento retira potência das pessoas e deve ser analisado e denunciado pelos psicólogos, contribuindo assim para que a situação se reverta e se construam, coletivamente, melhores condições de vida guiadas por valores éticos de felicidade para todos. Potencializar os sujeitos para que possam protagonizar essa cena social deve ser objetivo dos psicólogos que atuam nessa área.

Com outras referências teóricas, a da Fenomenologia, José Moura Gonçalves Filho (1998), professor do Instituto de Psicologia da USP, trabalha com a noção de **humilhação social** como sentimento que acompanha as situações de dominação em nossa sociedade. Seus estudos com moradores da Vila Joaniza, bairro periférico da cidade de São Paulo, ou as experiências de seus alunos e orientandos com a vivência de trabalho considerados subalternos são de grande valor para o avanço da Psicologia Social na compreensão do modo de vida da população pobre e formas dessa população lutar pela sua emancipação. Segundo Gonçalves:

> [...] Sem dúvida, trata-se de um fenômeno histórico [o problema da humilhação social]. A humilhação crônica, longamente sofrida pelos pobres e seus ancestrais, é efeito da desigualdade política, indica a exclusão recorrente de uma classe inteira de homens para fora do âmbito intersubjetivo da iniciativa e da palavra. Mas é também de dentro que, no humilhado, a humilhação vem atacar. A humilhação vale como uma modalidade de angústia e, nesta medida, assume internamente – como impulso mórbido – o corpo, o gesto, a imaginação e a voz do humilhado.
>
> [...] A humilhação social conhece, em seu mecanismo, determinações econômicas e inconscientes. Deveremos propô-la como uma modalidade de angústia disparada pelo enigma da desigualdade de classe. Como tal, trata-se de um fenômeno ao mesmo tempo psicológico e político. O humilhado atravessa uma situação de impedimento para sua humanidade, uma situação reconhecível nele mesmo – em seu corpo e gestos, em sua imaginação e em sua voz – e também reconhecível em seu mundo – em seu trabalho e em seu bairro.[24]

Humilhação social e sofrimento ético-político são dois conceitos analíticos das situações sociais de exclusão e de desigualdade. Referem-se à dimensão subjetiva que acompanham as vivências das pessoas em condição de vida precária em nossa sociedade desigual.

---

22 SAWAIA, Bader. *As artimanhas da exclusão*: análise psicossocial e ética da desigualdade social. Petrópolis: Vozes, 2011.

23 SAWAIA, 2011, p. 104.

24 GONÇALVES FILHO, José. Humilhação social: um problema político em Psicologia. *Revista Psicologia da USP*. São Paulo, v. 9, n. 2, 1998. Disponível em: http://www.scielo. br/scielo.php?pid=S0103-65641998000200002& script=sci_abstract & tlng=pt. Acesso em: 25 jan. 2018.

Antes de fecharmos este capítulo, cabe ainda trazer para este cenário da construção da Psicologia Social neste século XXI, os esforços que são feitos em vários países da América Latina e que dialogam com os esforços brasileiros aqui apontados.

A Psicologia Social produzida na América Latina tem uma marca bem definida e, ao mesmo tempo, reflete a história que relatamos neste capítulo. Isso porque se trata da busca de autonomia e, ao mesmo tempo, da reprodução dos modelos importados. O psicólogo social mexicano, Rolando Diaz-Loving, que é filho de um dos pioneiros da psicologia social no México – Rogelio Díaz-Guerrero (1918-2004) – avalia a Psicologia Social no contexto latino-americano e aponta que as características do desenvolvimento social entre nós, combinando aspectos da construção de uma modernidade em curso e características de sociedade tradicional (representada pela herança cultural indígena e pela importante presença do negro na construção de nossa identidade), induzem estudos sobre identidade social, gênero, sexualidade, igualdade e desigualdade, comunicação de massa e política. Parte dessa produção é realizada nos modelos clássicos da Psicologia Social estadunidense e parte buscando alternativa a esse modelo.

Quando falamos da busca de alternativa e construção de um modelo mais adequado ao modo de vida dos povos que vivem nos países da América Latina, destacamos o nome do padre jesuíta espanhol que se radicou em El Salvador, na América Central, Ignácio Martín-Baró (1942-1989), e que foi brutalmente assassinado por forças paramilitares de direita durante conflito civil. Nessa época, esse grande pesquisador e professor era vice-reitor na Universidade Centroamericana José Simeón Cañas, em El Salvador (UCA).

A partir de um minucioso estudo da matriz estadunidense de Psicologia Social, Martín-Baró construiu um novo paradigma para a Psicologia Social, voltado para a compreensão da população, modo de vida, identidade e características sociais da população de El Salvador e generalizou cuidadosamente para toda a população latino-americana. Sua visão crítica permitiu desmontar mitos como o do salvadorenho pobre, alegre e preguiçoso e reconhecê-lo como dominado. Há muitas semelhanças com o percurso de autores brasileiros como Sérgio Buarque de Hollanda. Martín-Baró, por ser mais contemporâneo, foi-lhe dada a oportunidade de conviver com um pensamento crítico mais presente entre os que discutiam a Psicologia Social na América Latina, como foi o caso da brasileira Silvia Lane, da venezuelana Maritiza Monteiro, do cubano Fernando González-Rey, dentre muitos outros. Martín-Baró é responsável pela criação da corrente conhecida como Psicologia da Libertação, com evidente inspiração da Teologia da Libertação. Além disso, ele aponta claramente a influência do educador brasileiro Paulo Freire (1921-1997) e do sociólogo colombiano Orlando Fals-Borda (1925-2008).

Com estas construções, a Psicologia Social vai tomando outro lugar nas ciências, na Psicologia e na sociedade. Atuações profissionais vão se formulando e a Psicologia Social passa a ser reconhecida como especialidade na profissão da Psicologia (Resolução CFP n. 05/2003), definida da seguinte forma:

> I – Atua fundamentada na compreensão da dimensão subjetiva dos fenômenos sociais e coletivos, sob diferentes enfoques teóricos e metodológicos, com o objetivo de problematizar e propor ações no âmbito social. O psicólogo, nesse campo, desenvolve atividades em diferentes espaços institucionais e comunitários, no âmbito da Saúde, Educação, trabalho, lazer, meio ambiente, comunicação social, justiça, segurança e assistência social. Seu trabalho envolve proposições de políticas e ações relacionadas à comunidade em geral e aos movimentos sociais de grupos e ações relacionadas à comunidade em geral e aos movimentos sociais de grupos étnico-raciais, religiosos, de gênero, geracionais, de orientação sexual, de classes sociais e de outros segmentos socioculturais, com vistas à realização de projetos da área social e/ou definição de políticas públicas. Realiza estudo, pesquisa e supervisão sobre temas pertinentes à relação do indivíduo com a sociedade, com o intuito de promover a problematização e a construção de proposições que qualifiquem o trabalho e a formação no campo da Psicologia Social.[25]

[25] RESOLUÇÕES DO CONSELHO FEDERAL DE PSICOLOGIA 05/2003, substituída pela 13/2007. Disponível em: https://site.cfp.org.br/wp-content/uploads/2006/01/resolucao2003_5.pdf. Acesso em: jan. 2018.

O caminho percorrido pela Psicologia Social está, sem dúvida, marcado pela busca de um compromisso com as urgências e necessidades da sociedade. Uma psicologia que entenda sua designação de "social" como uma psicologia que trabalha para dar visibilidade aos aspectos subjetivos da vida coletiva/social e que entenda o sujeito como ativo no mundo que, ao transformá-lo, transforma a si mesmo.

ATIVIDADES

1. Escolham um fenômeno social que conheçam, busquem dados estatísticos e notícias que se relacionem a ele. Procurem debater a dimensão subjetiva presente nesses fenômenos. Ou seja, impactos sobre a subjetividade no âmbito individual e/ou significações partilhadas por um grupo social.

2. Na atividade anterior é possível que o professor elabore com os alunos um pequeno roteiro para entrevistar pessoas sobre o fenômeno. A entrevista deve enfocar ideias, sentimentos, experiências de vida, possibilidades de mudança, sempre na busca dos aspectos de natureza subjetiva, no âmbito individual e/ou coletivo, destacando esse último, na busca da caraterização da dimensão subjetiva do fenômeno escolhido. Violência, preconceito, racismo, homofobia, exclusão social, relações de gênero, cultura jovem, cultura de grupos "minoritários" (por exemplo grupos de periferia das cidades), manifestações políticas são temas interessantes. Pode-se, inclusive, trabalhar com vários temas em diferentes grupos.

3. *Reality show* é um gênero de programa de TV baseado na vida real. As pessoas que ali estão não são personagens de uma história ficcional. Acontecimentos da vida real estão ali retratados, por isso o nome "reality show". Escolham um desses programas e discutam a diferença que há entre a vida daquelas pessoas e a nossa "do lado de fora". Há experiências ali que parecem combinadas, tendo algo que nos parece "falso". Nossa vida "do lado de fora" apresenta situações parecidas? As pessoas ali parecem dirigidas por uma equipe da TV que impede, orienta, exige... E nós, "do lado de fora" também vivemos situações semelhantes? Aproveitem para debater a relação que mantemos com a sociedade. No que a sociedade nos impede? No que ela nos possibilita?

PARA SABER MAIS

Bibliografia

BÁSICA

O que é psicologia social (2017), de Silvia Lane, é um excelente começo.

A representação do eu na vida cotidiana (2017), de Erving Goffman, é referência para a perspectiva sociológica na Psicologia Social.

Psicologia social: o homem em movimento (2006), organizado por Silvia Lane e Wanderley Codo, o livro é um marco na crítica e construção de uma nova perspectiva em Psicologia Social.

Psicologia sócio-histórica: uma perspectiva crítica em psicologia (2015), organizado por Ana Bock, Maria da Graça Gonçalves e Odair Furtado, o livro tem sido referência para o conhecimento da perspectiva sócio-histórica.

AVANÇADA

Psicologia social: principais temas e vertentes (2011), organizado por Cláudio Torres e Elaine Neiva, é um bom manual da vertente cognitivista.

Psicologia das massas e análise do eu (2011) e *O mal-estar na civilização* (2010) são duas obras clássicas de Freud, consideradas no campo da Psicologia Social. No primeiro texto, Freud afirma: Toda a psicologia é social.

Psicologia sócio-histórica: uma perspectiva crítica em psicologia (2015), organizado por Ana Bock, Maria da Graça Gonçalves e Odair Furtado, o livro tem sido referência para o conhecimento da perspectiva sócio-histórica.

Psicologia Social: relatos na América Latina (2003). Livro organizado por Jacó-Vilela, Marisa Rocha e Deise Mancebo que traz capítulos sobre a Psicologia Social em vários países da América Latina, além da história da ABRAPSO (Associação Brasileira de Psicologia Social), contada por Silvia Lane e Ana Bock.

Silvia Lane: uma obra em movimento (2018). Após a morte de Silvia Lane, Bader Sawaia e Gláucia Purin organizaram um livro com vários autores que apresentam Lane a partir de suas experiências de trabalho e de pesquisa. Bonita obra.

O Social na Psicologia e a Psicologia Social (2004). O livro é de autoria de Fernando Gonzalez-Rey, professor e psicólogo cubano que viveu no Brasil e teve grande influência na produção da Psicologia Social. Vale conferir.

Humilhação Social: um problema político em Psicologia (1998). José Moura Gonçalves Filho é, sem dúvida, hoje, um dos maiores pensadores no campo da psicologia social. Seu conceito de humilhação social merece ser conhecido.

As artimanhas da exclusão: análise psicossocial e ética da desigualdade social (2011). Organizado por Bader Sawaia, é um livro importante sobre Psicologia Social crítica.

Psicologia social comunitária (2010), organizado por Regina Helena de F. Campos, é uma referência importante para a prática comunitária da Psicologia Social.

Filmes

- *Bacurau* (Brasil. Direção de Kleber Mendonça Filho e Juliano Dornelles. 2019. 131 min.).
  O filme se passa em Bacurau, um povoado no sertão brasileiro cuja população descobre que o lugar não consta mais nos mapas e passa a ser atacada por estrangeiros. A busca da identificação do inimigo e a organização da comunidade para a resistência é a temática do filme. A reflexão pode se dar tomando como tema a organização dos coletivos para resolver questões sociais. Vale discutir o tema a partir da perspectiva da Psicologia Social comunitária.
- *M8 – Quando a morte socorre a vida* (Brasil. Direção de Jeferson De. 2019. 84 min.).
  Um estudante de medicina percebe a ausência de outros estudantes negros na faculdade e a presença de corpos negros para seus estudos. A busca da identidade dos corpos permite o enfrentamento de suas questões pessoais. A questão individual e a questão coletiva aparecem imbricadas no filme.
- *Que horas ela volta?* (Brasil. Direção de Anna Muylaert. 2015. 112 min.).
  O filme trata dos conflitos que acontecem entre uma empregada doméstica e seus patrões de classe média alta, apontando para a desigualdade que marca a sociedade brasileira. As diferenças de valores, de modo de pensar, de possibilidades e dificuldades podem falar de aspectos subjetivos de nossa realidade.
- *Mães paralelas* (Espanha. Direção de Pedro Almodóvar. 2021. 120 min.).
  Uma história de relacionamento entre duas mulheres que dão à luz em um mesmo hospital é o eixo para o debate sobre o tempo, as escolhas, as relações e as histórias pessoais e coletivas. O imbricamento do singular com o social está presente neste belo filme.

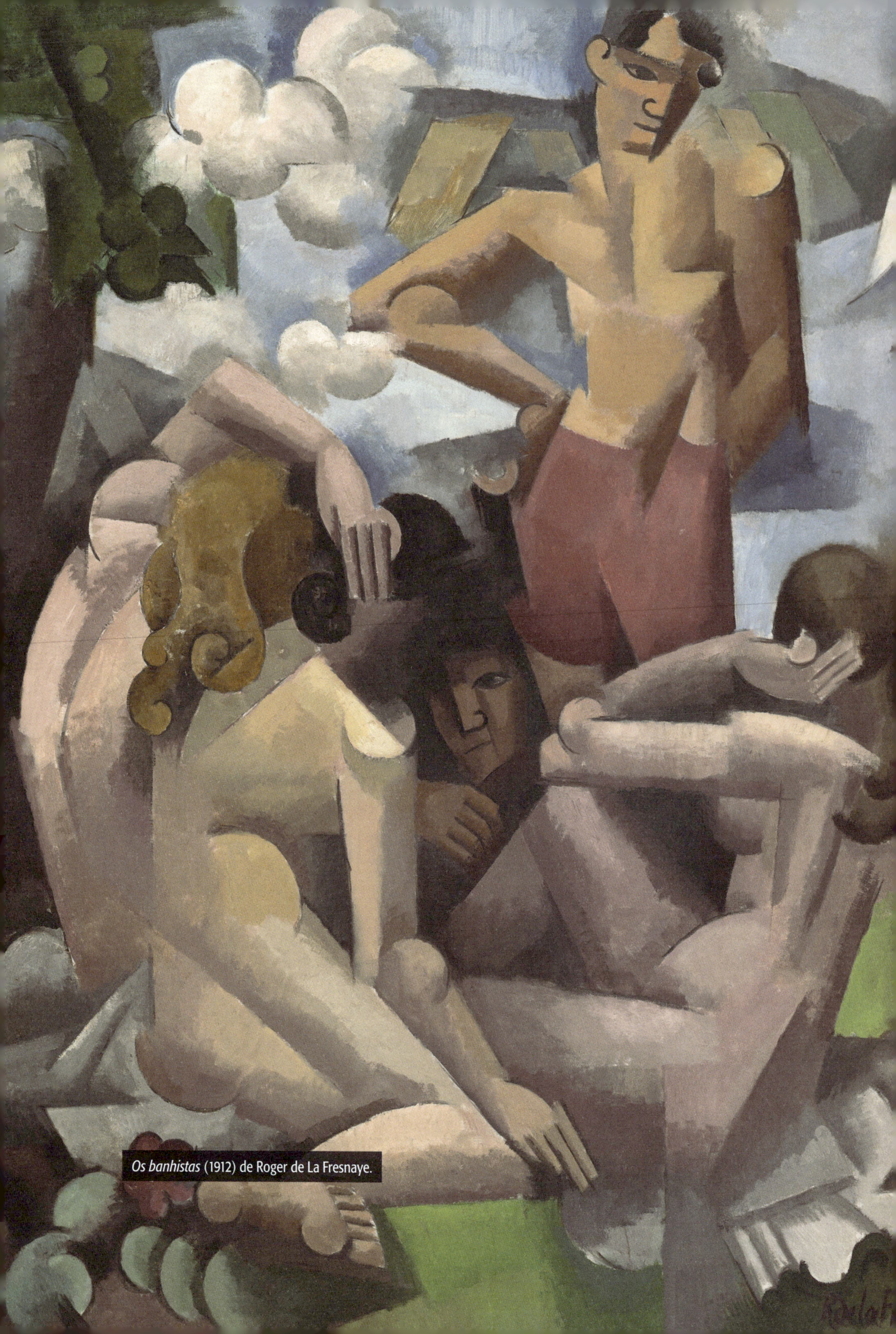

Os banhistas (1912) de Roger de La Fresnaye.

PARTE III

Temas teóricos em Psicologia

Sexualidade, identidade, família e trabalho são temas importantes para jovens, adultos e idosos. São aspectos da vida humana ainda permeados por muitas dúvidas, medos e fantasias.

CAPÍTULO 13

Ident

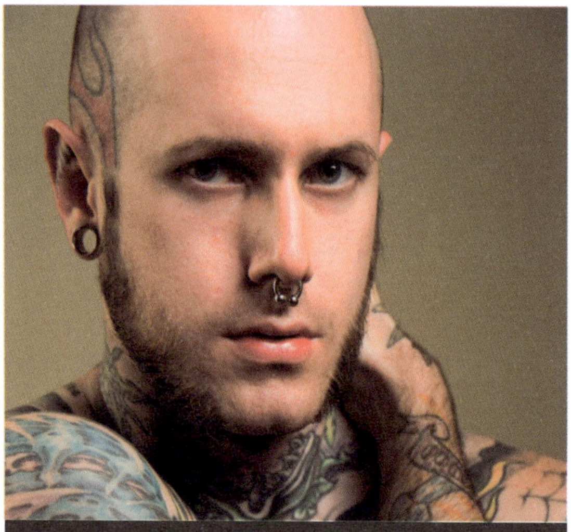

© Thinkstock/iStock/GregC

Tatuagens, *piercings* e outros adereços revelam a identificação com um grupo.

Vemos uma pessoa desconhecida em uma festa, no pátio da escola ou no ponto de ônibus. Não sabemos nada a respeito dela. É um enigma a ser desvendado. Será? Nem tanto... A partir do momento em que a olhamos, já começamos a conhecê-la: podemos discriminar o gênero, a faixa etária (criança, jovem, adulto), a etnia.

dade

E, se prestamos mais atenção, podemos perceber alguns detalhes que fornecem outros indicadores sobre esse desconhecido: como o modo de se vestir e os *piercings* que o situam em determinado grupo.

Aí, nos aproximamos da pessoa e vem a famosa pergunta: "Qual é o seu nome?". Depois dessa, podemos fazer muitas outras... Mais ou menos como aquelas da ficha para procurar emprego, do formulário para fazer crediário ou das entrevistas iniciais com o psicólogo – onde mora e estuda, a idade, a religião, se trabalha ou não, do que gosta e do que não gosta de fazer, enfim, um roteiro que pode ser interminável e se referir ao presente, ao passado e ao futuro desse desconhecido que começa a deixar de sê-lo.

Conhecer o outro é querer saber quem ele é. Quem é você? Quem sou eu? Perguntas não tão simples de serem respondidas e que acompanham a história da humanidade.

IDENTIDADE: DECIFRA-ME OU TE DEVORO!

Na Grécia Antiga, na cidade de Delfos, encontrava-se o oráculo do deus Apolo, em cujo frontispício havia o lema: "Conhece-te a ti mesmo". Na famosa tragédia de Sófocles, Édipo, em dúvida quanto à sua origem, procura esse oráculo para saber quem ele é – sua identidade – e a resposta é aterradora: Édipo é aquele que

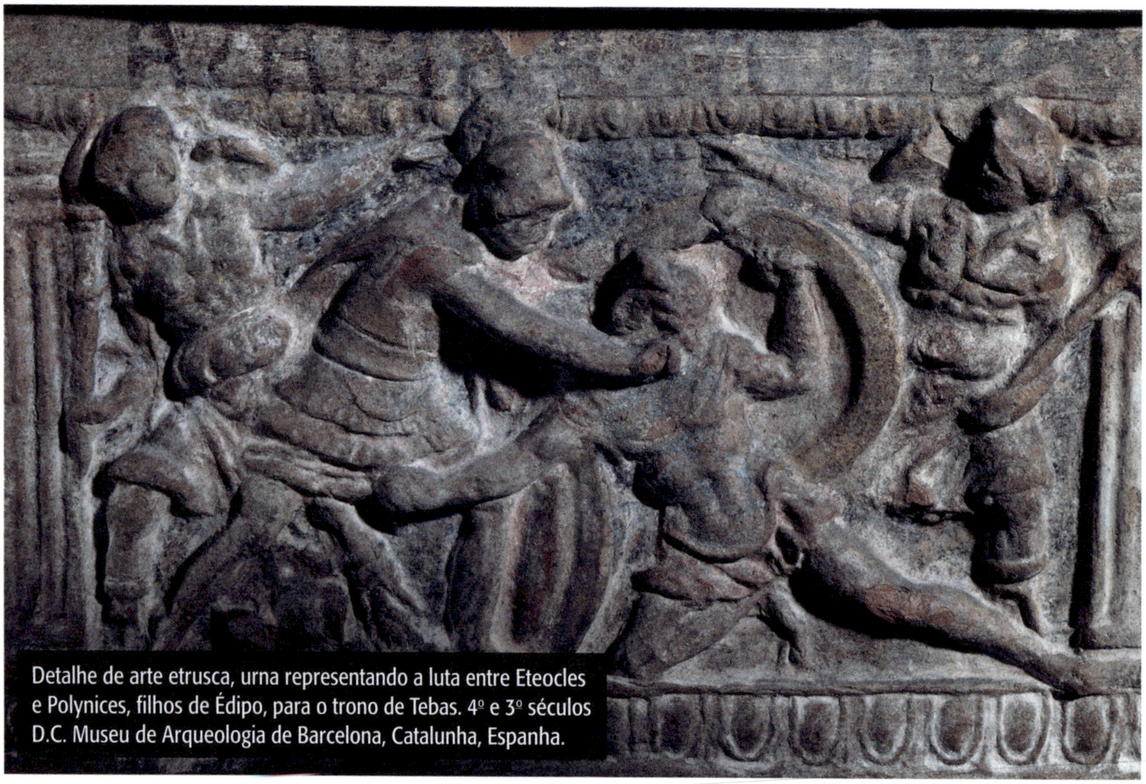
© Album/Prisma/Album/Fotoarena

Detalhe de arte etrusca, urna representando a luta entre Eteocles e Polynices, filhos de Édipo, para o trono de Tebas. 4º e 3º séculos D.C. Museu de Arqueologia de Barcelona, Catalunha, Espanha.

dormiria com a própria mãe e mataria o próprio pai. Édipo, não sabendo que fora adotado pelos reis de Corinto, nunca mais volta para sua cidade na tentativa de fugir da maldição e vai parar exatamente em Tebas, onde moram seus verdadeiros pais, que ele desconhece. Já na chegada a Tebas, ele enfrenta um homem arrogante que o desafia sem saber que era o rei de Tebas, Laio, seu pai, que viajava disfarçado. Na luta, Édipo acaba matando o homem. Ao entrar em Tebas, depara-se com a esfinge, monstro que aterrorizava a cidade e devorava os visitantes. Decifra o famoso enigma – *Decifra-me e te direi quem és* – e como reconhecimento é coroado rei de Tebas e recebe a viúva Jocasta, mulher de Laio, e sua mãe, em casamento.

Ao procurar fugir de seu destino, encontra a si mesmo.

Muitos séculos depois, Shakespeare escreveria a peça *Hamlet*, cujo mote se vulgarizou: "Ser ou não ser... eis a questão". Agora não é mais o destino que define quem somos, mas buscamos em nossa própria consciência a resposta para esse mistério.

"Quem anda com quatro pernas pela manhã, com duas à tarde e três ao anoitecer?" Édipo responde: "O homem, que quando nasce engatinha, quando é adulto anda com seus dois pés e quando envelhece usa sua bengala". A esfinge é destruída caindo em um precipício, libertando Tebas de sua maldição.

Em 1900, Machado de Assis escreve o romance *Dom Casmurro*, que constrói um dos principais enigmas da literatura brasileira para a compreensão de sua personagem principal, Capitu. Ainda hoje se discute se ela traiu ou não seu marido, Bentinho, e essa informação é importante para definir o perfil de Capitu e sua real identidade. Portanto, saber quem é o outro é uma questão aparentemente simples e, ao mesmo tempo, constitui-se em desafio a cada novo encontro. Isso ocorre porque as pessoas mudam, embora continuem elas mesmas.

Para compreender esse processo de produção do sujeito, que lhe permite apresentar-se ao mundo e reconhecer-se como alguém único, a Psicologia construiu o conceito de **identidade**. Esse conceito, como muitos outros em Psicologia, tem várias compreensões e utiliza contribuições de outras áreas do conhecimento. Vamos elencar as principais.

Carlos R. Brandão,[1] antropólogo e educador, diz que a identidade explica o sentimento pessoal e a consciência da posse de um eu, de uma realidade individual que torna cada um de nós um sujeito único diante de outros eus; e, ao mesmo tempo, o reconhecimento individual dessa exclusividade é a consciência de minha continuidade em mim mesmo. A referência do autor ao eu em oposição aos outros eus leva-nos a considerar algo bastante importante: é em relação ao outro – diferente de nós – que nos constituímos e nos reconhecemos como sujeito único. Esse aspecto será abordado quando falarmos de identificação e identidade: dois conceitos que, no senso comum, muitas vezes são usados como sinônimos, mas se referem a processos bastante diferentes.

Segundo o psicanalista André Green, o conceito de identidade agrupa várias ideias, como a noção de permanência, de manutenção de pontos de referência que não mudam com o passar do tempo, como o nome de uma pessoa, suas relações de parentesco, sua nacionalidade. São aspectos que, geralmente, os indivíduos carregam a vida toda. Assim, o termo identidade aplica-se à delimitação que permite a distinção de uma unidade e a relação com os outros, propiciando o reconhecimento de si.

[1] BRANDÃO, Carlos R. *Identidade e etnia*: construção da pessoa e resistência cultural. São Paulo: Brasiliense, 1986.

> É em relação ao outro – diferente de nós – que nos constituímos e nos reconhecemos como sujeito único.

Tais propriedades – *constância*, *unidade* e *reconhecimento* – descrevem um determinado momento da identidade de alguém, mas não são capazes de acompanhar o processo de sua produção e transformação.

Várias correntes da Psicologia (e a Psicanálise, inclusive) nos ensinam que o reconhecimento do eu se dá no momento em que aprendemos a nos diferenciar do outro. Eu passo a ser alguém quando descubro o outro e a falta de tal reconhecimento não me permitiria saber quem sou, pois não teria elementos de comparação que permitissem ao meu eu destacar-se dos outros eus. Dessa forma, podemos dizer que a identidade depende da sua diferenciação em relação ao outro.

O primeiro "outro" importante é a mãe (sempre ela!), de quem o bebê vai se diferenciando, aprendendo que não é uma extensão dela. Ao mesmo tempo, é o olhar da mãe sobre o bebê que vai dando a ele o seu valor como pessoa. Por isso, as primeiras relações são tão importantes na vida de todos, na constituição da subjetividade. Nesse processo de diferenciação, a criança começa a escolher outras pessoas como objeto de identificação. São pessoas significativas, que funcionam como modelo em relação ao qual o sujeito vai se apropriando de algumas características, por meio do processo de identificação, e formando sua identidade: o que sou e quero ser, sendo que o que quero ser (o futuro!) já constitui o que sou (o presente).

> A identidade depende da sua diferenciação em relação ao outro.

É importante, aqui, esclarecer que o conjunto de experiências, ao longo da vida, permite a cada um "montar" o seu próprio modelo do que pretende ser

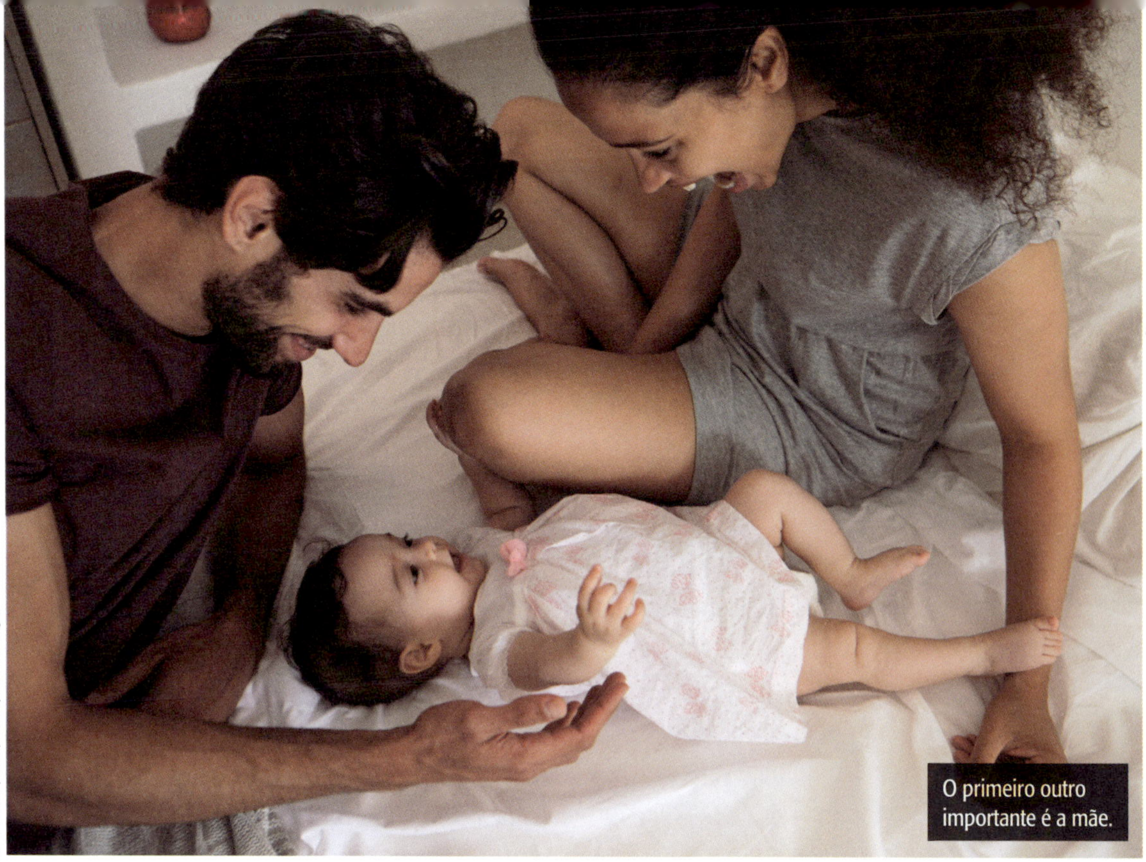
© Thinkstock/iStock/Monkeybusinessimages

O primeiro outro importante é a mãe.

como homem ou mulher, como profissional, como cidadão etc. Isso porque o que quero ser como mulher, por exemplo, tem como referência várias mulheres que foram importantes para mim, ao longo de minha vida: é uma amálgama de características de minha mãe, daquela professora tão especial, da heroína de um romance, da mãe de uma amiga minha. Esse é um modelo com o qual me identifico e procuro construir minha identidade.

Como continuo vivendo e tendo experiências com novas pessoas, posso alterar esse modelo e, nesse momento, podemos perguntar: alguém é sempre igual a si mesmo? Há a possibilidade de mudança de identidade? Se a resposta for afirmativa, estará ocorrendo perda de identidade?

Essas perguntas são importantes porque introduzem a ideia fundamental de que a identidade está em permanente transformação. Assim, chegamos a um ponto bastante interessante: Como é possível alguém mudar e continuar sendo igual a si mesmo? E é exatamente isso o que acontece. Repare em quantas mudanças ocorreram: Você deixou de ser filho único; não é mais o primeiro aluno da classe; você descobriu que pensa diferente de seus pais em muitas coisas e se deu conta de que seu corpo mudou muito – você, que sempre sonhou em ser aeromoça ou bailarina, agora está pensando seriamente em se profissionalizar na área de enfermagem... e quantas mudanças ainda ocorrerão!

Então, ao longo de todas essas mudanças, alguns elementos constitutivos da identidade foram "abandonados", embora ainda constituam a formação do sujeito porque fizeram parte da sua história pessoal; outros foram se agregando, em um processo contínuo enquanto estamos vivos e, assim, nunca duvidamos de quem somos.

A IDENTIDADE COMO METAMORFOSE

Para compreender esse processo do ponto de vista teórico, Antônio da Costa Ciampa[2] desenvolveu uma concepção de identidade, enfatizando sua dimensão de processo. Para esse autor, a identidade tem o caráter de metamorfose, ou seja, está em constante mudança.

---

[2] CIAMPA, Antonio da Costa. *A estória do Severino e a história da Severina*: um ensaio de Psicologia Social. São Paulo: Brasiliense, 2005.

Entretanto, ela se apresenta – a cada momento – como em uma fotografia, estática, não como uma metamorfose, encobrindo sua dinâmica real de permanente transformação. As transformações referem-se tanto àquelas que são inexoráveis: a passagem da infância para a adolescência e, posteriormente, para a idade adulta; como àquelas que dependem das oportunidades sociais e do acesso aos benefícios da sociedade: a possibilidade de estudar, de cursar uma faculdade, de viajar e de ter acesso a outras experiências culturais, por exemplo.

A identidade é algo mutável, em permanente transformação.

Para esclarecer melhor esse aspecto, o autor utiliza o belíssimo poema *Morte e vida severina*, de João Cabral de Melo Neto. Ao dar nome a alguém, torno esse alguém determinado, substantivo. No poema, o retirante se apresenta ao leitor dizendo assim:

> O meu nome é Severino,
> não tenho outro de pia.
> Como há muitos Severinos,
> que é santo de romaria,
> deram então de me chamar
> Severino de Maria;
> como há muitos Severinos
> com mães chamadas Maria
> fiquei sendo o da Maria
> do finado Zacarias [...]

A identidade tem o caráter de metamorfose, está em constante mudança.

Para não ser confundido com outros tantos Severinos, o retirante procura definir, de uma forma substantiva, quem ele é: um determinado Severino e, ao falar de sua identidade, ele também está retratando aspectos culturais de uma realidade social. A realidade social em que está inserido, as condições de vida no sertão do nordeste brasileiro. Ele fala de como a família se estrutura (a falta de sobrenome – não tem outro nome de pia, isto é, de batismo), fala da religiosidade do nordestino (o nome do santo de romaria, a quem se pede e se homenageia dando seu nome aos filhos), da morte prematura das pessoas nessa região (o Severino da Maria do finado Zacarias).

Ao falar do contexto social, ele percebe que, cada vez mais, é semelhante a tantos outros Severinos e que não tem como se apresentar. A sua substantivação não é suficiente para definir sua identidade. Ele só consegue expressar a sua particularidade quando, no final desse trecho, nos diz:

> Mas, para que me conheçam
> melhor Vossas Senhorias
> e melhor possam seguir
> a história de minha vida,
> passo a ser o Severino
> que em vossa presença emigra.[3]

Assim, ficamos sabendo exatamente quem é esse Severino, não na sua definição, na sua substantivação, mas na sua ação, na sua predicação.

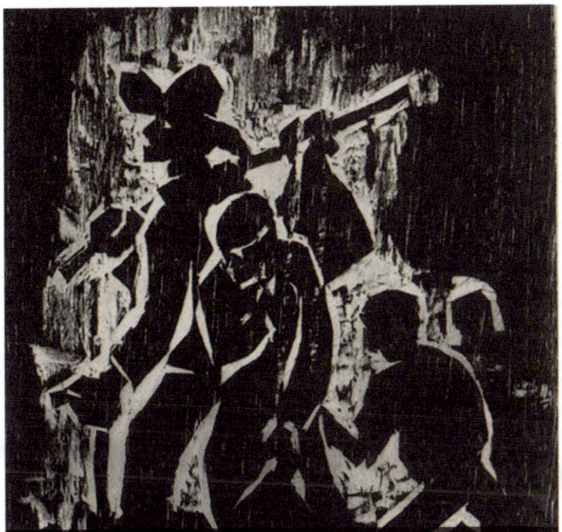

Retirantes, de Oswaldo Goeldi (1895-1961).

[3] CIAMPA, 2005.

É a atividade que constrói a identidade.

É a atividade que constrói a identidade. Trata-se da predicação de uma atividade anterior, que presentifica o ser. Entretanto, pelo fato de estarmos inseridos nas organizações, a ação é fragmentada. Eu sou o que faço naquele momento e não é possível repor o tempo todo, minhas outras facetas, minha ação em outros grupos. Na escola, sou reconhecido como um bom estudante ou um bom jogador de basquete; no meu emprego, sou um bom técnico de informática; e, junto aos amigos, sou um bom conselheiro. O bom conselheiro não inclui o profissional da informática, embora ambos se refiram a mim.

A ideia de que a identidade é metamorfose nos permite pensá-la como em permanente movimento e, também, como um processo que engloba tudo o que não somos mais, o que ainda não somos e o que somos sem estar sendo em determinado momento. Ciampa amplia de tal forma nossa noção de eu que nos possibilita que se inclua um conjunto de aspectos à nossa constituição sem estar, naquele momento da vida, sendo expresso. Tudo o que fomos e o que queremos ser (projetamos para nosso futuro) fazem parte do eu; as possibilidades para o humano, criadas historicamente no desenvolvimento da humanidade, estarão ali como potencialidades daquele eu. Um eu que somos sem estar sendo; um eu que somos sem ainda ter sido ou já tendo ultrapassado aquela possibilidade.

Assim, a criança que fomos (levada ou tímida, alegre, afetiva, malcriada, emburrada) mantém-se como parte de nossa identidade. Relações que vivemos e rompemos, projeto de profissão que fizemos, negócios ou atividades que já tivemos e abandonamos; enfim, Ciampa está nos avisando que a identidade é um processo em movimento e que guarda ou contém todos os nossos momentos e personagens.

A personagem, no entanto, pode "congelar" a atividade e nós perdermos a dinâmica de nossa própria transformação. Isto pode acontecer quando a personagem é tornada fetiche, ou seja, admirada em exagero ou cultuada. Nós podemos ocupar um lugar social e realizarmos uma atividade que, extremamente valorizada pelo coletivo social onde nos inserimos, pode nos levar a uma condição de querermos permanecer com aquela identidade. Passamos, então, a fazer o esforço cotidiano de repor a identidade que uma vez foi posta; repetirmos nosso ser, ou como diz Ciampa, *repomos a mesmice de nós*. A identidade, então, que é metamorfose, apresenta-se como não metamorfose. Note que utilizamos o verbo no presente "a identidade que é metamorfose", isto porque ela nunca deixa de ser, apenas, nestes casos de reposição da mesmice, sua aparência é de não metamorfose.

O culto a determinada forma de identificar-se foi denominada, por Ciampa, como **identidade-mito** (personagem congelada, independente da ação). A personagem subsiste mesmo que já não exista mais a atividade, como é o caso de Severino, que, chegando à cidade, é visto como lavrador – um lavrador que já não lavra, que agora lava carros, trabalha como peão na construção civil ou recolhe sucata nas ruas. Nós, professores, muitas vezes somos reconhecidos anos depois por um ex-aluno que nos diz: "Oi, professor(a)!", podendo isto acontecer mesmo quando já deixamos de professorar.

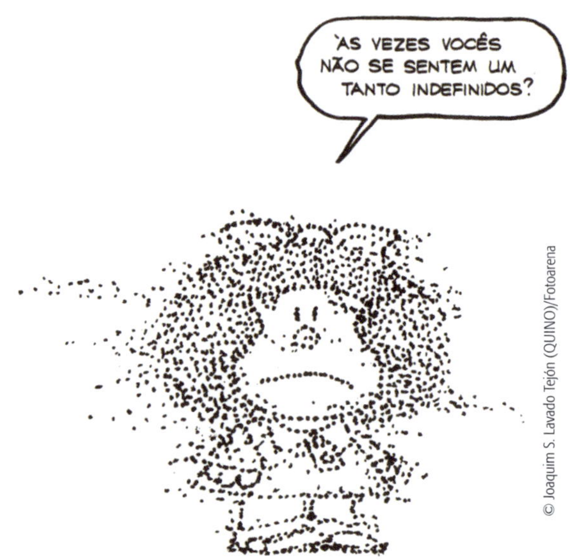

IDENTIDADE E CRISE

É importante que tenha ficado claro que a identidade é um processo de construção permanente, em contínua transformação - desde antes de nascer (vai ser o filho caçula) até a morte - e, nesse processo de mudança, o novo - quem sou, agora - se amalgama com o antigo, quem fui ontem, quando era adolescente, criança. É isso que dá o fio da história de cada um, mesmo que, pela aparência, seja difícil discernir: por trás do presidente neoliberal, o sociólogo marxista perseguido pela ditadura; ou ainda, por trás do apresentador de TV milionário, o antigo camelô das ruas de São Paulo. Um olhar atento, para além das aparências e dos preconceitos, perceberá que o antigo está no novo.

Contudo, há situações em que esse processo de mudança contínuo ocorre de modo intenso, confuso e, muitas vezes, angustiante e doloroso. Falamos, então, em **crise de identidade**, que são momentos, períodos importantíssimos da vida de uma pessoa em que ela procura, com maior ou menor grau de consciência dessa crise, redefinir ou ratificar seu modo de ser e estar no mundo... sua identidade: para si e para os outros.

Um caso exemplar de crise de identidade, em função inclusive de seu caráter inexorável, e que pode ser vivida com mais ou menos sofrimento, é a adolescência. Esse período de vida marca a passagem da infância para a juventude/idade adulta quando, independentemente da vontade do indivíduo, grandes mudanças ocorrem em todos os níveis: o corpo se transforma, o funcionamento bioquímico se altera, aumenta a capacidade intelectual de operar com abstrações, de pensar sobre o pensamento - os interesses mudam; o mundo não se restringe ao universo familiar e escolar e os grupos de pertencimento passam a ter outras expectativas de conduta sobre o adolescente, como a autonomia, o saber cuidar de si, enfim, ocorre uma "revolução"!

Um caso exemplar de crise de identidade é a adolescência.

A identidade é um processo de construção permanente.

E como dar conta de tudo isso que ocorre dentro e fora de mim? Não sou mais criança, não quero ser e, ao mesmo tempo, gosto de deitar no colo da minha mãe. Posso ou não posso? Não quero desagradar meu pai e tenho uma curiosidade enorme de fumar maconha, no que sou incentivado pelos meus amigos. Como dou conta disso? Sou a única garota da minha turma que ainda não transou, tenho medo da Aids, meu namorado vive me pressionando para dormirmos juntos e eu também morro de tesão e... de medo! Fui preparado, mesmo antes de nascer, para ser a sétima geração de advogados da minha família, que já teve até um ministro da Justiça e, neste momento, o que mais quero é estudar música, ser músico. Como enfrentar a família inteira com o meu desejo?

Quantos conflitos! Quantas dúvidas! "**Ser ou não ser**, eis a questão!"

Embora marcada por intensa "turbulência interna", essa crise pode significar - e, na maioria das vezes, o é - um período de "confusão" criadora, em que há o luto da perda do corpo infantil e a estranheza quanto àquele corpo adulto (ele mesmo!) que o adolescente desconhece e deseja, e que vai se modificando, inexoravelmente. Às mudanças do corpo correspondem mudanças em sua subjetividade. "O novo corpo é habitado por uma nova mente".[4] Novas influências amalgamadas: o grupo de pares; personagens do mundo intelectual, artístico, esportivo, político; aquele professor fantástico; e os pais que continuam sendo importantes figuras de identificação.

Tudo isso produz alguém novo, com rupturas mais ou menos intensas com a história pregressa que, sem dúvida, estará inscrita na sua biografia e, portanto, o conjunto de suas vivências, ao longo de sua história pessoal, será constitutivo de sua identidade.

A crise de identidade na adolescência é algo que ocorreu com muitos de nós e tem a ver com nossas histórias e

---

[4] OUTEIRAL, José O. *Adolescer*: estudos revisados sobre adolescência. 3. ed. Rio de Janeiro: Revinter, 2008.

circunstâncias sociais em que vivemos e, está relacionada também como um aspecto importante de nossa cultura, que se refere exatamente a uma valorização da coerência na forma de ser ou se definir. Estamos afirmando, respaldados em Ciampa, que há, em nossa sociedade, valorização e expectativa de que as pessoas reponham cotidianamente as identidades que uma vez foram postas. Muitas vezes, chamamos isso de coerência pessoal. Esperamos que as pessoas sejam capazes de se apresentar de uma forma (nome, CPF, profissão, relacionamentos, habilidades, modos de se vestir, gostos e valores) e, um tempo depois, sejam capazes de reapresentarem-se da mesma maneira. Nossa sociedade valoriza a mesmice. Pensar a identidade como metamorfose é, nesse sentido, uma ousadia ou um "remar contra a corrente", um processo em transformação que mantém a coerência entre ser, pensar e agir, mas que não "congela" o indivíduo em sua mesmice.

Ao valorizarmos a transformação pessoal como processo inexorável e se aceitamos a ideia de identidade como metamorfose, aprendemos a valorizar as mudanças, as crises e mesmo as inconstâncias e até algumas contradições. Um exemplo interessante é o da filósofa que se destacou na luta contra o autoritarismo da ditadura militar e, em entrevista, sua filha disse que, na família, ela era autoritária. Ao mesmo tempo, é preciso registrar que, como psicólogos, observamos a coerência entre o que se diz, o que se faz e o que se é. E o porquê das incoerências.

ESTIGMA

Uma introdução ao estudo da identidade não seria completa se não abordássemos o **estigma**. O que é isso? Goffman,[5] autor no campo da Sociologia e uma referência importante na Psicologia Social, publicou um estudo importante sobre o tema e possibilitou a utilização científica do termo. O estigma refere-se às marcas, aos atributos sociais que um indivíduo, grupo ou povo carrega e cujo valor é negativo ou pejorativo. Imagine o que significa para um indivíduo, em termos pessoais e sociais, ser egresso da prisão ou de instituição psiquiátrica; ser prostituta ou portador do vírus HIV? Imagine o que significou, para o indivíduo, ser judeu na Alemanha nazista, ou negro na África do Sul durante o *Apartheid*? Ou muçulmano, hoje, em determinadas regiões do mundo?

> Na adolescência, às mudanças do corpo correspondem mudanças na subjetividade.

Esses são atributos facilmente reconhecíveis como carregados de um valor negativo para a maioria das pessoas e determinam, para o indivíduo, um destino de exclusão ou a perspectiva de reivindicação social pelo direito de ser bem tratado e ter oportunidades iguais. O estigma revela que a sociedade tem dificuldade de lidar com o **diferente**. Essa dificuldade é "perpetuada", ao longo das gerações, pela educação familiar, pela escola, pelos meios de comunicação de massa e também por nós em nosso cotidiano, o que leva à construção de uma carreira moral para o indivíduo estigmatizado, sua identidade vai incorporar esse atributo ao qual corresponde um valor social negativo.

Um exemplo chocante e ilustrativo desse fenômeno ocorreu na década de 1990, quando uma menina de seis anos foi proibida de frequentar uma pré-escola e expulsa de outra por ser portadora do HIV. Existem inúmeros exemplos como esse, cujo modo de a sociedade lidar demonstra que há um percurso, um destino que essas pessoas devem cumprir.

O atributo negativo é um aspecto bastante importante desse processo, que pode envolver um indivíduo, um grupo ou um povo inteiro e acompanhar o indivíduo desde o seu nascimento (uma característica física, por exemplo) ou ser adquirido ao longo da vida (assumir a própria transexualidade), e pode ser internalizado pelo indivíduo e influenciar decisivamente sua autoimagem e autoestima.

> O estigma refere-se às marcas negativas, aos atributos sociais que um indivíduo, grupo ou povo carrega.

---

5 GOFFMAN, Erving. *Estigma*: notas sobre a manipulação da identidade deteriorada. São Paulo: LTC, 1988.

Nesse sentido, é importante prestar atenção em situações semelhantes ao processo de estigmatização, que pode permear a vida cotidiana. Exemplo: na escola, a professora que reiteradas vezes afirma que determinado aluno "tem dificuldades", "cabeça-dura", "difícil de aprender", sem dúvida poderá ser uma experiência marcante para ele, que, se internalizar tais comentários, passará a ver a si próprio da forma como a professora o vê e diz ser, e esse aluno, que não tem dificuldades, poderá começar a ter e realizar a profecia de fracasso pregada por ela.

AS NOVAS IDENTIDADES

Uma característica do mundo globalizado é a ausência de fronteiras econômicas e culturais: as empresas são transnacionais, as mesmas músicas e roupas (por exemplo, a calça jeans) são consumidas internacionalmente. Para as novas gerações que transitam pelo universo on-line, em papos rápidos e múltiplos, as fronteiras geográficas também não existem. Estão todos conectados ao mesmo tempo com vários lugares do mundo e as possibilidades de conexão e de novas informações são ilimitadas. Qual o efeito dessas novas experiências na constituição de suas identidades?

Não há dúvida que ter um amigo na Austrália com quem você conversa todos os dias e fala até de suas intimidades sem nunca tê-lo visto é uma experiência que produz diferenças no modo como o jovem ou adulto se vê no mundo e nas relações. Mas quais são essas diferenças?

Ao mesmo tempo, o culto à individualidade como traço das novas identidades fica contraditório com o consumo maciço dos mesmos produtos mostrados universalmente como ícones de identidade. E mais, esses produtos rapidamente se substituem na sociedade do descartável – ininterruptamente tem um novo filme, outro *game*, outro corte de cabelo, a última dieta que é mais eficiente –, é como estar permanentemente **sintonizado** nessas circunstâncias de vida extremamente transitórias. A transitoriedade é a marca da atualidade: é necessário transmutar-se inteiro a cada momento, a cada novo grupo para ser aceito, para participar, para ter uma identidade ali. Como isso é possível?

As possibilidades de conexão e de novas informações são ilimitadas. Qual o efeito dessas novas experiências na constituição da identidade?

Quando se discute esse tema, um aspecto sempre lembrado é que as novas gerações têm padrões de conduta – um modo de pensar, sentir e agir – que revelam uma ruptura, mais radical do que em gerações anteriores, com os valores da história, da tradição, com os valores transmitidos pelos pais. As mudanças são velozes. Isso levou o historiador Eric Hobsbawm a afirmar que esse é o fenômeno mais enigmático do fim do século XX, pois "os filhos têm pouco a aprender com seus pais"; e seus efeitos – na constituição dos sujeitos e do mundo – ainda estão por ser conhecidos!

PARA FINALIZAR

Agora que você conhece os vários fatores e processos envolvidos na construção da identidade, imagine um encontro casual com uma pessoa desconhecida. Ao vê-la, você saberá responder às perguntas: Quem é ela? Qual a sua identidade? Não, mas você já sabe algumas "coisas" importantes. E uma delas é que a aparência (que inclui o comportamento observável) é um ponto de partida para conhecer essa pessoa, embora, seja sempre possível se surpreender...

Os atributos visíveis da identidade são sinais importantes para iniciar a longa trajetória de descoberta do outro, mas não são suficientes. Lembre-se: as aparências podem enganar ou... as pessoas estão em contínuo processo de mudança...

O fenômeno mais enigmático do fim do século XX: "os filhos têm pouco a aprender com seus pais".

TEXTO COMPLEMENTAR 1

Uma perspectiva psicanalítica sobre: corpo e identidade de pessoas transexuais[6]

Do ponto de vista de Ceccarelli (2017), na cultura ocidental, sexo, gênero e sexualidade são, na maioria dos contextos, tratados como características "naturais" dos indivíduos e de seus corpos: os genitais definiam o sexo em sua perspectiva biológica, macho/fêmea; o gênero está relacionado com as representações e os papéis sociais do sexo, homem/mulher; finalmente, a sexualidade indica a "orientação sexual", sendo a heterossexualidade considerada a "normal", pois em ressonância com a preservação da espécie.

> [...] o surgimento do debate público sobre transexualidade e a possibilidade de construção da categoria "transexual" como uma identidade diferente da de "travesti" parecem ser bem mais recentes, emergindo entre o final dos anos 1990 e o início dos anos 2000 (CARVALHO e CARRARA, 2013, p. 7).

De acordo com Santos (2011), citado por Sampaio e Coelho (2011), dissertar sobre a transexualidade é discutir como a cultura ocidental tem construído categorias como corpo/sexo/sexualidade. Nas últimas décadas, o fenômeno da transexualidade ganhou projeção e, consequentemente, vem alargando as fronteiras do gênero, estabelecidas pela dicotomia masculino/feminino.

O sentimento de ser o outro sexo, que os transexuais afirmam possuir, é seguramente tão antigo como qualquer outra expressão da sexualidade humana (CECCARELLI, 2013, p. 35).

Aquilo que hoje é entendido como transexualidade não é algo próprio da nossa cultura e nem da nossa época. O que é atual é a possibilidade de "mudança de sexo", pelo fato da criação de novas técnicas cirúrgicas e a hormonioterapia. Com isso:

> [...] define-se, então, o sujeito transexual como aquele que tem a certeza de que sua identidade de gênero é oposta ao seu sexo anatômico. Ele tem a convicção de que a sua personalidade contradiz totalmente a sua biologia, apresentando o desejo enérgico de corrigir seu corpo, mudando de sexo. O sujeito recorre ao médico com o autodiagnóstico, dizendo-se transexual, em busca de terapias hormonais e cirúrgicas para adequar o seu corpo à sua identidade (ALMEIDA, 2015, p. 74).

A procura pela identidade é refletida no corpo e, com isso, as modificações corporais como a cirurgia de transgenitalização e modelagem corporal proporcionaram rupturas e contribuições nas categorias sobre identidade e gênero, permitindo uma maior harmonização entre o corpo e a identidade. Portanto, no Brasil, atualmente, os transexuais têm conseguido ocupar posições na sociedade, isso não quer dizer que a luta pelo seu espaço já tenha acabado, mas participam de entrevistas, publicam suas biografias, obtêm a mudança de estado civil, entre outras posições. E toda essa questão é reflexo do esboço do reconhecimento social que eles vêm conseguindo construir ao longo dos anos. Porém:

> [...] estereótipos relacionados a padrões de comportamento – de homens e mulheres – permanecem fossilizados na cultura e são conservados facilmente por sua manutenção (BENTO, 2009; SILVA, 2013 apud SILVA; OLIVEIRA, 2013, p. 4).

---

6 NASCIMENTO, Laryssa M. O. S. Uma perspectiva psicanalítica sobre: corpo e identidade de pessoas transexuais. *Pretextos* – Revista da Graduação em Psicologia da PUC Minas, v. 4, n. 7, jan./jun. 2019.

TEXTO COMPLEMENTAR 2[7]

Uma das tarefas essenciais da adolescência é a estruturação da identidade. Embora comece a ser "construída" desde o início da vida do indivíduo, é na adolescência que ela se define, se encaminha para um perfil mais definitivo, tornando esta experiência um dos elementos principais do processo adolescente.

A identidade, como a própria palavra define, se organiza por identificações: inicialmente com a mãe, logo em seguida com o pai e depois com os outros elementos da família e, finalmente, com professores, amigos, ídolos (esporte, cinema, música, televisão etc.) e pessoas da sociedade em geral. Na adolescência inicial, a identidade se estrutura como uma "colcha de retalho", na qual cada retalho é um "pedaço" de alguém, tornando difícil saber com "quem" estamos conversando no momento.... Posteriormente ocorre uma "amálgama" em que várias experiências de identificação se "fundem". Este é um processo lento e difícil, tanto para o adolescente como para os adultos que convivem com ele.

(...)

Quero agora comentar mais alguns aspectos em relação à construção da identidade:

- O grupo de adolescentes é um dos espaços mais importantes para a busca de identificação. Esta identificação ocorre com aspectos parciais de um ou outro amigo ou com a figura de um "líder" do grupo. No grupo se oferecem situações variadas e múltiplas que são necessárias para os jovens. As características dos amigos ou do grupo que o adolescente busca nos dão uma ideia, inclusive, de suas dificuldades: por exemplo, quando um adolescente troca um grupo, passando de um com características mais adequadas (a "turma" é um grupo mais democrático e com mais movimentações de papéis) para um outro com peculiaridades negativas (a "gangue" é "autocrática", baseada na submissão ao líder, e com rigidez e estereotipia quanto aos papéis no grupo), estamos diante de um indicador de "problemas", o que deve passar a merecer "atenção" dos pais.
- Personagens de grupos musicais, atletas, astros de cinema ou televisão constituem também importantes elementos para identificação. Os adolescentes experimentam, às vezes, uma identificação tão maciça com um desses personagens que parecem assumir sua identidade: falam como eles, vestem-se da mesma forma, adquirem seus maneirismos, não sendo raro que tal situação se prolongue por um longo tempo... para preocupação dos adultos que têm em sua casa um "roqueiro de *"heavy metal"* ou uma "histriônica adolescente de novela de televisão".
- Os professores também são pessoas importantes para os adolescentes se identificarem e, neste sentido, tem uma participação essencial no processo. A maioria das pessoas adultas é capaz de lembrar de professores importantes, com os quais se identificou, da mesma forma que aqueles com os quais buscou ser completamente diferente.

A organização da identidade é um processo que, como os demais acontecimentos da adolescência, se dá com "turbulências", com "idas-e-vindas", provocando perplexidade e confusão em adultos. Estar com um adolescente significa muitas vezes ser "inoculado" pela confusão que o adolescente experimenta em sua mente, pela qual – em linguagem especializada – se chama *identificação projetiva*. A "confusão" do adolescente é "altamente contagiosa" e seria ingênuo supor que só o adolescente se identifica com o adulto: este também se identifica com o adolescente...

---

[7] OUTEIRAL, José O. *Adolescer*: estudos revisados sobre adolescência. 3. ed. Rio de Janeiro: Revinter, 2008. p. 67-69.

ATIVIDADES

1. Considerem o Texto Complementar 1 e discutam a questão da identidade de pessoas transexuais e as dificuldades e possíveis sofrimentos que vivenciam devido a pressões sociais e culturais na formação de suas identidades. O que a Psicologia tem com isso?
2. Discutam e caracterizem a situação de crise de identidade (adolescência) a partir de suas próprias experiências. O Texto Complementar 2 pode lhes dar "dicas".
3. Caracterizem o estigma em relação ao "menino de rua" ou sobre os migrantes em algum país do mundo e conversem a respeito das possíveis consequências sobre sua trajetória de vida futura.
4. As biografias constituem material interessante para o estudo do tema deste capítulo. Além das publicadas, é possível trabalhar com a própria história de vida ou a de uma pessoa próxima. Procurem analisar os acontecimentos que marcam a continuidade e as mudanças na identidade.
5. Busquem e leiam a crônica "O nariz", de Luis Fernando Verissimo, disponível em: (http://contobrasileiro.com.br/o-nariz-cronica-de-luis-fernando-verissimo). Discutam e procurem refletir sobre situações de vida que se assemelham à crônica.
6. Hoje vivemos um tempo em que nos apresentamos, com frequência, em espaços virtuais, na internet. Procure debater a identidade constituída nesses espaços. Que questões poderíamos formular à Psicologia a partir dessa experiência?
7. Duas letras de músicas brasileiras podem nos ajudar no debate sobre a identidade de segmentos de nossa sociedade: *Morte e vida severina*, de João Cabral de Mello Neto; e *AmarElo*, do Emicida. Escutem as músicas e, com base nas letras, debatam: O que elas dizem sobre a identidade de alguém ou de um grupo social? Quem seriam essas pessoas? O que podemos saber delas por meio das letras? O que podemos saber sobre o Brasil a partir de suas identidades?

PARA SABER MAIS

Bibliografia

BÁSICA

Psicologia Social: o homem em movimento (2006), livro de Lane e Codo, é um marco na crítica e construção de uma nova perspectiva em Psicologia Social. Ele também apresenta o texto Identidade, de Antonio Ciampa. A conhecida e intrigante pergunta aparece no texto para incomodar o leitor: "Quem é você?".

Identidade: juventude e crise (1987), obra de Erik H. Erikson, embora tenha como foco a temática do adolescente/jovem, tem um capítulo acessível sobre o tema: O ciclo vital: epigênese da identidade.

AVANÇADA

Identidade e Etnia: construção da pessoa e resistência cultural (1986), de Carlos Brandão, o livro trata da relação identidade e etnia e como nos tornamos e nos diferenciamos entre as demais culturas do mundo.

A estória do Severino e a história da Severina: um estudo de Psicologia Social. (1987), na obra, Ciampa desenvolve uma concepção social da identidade, explicando sua formação como um processo de metamorfose.

Estigma: notas sobre a manipulação da identidade deteriorada (1988), de Erving Goffman, aborda o conceito de estigma e mostra que as marcas que carregamos podem ser reconhecíveis e determinísticas.

Identidade, anamorfose e reconhecimento perverso: a identidade na perspectiva da Psicologia Social Crítica (2014), de Aluísio Lima, desenvolve a ideia de reconhecimento perverso e procura integrá-la com a noção de metamorfose e anamorfose, apontando para a construção de uma teoria da identidade, compatível com uma Psicologia Social Crítica.

Outros recursos

FILMES

- *Avatar* (Estados Unidos. Direção de James Cameron. 2009. 200 min.).
  Ficção científica muito aclamada. Além do debate da questão da preservação do ambiente de nosso planeta, o filme permite uma boa discussão sobre as transformações identitárias. Assistir também: *Avatar 2 – O caminho da água* (2022).
- *Amnésia* (Estados Unidos. Direção de Christopher Nolan. 2000. 114 min.).
  Um homem que, depois de passar por um evento traumático, não consegue se lembrar de situações recentes, tendo de recorrer a registros em seu corpo como forma de lembrança. A relação memória e identidade pode ser debatida a partir desse interessante filme.
- *Narradores de Javé* (Brasil/França. Direção de Eliane Caffé. 2004. 100 min.).
  Uma pequena cidade, Javé, vai submergir pelas águas de uma represa, mas poderá ser preservada se seus moradores comprovarem, em documento escrito, sua importância histórica. Mas somente um morador de Javé sabe escrever. Os outros deverão contar a história. A ideia das diversas versões sobre a vida é algo interessante e está retratado no filme. Conversem sobre acontecimentos, versões e identidades. Que relação veem nesses três aspectos?

LITERATURA

A literatura, particularmente as biografias, permitem uma boa discussão sobre identidade e transformação da identidade. Algumas referências citadas no capítulo:

ASSIS, Machado. *Dom Casmurro*. Obra de domínio público. Disponível em: http://www.dominiopublico.gov.br. Acesso em: 8 jan. 2018.

SHAKESPEARE, William. *Hamlet*. Obra de domínio público. Disponível em: http://www.dominiopublico.gov.br. Acesso em: 8 jan. 2018.

SÓFOCLES. *Édipo Rei*. Porto Alegre: LP&M. 2013.

CAPÍTULO 14

Sexua

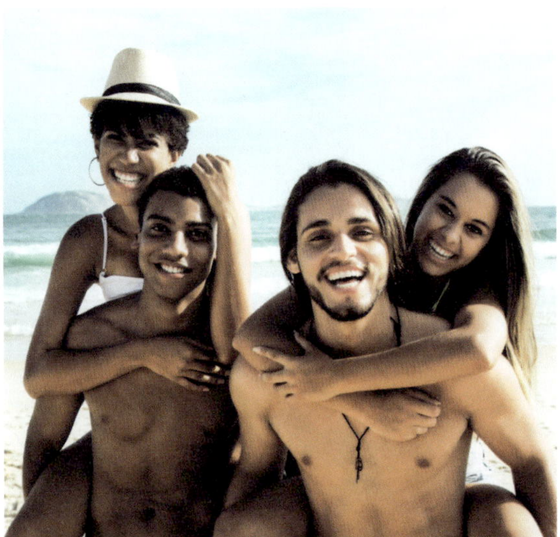

© Thinkstock/iStock/DMEPhotography

O "ficar" dos adolescentes expressa essa nova etapa do relacionamento afetivo.

Este é um tema em que as mudanças de conduta são visíveis e aceleradas nas últimas décadas: refletem-se na linguagem (Isso é um "tesão"!), nos "funks", no modo de se vestir (o tamanho dos biquínis), na exposição do corpo (nas propagandas ou na rua) e no culto à beleza física (as academias de ginásticas, o aumento de cirurgias plásticas e a indústria de cosméticos); nas relações provisórias, no "ficar", na precocidade da iniciação sexual, na erotização da infância, no

idade

reconhecimento legal dos casamentos *gays*, nos índices de gravidez na adolescência em todas as camadas sociais.

O QUE É A SEXUALIDADE HUMANA?

É uma relação erótica com o mundo. Por erótica entende-se, para além do senso comum, uma relação amorosa, prazerosa, que produz satisfação e bem-estar. Então, é possível compreender a sexualidade como algo mais amplo do que a relação amorosa entre duas pessoas e não só ligada ao ato sexual, e que não se refere exclusivamente a aspectos biológicos ou restrita à reprodução.

A sexualidade é um aspecto constitutivo da subjetividade e da humanidade de todos nós, que se desenvolve a partir do nascimento e segue ao longo da vida.

Antes mesmo de nascermos, ela já está presente no desejo da mãe, no prazer que o casal experimentou no momento da fecundação; continua no imaginário sobre o sexo do bebê e depois na certeza que o ultrassom oferece e nos preparativos para receber um menino ou uma menina.

> A sexualidade é um aspecto constitutivo da humanidade em todos nós.

Isso demonstra que a sexualidade do indivíduo já carrega – antes mesmo de nascer – marcas culturais (expectativas, fantasias do outro). E, quando a criança nasce, os primeiros contatos corporais com a mãe ou o substituto da função materna, nas várias rotinas de cuidado, são fontes de prazer e satisfação. Já começa aí a relação do indivíduo com o mundo, as primeiras experiências de vínculo amoroso e de satisfação ou frustração.

A SEXUALIDADE NA PERSPECTIVA DA PSICANÁLISE

A Psicanálise nos ensina que, quando somos bebês, o prazer se concentra na **zona oral**. O bebê leva tudo à boca e essa é a região do corpo onde há a primazia do prazer que começou com a sucção, com a alimentação.

Na sequência, na fase anal, há uma satisfação da criança na produção do "cocô" e do "xixi" e, posteriormente, no controle deles. Ao mesmo tempo, é a etapa do aparecimento da linguagem, da entrada da criança no mundo da cultura e de iniciar o aprendizado das regras. Ou seja, o início do aprendizado social do controle dos impulsos.

Com o crescimento, na **fase fálica**, surge a curiosidade sexual, que se expressa por meio de perguntas, jogos e brincadeiras, quando a criança se interessa pelas diferenças anatômicas entre os sexos, de onde e como viemos. A curiosidade sexual e o brincar são dois indicadores do desenvolvimento saudável da criança. Muitos autores consideram a curiosidade sexual a base para toda a curiosidade sobre o mundo e o principal fator para despertar a aprendizagem, o interesse de saber. Daí, a importância da não censura a essa curiosidade.

> A curiosidade sexual é considerada a base para a curiosidade sobre o mundo e é um fator importante no processo de aprendizagem.

Importante considerar que esse é um processo lento: avança pelo período escolar, e a criança vai, aos poucos, "conferindo" suas fantasias (seu modo de compreender o mundo) com a realidade, por meio das respostas dadas pelos adultos que a rodeiam e, desse modo, vai formando uma ideia sobre como o mundo encara a sexualidade e vai construindo sua própria concepção. Essa curiosidade sexual, que se amplia em curiosidade sobre o mundo, caracteriza a fase dos famosos "por quês" nos quais se inscreve a curiosidade sobre as diferenças anatômicas entre os sexos e sobre a própria origem (de onde viemos?). É interessante observar que a criança, por volta dos quatro anos, não quer uma aula sobre orientação sexual, ela só quer saber "Como o papai pôs a sementinha dentro da mamãe?" ou "Por onde eu saí da sua barriga?".

Um aspecto importante a ser ressaltado é que a criança já aprendeu desde bebê que manipular partes de seu corpo pode produzir uma sensação agradável e, nesse momento da descoberta do mundo, descobre também os genitais, aparecendo de modo mais frequente a masturbação – a manipulação dos genitais (o pênis no menino e o clitóris na menina).

O modo como os adultos ao seu redor lidam com tal situação pode levar a uma passagem natural por essa fase ou não. De outra forma, a manipulação que a criança faz de seu corpo só tem um caráter de prazer e reconhecer isso, sem a conotação maliciosa que muitos atribuem, pode ajudá-la a passar por essa etapa de modo mais saudável.

Por volta dos seis anos – essa idade é uma referência e não uma norma –, inicia-se a fase que a psicanálise chama de **latência**. Nessa fase, afirma-se que o interesse sexual diminui e aumenta o interesse pela aprendizagem, pelas "coisas" do mundo. Atualmente, pelas influências da cultura e do fenômeno chamado *erotização da infância*, é possível observar várias manifestações da sexualidade durante as brincadeiras e a curiosidade por temas ligados à sexualidade. Por exemplo, as cenas sexualizadas das novelas na televisão passam a constituir o universo da criança, tornando-se conteúdo frequente de suas brincadeiras.

Assim, crianças de nove anos podem nos surpreender quando perguntam: "O que é sexo anal?".

Nessa idade, observamos a existência do "clube do Bolinha" (o grupo dos meninos) e do "clube da Luluzinha" (o grupo das meninas): eles preferem os iguais, é o começo do processo de definição da identidade sexual. Essa preferência é comum, mas não abarca todos os casos porque sempre conhecemos uma menina que prefere jogar futebol ou andar de skate com os meninos, ou um menino que curte brincar com atividades consideradas femininas como, por exemplo, brincar de casinha. A exploração do próprio corpo e do corpo do outro é natural, como demonstram as brincadeiras de "papai e mamãe", de "médico e enfermeira".

Nesse momento do desenvolvimento, as crianças já têm suas próprias "teorias" sobre o ato sexual, a origem dos bebês, o porquê das diferenças anatômicas, mesmo que sejam explicações fantasiosas ou equivocadas. Essas "teorias" revelam como os adultos que circundam aquela criança lidam com as questões da sexualidade propostas por ela até ali.

A última etapa do desenvolvimento sexual, segundo a Psicanálise, é a fase **genital**. Seu início é caracterizado pela puberdade, quando os aspectos fisiológicos e biológico-anatômicos sofrem alterações profundas: revolução hormonal, desenvolvimento físico acentuado, início do surgimento dos caracteres secundários (pelos pubianos, seios). A isso corresponde, também, outro modo de ser e estar no mundo, de se relacionar com o próprio corpo e com o outro.

É a etapa de passagem da bissexualidade infantil, segundo a psicanálise, para a definição da identidade sexual adulta. Em outras palavras, o aspecto biológico da bissexualidade presente desde o nascimento persistirá – por exemplo, homens apresentam glândulas mamárias residuais e ambos os sexos apresentam hormônios sexuais do outro sexo – e, na infância, há o equivalente psicológico dessa bissexualidade que se manifesta na ligação amorosa com o pai e com a mãe, desde a primeira infância: um objeto do desejo e outro objeto de identificação; ou vice-versa, dependendo do sexo da criança.

> A identidade se organiza a partir de identificações com os pais ou seus substitutos, desde o nascimento.

Na adolescência, a identidade sexual que se constrói desde o nascimento adquire seu perfil como produto da história que o indivíduo viveu até ali.

E NA ADOLESCÊNCIA?

O tema da sexualidade na adolescência causa muitas preocupações e muitas dúvidas. Cada vez com menos constrangimento, as mães levam suas filhas adolescentes ao ginecologista, e os pais providenciam preservativos para o menino levar quando for à festa. A vacina do HPV, no Brasil a partir dos 9 anos como prevenção ao câncer de colo de útero, coloca também esse tema para os pré-adolescentes e adolescentes. Os postos de saúde distribuem preservativos ("camisinha") para o adolescente, sem a presença dos pais. Algo impensável na segunda metade do século passado, quando os jovens mais avançados da época carregavam a bandeira do "amor livre", que significava liberar as relações

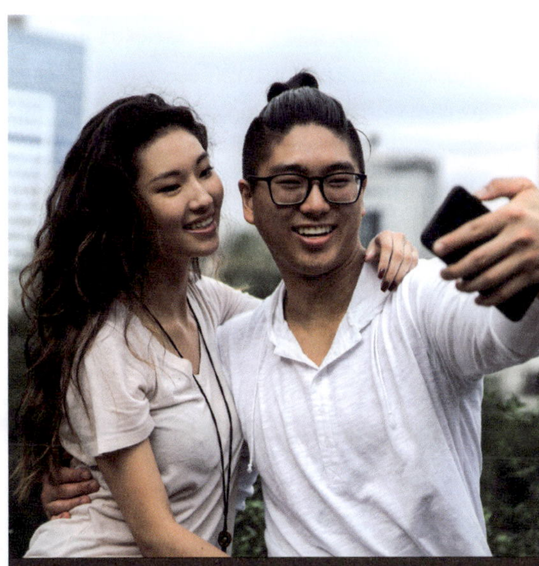

© Thinkstock/iStock/Gustavofrazao

Os relacionamentos amorosos na adolescência são marcados pela fugacidade.

sexuais dos grilhões e formalidades do casamento e da finalidade de reprodução.

A sexualidade na adolescência é algo que confunde e desorienta os adultos e educadores: não só a iniciação sexual mais precoce (14 anos? 13? 12?...), mas também os novos padrões de relações amorosas marcadas pela fugacidade, pelos relacionamentos virtuais, pela substituição contínua de parceiros, pelo compartilhamento da relação em trios, pela substituição do(a) parceiro(a) independentemente do gênero; ou seja, na festa a menina ou menino "fica" com meninos e com meninas, com naturalidade.

São padrões de conduta, para os quais, não temos explicações definitivas. Há alguma aceitação dos novos padrões de conduta, certa perplexidade e muitas hipóteses. Estas hipóteses – tentativas de compreender – consideram desde o esgarçamento dos valores morais determinando a troca contínua de parceiros e a ausência da religião até a influência da TV, a autonomia excessiva na educação das crianças e dos adolescentes, até a falta de controle dos pais sobre seus filhos. Muitos estudos e pesquisas precisam ainda ser empreendidos para sabermos sobre essa ruptura tão radical com os padrões de conduta sexual de gerações anteriores.

Nesses estudos, a Psicologia poderá contribuir em certa medida porque o tema da sexualidade e esse fenômeno – os novos padrões de conduta sexual – exigem enfoques multidisciplinares para sua compreensão. A Biologia, a Medicina, a Antropologia, a Sociologia e a História têm subsídios importantes que orientaram anteriormente a compreensão do fenômeno da repressão sexual e, agora, podem nos ajudar a compreender esse outro modo de viver a sexualidade na contemporaneidade.

Nem tudo é tão enigmático. Já temos muitos conhecimentos que podem nos orientar nas relações com a nossa própria sexualidade.

UMA SÍNTESE SOBRE O QUE JÁ SABEMOS

1. O sexo para a espécie humana está associado com a obtenção de prazer. Não é o instinto sexual que define a escolha do parceiro. Há muitos determinantes de ordem emocional, social e até mesmo racional que interferem nessa escolha com a intenção de obter a satisfação.
2. O amor sexual significa que a **libido** – segundo a Psicanálise – elege um objeto sexual como finalidade para obtenção do prazer. Em outras situações afetivas, como nas relações fraternas, dizemos que a libido está inibida em sua finalidade; ou seja, a obtenção do prazer sexual.
3. A paixão – um estado que tantos procuram – é o extremo de intensidade de investimento libidinal no outro; ou seja, o indivíduo investe tanta libido no outro (objeto do desejo) que seu **eu** fica empobrecido e enfraquecido, sob o controle do outro. Na paixão, ao contrário da identificação, o **eu** do indivíduo se empobrece; é preciso que a pessoa, em

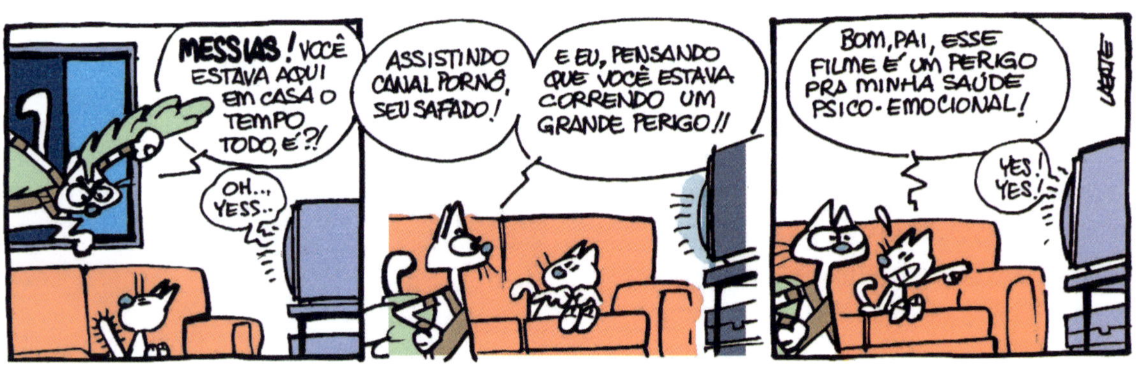

MESSIAS! VOCÊ ESTAVA AQUI EM CASA O TEMPO TODO, É?!
OH..., YESS..
ASSISTINDO CANAL PORNÔ, SEU SAFADO!
E EU, PENSANDO QUE VOCÊ ESTAVA CORRENDO UM GRANDE PERIGO!!
BOM, PAI, ESSE FILME É UM PERIGO PRA MINHA SAÚDE PSICO-EMOCIONAL!
YES! YES!
LAERTE

um movimento de defesa do seu eu, volte a investir libido em si próprio, o que pode significar um amadurecimento do sentimento, que, de paixão, transforma-se em amor, um sentimento mais duradouro e que produz bem-estar.

ALGUMAS EXPRESSÕES DA SEXUALIDADE

O homoerotismo

O homoerotismo é uma escolha realizada pelo indivíduo – criança, adolescente, adulto – que não tem sentido patológico (não é considerada doença ou desvio de comportamento) e, muito menos, moral (uma escolha influenciada por bons ou maus costumes). Se, por um lado, não sabemos claramente o que determina essa "escolha" (o uso das aspas é porque a escolha não é um processo consciente e planejado a partir do estudo de alternativas possíveis); por outro, sabemos que não se trata de nenhum desvio comportamental ou doença adquirida, ou distúrbio psiquiátrico ou neurológico.

A Organização Mundial da Saúde (OMS, órgão ligado à ONU) reconhece isso. Nesse caso, podemos afirmar que se trata de uma opção legítima de investimento de afeto e, na sociedade atual, só enfrenta a intransigência e a intolerância de grupos conservadores que não conseguem aceitar uma escolha sexual diferente da considerada padrão – a heterossexualidade.

O homoerotismo enfrenta a intransigência e a intolerância de grupos conservadores que não conseguem aceitar uma escolha sexual diferente da considerada padrão.

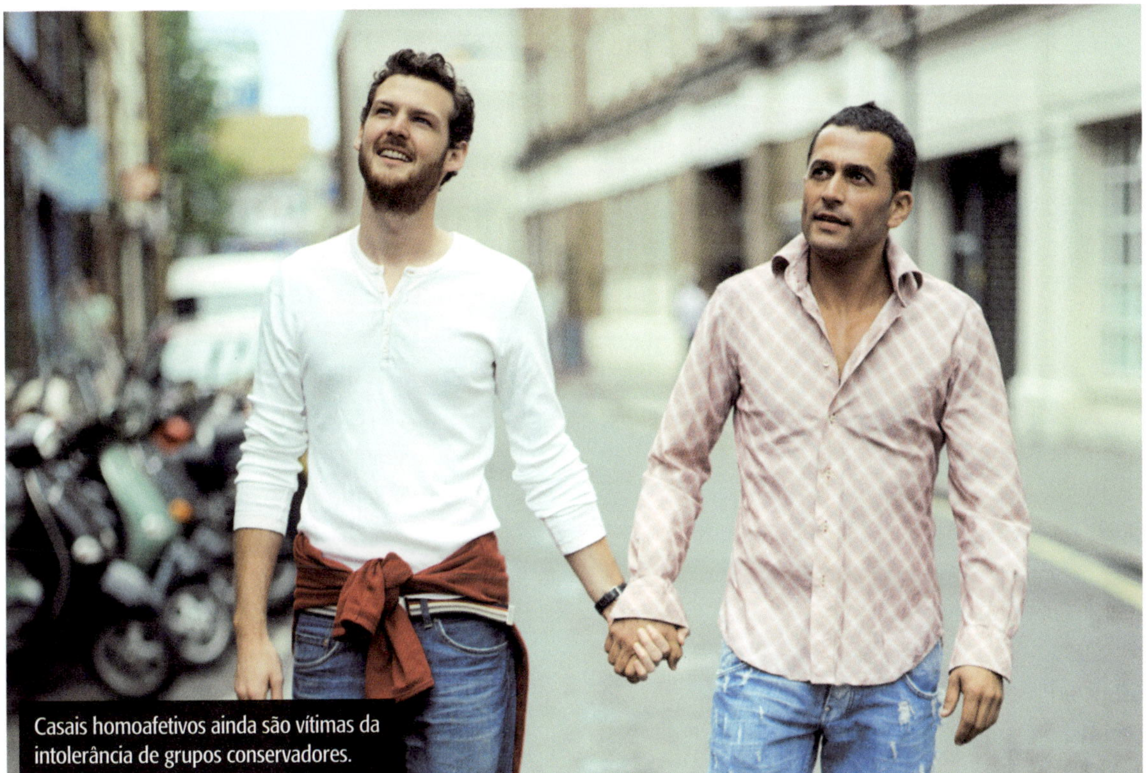
Casais homoafetivos ainda são vítimas da intolerância de grupos conservadores.

© Thinkstock/Creatas

A expressão de posições conservadoras, que ganha espaço e repercussão na mídia, favorece comportamentos preconceituosos e intolerantes com as diferenças. Nesse contexto, situam-se os projetos de "cura *gay*" – proposto no Congresso Nacional e também por credos religiosos – que mobilizaram diferentes setores da sociedade, revelando a pluralidade de posições radicalizadas sobre o tema. E nem falamos ainda da bissexualidade, dos travestis...

A gravidez precoce

Em um tempo em que as mulheres casam e têm filhos cada vez mais tarde, a gravidez na adolescência chama ainda mais a atenção, pois é um fenômeno que atravessa todas as classes sociais e é considerado um fator de vulnerabilidade na adolescência pelos institutos de pesquisa.

A primeira questão que surge no debate sobre o tema é que as adolescentes que engravidam têm menos chances que as demais de seguir um projeto de vida considerado próprio para o desenvolvimento psicossocial em nossa cultura: estudar e profissionalizar-se.

© Thinkstock/iStock/Danhowl

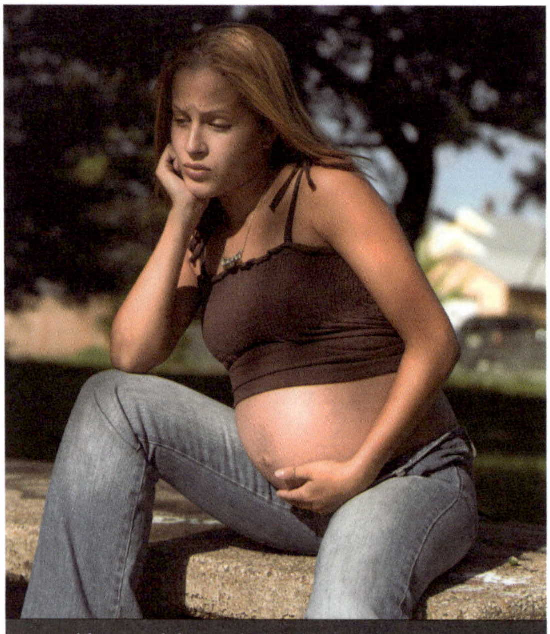

A gravidez na adolescência "queima" etapas do desenvolvimento pessoal.

As mulheres conquistaram essas perspectivas, que incluem o projeto profissional como modo de estar no mundo, e aquilo que ameaça essa realização é visto como fator de vulnerabilidade que pode comprometer essa trajetória.

A gravidez precoce impede ou dificulta que a adolescente cumpra seu papel de estudante e se preparar adequadamente para o ingresso no mundo do trabalho, ou ainda, de viver plenamente sua adolescência com todos os seus conflitos e ambivalências.

Em muitos casos, a gravidez pode ser um sintoma da precocidade da iniciação sexual, da ausência de orientação e/ou da falta de cuidados com o próprio corpo. É importante considerar, além dos aspectos biológicos, os emocionais e sociais que implicam a maternidade ou paternidade, pois uma das exigências dessas funções de pais é cuidar de outro (o filho). E torna-se condição imprescindível a capacidade de cuidar de si, algo que o adolescente ainda está aprendendo.

Uma discussão frequente sobre esse tema refere-se ao papel dos adultos (particularmente, os pais) na interdição da conduta dos adolescentes. Ainda é possível?

AIDS E OS EFEITOS NOS PADRÕES DE SEXUALIDADE

No final do século XX, o campo da sexualidade – que vinha quebrando tabus a partir da "revolução sexual", iniciada nos anos 1960 – foi tomado por um componente perverso: o aparecimento do vírus HIV e, consequentemente, da Síndrome da Imunodeficiência Adquirida – a Aids (do inglês *Acquired Immunological Deficiency Syndrome*). O HIV é contraído pelo contato de fluídos corpóreos (sangue, esperma, corrimento vaginal) que, geralmente, ocorre durante as relações sexuais, nas transfusões de sangue e no consumo de drogas injetáveis. A força e a letalidade desse vírus influenciaram de forma significativa o comportamento sexual do final do século XX.

Nunca o tema da sexualidade esteve tão presente nos meios de comunicação de massa devido à necessidade de divulgar formas de prevenir o contágio do HIV – uma questão de saúde pública –, o que acabou por dinamitar o que restava do puritanismo e do moralismo em relação à sexualidade. O incentivo ao uso da camisinha, como principal forma de prevenção, passou a fazer parte do cotidiano. O preservativo, que antes era vendido de maneira quase "secreta", clandestina, ganhou as prateleiras dos supermercados, passou a ser divulgado de forma massiva, deixando de causar pudor mesmo entre as camadas mais conservadoras da sociedade.

Admitiu-se o óbvio: os jovens, em geral, mantinham relações sexuais sem usar preservativos; para os casados, a possibilidade de que tais relações ocorressem fora do casamento era bem maior do que se supunha; as estatísticas indicavam altos e crescentes índices de contaminação de parceiros de homens e mulheres casados.

Ao mesmo tempo que era superado o moralismo presente em consideráveis estratos da sociedade, alteravam-se, pelo medo do contágio, as formas mais liberais de relação sexual entre parceiros eventuais. A fidelidade entre os casais de namorados passou a ser cobrada de forma mais intensa, valorizando-se o parceiro fixo. O medo da Aids, à medida que liberava a discussão sobre sexualidade, também propiciava um comportamento mais conservador que se revelou, também, por certo período, na execração dos homossexuais, considerados um grupo de risco. As pesquisas foram mostrando que essa era uma suposição equivocada, pois havia outros grupos de risco e todos deveriam se prevenir. Nesse momento, um grupo no qual os índices são preocupantes é o de adolescentes e jovens.

E, embora as pesquisas farmacológicas tenham desenvolvido medicamentos potentes que asseguram a qualidade de vida do paciente, a prevenção é uma questão de saúde física e mental; portanto, o cuidado com o próprio corpo e com o corpo do outro é central. Essa centralidade é também o princípio da sexualidade associada ao prazer, ao bem-estar e a uma relação amorosa com o mundo.

ORIENTAÇÃO SEXUAL

A orientação sexual é um processo sistemático de fornecer subsídios e oportunidades de reflexão na área da sexualidade. E, com frequência, ocorre na escola ou outras instituições educacionais como organizações ou programas de educação complementar que atendem crianças e adolescentes.

Os objetivos da orientação sexual é prover informações sobre o tema e instituir um espaço de reflexão sobre preconceitos, tabus, crenças e posturas sobre relacionamentos e comportamentos sexuais. Dessa forma, a orientação não se reduziria a explicar a saúde reprodutiva ou a uma visão estritamente biológica ou médica da sexualidade, mas incluiria todos os aspectos relativos à sexualidade. Em síntese, a orientação sexual busca o bem-estar sexual dos sujeitos.

O Projeto de Orientação Sexual, realizado nos períodos 1989/1993 e 2001/2004 junto às escolas da cidade de São Paulo, pelo Grupo de Trabalho e Pesquisa em Orientação Sexual (GTPOS), buscou realizar as concepções reveladas em seus objetivos que abarcam, também, as muitas dimensões e preocupações que esse tema suscita. A seguir, são apresentados os objetivos estabelecidos no projeto que orientam todas as práticas dos educadores, absolutamente atuais e relevantes.[1]

Quanto ao desenvolvimento humano:

- Gostar do próprio corpo.
- Desenvolver a autoestima.
- Buscar mais informações sobre reprodução, quando necessitar.
- Encarar sem culpa a sexualidade.
- Compreender que a sexualidade faz parte do desenvolvimento humano sem, necessariamente, implicar reprodução.

---

[1] GRUPO DE TRABALHO E PESQUISA EM ORIENTAÇÃO SEXUAL (GTPOS). Associação Brasileira Interdisciplinar de AIDS, Centro de Estudos e Comunicação em Sexualidade e Reprodução Humana. *Guia de Orientação sexual:* diretrizes e metodologia da pré-escola ao 2º grau. São Paulo: Casa do Psicólogo, 1994.

- Relacionar-se com respeito e responsabilidade.
- Reconhecer e respeitar as diferentes formas de atração sexual.
- Exercer os direitos de cidadania nas diferentes manifestações da sexualidade.

Quanto aos relacionamentos:

- Identificar e expressar seus sentimentos.
- Usufruir de intimidade e de prazer.
- Defender-se de vínculos nos quais se sinta manipulado ou explorado.
- Escolher, dentre suas possibilidades, modos de vida e convivência.
- Desenvolver relacionamentos significativos.

Quanto à comunicação:

- Identificar os valores socioculturais e posicionar-se de forma pessoal em relação a eles.
- Pensar por si mesmo em situações-problema, avaliando alternativas e consequências.
- Buscar informações e ajuda, quando necessário.
- Responsabilizar-se por suas decisões.
- Considerar a comunicação como uma forma de expressão nos relacionamentos.
- Ser receptivo às mensagens do outro, ampliando sua própria visão de mundo.

Quanto ao comportamento sexual:

- Usufruir e expressar a própria sexualidade ao longo da vida. Viver a sexualidade de modo congruente com os próprios valores.
- Usufruir de fantasias sexuais como fonte de prazer, sem, necessariamente, realizá-las.
- Buscar informações que contribuam para o esclarecimento e o desenvolvimento da própria sexualidade.
- Discriminar comportamentos sexuais enriquecedores e prejudiciais a si e aos outros.
- Reconhecer os próprios limites e desejos sexuais e respeitar os dos outros.
- Ser capaz de tomar decisões e ser reponsável por elas ao se envolver em relacionamentos sexuais.
- Ser capaz de conversar ou buscar ajuda entre os amigos, familiares, na escola, com uma pessoa de sua confiança ou com um profissional especializado, nas dúvidas ou dificuldades com a sexualidade.

Quanto à saúde sexual:

- Aprender a conhecer o próprio corpo e a cuidar dele.
- Valorizar a saúde do corpo como condição necessária para usufruir de prazer sexual.
- Escolher um método anticoncepcional que considere as características pessoais, para poder usá-lo de forma eficaz.
- Prevenir-se de abusos sexuais.
- Agir de modo consistente com os próprios valores ao lidar com uma gravidez indesejada.
- Buscar acompanhamento médico integral durante a gravidez.
- Evitar contrair ou transmitir doença sexualmente transmissível, inclusive o vírus da AIDS.
- Realizar regularmente procedimentos preventivos, tais como: papanicolau, autoexame dos seios e testículos.

Quanto a sociedade e cultura:

- Vencer tabus e preconceitos relacionados à sexualidade.
- Respeitar pessoas com valores sexuais e estilos de vida diferentes dos seus.
- Exercer a cidadania desenvolvendo um posicionamento claro nas questões sexuais.
- Avaliar o impacto das comunicações familiares, culturais, da mídia e da sociedade nos próprios pensamentos, sentimentos, valores e comportamentos relacionados à sexualidade.
- Defender o direito de todas as pessoas obterem informaçõs precisas a respeito da sexualidade.
- Evitar comportamentos discriminatórios e intolerantes.
- Rejeitar estereótipos a respeito da sexualidade.

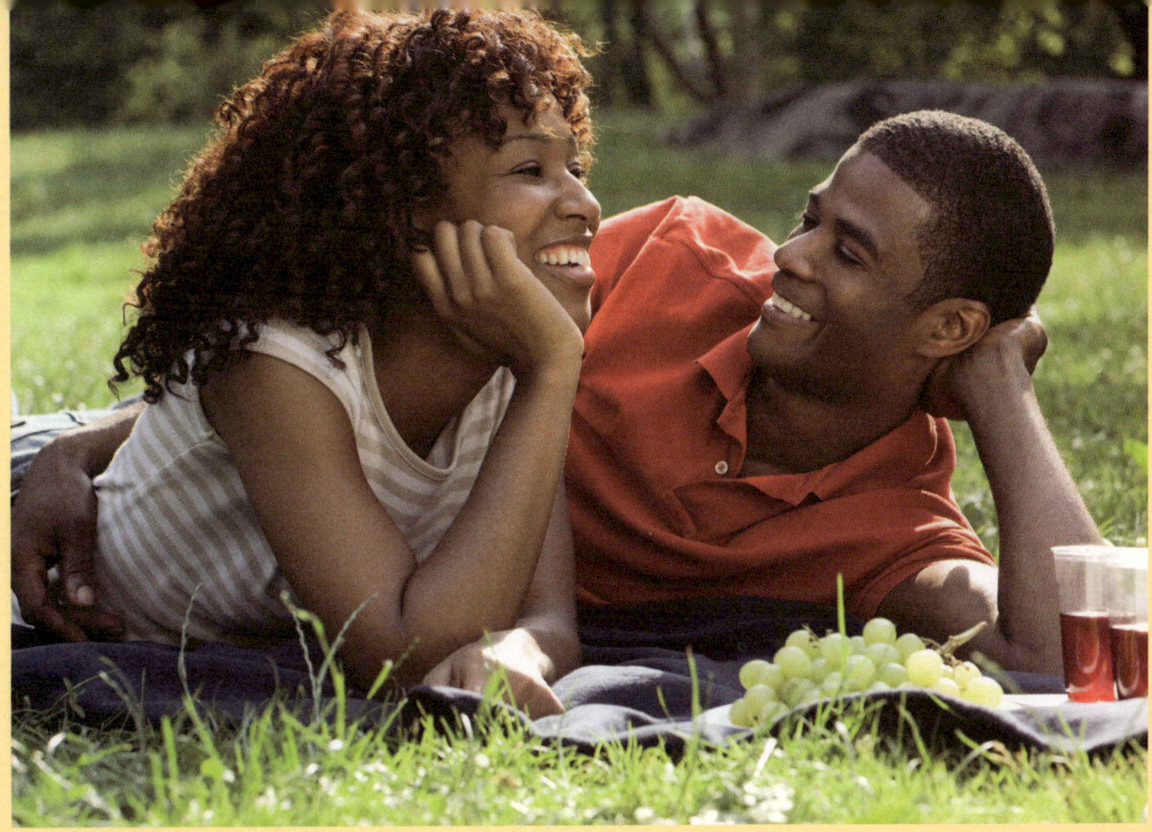

© Thinkstock/Stockbyte/Jupiterimages

TEXTO COMPLEMENTAR 1

Enigma suportável[2]

Fantasias inconscientes marcam a primeira relação sexual e delineiam formas particulares da configuração do desejo em garotos e garotas.

O primeiro encontro sexual se dá de maneira distinta para meninos e meninas. No caso deles, vem acompanhado de certo embaraço ante o desejo enigmático da parceira. No delas, sobressaem as fantasias relativas à preservação do objeto de amor.

Nas sociedades industrializadas ocidentais, a iniciação sexual dos rapazes certamente mudou, não acontecendo apenas em prostíbulos, para onde eram arrastados pelo pai ou por outro parente do sexo masculino aos primeiros sinais da puberdade a fim de obter sua "transformação" em homem. Hoje, a maioria dos adolescentes escolhe como, quando e com quem se iniciar; em geral, com alguém tão jovem quanto eles, que lhes desperte desejo e, eventualmente, amor.

---

[2] TAVARES, Eda E. Encontros e desencontros. In: *Mente e cérebro*: o olhar adolescente. v. 2. São Paulo: Duetto, 2007.

Se a possibilidade de escolha é capaz de aproximar o jovem da relação amorosa e da conjugalidade, também pode despertar preocupações mais intensas com o desempenho e embaraço diante do desejo da parceira, enigmático para ele. Enigma que lhe será colocado sempre, mas que aos poucos aprenderá não a decifrá-lo, mas a suportá-lo.

No caso das meninas, as mudanças foram ainda mais radicais. Não estando mais reservada ao companheiro de toda a vida, o marido, a adolescente pode escolher com liberdade entre os parceiros sexuais que deseja. Na hora da escolha, muitas optarão por aqueles que também são seus objetos de amor, romantismo tão característico da feminilidade. Em geral, quando decidem iniciar a vida sexual com parceiros com os quais não têm relação constituída, longe das redes afetivas, amorosas, os adultos que se inteiram das circunstâncias tendem a se preocupar.

Se a iniciação feminina sugere a ideia de cuidado e de respaldo afetivo é porque, do ponto de vista subjetivo, inconsciente, ela não é fácil para a jovem. Perder a virgindade pode equivaler à perda de um bem e, por mais consentido que seja, pode provocar ressentimentos e retaliações inconscientes.

Ora, a jovem que inicia a vida sexual com alguém sem vínculo afetivo, ao contrário do que em geral se pensa, raramente o faz como um ato leviano ou promíscuo: é como se, no inconsciente, ao manter o parceiro amoroso a distância, o poupasse da ira destinada àquele que lhe "roubou" a virgindade.

TEXTO COMPLEMENTAR 2

Transexual, transgênero, travesti[3]

O apagamento da noção de sexo em detrimento da noção de gênero tem levado muitas pessoas a equiparar a transexualidade à transgeneridade – mas temos aí expressões distintas que se tangenciam. Transgênero é o termo utilizado para fazer referência às pessoas que, apesar do sexo de nascimento, não se reconhecem na identidade de gênero correspondente (menina/feminino e menino/masculino); no polo oposto, cisgêneros são as pessoas que apresentam conformidade entre o sexo de nascimento e a identidade de gênero a ele associada.[4]

Já o transexual, dentre o variado leque de classificações que contempla as expressões de transgeneridade, é a única categoria que contém em sua descrição a exigência de intervenção corporal para adequar o sexo de origem à identidade de gênero: não basta o semblante, ou seja, não basta o *parecer* pertencer a um sexo, há uma requisição de *ser* de fato do outro sexo. De saída, deparamo-nos com um importante e comum impasse na nosologia, principalmente a psiquiátrica: a ideia de que toda e qualquer experiência física vivida pelo sujeito passa pela subjetivação, esteja ele acometido ou não por uma patologia,[5] introduz a dimensão simbólica e singular – a

---

[3] COUTINHO JORGE, Marco Antonio; TRAVASSOS, Natalia Pereira. *Transexualidade*: o corpo entre o sujeito e a ciência. Rio de Janeiro: Zahar, 2018. p. 59-60.

[4] Os prefixos *trans* e *cis* são oriundos do latim e indicam, respectivamente, "através de" e "próximo".

[5] A palavra "patologia" tem origem grega e pode ser entendida tanto como o estudo das doenças quanto como o estudo das paixões (*pathos*) ou do excesso. A psicopatologia é uma de suas derivações que, traduzida ao pé da letra, pode ser definida como a busca de sentido (*logia*) daquilo que causa espanto (*pathos*) à alma (*psico*).

linguagem – daquilo que é experimentado no corpo. A anatomia só pode ser destino porque está atravessada pela palavra. Dessa forma, o que encontramos no discurso dos sujeitos – sejam eles transexuais ou não – extrapola os limites da definição nosográfica e causa perplexidade quando tentamos compreendê-los referidos a alguma categoria, revelando que o que está definido pelos limites da ciência é caduco, impreciso, objetificante, opaco e jamais corresponde à singularidade da verdade subjetiva.

ATIVIDADES

1. Pergunte para as gerações mais velhas (pais, professores, tios) sobre virgindade, fidelidade no relacionamento, sexo eventual (e outros temas de interesse) e compare com as ideias de um grupo do qual você faz parte, por exemplo, o grupo da sala de aula.

2. Faça um levantamento sobre as doenças sexualmente transmissíveis e formas de prevenção.

3. Pesquisem em livros, revistas, jornais ou internet:

a) Campanhas governamentais e não governamentais contra o abuso sexual de crianças e adolescentes.

b) Um país onde o homoerotismo é considerado crime e outro onde há aceitação desse padrão de vida amorosa (casamento entre homossexuais, possibilidade garantida por lei de um casal homossexual adotar filhos). Procure argumentos na cultura local para compreender tais posições.

c) A diferença entre erotismo e pornografia.

PARA SABER MAIS

Bibliografia

BÁSICA

Sexualidade começa na infância. De Maria Cecília Pereira da Silva, o livro é para pais, educadores e profissionais da saúde. Aborda o desenvolvimento sexual infantil de zero a seis anos e alguns temas difíceis, como a sexualidade em crianças portadoras de deficiência, e discute a questão da orientação sexual na escola.

O livro *O gosto de ser mulher: sexo, gravidez, prazer e bem-estar em todas as idades* (2004), de Albertina Duarte, é um compêndio de informações sobre a saúde da mulher em todas as suas fases, da adolescência à maturidade, e um guia para consulta de dúvidas pontuais em linguagem acessível. É bastante útil para o trabalho sobre o tema sexualidade com diferentes idades.

Outro livro da ginecologista Albertina Duarte – em parceria com Isabel Fomm de V. Caetano – é *Para gostar de ser mulher* (2022), que trata de temas como orgasmo, tensão pré-menstrual, estupro, aborto e outros assuntos relativos à realidade corporal e existencial das mulheres. Os temas são tratados a partir de diferentes relatos (histórias) de mulheres. O livro é catalogado como romance.

AVANÇADA

Repressão sexual: essa nossa (des)conhecida (1998), de Marilena Chauí é uma discussão bastante aprofundada sobre a repressão sexual no século XX.

Os três ensaios sobre a teoria da sexualidade (2016), de Sigmund Freud, traz observações feitas a partir de seus pacientes e sobre a centralidade do sexo na vida humana.

História da sexualidade (2014), em três volumes, de Michel Foucault, é resultado de sua pesquisa histórica e reflexão sobre o papel do sexo e da sexualidade nos acontecimentos da vida social.

Transexualidade: o corpo entre o sujeito e a ciência (2018), de Marco Antonio Coutinho Jorge e Natália Pereira Travassos. Esse livro reflete sobre a transexualidade ressaltando os aspectos fundamentais da sexualidade humana – identificação sexual e escolha de objeto sexual; traz uma breve história da transexualidade no campo médico e psicanalítico e destaca a importância de não encerrar a transexualidade numa discussão entre normal e patológico.

Ensaio sobre as pedofilias (2021), de Norton Cezar Dal Follo da Rosa Jr. Há sofrimento na pedofilia? O autor trata – a partir de casos clínicos – desta e de outras indagações em um texto de leitura acessível.

Sexualidades e Violências – um olhar sobre a banalização da violência no campo da sexualidade (2019), de Ana Cristina Canosa *et al.* (Orgs.). Os autores de várias especialidades abordam as muitas expressões da "banalidade do mal" no campo da sexualidade – não só no âmbito da violência doméstica – e afirmam, já na introdução, a centralidade dos direitos humanos.

Outros recursos

FILMES

- *Uma linda mulher* (Estados Unidos. Direção de Garry Marshall. 1990. 119 min.).
  Esta comédia romântica foi amplamente bem-sucedida comercialmente e se tornou uma das maiores bilheterias de 1990. É a história de uma garota de programa que conhece um rapaz milionário que se apaixona por ela.
- *Tudo o que você sempre quis saber sobre sexo mas tinha medo de perguntar* (Estados Unidos. Direção de Woody Allen. 1972. 87 min.).
  O filme é uma sátira inteligente e sofisticada sobre as questões complicadas da sexualidade, com base no livro sobre sexo de David Reuben.
- *Juno* (Canadá/Hungria. Direção de Jason Reitman. 2007. 96 min.).
  Uma adolescente decide ter o bebê que espera e resolve dá-lo a um casal que tenha condições de criá-lo. O filme mostra cenas incomuns e delicadas que Juno deve superar.
- *Os sonhadores* (Estados Unidos/França/Itália. Direção de Bernardo Bertolucci. 2003. 130 min.).
  Após se mudar para Paris, um jovem inicia um intenso relacionamento com dois irmãos gêmeos, Isabelle e Theo. A trama se desenvolve durante a Revolução Estudantil da década de 1960, em Paris.
- *Azul é a cor mais quente* (França. Direção Abdellatif Kechiche: 2013. 177 min.).
  A vida de Adele é alterada quando ela conhece Emma, uma jovem que lhe permitirá conhecer o desejo e afirmar-se como mulher.
- *Hoje eu quero voltar sozinho* (Brasil. Direção Daniel Ribeiro. 2014. 96 min.).
  Leonardo, um adolescente cego, tenta lidar com a mãe superprotetora ao mesmo tempo em que busca sua independência. Quando Gabriel chega na cidade, novos sentimentos começam a surgir em Leonardo, fazendo com que ele descubra mais sobre si mesmo e sua sexualidade.

Além de filmes, músicas como o *funk*, com conteúdo sexual considerado polêmico, merecem ser objeto de debate. Há, também, vídeos de campanhas publicitárias de prevenção de doenças sexualmente transmissíveis que podem ser excelente material de debate.

CAPÍTULO 15

Fam

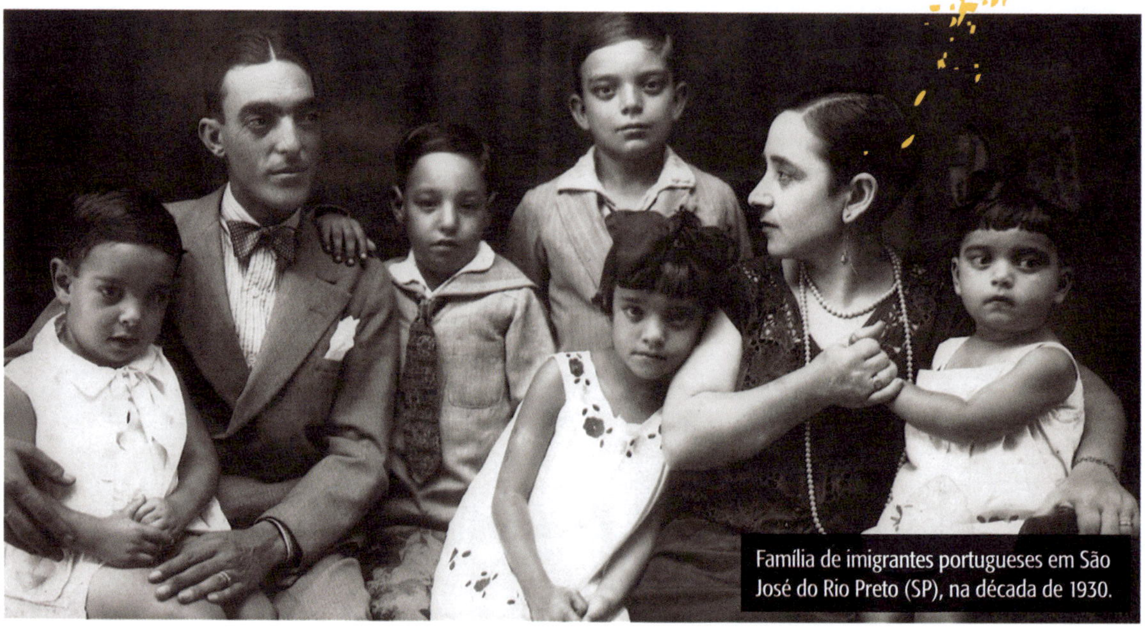

© Acervo Memorial do Imigrante

Família de imigrantes portugueses em São José do Rio Preto (SP), na década de 1930.

lia

O QUE ESTÁ ACONTECENDO COM ELA?

A família é uma instituição social que tem passado por mudanças aceleradas em sua estrutura, organização e funções de seus membros, a partir da segunda metade do século XX. Ao modelo tradicional de família, somam-se muitos outros e não é possível afirmar se são melhores ou piores; são diferentes. Como será a família do futuro? O que chamamos de família?

Pode parecer estranho colocar como objeto de discussão, problematizar o conceito de algo que fez ou faz parte da vida de todo sujeito. Mas, na verdade, o conceito de família não é único e, em uma mesma sociedade, convivem opiniões diferentes sobre o tema. Em nossa sociedade brasileira, nos últimos tempos temos assistido a uma discussão sobre o que é família, com vistas a um consenso que possa permitir legislações inequívocas sobre herança ou sobre casamento, por exemplo.

Em 2013, foi apresentado na Câmara dos Deputados o Projeto de Lei n. 6.583/13, que define família como a união entre um homem e uma mulher, por meio de casamento ou união estável ou ainda formada por qualquer um dos pais junto com os filhos. Ficaram de fora, no entendimento do deputado, autor do projeto, as uniões entre pessoas do mesmo sexo. Uma enquete que ficou meses no ar foi acessada por mais de 1 milhão de pessoas, oferecendo resultados que mostravam que o país se dividia no entendimento da

Atualmente, existem muitas formas de estrutura familiar: a de pais separados, a chefiada por mulher, a nuclear, a extensa, a homossexual e muitas outras.

questão. O que é família? Será que sempre existiu apenas um conceito de família? O que está acontecendo com ela?

Atualmente, é impossível não enxergar – vários estudos antropológicos e mesmo reportagens em revistas, jornais e TV mostram – que existem muitas formas de estrutura familiar: a família de pais separados que realizam novas uniões das quais resulta uma convivência entre os filhos dos casamentos anteriores de ambos e os novos filhos do casal; a família chefiada por mulher (em todas as classes sociais); a família nuclear; a extensa; a homossexual; enfim, observa-se uma infinidade de tipos e modos de organização que a cultura e os novos padrões de relações humanas vão produzindo. Isso sem considerarmos culturas bastante diferentes da nossa, como as de grupos indígenas, por exemplo.

Para entendermos as mudanças na concepção de família, a função social dessa instituição (a família é uma instituição social) e a produção de subjetividade que ocorre em seu interior, é necessário (como sempre!) recorrer à história.

OLHAR PELA HISTÓRIA...

A família monogâmica é um ponto de partida histórico – sempre precisamos partir de um ponto! –, embora devamos considerá-la como produto de muitas e diversificadas formas anteriores de o homem organizar-se para dar conta da sua reprodução e da sobrevivência da espécie (desde o estado selvagem até a barbárie). Pesquisas realizadas pelo antropólogo americano L. H. Morgan (1818-1881) demonstraram que, desde a origem da humanidade, houve, sucessivamente:

- a **família consanguínea:** intercasamento de irmãos e irmãs carnais e colaterais no interior de um grupo;
- a **família punaluana:** o grupo de homens era conjuntamente casado com o grupo de mulheres: havia o casamento de várias irmãs, carnais e colaterais, com os maridos de cada uma das outras; e, os irmãos também se casavam com as esposas de cada um dos irmãos.
- a **família sindiásmica** (ou de casal): casamento sem obrigação de morar juntos; existia enquanto os cônjuges desejassem;
- a **família patriarcal:** o casamento de um só homem com diversas mulheres;
- e, finalmente, a **família monogâmica**, que se funda sobre o casamento de duas pessoas, com obrigação de coabitação exclusiva e a fidelidade, o controle do homem sobre a esposa e os filhos, a garantia de descendência por consanguinidade e, portanto, a garantia do direito de herança aos filhos legítimos, o que significa a garantia da propriedade privada. A ideia de propriedade – criar, possuir e regular por meio de direitos legais sua transmissão hereditária – introduz essa forma de organização familiar: é necessário ter certeza sobre a paternidade dos filhos e de que o patrimônio não sairá da família.

Vamos percebendo, então, que a família, como a conhecemos hoje, não é uma organização natural nem uma determinação divina. A organização familiar transforma-se no decorrer da história do ser humano. A família está inserida na base material da sociedade ou, dito de outro modo, as condições históricas e as mudanças sociais determinam a forma como a família se organizará para cumprir sua função social, ou seja, garantir a manutenção da propriedade e do *status quo*

A família, como a conhecemos hoje, não é uma organização natural nem uma determinação divina.

A família é responsável pela sobrevivência física e psíquica das crianças, constituindo-se o primeiro grupo de mediação do indivíduo com a sociedade.

da classe dos proprietários e a reprodução da força de trabalho – a procriação e a educação do futuro trabalhador – da classe dos trabalhadores.

Por assumir papel fundamental na sociedade – é chamada de célula *mater* –, a família é forte transmissora de valores **ideológicos**. A função social atribuída a ela é transmitir os valores que constituem a cultura e as ideias dominantes em determinado momento histórico, isto é, educar as novas gerações segundo padrões dominantes e hegemônicos de valores e de condutas. Nesse sentido, revela-se o caráter conservador e de manutenção social que lhe é atribuído.

Não podemos nos esquecer de que a família – reconhecida como lugar de procriação – é responsável pela sobrevivência física e psíquica das crianças, constituindo-se o primeiro grupo de mediação do indivíduo – daquele bebê, que está ali no berço – com a sociedade. É na família que ocorrem os primeiros aprendizados dos hábitos e costumes da cultura. Exemplo: o aprendizado da língua, marca da identidade cultural e ferramenta imprescindível para que a criança se aproprie do mundo à sua volta. É na família que se concretiza, em primeira instância, o exercício dos direitos da criança e do adolescente: o direito aos cuidados indispensáveis para seu crescimento e desenvolvimento físico, psíquico e social. E, também, o aprendizado de suas primeiras obrigações.

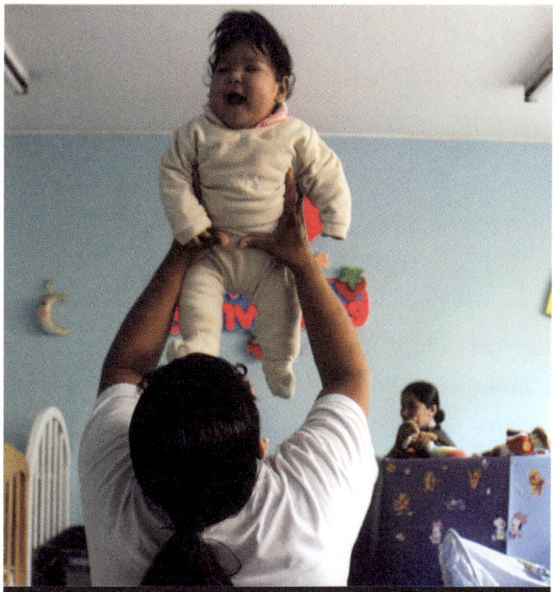

As funções da família são repartidas com outras agências socializadoras, como as instituições educacionais.

A família, do ponto de vista do indivíduo e da cultura, é um grupo tão importante que, na sua ausência, dizemos que a criança ou o adolescente precisa de uma "família substituta" ou de uma "família acolhedora" ou deve ser abrigado em uma instituição que cumpra as funções materna e paterna, isto é, as funções de cuidado e de transmissão de valores e normas culturais – condição para sua posterior participação na coletividade.

Portanto, inexistindo a família de origem – consanguínea, biológica –, outros responsáveis ou grupos/instituições deverão dar conta de sua função.

SAIBA QUE...

Ideologia é o sistema de representações e crenças que encobrem a realidade, falseando-a e não permitindo que percebamos e questionemos as contradições de nossa sociedade. Um exemplo de falseamento da realidade: responsabilizar crianças por não irem à escola, justificando que não o fazem porque não gostam, são desinteressadas ou porque os pais não se preocupam em dar-lhes educação. Afirmar que alguém vence na vida somente pelo seu próprio esforço é um exemplo de valor ideológico.

A REVOLUÇÃO SOCIAL DO PAPEL DA MULHER

Na segunda metade do século XX, o mundo viveu duas grandes revoluções sociais: a revolução da juventude e a revolução do papel da mulher.

A conquista do direito ao voto e dos direitos civis após a Primeira Guerra Mundial, a entrada massiva das mulheres no mercado de trabalho e a expansão da educação superior criaram as condições para, a partir da década de 1960, surgir o reflorescimento do feminismo. Um indicador dessa consciência de gênero é a revolta contra doutrinas impopulares da Igreja, como a proibição do divórcio. Na década de 1990, pesquisas no mundo todo vão demonstrando diferenças importantes de opiniões entre os gêneros, afirmando a autonomia da mulher.

Um aspecto relevante dessa mudança é a alteração do desempenho do papel feminino, tanto no mundo público (ocupação de cargos políticos em vários países, entrada no mercado de trabalho em profissões exclusivamente masculinas e nas intelectuais) como no privado (a participação no orçamento famíliar). Vê-se que as mulheres passam a ter projetos pessoais e profissionais autônomos e, em muitos casos, uma dupla jornada de trabalho, porque os encargos domésticos continuam sob sua responsabilidade. Um fenômeno observável é a família chefiada por mulheres. Em 18 anos, o total de famílias chefiadas por mulheres cresceu 75% – de 9.555.110 em 1995 para 26.333.750 em 2013 – em todas as regiões do país. Os dados elaborados pelo Instituto de Pesquisa Econômica Aplicada (Ipea) mostram ainda que mesmo famílias em que estão presentes os maridos, muitas delas têm a mulher como a pessoa de referência.

> A entrada massiva das mulheres no mercado de trabalho e a expansão da educação superior criam condições para o reflorescimento do feminismo.

A essa revolução social corresponde uma revolução cultural, de costumes, de padrões de conduta que se revelam em uma moral sexual menos repressiva, na pouca estabilidade do casamento, na sexualidade desligada da procriação; e, portanto, ocorrem mudanças na estrutura e na organização da família tradicional e nas atividades domésticas.

As famílias redefinem as funções parentais (pai e mãe) do cuidar e do educar dos filhos e, cada vez mais, dividem essa função com outras agências sociais – educacionais (a escola), recreativas, culturais – e com técnicos, particularmente, os especialistas em saúde mental.

O papel de cada um dos membros se altera com novas atribuições, como, por exemplo, a redistribuição dos serviços domésticos entre todos e uma autonomia maior de cada um dos integrantes. Um dos valores da educação nessa nova família é a autonomia cada vez mais precoce dos adolescentes e das crianças, o que vai produzindo novas subjetividades e pessoas com outros padrões de conduta.

Então, nesse início de século XXI, há uma discussão intensa sobre a responsabilização da família e de outras instituições, como a escola, na formação das novas e futuras gerações – as crianças e os adolescentes. Por isso, é frequente nas polêmicas sobre os determinantes de alguma conduta transgressora do adolescente a tentativa de acusar a família de omissão ou descuido e, ao mesmo tempo, de considerar a influência e responsabilidade de outras instituições.

Essa polêmica revela que além da família outras agências sociais partilham, neste momento, mais diretamente a responsabilidade social pela formação das novas gerações: escola, agências culturais, mídia eletrônica – a TV, a internet.

No caso das crianças e dos adolescentes das famílias de baixa renda, é cada vez mais intensa a demanda pela função substitutiva e protetora do estado por meio de seus serviços e programas (núcleos de proteção, serviços de atenção especial) com o objetivo de garantir os direitos à infância e à juventude.

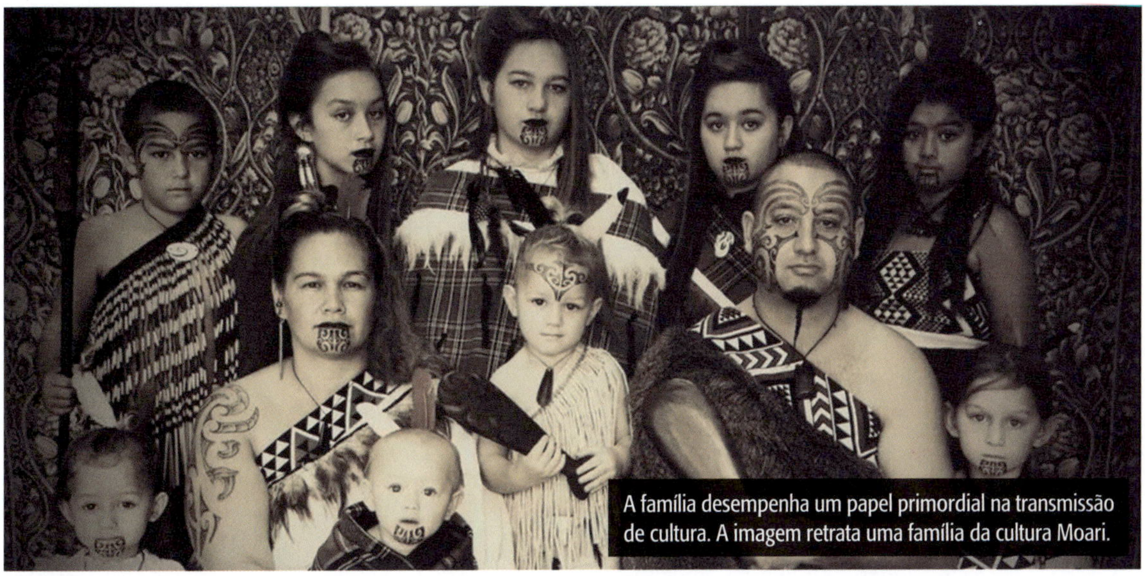

A família desempenha um papel primordial na transmissão de cultura. A imagem retrata uma família da cultura Moari.

Para retomar o tema central do capítulo, lembremos da citação do psicanalista francês Jacques Lacan, em *Os complexos familiares*:

> Entre todos os grupos humanos, a família desempenha um papel primordial na transmissão de cultura. Se as tradições espirituais, a manutenção dos ritos e dos costumes, a conservação das técnicas e do patrimônio são com ela disputados por outros grupos sociais, a família prevalece na primeira educação, na repressão dos instintos, na aquisição da língua acertadamente chamada materna. Com isso, ela preside os processos fundamentais do desenvolvimento psíquico.[1]

Esta síntese de uma concepção de família precisa ser problematizada. Por que Lacan afirma que a família preside os processos fundamentais do desenvolvimento psíquico da criança? Se considerarmos os três pontos levantados pelo autor – a primeira educação, a repressão do desejo e a aquisição da linguagem –, teremos pistas de respostas e poderemos agregar outros elementos que permitam problematizar sua afirmação.

A PRIMEIRA EDUCAÇÃO

Mesmo antes do nascimento do filho, vemos a preocupação dos pais com a cor de sua roupa. E já podemos perguntar: por que azul e não rosa para o menino? Outra preocupação refere-se à escolha do nome: o do santo de devoção, o daquele avô tão querido ou do artista de sucesso? Ou, um nome que seja facilmente identificado em várias línguas, regiões do mundo, nesses tempos de globalização? Foi dessa forma que a jovem mãe justificou a escolha do nome *Lucas* para o filho.

Antes de nascer, a criança vai ocupando um lugar na família, no cenário social, e o que a espera são os hábitos da cultura metabolizados e apropriados pela família, já revelados no modo diferente de esperar a chegada do menino e da menina. Isso porque às diferenças biológicas são atribuídas representações sociais, expectativas de conduta para cada gênero, embora as diferenças sejam cada vez menos evidentes.

Por exemplo, é possível desejar para a menina que acabou de nascer que ela possa um dia dar

Os pais são os primeiros modelos de como é ser homem e ser mulher.

---

[1] LACAN, Jacques. *Os complexos familiares*. Rio de Janeiro: Jorge Zahar, 2002. p. 13.

A família reproduz a cultura que a criança internalizará.

continuidade aos negócios da família ou à profissão do pai, e para o menino que ele seja bonito e venha a ser modelo profissional. Mas ainda é estranho, a qualquer um de nós, imaginar uma luva de boxe como enfeite do quarto de maternidade em que se encontre uma menina, ou uma bonequinha pendurada na porta do quarto de um menino.

É com essa naturalidade que se processa a primeira educação. Tudo parece óbvio. O exemplo mais claro é o da educação em função da diferença anatômica dos sexos. As crianças encontram nos pais os modelos de como os adultos se comportam – como atendem ao telefone e às visitas; como se portam à mesa, resolvem conflitos e lidam com a dor; o que pensam sobre os acontecimentos do mundo etc. Os pais são os primeiros modelos de como é ser homem e ser mulher: padrões de conduta que, em nossa cultura, são marcadamente diferentes.

Essa situação se coloca de modo bastante diferente nas famílias chefiadas por mulheres e sem uma figura masculina, porque a criança vai procurar, em referências externas à família, a figura que servirá como modelo desse papel social. E nas famílias homossexuais esse aspecto se coloca de modo mais complexo e cada adulto, criança ou adolescente dessa constelação familiar vai construindo uma solução nas suas redes de relações sociais.

Assim, a família reproduz, em seu interior, a cultura que a criança internalizará. É importante considerar aqui o poder que a família e os adultos responsáveis têm no controle da conduta da criança, pois ela depende deles para sua sobrevivência física e psíquica. Basta lembrar que uma criança de oito meses depende de alguém para obter alimentos e que uma criança de três anos depende de alguém para levá-la ao médico. A criança necessita, também, das ligações afetivas estabelecidas com seus cuidadores e as quais ela não quer (e nem pode!) perder. O medo de perder o amor (e os cuidados) desses adultos que lhe são tão importantes é um poderoso controlador de sua conduta e ela, pela "vigésima" vez, recita para o vizinho aquele poema que tanto a aborrece, mas faz a alegria do pai no exercício de exibição dos dotes de sua criança.

A importância da primeira educação é tão grande na formação da pessoa que podemos compará-la ao alicerce da construção de uma casa. Depois, ao longo da sua vida, virão novas experiências que continuarão a construir a casa/o indivíduo, relativizando o poder da família.

A REPRESSÃO DO DESEJO

Ao nascer, a criança encontra-se em uma fase de indiferenciação com o mundo – não existe mundo externo (o outro) nem interno (o eu). O mundo, nesse momento da vida, significa a mãe. Essa é a díade fundamental que cada pessoa vivencia ao nascer. A marca dessa relação é a **fusão**, isto é, não existe, para quem acabou de nascer, o eu e o outro (o mundo). Essa diferenciação vai se estabelecendo paulatinamente, e uma experiência importante desse desenvolvimento é o tempo (cronológico) que a criança espera para a satisfação de suas necessidades. Ela começa a registrar que há um desconforto – a fome, por exemplo – e que esse estado não é automaticamente superado; a criança precisa esperar que algo aconteça: o seio ou a mamadeira deve chegar... e, para isso, depende de alguém – a mãe ou sua substituta nessa função.

A diferenciação do ego – magistralmente descrita por Freud em *A Psicologia de massa e a análise do ego*[2] – é um processo em que, ao princípio do prazer (que rege o funcionamento psíquico), interpola-se o princípio da realidade, isto é, surgem os limites impostos pela realidade. Assim, a satisfação, para ser obtida, deve ser postergada (esperar) e, às vezes, substituída por outro objeto de satisfação (em vez do bico do seio, uma chupeta) ou (com frequência)

[2] FREUD, Sigmund. *A psicologia de massa e a análise do eu.* São Paulo: Companhia das Letras, 2011.

O treino para a autonomia é, com frequência, confundido com a afirmação da vontade da criança.

ocorrem as primeiras vivências de frustração, de não satisfação. A frustração marca a experiência humana desde o nascimento e é algo constitutivo da humanidade de todos nós.

Ao lado desse aspecto intrínseco à constituição psíquica, existe outro que vai construindo a subjetividade da criança e é base da vida psíquica: a **interdição** – lei social que se ancora na subjetividade ao marcar a repressão do desejo, seja dos impulsos agressivos, seja dos impulsos eróticos. Em nossa cultura, o tabu do incesto é um exemplo clássico dessa marca da repressão. O filho não pode ter relações sexuais com a mãe, nem a filha com o pai, embora mãe e pai sejam seus primeiros objetos de amor erótico (segundo a Psicanálise, é claro!). Esse desejo é inconsciente e a repressão coloca sua marca nesse inconsciente; ("é como se nada houvesse existido"). No jogo da vida familiar, a criança vai incorporando outras proibições relativas à obtenção do prazer e à expressão de seus sentimentos hostis. "Tira a mão daí, é feio!" é uma frase que muitas crianças ouvem quando estão se masturbando; ou esta outra: "Não pode bater no amiguinho, tem de conversar".

Ao mesmo tempo, observa-se hoje, em muitas famílias, a dificuldade de estabelecer limites e regras claras para as crianças e adolescentes. A educação para a autonomia tem, também, esse efeito de confundir os próprios adultos em sua função de autoridade na relação com as novas gerações. O treino para a autonomia é, com frequência, confundido com a afirmação da vontade da criança: o que ela quer comer, o que ela quer vestir, a hora que quer dormir etc., e é comum ouvir "aquela criança é uma pequena ditadora". E, mais tarde, como será o encontro, a convivência de indivíduos com experiências tão precoces de afirmação de sua vontade? E, ainda, com tão poucas experiências de frustração?

A AQUISIÇÃO DA LINGUAGEM

A linguagem é a condição básica para que a criança "entre" no mundo, aproprie-se dele – a nomeação e o significado das coisas, dos objetos, das situações – e nele interfira. Isso é o que realiza a dimensão humana e social de cada pessoa. A linguagem é uma ferramenta necessária e imprescindível para a troca e comunicação com o mundo e, também, para a relação consigo mesmo. Por meio da linguagem, a criança aprende a nomear seus afetos e desejos, troca-os com o outro e os compreende, dando sentido ao que ocorre dentro de si e no outro.

Na fase anterior à aquisição da linguagem, os impulsos estão livres e o inconsciente prepondera. É no contato com a realidade – que se dá, principalmente, por meio da linguagem e pela compreensão dos mecanismos que a regulam – que a criança vai discriminando o seu desejo e o que é permitido satisfazer ou não. A linguagem é o instrumento privilegiado que possibilita a compreensão dessa realidade. A família, como primeiro grupo de pertencimento do indivíduo, é, por excelência, em nossa sociedade, o espaço em que esse aprendizado ocorre, embora possa ocorrer também em qualquer grupo humano que substitua a função da família do qual a criança participe em seus primeiros anos de vida.

O APRENDIZADO DA CONVIVÊNCIA

1. Pedro volta e meia briga feio com Francisco. Até já chegou a dar uns tapas nele. Hoje, Pedro brigou na escola com Tiago, que fazia gozações com Francisco em uma rodinha de amigos.

Qual a relação de parentesco entre Pedro e Francisco?

Não há dúvida... são irmãos. Uma relação de amor, rivalidade, cuidado, hostilidade. Uma relação

No processo de convivência familiar, o fundamento das relações está no vínculo.

Os pais exibem o filho, ou aspectos dele, como se fossem seus; ou projetam no filho a possibilidade de que ele realize sonhos pessoais que eles próprios não conseguiram realizar.

humana rica, cheia de ambivalência, multifacetada; com desvantagens - dividir o amor dos pais, a atenção deles, o quarto, as roupas - e muitas vantagens - a possibilidade de companheirismo, de solidariedade, de cumplicidade e, principalmente, (a vantagem invisível) de vivenciar, no cotidiano, a aprendizagem das relações sociais com iguais, algo extremamente facilitador como treino de participação social nos mais diferentes grupos humanos.

Esse vínculo significativo e a característica da ambivalência - a existência do amor e do ódio - denunciam o que é próprio de todo o vínculo em que existe proximidade, intimidade: a possibilidade de expressar o amor e, também, a raiva. Em suma, a garantia de que não perderá o amor e de que esse sentimento prevalecerá sobre a raiva permite a expressão da hostilidade.

Essas expressões de raiva e amor são reguladas pelos pais. Há um limite para as brigas, ofensas e agressões físicas. Nesse limite, constatamos como essa relação é um modelo de conduta de cada indivíduo em outras relações entre iguais ao longo da vida.

Nesse processo de convivência familiar, o fundamento das relações está no **vínculo**.

2. O vínculo, em seus aspectos biológico (o cordão umbilical), social (o grupo familiar e suas responsabilidades, inclusive legais) e afetivo (o acolhimento) é condição para o crescimento e o desenvolvimento global da criança. Não há possibilidade de sobrevivência física e psíquica no desamor. As doenças mentais, e mesmo as físicas, em crianças pequenas, denunciam a fragilidade de vínculos familiares, a dificuldade dos adultos em criar um ambiente estável e seguro - isto é, amoroso -, a negligência, os maus-tratos. Abordar a importância desse elo, o vínculo, é dizer que sempre existe ou deve existir outro significativo que lhe assegure as condições de vida, de crescimento e desenvolvimento (senão a criança adoece, morre). Nessa perspectiva, é necessário dizer que o vínculo tem mão dupla para ser significativo, ou seja, a criança também é importante para os pais, muda suas vidas, ocupa-os. Aliás, por serem as crianças e os adolescentes importantes para os pais é que os pais se tornam importantes para eles.

Dois exemplos de situações bastante delicadas que demonstram essa ligação dos pais com seus filhos: no primeiro, os pais exibem o filho, ou aspectos dele, como se fossem seus; no segundo, projetam no filho a possibilidade de eles realizarem sonhos pessoais que não conseguiram realizar em suas própria vida.

A LEGISLAÇÃO SOBRE A FAMÍLIA

O direito de ter uma família e a sua importância para a criança estão colocados no princípio 6º da Declaração dos Direitos da Criança (20/11/1959), da qual o Brasil é signatário. **Princípio 6º**:

> Para o desenvolvimento completo e harmonioso de sua personalidade, a criança precisa de amor e compreensão. Criar-se-á, sempre que possível, aos cuidados e sob a responsabilidade dos pais e, em qualquer hipótese, num ambiente de afeto e de segurança moral e material; salvo circunstâncias excepcionais, a criança de tenra idade não será apartada da mãe. À sociedade e às autoridades públicas caberá a obrigação de propiciar cuidados especiais às crianças sem família e àquelas que carecem de meios adequados de subsistência. É desejável a prestação de ajuda oficial e de outra natureza em prol da manutenção dos filhos de famílias numerosas.

No Brasil, o Estatuto da Criança e do Adolescente (ECA) - Lei n. 8.069, de 13/7/1990, que assegura os direitos da criança e do adolescente, apresenta no Capítulo 3, "Do Direito à Convivência Familiar e Comunitária", artigo 19: "Toda criança ou adolescente tem direito a ser criado e educado no seio de sua família e, excepcionalmente, em família substituta, assegurada a convivência familiar e comunitária, em ambiente livre da presença de pessoas dependentes de substâncias entorpecentes".

Essa lei de proteção dos direitos da criança e do adolescente é considerada uma das mais avançadas do mundo. Sua importância reside em vários aspectos. No que concerne ao tema deste capítulo – *família* –, a lei garante, por exemplo, a igualdade de direitos aos filhos próprios da relação do casamento e aos filhos adotivos (isto é, proíbe qualquer discriminação). Além disso, afirma que o "pátrio poder será exercido, em igualdade de condições, pelo pai e pela mãe (...)".

O modelo de família **pai-mãe-prole** torna-se um entre vários modelos possíveis.

A novidade aí é a inclusão da mãe. E, atualmente, a lei não se refere ao pátrio poder (poder do pai), mas ao poder familiar.

Portanto, essa lei acaba incorporando, na ordem jurídica, as mudanças culturais e históricas que vão se processando na sociedade e repercutem na família. Portanto, a família monogâmica apresenta-se diferente do que era anos atrás. E, mais, coexiste com outros modos de organização familiar em que, como foi sinalizado no parágrafo anterior, a mãe pode ser considerada chefe da família.

© Thinkstock/Mr_Khan

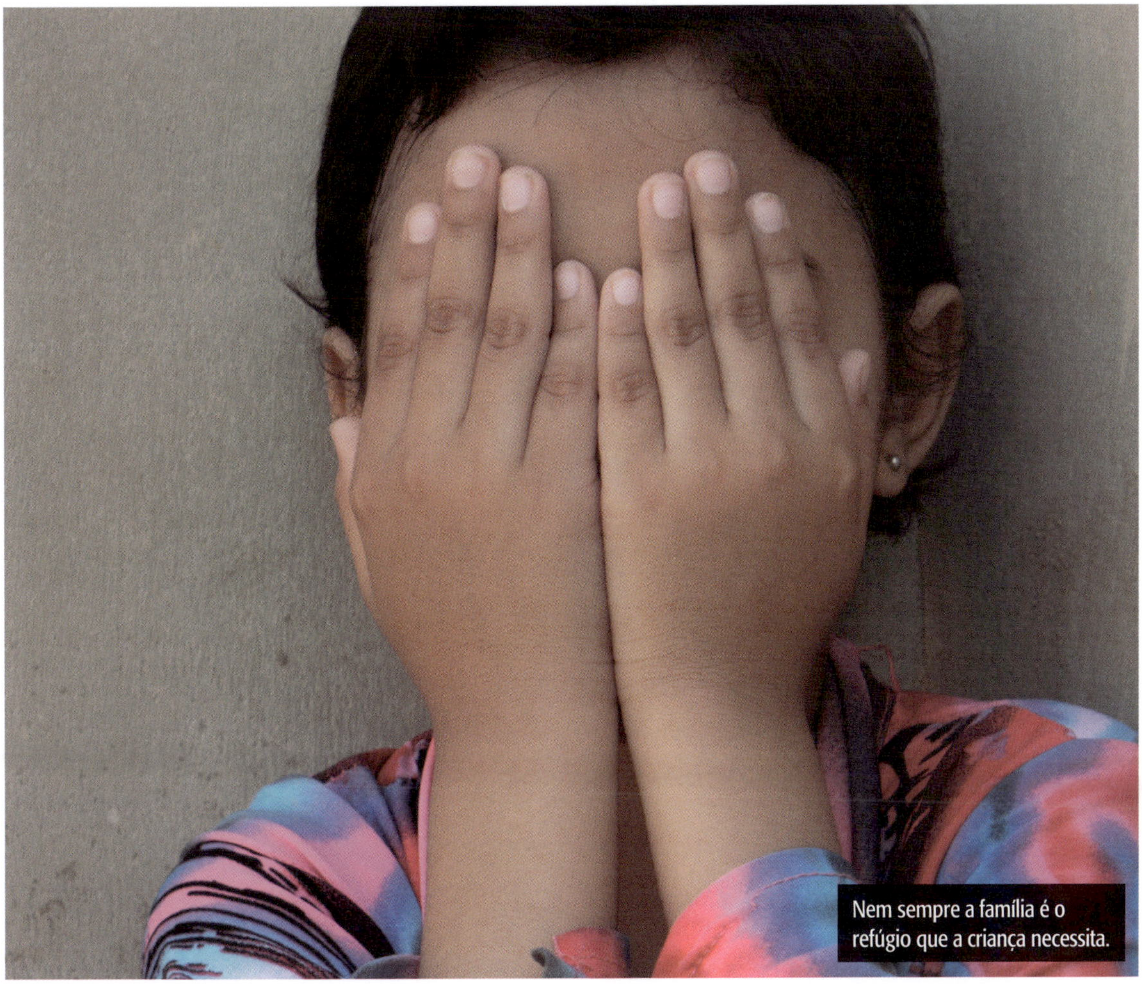

Nem sempre a família é o refúgio que a criança necessita.

Assim, o modelo de família **pai-mãe-prole** torna-se um entre vários modelos possíveis de estrutura e organização desse grupo humano. Um exemplo cada vez mais comum e revelador dessa mudança é a adoção legal de crianças por casais homossexuais e a presença dessa "nova" família, de todas as classes sociais, na mídia.

A MITIFICAÇÃO DA FAMÍLIA

A família como instituição ou grupo social está inscrita na base material e cultural da sociedade; portanto, muitos fenômenos da cultura se produzem e reproduzem ali, como os conflitos entre gêneros e entre gerações. Aliás, com frequência, é nela que vemos (e vivemos!) de modo mais óbvio esses conflitos que podem ter diferentes nuances: como as polêmicas, as preferências, as regras do grupo, os hábitos – que fazem parte de toda convivência humana e não a colocam em risco porque prevalece o vínculo amoroso sobre a hostilidade.

No entanto, há também a situação dramática caracterizada como violência doméstica, ou violência intrafamiliar, que se manifesta na violência física, sexual, psicológica e na negligência. Esta constatação considera que a família na qual são atribuídas as funções de apoio, proteção e cuidados não pode ser mitificada em suas funções porque, infelizmente, em muitos casos, é ali que a criança e o adolescente vivem suas primeiras experiências de violência; ou, a violência ocorre entre os adultos e, segundo todos os dados existentes, é expressivamente maior contra a mulher. Existem famílias abusivas!

Uma característica relevante da violência doméstica, ou intrafamiliar, é o segredo sobre a situação que pode ser eventual ou duradoura. E falamos em família abusiva porque pode envolver, além dos personagens (agressor(a) e vítima), todos os membros da família. As pesquisas na área afirmam, de modo conclusivo, que esse é um fenômeno transgeracional; e se não há o tratamento da vítima, há muitos prejuízos no curto, médio e longo prazos e uma tendência significativa que a vítima se transforme em agressor. Esse fenômeno exige cada vez mais a atenção de toda a sociedade e, em particular, dos psicólogos, considerando o sofrimento físico e psíquico que acarreta nas vítimas.

O Estatuto da Criança e do Adolescente busca legislar sobre essa situação no sentido de garantir proteção a essa etapa da vida e a Lei Maria da Penha tem se mostrado um importante instrumento de proteção e denúncia das violências contra as mulheres que ocorrem, também, na intimidade do grupo familiar.

Outro aspecto que revela os conflitos no interior da família e leva à judicialização, ou seja, a interferência da justiça nas relações desse grupo, é a alienação parental. Isso ocorre quando os pais se separam, há uma disputa pela guarda dos filhos e um deles mancha a imagem do outro, levando a criança/o adolescente a construir uma imagem negativa do outro genitor e um afastamento do mesmo. Isso ocorre, principalmente, por parte do genitor que tem a guarda dos filhos e/ou por parte de outras pessoas da família desse genitor.

Cabe considerar que ainda prevalece a mentalidade que o pai é o provedor e a mãe é a "criadora"; portanto, há uma tendência de conceder a guarda do filho para a mãe, que acaba sendo, na maioria dos casos, a alienadora. Os encaminhamentos nesses casos são: a advertência ao alienador por parte do poder judiciário, a exigência de tratamento psicológico com a obrigação de apresentar periodicamente a comprovação do tratamento para o poder judiciário e, nos casos extremos, o alienador pode perder o poder familiar (o poder compartilhado entre ambos os genitores em substituição ao antigo pátrio poder).

Cabe esclarecer que, quando da separação dos pais com disputa pela guarda na Vara da Família, para resolver o impasse, o juiz determina a avaliação psicológica do pai, da mãe e da criança para definir a situação. E, em todas essas situações difíceis da vida familiar, há contribuição do psicólogo por meio de suas práticas diagnósticas, psicoterapêuticas, de orientação, aconselhamento e/ou encaminhamentos de acordo com o código de ética da profissão e a legislação da área.

E A FAMÍLIA DO FUTURO?

Eric Hobsbawm encerra seu livro sobre o século XX[3] afirmando que não temos o mapa do futuro. Ou seja, não sabemos "para onde caminha a humanidade". Ele se refere ao século XXI. E, nessas mudanças fantásticas e enigmáticas que estão ocorrendo e estão por vir, sem dúvida a instituição família ocupa papel de destaque.

Os novos métodos de reprodução, os bancos genéticos, a possibilidade de gerar um ser humano sem contato sexual, sem conhecer o outro membro da parelha, a distribuição de responsabilidade sobre as novas gerações, a tecnologia que faz a mediação das relações, substituindo o contato face a face (o celular, a internet que permite o monitoramento a distância) e mais todos os outros recursos que inventamos a cada dia e são assimilados por este grupo social e nos leva a reflexões profundas.

Vale ressaltar, a constatação de Jurandir Freire Costa: "a família já não é o refúgio de um mundo sem compaixão". Será essa afirmação uma mitificação da família acolhedora, do lugar de segurança que todos almejamos? Ou será uma constatação de que no mundo atual "cada um é um" e precisamos nos virar com novos outros grupos de pertencimento?

TEXTO COMPLEMENTAR 1

Adoção fechada – a maternidade estigmatizada[4]

Há bem pouco tempo as adoções têm como base o bem-estar da criança, dar a ela uma família. Anteriormente, era visado o interesse do adulto sem filhos, ou de famílias sem servos, se quisermos remontar a um passado ainda mais distante.

Remanescentes da história ainda vivem. O segredo em relação às realidades da adoção é, como já vimos, máxima que impera entre nós, segredo que por sua vez oculta e revela o estigma em relação à adoção e que não só é protegido, mas chega a ser forçado pelas políticas e métodos legais vigentes. Referimo-nos à prática da adoção fechada, na qual os registros quanto à adoção são lacrados e subentendem uma ruptura total no contato entre a criança e seus pais biológicos, e dificultam, quando não impedem, qualquer acesso do adotado às informações sobre si mesmo, sobre suas origens.

A política de adoção fechada, adotada em nosso país, facilita para que as coisas sejam assim, pois quando a mulher entrega seu filho em adoção, a situação passa a ser encarada como segredo de justiça, de cujo paradeiro não se terá conhecimento, a ponto de ter sido muito difícil o nosso acesso a essas mães para a realização desta pesquisa.

---

3 HOBSBAWM, Eric. *A era dos extremos:* o breve século XX. São Paulo: Companhia das Letras, 2001.

4 MOTTA, Maria Antonieta P. *Mães abandonadas:* a entrega de um filho em adoção. São Paulo: Cortez, 2001. p. 76-78.

Paralelamente, o Registro de Nascimento, se houve algum antes da adoção, deixa de existir e em seu lugar inscreve-se outro no qual a criança aparece como filho natural de seus pais adotivos.

No tocante ao acesso do adotado ao conhecimento de dados sobre seus pais biológicos, este não é prática corriqueira e é muito difícil de ser conseguido. Hipotetizamos que a assunção da política da adoção fechada no Brasil sem a devida discussão parece ter relação com a introjeção por parte da própria mãe dos mesmos valores sociais e morais que a condenam e, talvez, por isso, não se sinta no direito de esperar nada, ou de exigir coisa alguma. Deve entregar o filho e pagar calada pelos sacrilégios que cometeu: o primeiro de ter concebido a criança e o segundo de não ter ficado com ela.

Também se alega que o segredo a protegeria contra uma possível futura invasão de seu filho entregue em adoção em sua vida reconstituída, podendo vir a trazer-lhe sérios problemas em relação aos componentes de sua nova família.

Nos Estados Unidos, o estado de Michigan tem oferecido às mães biológicas a oportunidade de optarem por tornar disponíveis ou não informações identificadoras sobre elas às crianças entregues em adoção quando estas alcançarem a maioridade. Mais de 98% das mães têm optado por facilitar tais informações.

Em nosso caso, a própria lei "faz" subentender que a mãe deve esquecer a criança para sempre, uma vez que seja entregue em adoção. Ela sabe que quase certamente não terá nenhum contato ou notícia futura do filho. Com frequência, lhe é dito que é o melhor a fazer para a criança e para ela mesma e que logo superará e esquecerá. Não há, porém, evidências de que os efeitos de sua experiência diminuirão com o passar do tempo, nem que ela estará melhor sem ter acesso à criança ou ao conhecimento do que se passa com ela na nova família, nem há tampouco evidências de que a criança ou sua relação com seus pais adotivos se desenvolverá melhor se forem respeitadas estas condições.

Dentro dessa mesma perspectiva, temos aquela mãe que ao dar à luz o filho não deseja vê-lo, pois acredita que isto faria com que, mais tarde, ela viesse a querer ficar com ele necessariamente, como se a simples visão da criança, um instinto negado e represado, fosse assaltá-la e impulsioná-la a ter seu filho de volta.

Outro motivo alegado por parte de nossas entrevistadas para não desejar ver o filho ou acompanhar sua vida posteriormente à adoção refere-se ao fato de que as mães biológicas pensam que a família adotiva vai sentir-se ameaçada de perder a criança. Revela-se nestas cirunstâncias a importância dada aos laços de sangue que leva à crença de que a união mãe e filho, dada pela biologia, é muito mais forte do que os laços tecidos pelo amor e pela convivência. Vista desta forma, a ligação biológica se constitui em ameaça para todas as outras vinculações.

Os reflexos desta ideologia manifestam-se na ameaça sentida pela família adotiva, a qual acredita que os laços de sangue vinculam indissoluvelmente a mãe biológica ao seu filho. Assim, a adoção ou a posse do bebê é vista como uma ruptura violenta desse vínculo, ou ainda como um roubo da criança. Este laço é imaginado como sendo desde algo físico até algo invisível e intangível, tal como uma força magnética oriunda de um fator genético que predetermina o amor e a lealdade e que colocará em ação a busca recíproca da criança e da mãe, um desejo de reunião em detrimento da vinculação da criança com seus pais adotivos.

Com a aplicação da política da adoção fechada busca-se um distanciamento desta ameaça, pois o que não existe não precisa ser temido.

TEXTO COMPLEMENTAR 2

Família[5]

Arnaldo Antunes e Tony Bellotto

Família, família,
Papai, mamãe, titia,
Família, família,
Almoça junto todo dia,
Nunca perde essa mania.

UTILIZE O QRCODE PARA VER A LETRA DA MÚSICA

TEXTO COMPLEMENTAR 3[6]

(...)

Qualquer família acolhe e cria seus rebentos num emaranhado de desejos, medos, esperanças, rivalidades, ciúmes, amores, ódios, indiferenças piores que o próprio ódio e, claro, com expectativas explícitas ou silenciosas de pais e outros antepassados (próximos e distantes).

Da família e de como ela nos acolhe dependem alternativas cruciais: será que nos sentiremos bem-vindos ao mundo? Cresceremos estupidamente convencidos (ou não) de sermos únicos e superiores a todos os outros? Teremos uma vontade básica e clara de viver ou lutaremos a cada dia para inventar uma razão para continuar? Saberemos amar alguém ou não? E saberemos deixar que os outros nos amem, se isso acontecer?

Da família e dos anos de nossa criação também derivam nossas fantasias, nossos desejos e nossas defesas contra algumas fantasias e desejos.

A família, em suma, é o teatro da nossa formação decisiva. Inevitavelmente, a família de cada um de nós é também o caldo inicial de nossos sofrimentos psíquicos adultos. As neuroses, na grandíssima maioria dos casos, são (ao menos em parte) isto: as consequências dos percalços do quadro familiar no qual fomos criados. Claro, os colegas da psicologia da GESTALT, por exemplo, dirão que a vivência do sujeito adulto é também capaz de adoecê-lo. E concordo com eles. O sofrimento psíquico não é só um efeito da infância, mas eu considero que ele sempre é "também" da infância.

Reconhecer isso não significa ser "contra" a família. À diferença do que acontece com os rebentos dos outros mamíferos superiores, nossas crianças nascem muito prematuras: levamos anos para chegar a uma autonomia que permita nossa sobrevivência. Sem os cuidados e a assistência da família, a continuação de nossa espécie seria impossível.

Essa longa convivência forçada é ao mesmo tempo uma bênção e uma praga. É uma bênção porque ela nos mantém em vida e nos dota de uma grande capacidade de entender e interpretar relações e afetos complexos – o que nos ajuda a nos orientarmos na vida adulta. Mas é também uma praga, porque somos levados a repetir eternamente os padrões dessa "complexidade" inicial que nos formou: nossos sintomas de adultos parecem ser, quase sempre, uma continuação da nossa infância.

---

[5] TITÃS. Família. In: Cd *Acústico*. Wea Music Brasil, 1986.

[6] CALLIGARIS, Contardo. *Cartas a um jovem terapeuta*: reflexões para psicoterapeutas, aspirantes e curiosos, 2. ed. São Paulo: Paidós, 2021. p. 66-67.

ATIVIDADES

1. Como o grupo se posiciona diante das ideias e dos conteúdos apresentados no Texto Complementar 1?
2. Vocês "reconhecem" a sua família na letra da música Família, dos Titãs? Em quais aspectos?
3. Arrisquem, em grupo, definir família. Busquem argumentos para a defesa da definição escolhida. Depois, debatam entre os grupos as definicões construídas e escolhidas, dando ênfase aos argumentos que as embasam.
4. A posição dos autores, colocada no texto, defende que o ser humano, em seus primeiros anos de vida, necessita pertencer a um grupo que cumpra as funções da família, o que lhe garantirá sua sobrevivência física e psíquica. Portanto, na ausência da família biológica, deverá pertencer a um grupo que cumpra a função substitutiva. Vocês concordam com isso? Argumentem.
5. Façam uma pesquisa bibliográfica ou de coleta de dados (entrevistas) sobre a adoção – um tema relevante, cujo eixo central é a questão da família. A partir dos dados coletados, debatam o assunto enfatizando os mitos sobre adoção.

PARA SABER MAIS

Bibliografia

BÁSICA

O que é família (1986), de Danda Prado, o livro discute o tema família de forma adequada para se aproximar dos primeiros conceitos.

A origem da família, da propriedade privada e do Estado (2014), obra de Friedrich Engels, um clássico, que, apesar da dificuldade de leitura, traz contribuições importantes para o entendimento do tema para o aluno iniciante.

As irmãs inimigas (1984), de Georges Simenon, *Quem tem medo de Virginia Woolf?* (1977), de Edward Albee, e *Longa jornada noite adentro* (2004), de Eugene O'Neil, são bons romances para se compreender a família e abordam aspectos importantes sobre as relações familiares.

AVANÇADA

Família contemporânea e saúde: significados, práticas e políticas públicas (2014), livro organizado por Leny A. Bomfim, é uma coletânea resultante de trabalho interdisciplinar em pesquisas de amplo alcance, tendo como ponto de partida as rápidas e contínuas mudanças vividas pelas famílias.

O PAI na sociedade contemporânea (2010), de Lúcia Vaz de Campos Moreira *et al.* (Orgs.), procura mostrar que a paternidade começa a reorganizar-se, dando outros formatos a relações de cooperação entre os sexos e à responsabilidade com a educação dos filhos.

Família Acolhedora: as relações de cuidado e de proteção no serviço de acolhimento (2013), de Jane Valente, analisa a trama de cuidado e de proteção observada no contexto do Serviço de Acolhimento em Família Acolhedora da Prefeitura Municipal de Campinas a partir da narrativa de crianças e adolescentes, das famílias de origem, das famílias acolhedoras e de sua equipe profissional.

Família brasileira: a base de tudo (2008), organizado por Silvio Kaloustian, apresenta capítulos que, dependendo da avaliação do professor, podem ser usados como leitura complementar para os alunos.

A família em desordem (2003), livro de Elisabeth Roudinesco, analisa a origem da desordem familiar, o segredo por trás desses problemas e o futuro dessa instituição.

Algumas obras que se tornaram clássicas:

Os complexos familiares (1987) é obra clássica de Jacques Lacan que merece leitura por ser o precursor da futura obra do grande mestre da psicanálise moderna.

A morte da família (1994), na obra David Cooper, critica, discute e analisa as alternativas e dificuldades da família convencional.

A política da família (1983), livro de Ronald Laing, apresenta suas reflexões sobre a dinâmica da família, a dificuldade de estabelecer semelhanças e contrastes com outros grupos sociais, inclusive, entre as diversas famílias.

Dialética da família: gênese, estrutura e dinâmica de uma instituição repressiva (1984) é uma excelente coletânea de textos, organizada por Massimo Canevacci, que pode promover interessantes debates na sala.

Outros recursos

FILMES E SÉRIES

- *Casa Grande* (Brasil. Direção: Fellipe Barbosa. 2015. 115 min.).
  O filme conta a história de uma familia da alta burguesia carioca que vai à falência. Na trama, aborda-se a relação do filho com os pais, na busca de escapar da superproteção.
- *Que horas ela volta* (Brasil. Direção de Anna Muylaert. 2015. 114 min.).
  História de uma empregada doméstica, seus valores e sua relação com seus patrões. Na trama, aborda-se a questão dos filhos, tanto da empregada com sua filha, da empregada com o filho do patrão, e dos patrões com o próprio filho. As relações entre pais e filhos estão colocadas de maneira cuidadosa, considerando as diferentes realidades de cada um.
- *Anos dourados* (Brasil. Direção Roberto Talma. 1986. 430 min.).
  Excelente seriado brasileiro que permite o debate sobre os conflitos de jovens com suas famílias. Embora lançada na década de 1980, se mantém atual quanto aos conflitos intergeracionais.
- *Abril despedaçado* (Brasil. Direção de Walter Salles. 2001. 105 min.).
  Jovem recebe apoio do pai para vingar a morte do irmão mais velho.
- *Laços de afeto* (Itália. Direção de Marco Simon Puccioni. 2022. 103 min.).
  Esta comédia dramática é sobre o amor e as novas formas de constituição da família.
- *É apenas o fim do mundo* (França. Direção de Xavier Dolan. 2016. 99 min.).
  Uma reunião de família idealizada como despedida faz irromper memórias, mágoas, brigas...
- *Julieta* (Espanha. Direção de Pedro Almodóvar. 2016. 99 min.).
  Aborda a relação mãe e filho.

LITERATURA

- *O filho eterno* (2010), de Cristovão Tezza, conta a história de um pai e seu filho com Síndrome de Down, seus aprendizados e suas dificuldades.

CAPÍTULO 16

Processos e institu

A vida cotidiana se caracteriza pela vida em grupo e o pertencimento a instituições. Desde que nascemos pertencemos a um grupo social: a família. Esse grupo social é, também, considerado uma instituição. E, ao longo da vida – a nossa biografia –, fazemos parte de vários grupos e instituições que determinam o conjunto de nossas experiências, nossa identidade. É onde as pessoas se socializam: aprendem uma língua, formam seu quadro de valores, os padrões de comportamento e adentram no mundo da cultura.

Para compreender o modo de ser e estar no mundo de uma pessoa é relevante recuperar os seus grupos de referência ao longo de sua trajetória pessoal e os seus atuais grupos de pertencimento. Mesmo quando ficamos sozinhos, a referência de nossos devaneios e comportamentos (na frente do espelho, por exemplo) são os outros: nos vestimos de acordo com o encontro que teremos em seguida; resolvemos mudar compromissos que afetam a vida dos outros, lembramos da dificuldade de um amigo ou do último conflito com a família. O outro, o grupo ou a instituição a qual pertencemos, sempre está "presente", influenciando nosso comportamento, e nós, nesses lugares sociais, influenciamos os demais.

Mesmo o eremita, que se retira de seus grupos e escolhe viver em isolamento, levará com ele suas

grupais
ções

lembranças, as habilidades desenvolvidas nos grupos aos quais pertenceu. Leva com ele, sua cultura (construção humana), sua memória social.

> As pessoas precisam combinar algumas regras para viver juntas.

O objetivo deste capítulo é introduzir os conceitos e processos que constituem os grupos sociais e as instituições, no sentido de fornecer subsídios que agreguem informações para a compreensão do humano nessa dimensão da vida coletiva que constitui todo cidadão do mundo. Tratar esses dois temas – grupo e instituição – é mais uma tentativa de superar, definitivamente, a dicotomia indivíduo-sociedade; são conceitos facilitadores da compreensão que a implicação (e produção) do sujeito e da sociedade é recíproca, indissociável.

Dada a importância da vida dos grupos (e em grupo) e do processo de institucionalização, dois temas têm se destacado ultimamente no campo da Psicologia: a Psicologia dos Grupos, um tema sempre atual, um tema clássico; e Instituições – tema com origem na Sociologia e encontrado na literatura da Psicologia, como Psicologia Institucional, a partir da metade do século XX. Esses temas estão interligados, e isso nos levou a abordá-los em um mesmo capítulo.

VAMOS COMEÇAR (OU CONTINUAR)...

As pessoas precisam combinar algumas regras para viverem juntas. Se estiver em um ponto de ônibus às sete horas da manhã, será necessário ter alguma garantia de que o transporte aguardado passará por ali mais ou menos nesse horário. Alguém combinou isso com o motorista e passou a ser uma regra. E, no ponto de ônibus, "automaticamente" ficamos em fila. Ninguém combinou isso, mas passou a ser uma regra difundida (claro que há exceções... como em "toda" regra). E, quando chegamos na escola, um funcionário precisou abrir o portão, cujas dependências já estavam limpas; um professor nos espera; e encontro colegas que também têm aulas no mesmo horário. Nesse exemplo, há uma regularidade nas ações de um conjunto de pessoas que nos inclui e facilita, organiza a vida cotidiana de cada um e de uma coletividade. Essa regularidade normatizada, nós nomeamos de **institucionalização**. E precisamos conhecer esse processo para entendermos o que é instituição.

O processo de institucionalização

O processo de institucionalização, de acordo com Berger e Luckmann – autores de referência para definir como se dá a construção social da nossa realidade –, começa com o estabelecimento de regularidades comportamentais. As pessoas vão, aos poucos, descobrindo a forma mais rápida, simples e econômica de desempenhar as tarefas do cotidiano. Vamos imaginar o homem primitivo: no momento em que começou a ter consciência da realidade que o cercava, ele passou a estabelecer essas regularidades. Um grupo social que vivesse, fundamentalmente, da pesca, estabeleceria formas práticas que garantissem a maior eficiência possível na realização da tarefa. E quando uma dessas formas repetiu-se muitas vezes, é possível afirmar que um **hábito** se estabeleceu.

As pessoas vão, aos poucos, descobrindo a forma mais rápida, simples e econômica de desempenhar as tarefas do cotidiano.

Um hábito estabelecido por razões concretas, com o passar do tempo e das gerações, transforma-se em **tradição**. E o que acontece? As bases concretas, estabelecidas com o decorrer do tempo, não são mais questionadas. A tradição se impõe porque é uma herança dos antepassados. Se eles determinaram que essa é a melhor forma, é porque tinham alguma razão. Quando se passam muitas gerações e a regra estabelecida perde essa referência de origem (o grupo de antepassados), dizemos, então, que essa regra social foi institucionalizada.

Então, segundo o grau de formalização pode ser uma *lei* ou *norma* (em ambos os casos estão escritas, constam de documentos e códigos) ou, quando não estão enunciadas de maneira manifesta (em documentos) e se transmite por via oral são nomeadas como *pautas* e se referem às regularidades do comportamento desempenhado ou esperado. Um exemplo é a monogamia em nossa sociedade.

A monogamia – o casamento entre duas pessoas – pode ser considerada uma dessas instituições. É sabido que as sociedades primitivas não a conheciam e os casamentos eram poligâmicos. A monogamia surge, então, na Grécia antiga e no Oriente Médio com o estabelecimento da propriedade privada e a descoberta da paternidade biológica. Entre alguns povos primitivos, o papel de pai era atribuído ao irmão materno mais velho; as famílias eram matrilineares (baseadas na linhagem materna) e imperava o matriarcado. No início do modo de produção escravagista da organização social antiga (como foi o caso da Grécia), o surgimento das cidades, da propriedade privada e a descoberta da paternidade biológica colocavam o homem da época diante de uma questão: a manutenção da herança na mesma linhagem.

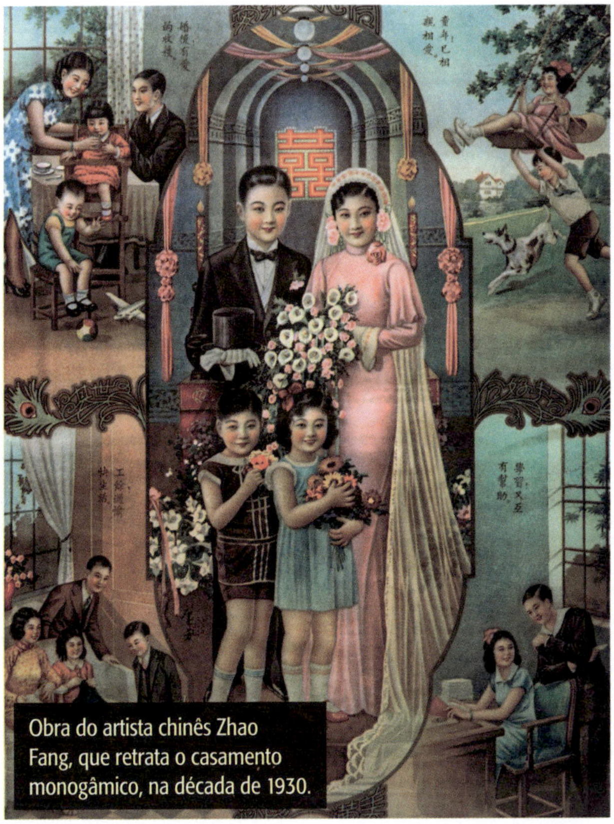

© Album/akg-images/Fotoarena

Obra do artista chinês Zhao Fang, que retrata o casamento monogâmico, na década de 1930.

As pessoas (no caso, os homens) que acumulavam riquezas durante sua vida queriam garantir a herança a partir da linhagem sanguínea.

A família paterlinear (ou patriarcal) e o casamento monogâmico constituíam a forma de organização que definia, claramente, uma maneira de perpetuar a propriedade por meio da herança. O filho passou a ser o herdeiro dos bens paternos. Para isso, esses homens proprietários passaram a estabelecer, como regra, que suas mulheres deveriam manter relações sexuais somente com eles próprios e, assim, eles teriam a certeza de que o filho lhes pertencia. Hoje, qualquer pessoa de nossa sociedade ocidental, questionada sobre a monogamia, dirá que o casamento se dá dessa forma porque "é natural". Há culturas, como a muçulmana, que não adotam a monogamia como regra e, apesar dessa evidência contrária, alguém que pertença a nossa cultura continuará considerando a monogamia natural. Segundo René Lourau,[1] a instituição é "uma norma universal, ou considerada como tal, quer se trate do casamento... do trabalho assalariado..."

INSTITUIÇÕES, ORGANIZAÇÕES E GRUPOS

A **instituição** é um valor ou regra social reproduzida no cotidiano com estatuto de verdade, que serve como guia básico de comportamento e de padrão ético para uma coletividade. A instituição é o que mais se reproduz e o que menos se percebe nas relações sociais. Suas "formas sociais visíveis, dotadas de uma organização juridical e/ou material como uma empresa, uma escola, um hospital, o sistema hospitalar de um país são chamadas de instituições", segundo Lourau.[2]

---

1 LOURAU, René. *A análise institucional*. Petrópolis: Vozes, 2017. p. 9.

2 LOURAU, 2017, p. 9.

O autor continua buscando resolver as dúvidas que surgem na terminologia da área "na linguagem corrente empregam-se os termos instituição escolar ou instituição religiosa. Nos demais casos, talvez se prefira falar de organização (empresarial, por exemplo), associação".[3] E é possível acrescentar que se usa, também, os termos: estabelecimento e equipamento.

Mas vamos aos poucos... Se a instituição é o corpo de regras e valores, a base concreta da sociedade é a **organização**. As organizações, entendidas aqui de forma substantiva, representam o aparato – a base material e/ou jurídica – das instituições no cotidiano da sociedade. Elas podem ser um complexo organizacional – um Ministério, como, por exemplo, o Ministério da Saúde; uma Igreja, como a Católica; uma grande empresa, como a Volkswagen; ou podem ser um pequeno estabelecimento, como uma creche de uma entidade filantrópica; e se essa creche faz parte de um conjunto, é possível nomeá-la como um equipamento. As instituições sociais serão mantidas e reproduzidas nas organizações, portanto, a organização é a "base material" das instituições.

> A instituição é o que mais se reproduz e o que menos se percebe nas relações sociais.

O elemento que completa a dinâmica de construção social da realidade é o **grupo** – o lugar onde a instituição se realiza. Se a instituição constitui o campo dos valores e das regras (portanto, um campo abstrato), e se a organização é a forma de materialização dessas regras por meio da produção social, o grupo, por sua vez, realiza as regras e promove os valores. O grupo é o sujeito que reproduz e, em outras oportunidades, reformula tais regras. É também o sujeito responsável pela produção dentro das organizações e pela singularidade – ora controlado, submetido de forma acrítica a essas regras e valores, ora sujeito da transformação, da rebeldia, da produção do novo. Em uma instituição pode haver vários grupos; por exemplo, em uma instituição educacional pode haver o grupo de técnicos, o grupo de educadores, o grupo de educandos recém-chegados e outros.

> O elemento que completa a dinâmica de construção social da realidade é o **grupo**.

Há um campo da Psicologia especializado no estudo das relações entre grupos, organizações e instituições e temos algumas teorias disponíveis para esse estudo. René Lourau e George Lapassade – referência teórica nessas considerações iniciais – trabalham em certa consonância no campo por eles definido como Análise Institucional. Trata-se de uma sociologia das instituições que reúne bases psicanalíticas, marxistas e também da linguística. Os autores buscam identificar os grupos sujeitados (em consonância com a estrutura de poder) e os grupos sujeitos (em consonância com os processos instituintes que produzem mudanças).

Como as estruturas de poder coisificam os grupos, capturando o desejo, há um processo de sujeitamento dos grupos que abandonam seu próprio desejo (o desejo de autonomia), substituindo-o pelo desejo institucionalizado, de conformidade. O grupo sujeito é o que percebe essa dimensão oculta das organizações e traz à tona o problema ou os conflitos. Há uma pressão sobre o grupo para sujeitá-lo ao máximo àquilo que está instituído e uma pressão, do ponto de vista do sujeito, que busca a distância máxima das forças instituídas (estabelecidas). A situação "ideal" é a que visa a melhor distância, reconhecendo a vida institucional que necessita de certa estabilidade (permanência) e, ao mesmo tempo, garantindo a expressão do sujeito.

A maneira de denunciar as formas do controle subjetivo não é fácil ou simples. Há forte resistência

[3] LOURAU, 2017, p. 9.

do grupo, temor do desconhecido, do que pode acontecer sem as antigas regras. Em geral, as pessoas com vocação para a posição de grupo sujeito são isoladas, controladas, excluídas. O processo não é racional, mas repleto de racionalizações que escondem a realidade. Geralmente, a crise ocorre de forma ocasional e espontânea, sem que se possa prever o acontecimento. Esse acontecimento desencadeador da crise é chamado de **analisador** e permite revelar uma situação.

Em uma fábrica em que o controle é muito rigoroso e os trabalhadores são impedidos de conversar durante o período de trabalho, a tensão aumenta. Se esse controle é realizado de forma cruel, com uso de assédio moral – por exemplo, o chefe faz chantagem para manter o controle –, será produzido um ambiente de medo, perseguições, de busca de favorecimento. O uso continuado desse procedimento fará com que os trabalhadores pensem ser "normal" esse tipo de administração e assumam como problema pessoal a crueldade do chefe quando dirigida a eles.

O grupo sujeito é aquele que, na presença do fator analisador, saberá reagir impondo uma nova regra e negociando uma condição mais justa.

O medo impede que se comente abertamente sobre os acontecimentos, ninguém sabe quem é "amigo" do chefe e estará disposto a denunciar qualquer desvio de conduta. O silêncio passa a ser o signo do controle. Entretanto, a quebra de uma máquina, um acidente de trabalho que atinja um dos operários, uma revolta pessoal de um deles no momento que está sendo injustiçado, enfim, um acontecimento grave que quebre a rotina de forma muito inesperada terá o poder de acordar o grupo de sua letargia do medo. Para que isso ocorra, é preciso que o grupo tenha a vocação para se transformar em grupo sujeito. Os grupos sem esse perfil não ouvirão o apelo do fator analisador e tudo continuará igual. O grupo sujeito é aquele que, na presença do fator analisador, saberá reagir impondo uma nova regra e negociando uma condição mais justa e digna de trabalho.

O grau de saber e não saber dos grupos sobre sua própria história e potência para transformá-la é chamado **transversalidade**. Assim, grupos sujeitos têm alto grau de transversalidade e grupos sujeitados têm baixo grau de transversalidade. O fator analisador, quando adquire potência para transformar os grupos, aumenta o grau de transversalidade. Em última instância, o desejo dos grupos caminha para a autoanálise e a autogestão. Um bom exemplo de processos de autogestão e autoanálise é o da **economia solidária**.

Outra corrente institucionalista é a de Felix Guattari e Gilles Deleuze. Guattari foi um psicanalista francês responsável por uma experiência importante de desinstitucionalização do hospital psiquiátrico francês chamado *La Borde*. De certa maneira, com a liderança de Jean Oury, lá nasceu a Psicologia Institucional na década de 1950. O próprio Oury convidou Guattari para trabalhar nesse hospital.

Gilles Deleuze foi um filósofo francês do final do século XX e fez um estudo sistemático da filosofia desde os pré-socráticos, passando por Platão, Hume, Leibniz e chegando a Nietzsche. Nesse percurso, ele reescreveu a filosofia, resultando em uma análise própria e no método deleuziano. A sua reunião com Felix Guattari se dá a partir dos acontecimentos de maio de 68 na França. Nessa época, estudantes e operários tomaram Paris de assalto, montaram barricadas nas ruas e mobilizaram toda a sociedade. Intelectuais como Sartre aderiram ao movimento, que produziu importantes mudanças culturais e políticas, repercutindo no mundo todo. O movimento arrefeceu e foi controlado pelas forças policiais, mas deixou uma profunda marca nos costumes, na política (a micropolítica), na linguagem da juventude e é bastante lembrada em livros, filmes e peças de teatro.

Deleuze e Guattari participaram ativamente e Deleuze ministrou aulas em uma das universidades ocupadas, por um longo periodo, pelos estudantes. Esse convívio permitiu uma parceria que durou o resto de suas vidas e gerou muitas publicações conjuntas. Guattari se fortaleceu com a filosofia de Deleuze e este com a militância do outro.

Guattari, nos anos que antecederam o movimento de maio de 68, trabalhou ativamente na construção de uma teoria da análise institucional e na organização de uma federação que reunisse todos os grupos que trabalhavam com essa perspectiva. Depois do encontro com Deleuze, os dois escreveram uma obra monumental chamada O *Anti-Édipo*,[4] que é uma análise institucional da psicanálise. Ali, eles lançaram as bases do que seria a teoria da *esquizoanálise*. Nesse livro, os autores discutem o papel social da esquizofrenia e a capacidade social do delírio do esquizofrênico de fazer a leitura crítica do seu entorno.

Também no caso desses autores, a busca é pela constituição dos grupos sujeitos e da superação dos grupos sujeitados. Consideram, como Loureau e Lapassade, que as formas de controle estão ocultas, mas não confiam no método marxista (adotado por Lourau e Lapassade), que passam a criticar, utilizando para isso as bases da filosofia de Nietzsche. Analisam profundamente as formas de atravessamento institucionais (a maneira como as crenças no controle se difundem ocultamente nos grupos) e os níveis de transversalidade. Rompem com o tradicional método estruturalista, muito em voga na França durante os anos de 1960 a 1980 e passam a ser chamados de pós-estruturalistas ou pós-modernos.

Na publicação de *Mil Platôs*,[5] obra da maturidade da dupla, Deleuze e Guattari defendem a ideia das múltiplas conexões dos acontecimentos. Aqui o método deleuziano, inspirado em Nietzsche, supera completamente a visão estrutural do marxismo. Já não há uma teleologia na obra de Deleuze e Guattari, ou seja, a busca de uma finalidade como uma nova sociedade. Eles pregoam um novo futuro para a humanidade, mas ele é imprevisível, construído nas dobras do controle exercido pelo modo *capitalístico* de produção. Não há mais um eixo, uma condição axial que nos leve ao mais profundo da análise. Agora tudo é superfície e os caminhos seguem a dinâmica rizomática (raiz da samambaia), indo em todas as direções, muitas vezes direções inesperadas.

> Os movimentos sociais acabam sendo consumidos pelo capitalismo, que os pasteuriza e controla.

Essa nova condição da fase atual do capitalismo exige muita lucidez do analista e, ao mesmo tempo, o coloca em permanente risco de erro. Tudo muda para ficar como está! Trata-se do processo constante de mudança que desterritorializa qualquer produção que não se enquadre no processo de produção *capitalístico*. Os movimentos sociais, por mais consistentes que sejam, acabam sendo consumidos pelo capitalismo, que os pasteuriza e controla. E não há saída, a não ser produzir uma nova forma de combate que, de antemão sabemos, em algum momento será capturada.

A IMPORTÂNCIA DO ESTUDO DOS GRUPOS NA PSICOLOGIA

Quando falamos em grupos, estamos abordando um tema que, de certa forma, é o tema fundante da Psicologia Social. Os primeiros estudos sobre os grupos foram realizados no final do século XIX pela então denominada Psicologia das Massas ou Psicologia das Multidões. Um dos primeiros pesquisadores desse assunto foi Gustav Le Bon (1841-1931), autor de um tratado intitulado *Psicologia das multidões*[6]

---

4 DELEUZE, G.; GUATTARI, F. *O anti-Édipo*: capitalismo e esquizofrenia. 2. ed. São Paulo: Editora 34, 2011.

5 DELEUZE, G.; GUATTARI, F. *Mil Platôs*: capitalismo e esquizofrenia. Vols. 1, 2, 3, 4 e 5. São Paulo: Editora 34, 2017.

6 LE BON, Gustave. *Psicologia das multidões*. 2. ed. São Paulo: Martins Fontes, 2016.

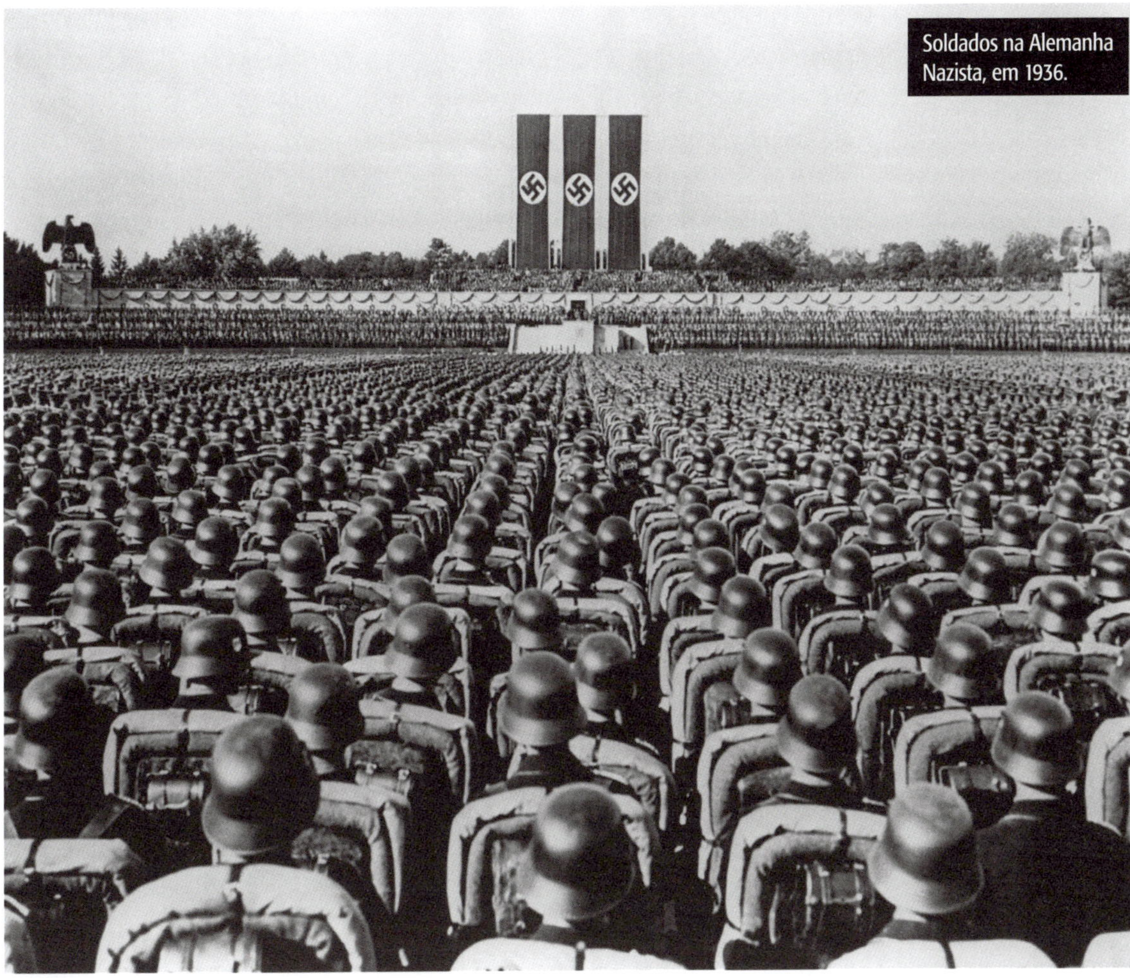

Soldados na Alemanha Nazista, em 1936.

Os primeiros estudos sobre os grupos foram realizados no final do século XIX.

(*Psicologie des Foules*, 1895). Pode-se dizer que, de certa maneira, os pesquisadores do final do século XIX foram influenciados pela Revolução Francesa e, mais precisamente, pelo impacto que causou nos pensadores do século XVIII (como foi o caso de Hegel). Os pesquisadores se perguntavam o que teria sido capaz de mobilizar tamanho contingente humano, como o que fora mobilizado durante essa revolução.

O fenômeno das massas, hoje tão comum (movimento contra a corrupção, torcidas organizadas), era novidade na época. A Revolução Francesa espalhou uma vaga revolucionária que atingiu toda a Europa, principalmente a Alemanha, ecoando até mesmo na América Latina, com lutas de libertação nacional, como a ocorrida no Peru. O processo de independência dos Estados Unidos da América do Norte ocorreu um pouco antes da Revolução Francesa e esses dois episódios inauguraram os governos democráticos modernos.

Na época, o que se perguntava no campo da Psicologia era o que levaria uma multidão a seguir a orientação de um líder mesmo que, para isso, fosse preciso colocar em risco a própria vida. Qual fenômeno psicológico possibilitaria a coesão das massas? Essas perguntas não eram descabidas como, infelizmente, foi possível observar durante o processo de ascensão do governo do Terceiro Reich – Adolf Hitler – na Alemanha, na década de 1930. Esse triste episódio, que levou o mundo à Segunda Guerra Mundial (1939-1945), exemplificou as possibilidades de manipulação das massas.

O caso da Alemanha nazista foi surpreendente porque demonstrou até que ponto é possível produzir uma forma de hipnotismo coletivo. Entretanto, nem sempre os episódios de mobilização popular podem ser considerados um fenômeno irracional em que as pessoas perdem, momentaneamente, sua capacidade de discernir a realidade, ficando à mercê de um líder que tenciona manipulá-las em função de interesses particulares ou políticos. Hoje, sabemos que, em diversas ocasiões, as pessoas se unem e formam massas compactas muito organizadas e autônomas, com objetivos claros e racionais. Um exemplo dessa capacidade de mobilização ocorreu em nosso país, em 1984, por ocasião da campanha das Diretas Já, episódio importante para a queda da Ditadura Militar. Milhões de pessoas que foram às ruas e aos comícios estavam conscientes de sua participação e tinham o objetivo de fortalecer o movimento por eleições diretas. Como exemplos atuais, podemos citar o ano de 2015, quando vivemos inúmeros movimentos de massa, estimulados pelas redes virtuais, em vários lugares do mundo, como movimento contra a corrupção, movimentos xenofóbicos (na Europa) e movimentos contra a xenofobia.

Apesar de a Psicologia Social surgir com o estudo das massas, será com os grupos, os quais têm objetivos, estrutura e dinâmica claramente definidos, que se desenvolverá a pesquisa de grupo. Esse desenvolvimento ocorreu a partir de 1930, com a chegada, aos Estados Unidos, de Kurt Lewin – professor alemão refugiado do nazismo. Lewin passou a pesquisar no Massachusetts Institute of Technology (MIT) – renomado instituto americano – onde desenvolveu a primeira teoria consistente sobre grupos. Essa teoria influenciou tanto a Psicologia, que a partir dela surgiu um campo na Psicologia Social denominado **Cognitivismo**. O trabalho de Lewin também influenciou bastante o desenvolvimento de uma teoria organizacional psicológica que, nas empresas, é aplicada no estudo das relações humanas no trabalho.

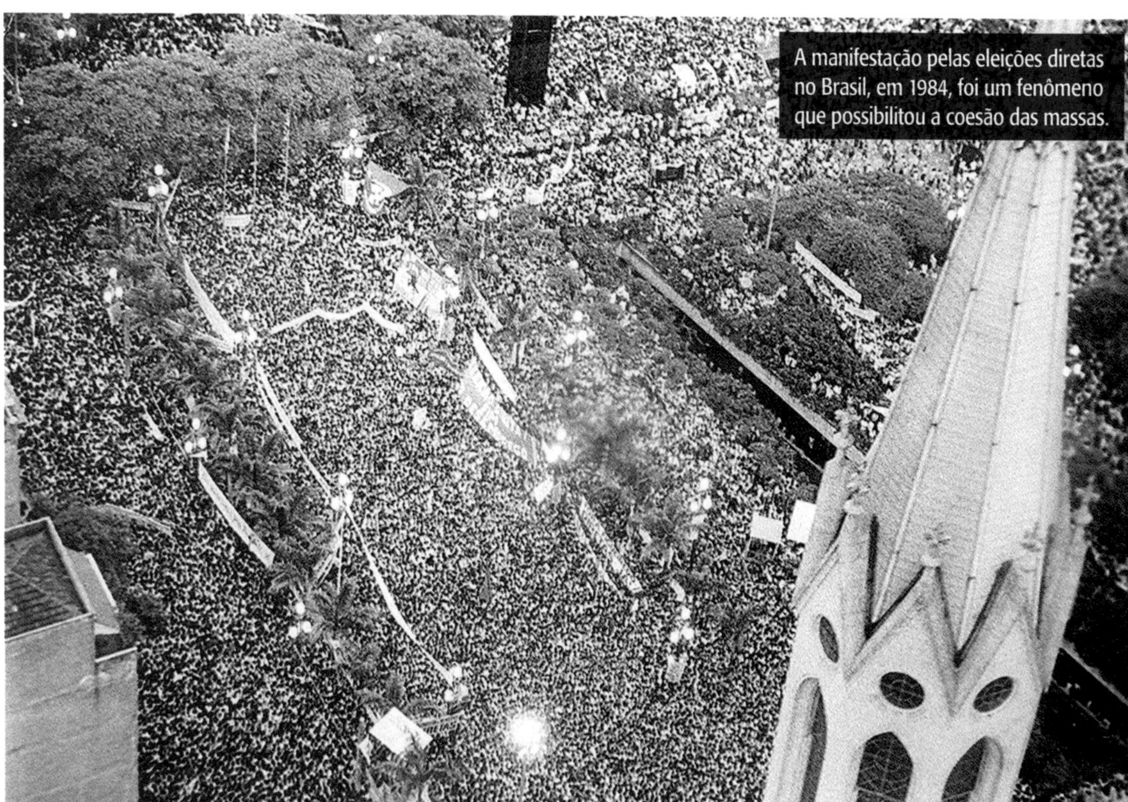

A manifestação pelas eleições diretas no Brasil, em 1984, foi um fenômeno que possibilitou a coesão das massas.

A DINÂMICA DOS GRUPOS

Exemplos mais detalhados da teoria dos grupos elaborada por Lewin e levada adiante por seus colaboradores podem ser encontrados no compêndio escrito por Cartwright e Zander, editado pela primeira vez em 1953, nos Estados Unidos. Os dois volumes trazem uma síntese de tudo o que foi produzido sobre grupo a partir dos estudos iniciais de Kurt Lewin. Exemplos de aspectos abordados: coesão do grupo (condições necessárias para sua manutenção); pressões e padrão do grupo (argumentos reais ou imaginários, manifestos ou velados que seus membros utilizam para garantir a fidelidade dos demais aos objetivos do grupo e ao padrão de conduta estabelecido); motivos individuais e objetivos do grupo (elementos que garantem formação e manutenção do grupo, pois estão relacionados com a escolha que cada indivíduo faz ao decidir participar de um grupo); liderança e realização do grupo (força de convencimento – carisma – exercida por um ou mais indivíduos sobre os outros e o tipo de atividade exercida pelo grupo); e, por fim, as propriedades estruturais dos grupos (padrões de comunicação, desempenho de papéis, relações de poder etc.).

Essa area é de interesse das corporações que investem recursos financeiros para entender como os grupos funcionam e como podem ser motivados para a produção.

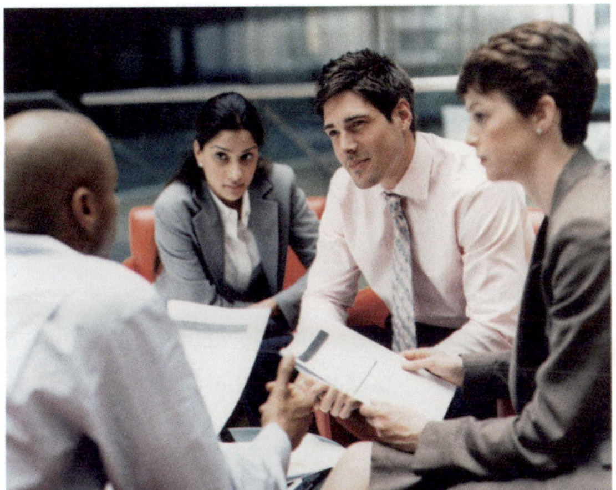

© Thinkstock/DigitalVision

As corporações investem recursos financeiros para entender como os grupos funcionam e como podem ser motivados para o trabalho.

Como vimos anteriormente, as pessoas vivem, em nossa sociedade, em campos institucionalizados. Geralmente, moram com suas famílias, vão à escola, ao emprego, à igreja, ao clube; convivem com grupos informais, como o grupo de amigos da rua, do bar, do centro acadêmico ou grêmio estudantil etc. Em alguns casos, a institucionalização nos obriga a conviver com pessoas que não escolhemos. Quando conhecemos nossa primeira classe no ensino médio ou na universidade, descobrimos que vamos conviver com um grupo de 20, 30 ou 40 pessoas com as quais – como geralmente acontece – não tínhamos nenhum contato. A essa forma de convívio que independe da nossa escolha chamamos **solidariedade mecânica**. A afiliação a um grupo independe da nossa vontade no que diz respeito à escolha dos seus integrantes. A **solidariedade orgânica** é a forma de convívio na qual nos afiliamos a um grupo porque escolhemos nossos pares.

A **solidariedade orgânica** é a forma de convívio na qual nos afiliamos a um grupo porque escolhemos nossos pares.

É o caso do grupo de amigos que se reúne nos finais de semana para jogar futebol ou que decide formar uma banda. A afinidade pessoal é levada em consideração para a escolha do grupo. Nos grupos em que predomina a solidariedade mecânica, geralmente formam-se subgrupos que se caracterizam pela solidariedade orgânica, como é o caso das "panelinhas" em sala de aula ou do grupo de amigos em uma fábrica ou um escritório.

No campo teórico até aqui mencionado, pode-se definir o grupo como um todo dinâmico (o que significa dizer que ele é mais do que a soma de seus membros), e que a mudança no estado de qualquer subparte (subgrupo ou indivíduo) modifica o grupo como um todo. O grupo se caracteriza pela reunião de um número de pessoas (que pode variar) com um determinado objetivo, compartilhado por todos os seus membros, que podem desempenhar diferentes papéis para a execução desse objetivo.

Quando um grupo se estabelece, os fenômenos grupais anteriormente mencionados passam a atuar sobre as pessoas individualmente e sobre o grupo, ao que chamamos de **processo grupal**. A **coesão** é a forma encontrada pelos grupos para que seus membros sigam as regras estabelecidas. Quando alguém começa a participar de um novo grupo, terá seu comportamento avaliado para verificar seu grau de adesão. Os membros mais antigos já não sofrem esse tipo de avaliação e se, eventualmente, quebram alguma regra (que não seja muito importante), não são cobrados por isso. Ocorre que, no caso dos membros mais antigos, é conhecido o grau de aderência ao grupo e sabe-se que eles não atuam contra a manutenção do grupo. Essa "certeza" da fidelidade dos membros que os une é o que chamamos de *coesão grupal*. Os grupos, de acordo com suas características, apresentam maior ou menor coesão grupal. Um grupo com muitas

© Thinkstock/iStock/SidorovStock

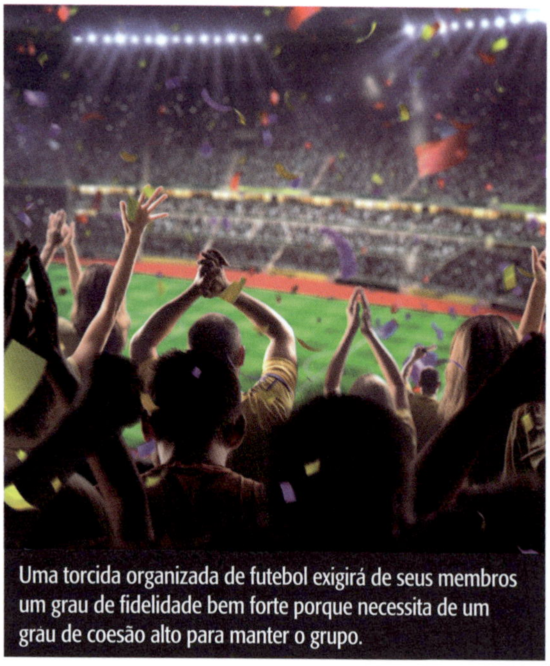

Uma torcida organizada de futebol exigirá de seus membros um grau de fidelidade bem forte porque necessita de um grau de coesão alto para manter o grupo.

panelinhas ou que está vivendo situações de conflitos com membros partidários de uma e de outra posição no conflito, consideramos pouco coesos.

Em um grupo de jovens que participam de reuniões religiosas, é necessária alguma coesão para manter o grupo, mas não em alto grau. Grupos com baixo grau de coesão tendem a se dissolver, como geralmente acontece com associações de pais em escolas. Além de se reunirem eventualmente, poucos membros participam das reuniões (por isso, carinhosamente chamamos o grupo de "grupo dos que vêm"). Então, um grupo pode ser temporário, ou seja, existir enquanto atende aos interesses e necessidades de seus membros; e, quando eles forem satisfeitos, muito provavelmente, o grupo pode se dissolver, mas isso não diminui sua importância.

É possível notar que aspectos como pressão e padrão do grupo, motivos individuais e objetivos do grupo estão presentes na definição da coesão. A fidelidade ao grupo dependerá do tipo de pressão exercida pelo grupo em relação aos novatos e aos outros membros, visando a manter a concepção central, ou seja, os objetivos que levaram à sua fundação.

Os motivos individuais são importantes para a adesão ao grupo, sua entrada e manutenção no grupo. Alguém que pretenda ingressar em um grupo (tribo) de góticos ou de skatistas deve ter seus interesses pessoais/individuais representados nos objetivos e práticas do grupo e se dispõe a ter seu comportamento, em parte, regulado pelas regras do grupo. Outro aspecto que envolve a individualidade é a resposta que o grupo dá às diferenças individuais. Elas serão admitidas desde que não interfiram no processo de consecução dos objetivos centrais do grupo, na coesão grupal ou nas suas características básicas. O participante de uma tribo de adolescentes surfistas, por exemplo, não pode não valorizar os ganhos e feitos internacionais do campeão brasileiro de surf. Seria objeto de uma comunicação intensa do grupo quanto à mudança de opinião e poderia, caso não mudasse de posição, ser excluído do grupo.

Os objetivos do grupo sempre prevalecerão sobre os motivos individuais. Não adianta querer tocar flauta doce se o grupo se reúne para tocar cavaquinho porque esse foi o objetivo que levou à formação do grupo. Quanto mais o grupo precisar garantir sua coesão, mais ele impedirá manifestações individuais que não estejam de acordo com seus objetivos.

A liderança é um tema relevante na teoria dos grupos. Entre 1935 e 1946, Kurt Lewin desenvolveu uma teoria consistente, que avaliava o clima grupal e a influência das lideranças na produção da atmosfera dos grupos. Lewin argumentava que o clima democrático, autoritário ou o *laissez-faire* dependiam da vocação do grupo e do estabelecimento de lideranças que o viabilizassem. Vocação, aqui, é entendida como a forma de organização que os membros do grupo consideram que deve prevalecer.

> Quanto mais o grupo precisar garantir sua coesão, mais ele impedirá manifestações individuais que não estejam claramente de acordo com seus objetivos.

Assim, um grupo com vocação autoritária necessitaria de um líder autoritário. Um grupo democrático exigiria uma liderança democrática e um grupo *laissez-faire*, sem preocupações com sua organização, poderia não ter liderança, ou teria um líder que não lhe desse direção (seria um estilo anárquico, no sentido mais geral do termo). O importante dessa classificação feita por Kurt Lewin foi a descoberta de que os grupos democráticos são, a longo prazo, os mais eficientes. Já os autoritários têm uma eficiência imediata, na medida em que são muito centralizados e dependem praticamente de seu líder, pois funcionam a partir da demanda do líder, e seus membros são, geralmente, cumpridores de tarefas e precisam esperar as decisões e instruções da liderança. Os grupos democráticos exigem maior participação de todos os membros, que dividem a responsabilidade sobre as decisões e realização da tarefa com sua liderança. Esse tipo de grupo pode tornar-se ainda mais competente e coeso quando sua liderança for emergente, isto é, quando se desenvolver de acordo com o objetivo ou tarefa proposta pelo grupo. Nesse sentido, no grupo democrático a liderança pode ser ocupada por diferentes membros do grupo. dependendo das características da tarefa.

> Os grupos democráticos são, a longo prazo, os mais eficientes. Já os autoritários têm uma eficiência imediata.

Muitos autores sucederam Lewin na discussão sobre a estrutura e o funcionamento dos grupos. Algumas teorias são muito importantes para quem quiser se aprofundar nesse assunto, como a de Jacob Moreno (Psicodrama), a de Didier Anzieu e a de W. Bion (Psicanálise).

GRUPOS OPERATIVOS

O francês Pichon-Rivière, radicado na Argentina, desenvolveu uma abordagem de trabalho em grupo denominada Grupos Operativos, com base na tradição legada por Kurt Lewin e nos conhecimentos psicanalíticos. De acordo com Osvaldo Saidon,[7] estudioso da obra de Pichon-Rivière,

> o grupo operativo se caracteriza por estar centrado, de forma explícita, em uma tarefa que pode ser o aprendizado, a cura (no caso da psicoterapia), o diagnóstico de dificuldades etc. Sob essa tarefa, existe outra implícita subjacente à primeira, que aponta para a ruptura das estereotipias que dificultam o aprendizado e a comunicação.[8]

---

[7] SAIDON, Osvaldo I. O grupo operativo de Pichon-Rivière: guia terminológico para construção de uma teoria crítica dos grupos operativos. In: BAREMBLITT, Gregório (Org.). *Grupos*: teoria e técnica. Rio de Janeiro: Graal/Ibrapsi, 1982.

[8] SAIDON, 1982, p. 183.

O grupo operativo configura-se como um modo de intervenção, organização e resolução de problemas grupais, baseado em uma teoria consistente, desenvolvida por Pichon-Rivière, conhecida como **Teoria do Vínculo**. Tal abordagem transformou-se em um potente instrumento de intervenção em situações organizacionais e é bastante difundido nas áreas da saúde e educação. Por meio de sua aplicação, é possível acompanhar determinado grupo durante a realização de tarefas concretas e avaliar o campo de fantasias e simbolismos encobertos nas relações pessoais e organizacionais de seus diferentes membros.

O PROCESSO GRUPAL

O desenvolvimento de uma Psicologia Social Crítica, a partir de 1970, levou Silvia Lane e Martin-Baró (padre católico espanhol, psicólogo social que realizou seu trabalho em uma universidade de El Salvador), cada um a seu modo, a realizar uma crítica consistente aos modelos teóricos existentes. Tal crítica procura resguardar aspectos funcionais da dinâmica dos grupos – no que concordam com Lewin. No entanto, Lane e Baró questionam os autores cognitivistas – seguidores de Lewin – pela maneira "mecanicista" como enquadram o grupo.

Da mesma forma, consideram positivo o enquadramento psicanalítico, o qual leva em conta a dinâmica interna dos grupos, criticando, contudo, a visão a-histórica desses teóricos. A teoria de Pichon-Rivière também sofrerá algumas críticas. O fundamental nessa visão é considerar que não existe grupo abstrato, mas sim um processo grupal que se reconfigura a cada momento. Silvia Lane detecta categorias de produção grupal, as quais define como:

1. **Categoria de produção:** A produção das satisfações de necessidades do grupo está diretamente relacionada com a produção das relações grupais. O processo grupal caracteriza-se como atividade produtiva de caráter histórico.
2. **Categoria de dominação:** Os grupos tendem a reproduzir as formas sociais de dominação. Mesmo um grupo com características democráticas reproduz certos padrões comuns ao modo de produção dominante – no nosso caso, o modo de produção capitalista – como a hierarquia grupal.
3. **Categoria grupo-sujeito:** Aqueles grupos com menor resistência à autocrítica e, portanto, com capacidade de crescimento por meio da mudança, são considerados grupos sujeitos. Os que se submetem cegamente às normas institucionais e apresentam muita dificuldade para a mudança são os grupos sujeitados. De acordo com Lourau, trata-se do nível de resistência à mudança apresentado pelo grupo.

> Não existe grupo abstrato, mas sim um processo grupal que se reconfigura a cada momento.

A categoria de produção pode ser entendida como a influência subjetiva da dinâmica do grupo no seu produto final, na realização de seus objetivos e também no resultado da influência das relações concretas possíveis em uma determinada sociedade.

Um grupo que se organiza para formar um conjunto de *rap* estará, necessariamente, submetido às condições históricas do momento de sua organização. Por exemplo, o grupo certamente terá como objetivo algum ganho financeiro, já que é um imperativo do tipo de sociedade em que vivemos (a sociedade capitalista) a comercialização da produção social. Esse fator interfere na dinâmica do grupo, que terá de discutir a forma de cobrir as despesas e a divisão do lucro. Quem compõe a música, ou quem tem maior prestígio entre os fãs deve ganhar mais que os outros, ou esse lucro será dividido igualmente entre todos? Conforme a decisão, poderá surgir um tipo de hierarquia no grupo. A base da produção da hierarquia não precisa ser pecuniária, podendo advir do prestígio de alguns membros do grupo. O vocalista pode exigir algumas regalias, como ter sua foto em destaque, e isso também será um fator que determina a hierarquização.

O grupo sujeito é aquele que critica as formas autoritárias de organização e (...) encontra formas de organização alternativas.

Com isso, queremos dizer que a construção das lideranças e do clima democrático ou autoritário depende da condição histórica e concreta do tipo de produção do grupo e de como ela se insere no contexto social. Um grupo de *rap* terá algumas opções, mas o grupo formado no escritório de uma empresa multinacional terá uma ordem de organização determinada pelos objetivos ligados à produção daquela empresa.

Aqui entramos na segunda categoria descrita por Lane: a dominação. A hierarquização dos grupos de forma mais verticalizada ou horizontalizada dependerá de como estão inseridos no sistema produtivo. De acordo com a maneira como a sociedade define seu sistema produtivo, ela estabelece valores sociais que, de uma maneira geral, serão reproduzidos pelos grupos, estejam eles mais ou menos diretamente ligados ao sistema produtivo. Assim, quando se trata do trabalho em uma fábrica, o grupo tenderá a ser bastante verticalizado (diretor, gerente, chefe, encarregado e operários) e essa verticalização poderá ser transferida, como valor, para o grupo familiar do operário (o pai, a mãe, o filho mais velho e os mais novos).

Entretanto, existe a possibilidade de o grupo – ou alguns de seus membros –, exercer a negação desse processo de imposição social, o que cria uma dinâmica social mais rica e variada. A terceira categoria, grupo sujeito, é aquela que critica as formas autoritárias de organização e procura estabelecer uma contranorma. Isso somente é possível quando o grupo consegue esclarecer a base de dominação social, historicamente determinada, e encontra formas de organização alternativas, como é o caso das formas autogestionárias de organização grupal.

TEXTO COMPLEMENTAR 1

Vozes da periferia[9]

Como se sabe, há muitas culturas juvenis. Do ponto de vista das abordagens socioculturais, a juventude é um grupo heterogêneo. Os jovens vivenciam uma popularidade de trajetórias individuais e sociais; por isso, como lembra o sociólogo francês Pierre Bourdieu (1930-2002), é difícil falar deles como unidade social, como grupo dotado de interesses comuns. Dessa perspectiva, a análise das questões juvenis passa mais pelas diferenças, incluindo o pertencimento de classe, gênero e meio social.

Esse olhar nos ajuda a pensar sobre os jovens que moram nas periferias dos grandes centros urbanos. Marginalizados e excluídos, eles constroem uma identidade marcada por experiências como o desemprego, o preconceito social e racial, as precárias condições de moradia, saúde e educação, o narcotráfico e o crime. A organização de movimentos sociais aparece como alternativa a isso. Dentre eles, pode-se destacar o *hip-hop*, fenômeno que se expande nas periferias das grandes cidades do mundo todo, especialmente pelos meios de comunicação.

---

9 SOUZA, Jusamara. Vozes da periferia. In: O olhar adolescente. *Duetto*, São Paulo, n. 4, p. 82-87, 2008.

Sobre a cultura *hip-hop*

O *hip-hop* surgiu no final da década de 1960 como um movimento de jovens negros e hispano-americanos dos guetos pobres do bairro do Bronx, nos arredores de Nova York, vítimas do cenário pós-industrial dos Estados Unidos, uma realidade de miséria que levou às últimas consequências as formas de discriminação já existentes. Por meio de manifestações artísticas, o movimento representou uma saída para a expressão e identificação de uma juventude agressiva e agrupada em gangues, que se enfrentavam por estarem imersas em uma situação de exclusão econômica, educacional e racial.

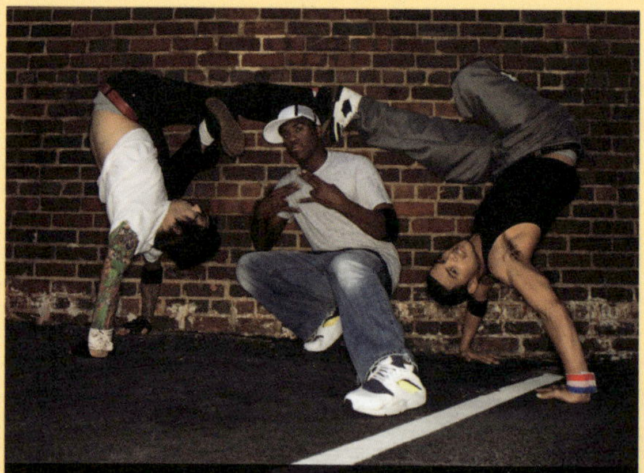

© Thinkstock/Stockbyte

Ocupar os espaços urbanos e intervir na sociedade por meio da dança e da música. O *hip-hop*, com seus *disc jockeys* (DJs) e mestres de cerimônia (MCs), é também um estilo de vida.

Reagindo a essa realidade, a geração mais jovem do Bronx começou a construir maneiras criativas para sua expressão e identificação, o que resultou na cultura *hip-hop*. No início, os *sound systems* faziam as trilhas sonoras de festas comunitárias. Os DJs (*disc jockeys*) manipulavam o toca-discos, fazendo mixagens, criando músicas, recriando as já gravadas, produzindo efeitos sonoros como *scratch* (arranhões no disco) ou *stopping* (repetição de uma frase, em uma espécie de gagueira).

Depois se juntaram a eles os *rappers* (cantores de *rap*) e os MCs (mestres-de-cerimônia), que animavam as festas. Com as rimas, os MCs relatavam, poeticamente, a condição social em que viviam, retratando suas experiências cotidianas. Ao lado das expressões sonoras, surgiram o *break*, dançado nessas festas pelo *b. boy* (ou *break boy*), e o grafite, elementos que passaram a compor o movimento.

Com essas práticas, o *hip-hop* reinterpretava a experiência da vida urbana e apropriava-se, simbolicamente, do espaço mediante o sampleado, a dança e as criações sonoras. Tais manifestações artísticas possibilitaram a esses jovens assumir atitudes ante a realidade. Eles começaram, então, a sair dos guetos e ir para o centro de Nova York, transformando-o em espaço livre por meio do grafite em muros, edifícios e parques, das danças improvisadas nas ruas, das apresentações de DJs, que montavam seus equipamentos de som nas calçadas, e das histórias vividas nos guetos contadas pelos MCs.

(...)

A popularidade do *hip-hop*, sua presença nos meios de comunicação e sua aceitação por um público cada vez maior podem significar uma nova consciência das relações sociorraciais. A importância dada a essa cultura e o interesse em difundi-la no país parecem estar atrelados ao fato de que o *hip-hop*, como movimento social, permite aos jovens desenvolver uma educação política e, consequentemente, exercer seu direito à cidadania. Trata-se da pedagogia do *rap*, de ações formadoras contidas no *rap* que podem estimular os jovens a refletirem sobre o seu lugar, suas identidades.

Ou seja, enquanto a cultura *hip-hop*, em sua função psicossocial, possibilita aos jovens expressarem-se e descobrirem valores e conteúdos que vão configurando suas visões de mundo e da sociedade em que vivem, o *rap* pode servir de instrumento para que reivindiquem seus direitos e intervenham na sociedade por meio de suas práticas culturais.

TEXTO COMPLEMENTAR 2

Objetivos da instituição e objetivos do psicólogo[10]

Cada instituição tem seus objetivos específicos e sua própria organização, com a qual tende a satisfazer ditos objetivos. Ambos (fins e meios) tem que ser perfeitamente conhecidos pelo ou pelos psicólogos, como ponto de partida para decidir seu ingresso como profisssional na instituição.

Toda instituição tem objetivos explícitos tanto como objetivos implícitos ou, em outros termos, conteúdos manifestos e conteúdos latentes. Estes devem ser valorizados de forma separada dos efeitos laterais que uma instituição pode produzir. A criação de uma indústria, por exemplo, faz-se para produzir – manifestamente – determinada mercadoria ou matéria-prima, mas seu conteúdo latente pode ser o de povoar uma região por razões políticas ou militares; é distinto do caso em que a dita indústria tenha como efeito colateral o enraizamento e aumento da população das zonas vizinhas.

Se bem que é certo que o efeito colateral possa se transformar posteriormente em um conteúdo latente, até que isto ocorra o seu peso é totalmente distinto. Pode ocorrer que coexistam conteúdos latentes e manifestos que se equilibrem em sua gravitação e, até que entrem em contradição, pode também acontecer que o conteúdo latente ultrapasse, em sua força, o conteúdo explícito. Assim, por exemplo (e para utilizar um muito simples), em uma sala de um hospital uma situação conflituosa deste caráter apareceu atrás do motivo da consulta, que foi formulado como uma desorganização crônica e desatencão da assistência profissional aos doentes; o problema residia, em parte, em que a equipe profissional, formada totalmente por gente muito jovem, tinha primordialmente propósitos ou objetivos de aprendizagem, nos quais se viam totalmente frustrados. O psicólogo deve saber que, sempre, o motivo de uma consulta não é o problema e sim um sintoma do mesmo.

Se bem que é certo que se torna de grande utilidade para o psicólogo conhecer os objetivos explícitos de uma instituição para decidir e realizar sua tarefa profissional, não é menos certo que os latentes ou implícitos às vezes só aparecem como consequência do estudo diagnóstico que realiza o próprio psicólogo.

Além do estudo desses objetivos e de sua dinâmica e consequências, devem também ser valorizados as finalidades ou objetivos que a instituição tem para solicitar a colaboração profissional de um psicólogo e aqui contam tanto os objetivos explicitados como aqueles que formam parte das fantasias da instituição, que podem, por outra parte, ser totalmente inconscientes. Um serviço hospitalar solicita o assessoramento de um psicólogo, mas entorpece total e permanentemente sua atividade; o exame da situação descobre o fato de que o interesse da instituição reside, basicamente, em ostentar uma organização progressiva e científica frente a outros serviços hospitalares competidores, mas a atividade do psicólogo é a realidade temida.

Esses fatos não invalidam, não impossibilitam a função do psicólogo, e sim que já são as circunstâncias sobre as quais justamente se tem que agir. Este deve saber que a sua participação em uma instituição promove ansiedades de tipos e graus diferentes e que o manejo das resistências, contradições e ambiguidades forma parte, infalivelmente, de sua tarefa...

---

[10] BLEGER, José. *Psico-higiene e psicologia institucional.* Porto Alegre: Artes Médicas, 2003. p. 41-42.

ATIVIDADES

1. Analise uma situação institucional (a sala de aula, uma situação de trabalho, situação familiar) e avalie suas bases organizacionais e a pressão sofrida pelos grupos envolvidos para desempenhar um determinado papel. Identifique se há grupos sujeitados, os grupos sujeitos e como eles contribuem para manutenção ou alteração da base institucional.
2. Discutam, a partir do Texto Complementar 1 (sobre grupos de *hip-hop*), o que leva a autora a dizer que esses grupos podem desenvolver uma educação política?
3. Identifiquem as diferentes *tribos* (grupos) de adolescentes e jovens existentes e discutam o porquê de serem grupos "fechados" e quais os critérios para o pertencimento a cada um deles.

PARA SABER MAIS

Bibliografia

BÁSICA

Os textos da bibliografia básica são introdutórios, mas não podemos considerá-los exatamente básicos. Entretanto, servem para professores e estudantes interessados no assunto avançarem para além do que oferece o presente capítulo. Desses, o livro do Baremblitt é um manual de intervenção institucional muito eficiente.

Psicologia social: o homem em movimento (2006). A leitura serve para saber mais sobre o assunto deste capítulo, leia o texto de Silvia Lane, O processo grupal.

A *construção social da realidade* (2017), livro de Berger e Luckmann, aborda o tema Sociologia do Conhecimento, tendo como a sociedade se apresenta ao indivíduo (realidade objetiva ou subjetiva) como pano de fundo da discussão.

Compêndio de análise institucional e outras correntes: teoria e prática (2002), de Baremblitt, a obra esclarece de forma didática as correntes, os conceitos e as teorias referentes ao Institucionalismo.

AVANÇADA

Aqui apresentamos as referências para aqueles que pretendem buscar as fontes e os fundamentos da Psicologia Institucional. O livro de Bleger é referência que merece ser lido.

Grupos: teoria e técnica (2009), este outro livro de Baremblitt trata da articulação entre práticas psicanalíticas e disciplinas de significação social.

Psico-higiene e psicologia institucional (2003), de José Bleger, procura aproximar médicos do âmbito das famílias, instituições e comunidades, a fim de oferecer um assessoramento útil e qualificado.

Revolução molecular: pulsações políticas do desejo (1986), de Guattari, é um livro que explica a revolução que estamos vivendo diariamente em nossa vida em sociedade e a necessidade de: mantermos nossos desejos; percebermos as forças que querem nos controlar; conscientizar-nos das novas possibilidades que temos para agir, pensar, viver.

O processo grupal (2009), de Pichon-Rivière, traz os textos que tratam da formação e manutenção de grupos em diferentes contextos.

Outros recursos

FILMES

- *Clash* (França/Egito. Direção por Mohamed Diab. 2016. 97 min.).
  Um filme franco-egípcio relata a história atual egípcia, bastante interessante para a discussão de grupo. O governo do presidente Mohamed Morsi, eleito através da primeira eleição geral do Egito, foi derrubado por militares e uma forte tensão tomou conta do país. Isso porque, logo depois, parte da população que apoiava tomou as ruas para reivindicar o seu retorno e, durante os protestos, um grupo de pessoas de diferentes origens e com opiniões antagônicas acabou sendo preso arbitrariamente em uma velha caminhonete.
- *O som ao redor* (Brasil. Direção de Kleber Mendonça Filho. 2012. 131 min.) e *Que horas ela volta* (Brasil. Direção de Anna Muylaert. 2015. 114 min.).
  Dois filmes brasileiros que não estão diretamente ligados ao tema deste capítulo, mas fornecem um ótimo material para discussão ao considerarmos o ambiente e a temática de suas tramas. É para pensar no funcionamento das famílias e as diferenças de classe social.
- *AmarElo – É tudo para ontem* (Brasil. Direção de Fred Ouro Preto. 2020. 89 min.).
  Neste documentário da Netflix, o rapper Emicida usa os bastidores de seu show no Theatro Municipal de São Paulo para resgatar a história da cultura e dos movimentos negros no Brasil nos últimos cem anos.
- *O Parasita* (Coreia do Sul. Direção de Bong Joon Ho. 2019. 132 min.).
  Trata das profundas diferenças sociais em Seul. Um bom filme para pensar os grupos e as diferenças sociais.
- *Bacurau* (Brasil. Direção de Kleber Mendonça Filho e Juliano Dornelles. 2019. 131 min.).
  Uma comunidade no sertão brasileiro se vê atacada por inimigos desconhecidos, correndo o risco de desaparecer do mapa. A organização da comunidade para o enfrentamento é um importante processo de grupo.

SITES

Em sites de organizações sociais governamentais ou não governamentais é possível pesquisar e conhecer seus objetivos, estruturas (organograma) e outros aspectos do funcionamento institucional, com informações acessíveis e pertinentes ao tema tratado. Por exemplo:

- Instituto Sou da Paz: disponível em: http://www.soudapaz.org/;
- Conselho Nacional dos Direitos da Criança e Adolescente (Conanda): disponível em: http://www.direitosdacrianca.gov.br/conanda;
- Conselho Federal de Psicologia (CFP). Disponível em: http://site.cfp.org.br/.

CAPÍTULO 17

A edu

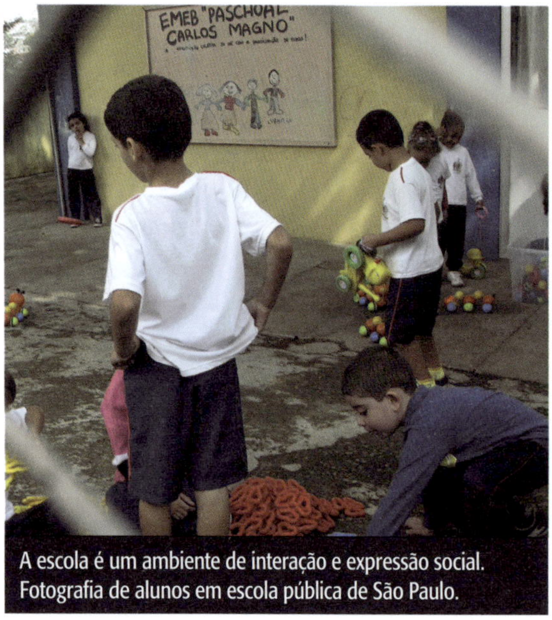

© Robson Ventura/Folhapress

A escola é um ambiente de interação e expressão social. Fotografia de alunos em escola pública de São Paulo.

A humanização é um longo processo que se inicia com o nascimento e se dá no encontro com o outro(s), nos grupos, nas instituições, com a entrada no mundo da cultura. Esta é uma ideia central neste livro e, particularmente relevante, no campo da Educação. Nascemos com condições de nos tornarmos humanos (hominização) e nos apropriamos das conquistas – por exemplo, a linguagem dos humanos – ou seja, nos humanizamos.

cação

Leontiev em seu texto *O homem e a cultura*[1] nos ensinou que esta humanização se dá no contato ativo com a cultura, um contato – no caso das crianças e adolescentes – mediado pelos adultos, nas relações sociais. Para esse autor, o processo de humanização se deu ao longo da história e as conquistas foram se concretizando nos objetos criados para satisfazer necessidades e possibilitar a sobrevivência mais confortável da espécie. Assim, os movimentos que fazemos para escrever (atividade) têm a ver com o objeto que utilizamos para isso. Quando manuseamos o lápis ou a caneta, "retiramos" dele a possibilidade da atividade de escrever. Objetos e atividades contêm certa analogia.

Charlot[2] também trouxe contribuições para compreender essa abordagem. O autor entende que ao nascer exige-se que se aprenda um mundo que preexiste ao sujeito e esta apropriação desencadeia três processos: de humanização (tornar-se humano), socialização (tornar-se membro de um grupo social e cultural) e singularização (tornar-se um sujeito único, singular).

Podemos então perceber que viver em sociedade (e vivemos sempre em sociedade!) exige aprendizado do que foi instituído como padrão de convivência,

---

1 LEONTIEV, Alexis. O homem e a cultura. In: *O desenvolvimento do psiquismo*. Lisboa: Livros Horizonte, 2004. p. 261-284.

2 CHARLOT, Bernard. *A mistificação pedagógica*: realidades sociais e processos ideológicos na teoria da educação. São Paulo: Cortez, 2013.

modo de ser, pensar e agir. E aí se revela a importância do processo educacional.

A educação entendida como o processo de construção de um ser social, a partir de valores e noções que um determinado grupo social constituiu e procura manter. As finalidades da educação são, portanto, sempre sociais. Ou seja, estão definidas pelos consensos e ideologias hegemônicas em uma sociedade que se particulariza em cada agrupamento social ou coletividade.

Uma das ferramentas mais importantes na humanização, socialização e singularização dos indivíduos é a apreensão do conhecimento (ideias e valores) e as habilidades que são importantes para a sociedade. A escola não é o único espaço onde ocorre a educação. Educamos as novas gerações na família, no trabalho, nos rituais, nas atividades de lazer e nas atividades culturais. Todos são instrumentos ou espaços educativos, porque em cada um desses grupos se aprende aspectos da vida social. a moral, os conhecimentos, as habilidades e se realizam atividades necessárias para o convívio social e a sobrevivência como indivíduo e como membro de uma coletividade.

A família e os grupos dos quais fazemos parte, seja religioso, político, artístico, de lazer, enfim quaisquer dos grupos, serão sempre educativos; ou seja, de alguma forma estaremos nos preparando e aprendendo formas de ser, agir e pensar que nos permitirão conviver e nos preparar para o pertencimento a outros grupos. Nesses grupos sociais, ao longo da vida, ocorre com maior ou menor formalização um processo educacional.

É importante entendermos que os grupos sociais definem o que ensinar, tendo como referência a formação de um tipo de pessoa. Não é uma escolha tranquila ou consensual, pois as relações de poder nos grupos sociais, e entre eles, são importantes determinantes dos modelos escolhidos como hegemônicos/dominantes que deverão ser tomados como padrão. Isto significa que nesses processos há tensões e disputas, pois há diferentes pensamentos de diferentes segmentos sociais que defendem diferentes modos de ser e participar da coletividade. A ideologia, como conjunto de ideias e valores do grupo dominante, imposta ao conjunto social como hegemônica, torna-se uma referência decisiva nos processos educacionais.

Uma família tem seus valores, seus rituais, seus costumes, seu "conhecimento" e ensinará às suas crianças este conjunto de saberes. O pai e a mãe ou os responsáveis, nessas famílias, podem pensar diferente sobre a vida social e podem querer ensinar "coisas" diferentes a seus filhos. Muitas tensões nas famílias e em outras instituições surgem a partir de diferentes formas de pensar a educação de seus novos membros (valores, conhecimentos, costumes e rituais).

Os grupos sociais se organizam a partir – ou em torno – de um objetivo que pode ter como referência, por exemplo, uma religião, uma teoria política, um movimento artístico, um movimento social (em torno de uma reinvindicação, por exemplo) ou um interesse comum. Esses grupos desenvolvem seus ideais e passam a "educar" seus membros a partir dessas referências, que são suas crenças e ideais, e conferindo identidade ao grupo.

A educação ocorre o tempo todo! Isto signfica que estamos aprendendo a ser, agir e pensar em todos os lugares onde nos relacionamos; ao mesmo tempo, o processo de ensinar e aprender pode ser tomado como o objetivo principal de determinada instituição ou grupo e, portanto, sua organização se dará em função da meta que lhe foi entregue pelo conjunto social. Isto é o que acontece com a escola. A escola tem sido uma das instituições mais significativas e importantes para educar, na medida em que se organiza formalmente para transmitir o conhecimento produzido até esse momento.

E, embora tenhamos a convicção que a educação não ocorre apenas na escola, escolhemos focar este capítulo na reflexão sobre a escola, considerando suas atribuições e relevância no mundo contemporâneo.

A ESCOLA COMO INSTITUIÇÃO SOCIAL

A escola apresenta-se hoje como uma das mais importantes instituições sociais por fazer a mediação entre o indivíduo e a sociedade. Ao transmitir a cultura – que inclui um modo de ver o mundo (as representações sociais), os modelos sociais de comportamento e valores morais –, a escola busca a socialização e humanização de cada indivíduo. A criança, jovem ou adulto apropria-se dos modelos e valores transmitidos pela escola, aprende o conhecimento acumulado e consensual (tomado como verdade naquele momento histórico) e aprende a "ver" o mundo e se comportar tornando-se um participante ativo do conjunto social (um sócio). A escola é formadora dos sujeitos sociais de um determinado agrupamento humano e, cada vez mais, em uma referência planetária, considerando a circulação e o acesso à informação de todos os cantos do mundo.

A escola é, também, uma criação social do homem e, portanto, é importante introduzir alguns elementos dessa história.

Educar já significou – e, talvez ainda signifique, em algumas regiões do mundo – apenas viver a vida cotidiana do grupo social ao qual o indivíduo pertence. Assim, acompanhava-se os adultos em suas atividades e, com o passar do tempo, aprendia-se a "fazer igual". Plantar, caçar, encontrar água, entender os sinais do tempo, contar e escutar histórias e realizar rituais eram atividades do grupo adulto, acompanhadas pelas crianças, as quais, aos poucos, adquiriam as habilidades de trabalho e interiorizavam valores morais e comportamentos daquele grupo ou coletividade. Não havia uma instituição especializada nessas tarefas. O meio social, em seu conjunto, era o contexto educativo. Todos os adultos ensinavam a partir da experiência pessoal. Aprendia-se fazendo. E, hoje, mesmo com a existência da escola, há muitos espaços de aprendizado que são informais e não institucionalizados.

> Educar já significou apenas viver a vida cotidiana do grupo social.

> Com as revoluções do século XIX, a escola passou por transformações, sendo a principal delas a tendência à universalização.

A partir da Idade Média, a educação tornou-se prioritariamente produto da escola. Pessoas especializaram-se na "arte", na tarefa de transmitir o saber, e espaços específicos passaram a ser reservados para essa atividade. No entanto, poucos iam à escola, pois elas eram destinadas às elites da sociedade local. Serviu aos nobres e depois à burguesia. A cultura da aristocracia e os conhecimentos religiosos eram os conteúdos básicos a serem transmitidos. Enfim, as atividades desempenhadas pelos grupos dominantes na sociedade passavam a ser cuidadosamente ensinadas, e isso fez da escola ora lugar de aprendizado da guerra, ora das atividades cavalheirescas, ora do saber intelectual humanístico ou religioso, portanto, o conhecimento considerado relevante pelo grupo hegemônico naquele momento da sociedade. A escola desenvolvia-se como uma instituição social especializada, que atendia aos filhos das famílias de poder na sociedade e que, escolarizados, poderiam manter-se como o grupo que monopolizasse o poder.

Com as revoluções do século XIX, a escola passou por transformações, sendo a principal delas a tendência à sua universalização, ou seja, ela deveria atender a todas as crianças da sociedade. O que permitiu tais transformações? Por que a escola precisou mudar?

O desenvolvimento da industrialização foi, sem dúvida, o fator decisivo das grandes mudanças ocorridas nos séculos XIX e XX. A industrialização deslocou o local de trabalho das casas para as fábricas, transformando, com isso, os espaços das casas e das cidades. Em casa, os lugares tornaram-se privativos, isto é, cada um conquistou seu espaço individual, como quartos, escritórios de estudo; na cidade, a organização urbana adaptou-se à existência das fábricas e à necessidade de os trabalhadores deslocarem-se de suas residências para os locais de trabalho. Assim, construíram-se vias públicas para os transportes coletivos levarem os trabalhadores de um lugar a outro da cidade. O trabalho ingressou na esfera pública, deixando de ocupar o espaço doméstico.

Outra consequência dessa mudança ocorreu na família, que não podia mais, sozinha, preparar seus filhos para o trabalho e para a vida social. Era preciso entregar essa função a uma instituição que soubesse educar para o trabalho e que se encontrasse no âmbito da vida pública, cujas regras, leis e rotinas iam além dos conhecimentos adquiridos exclusivamente pela tradição familiar. A escola surge como essa instituição especializada.

Além disso, a Revolução Industrial sofisticou o trabalho com a implantação das máquinas, exigindo do trabalhador o aprendizado da manipulação das máquinas e novos instrumentos de trabalho – a tecnologia. Essa complexificação do trabalho exigiu novas funções da escola, como a de ensinar o manuseio de técnicas até então desconhecidas, ou de fornecer os conhecimentos básicos da língua e do cálculo. A escola ganhou importância e ampliou suas funções.

O movimento pela democratização da escola empreendida pelas classes trabalhadoras – que queriam se apropriar do conhecimento, pois perceberam seu valor como instrumento de poder – até então afastadas dessa instituição, foi outro fator gerador de mudanças. Conforme foram se fortalecendo e se organizando, as classes trabalhadoras passaram a exigir o direito de ter seus filhos na escola, isto é, o direito de acesso à cultura e ao conhecimento dominantes. A escola, pressionada, "abriu" suas portas para atender a outras camadas sociais que não somente a burguesia e a aristocracia. A escola universalizava seu acesso.

A Revolução Industrial sofisticou o trabalho e exigiu novas funções da escola.

Esses fatores contribuíram para que a escola adquirisse as características que possui hoje em nossa sociedade: uma instituição da sociedade, trabalhando a serviço dessa sociedade e por ela sustentada a fim de responder a necessidades sociais. Para isso, a escola precisa exercer funções especializadas. A escola cumpre, portanto, o papel de preparar as crianças e os jovens para viverem no mundo adulto. Eles aprendem a trabalhar, a assimilar as regras sociais, os conhecimentos básicos, os valores morais coletivos, os modelos de comportamento prevalentes na sociedade. A escola estabelece, assim, uma mediação entre a criança (ou jovem) e a sociedade. Essa mediação implica o domínio da técnica (aprendizado da leitura, da escrita, do cálculo, das técnicas corporais e musicais etc.) e de padrões de conduta social (aprendizado de valores, de ideais e modelos de comportamento). A escola é a forma moderna de operar essa transmissão.

Até aqui parece que a escola não apresenta dificuldades. Quais são os problemas da escola?

A escola cumpre, portanto, o papel de preparar as crianças para viverem no mundo adulto.

A ESCOLA E SUAS DIFICULDADES

São muitas as dificuldades – ou problemas – e vamos abordar alguns deles. Para deixar mais clara nossa apresentação, alertamos dois aspectos: o aspecto teórico da educação, que se refere às concepções apresentadas nas teorias pedagógicas, e o aspecto prático, que se refere ao cotidiano da educação escolar. Os problemas da escola situam-se nessas duas esferas: nas concepções pedagógicas e na realidade cotidiana.

O distanciamento da escola da realidade da vida cotidiana

As duas principais teorias pedagógicas, da Escola Tradicional e da Escola Nova, conceberam a escola como instituição isolada da sociedade, tomando como sua tarefa preparar os indivíduos para se integrarem à sociedade (depois de completada a escolarização) de modo a contribuir para seu desenvolvimento. Este "isolamento" surge porque estas pedagogias tinham sua base na noção de natureza humana, entendendo sua tarefa como a de possibilitar o desenvolvimento dessa natureza sem a interferência de um conjunto social com suas peculiaridades, exigências e problemas.

A escola, responsável pela mediação entre o indivíduo e a sociedade, tornou-se uma instituição fechada, destinada a proteger a criança e o jovem dessa mesma sociedade – construiu-se, então, uma fortaleza da infância e da juventude. Para protegê-las contra o quê? Contra os perigos que advêm da natureza infantil (Escola Tradicional) ou da sociedade, responsabilizada por todos os prejuízos e corrupções que atingem as novas gerações (Escola Nova)?

É interessante registrarmos aqui que a escola, criada e sustentada pela sociedade com a finalidade de preparar o indivíduo para viver na sociedade e cujos elementos são todos advindos do meio social – conhecimentos, técnicas, desafios –, passa a ser pensada, nas teorias pedagógicas, como instituição isolada desse meio, como se não pertencesse a essa mesma sociedade. Criou-se, então, a ilusão de ser possível preparar o indivíduo para viver o cotidiano da sociedade estando de fora desse cotidiano, em um desvio – o desvio escolar. Assim pensada, a escola acaba por ensinar um conhecimento distante da realidade social. Nessa concepção, chega-se, de fato, a erguer muros para que a realidade não entre na escola; criam-se regras diferentes das vigentes na sociedade; enfim, substitui-se a realidade social pela realidade escolar. Enclausuram-se as crianças e os jovens em nome da educação.

A clausura escolar é ilusória, pois a realidade social entra pela "porta dos fundos", invade as salas de aula, podendo ser encontrada nos livros, nos valores ensinados e nas atividades desenvolvidas. Mas, apesar de ilusória, essa clausura determina o distanciamento da escola em relação ao cotidiano vivido por seus integrantes, o qual não é valorizado. Assim, os conteúdos são ensinados sem se referirem ou se articularem com a realidade social; as regras são tomadas como absolutas e naturais (Escola Tradicional) ou são ilusoriamente abolidas (Escola Nova), a autoridade dos professores e gestores na escola é inquestionável (Escola Tradicional) ou ilusoriamente abolida (Escola Nova); pretende-se que a vida de cada um fique do lado de fora da escola.

Enclausuram-se as crianças e os jovens em nome da educação.

Os uniformes igualam a todos (Escola Tradicional) ou a diverisidade é tomada como absoluta e nada os identifica (Escola Nova); as notas de aproveitamento são tomadas como resultantes apenas do trabalho realizado na escola e pela escola; o esforço pessoal torna-se fator decisivo do sucesso ou do fracasso escolar. Aliás, o fracasso é explicado basicamente pela falta de empenho e esforço do aluno. No máximo, ocorre a responsabilização dos pais pelo insucesso do filho. Nunca a escola se responsabiliza, ela sai ilesa dessas avaliações porque não se coloca como objeto de avaliação.

Talvez você esteja se perguntando: Por que esse distanciamento da escola em relação à realidade social é visto como um problema? Por dois motivos. Primeiro: porque esse distanciamento, de fato, não ocorre. A escola reproduz os valores sociais, os modelos de comportamento, os ideais da sociedade; ensina o conteúdo que está sendo aplicado na produção da riqueza e da sobrevivência do grupo social. Quando ensina esses conteúdos sem explicar que integram nossa vida cotidiana, a escola dificulta o surgimento dos questionamentos, ou seja, transmite esse saber como se fossem "verdades" inquestionáveis, impedindo que outros saberes possam ser também veiculados e valorizados. Segundo motivo: a escola, ao escolher

Por que esse distanciamento da escola em relação à realidade social é visto como um problema?

esse distanciamento, opta também por um modelo de ser humano a ser formado (ou formatado) – um sujeito passivo perante o seu meio social, que não problematizará os conhecimentos aprendidos na escola para entender o seu mundo e nele atuar de forma mais eficiente – e mesmo quando se mostra insuficiente ou transmite uma concepção equivocada ou parcial dos fatos e fenômenos sociais.

A escola não contribui para sua coletividade quando é concebida como fortaleza da infância, como instituição que enclausura seus alunos para melhor prepará-los (Escola Tradicional) ou protegê-los (Escola Nova). É preciso articular explicitamente a vida escolar com a vida cotidiana, com os acontecimentos do dia a dia da sociedade.

> A escola não deve ser pensada como fortaleza da infância.

O saber escolar

Outro problema da escola é a forma como concebe e lida com o saber – seu instrumento básico no trabalho de desenvolver os indivíduos. No entanto, algo que parece tão simples – transmitir o saber acumulado – pode se tornar fonte de problemas variados.

Uma primeira questão: existe apenas um saber? Claro que não. Já sabemos que os saberes são diversos e a escola deve escolher um deles para ensinar. O saber que ela escolhe é a da camada dominante da sociedade, pois é este grupo que ocupa os postos onde a decisão será tomada. A escola passa a servir a apenas um grupo social e não a todos. Muitas vezes, estes saberes são opostos aos saberes das famílias cujos filhos estão na escola. Muitas vezes estes saberes se distanciam ou nada têm a ver com a vida vivida pelos alunos aos quais se ensina. Esses procedimentos afastam a escola da vida vivida e o saber ensinado tem pouca utilidade na leitura do mundo no qual se vive.

> Como lidar com o saber é um desafio para a escola.

Outro problema também está relacionado com a dificuldade demonstrada pela escola de lidar com o saber, pois, ou fornece as respostas aos alunos sem que eles tenham feito as perguntas, ou estimula as perguntas e menospreza a importância de se obter respostas. As escolas mais tradicionais, por exemplo, não acreditam que seus alunos possam ter assuntos interessantes para tratar ou perguntas estimuladoras para fazer. Colocam-nos quietos, olhando para o professor, que ensina o conhecimento considerado necessário. Mas para que serve esse conhecimento? Essa é a pergunta que fica. Nas escolas mais renovadas, o problema aparece de forma invertida. Diversos recursos são utilizados para estimular o aluno a fazer perguntas sobre os mais variados assuntos. O importante é perguntar. Muitas vezes, no entanto, as crianças acabam não tendo as respostas adequadas (ou pistas) para as suas perguntas, e o ato de perguntar vai se esvaziando lentamente, até perder todo o sentido. Saber é perguntar. Saber é conhecer respostas ou um percurso para obtê-las. A escola precisa articular adequadamente essas duas atividades.

> Mas para que serve esse conhecimento? Essa é a pergunta que fica.

A escola e os outros espaços educativos

A escola ocupa (ou ocupou) um lugar importante na vida de todos nós. São muitos anos de escolarização e todos devem estar na escola. Hoje, no Brasil, a escolarização fundamental obrigatória para todas as crianças é um direito, segundo o Estatuto da Criança e do Adolescente. E queremos que todos estejam lá. São muitas as lutas sociais para que as crianças e jovens estejam na escola e possam ter ali uma educação de qualidade. Então, além da universalização da matrícula escolar, é importante, também, a universalização da qualidade da educação ministrada pela escola. Ao mesmo tempo, outros espaços foram esvaziados de sua função educativa. A escola absorve grande parte da vida de muitos jovens que realizam a maior parte de suas atividades nesse espaço; ou, a escola não absorve parte da vida de alguns jovens, os que trabalham. A família, os espaços de trabalho e as vivências culturais não são valorizados como espaços de educação e os conteúdos, atividades ou natureza destes outros espaços não chegam à escola. Um exemplo disto é o afastamento da escola em relação ao lúdico.

As brincadeiras e o lazer têm ainda pouco lugar na sala de aula. A seriedade desse espaço muitas vezes opõe-se ao brinquedo, à brincadeira, ao riso, ao lúdico. Pode-se desenvolver um trabalho, com autoridade, em um ambiente descontraído e alegre, mas a escola, em geral, procura garantir sua autoridade não permitindo o lúdico. Assim como o lúdico, cuja ausência fica mais evidente nos primeiros anos de escolarização, as manifestações culturais e artísticas, particularmente aquelas que são valorizadas pelos adolescentes e jovens, não "entram" na escola e, muito menos, as expressões da cultura juvenil.

O trabalho também fica distante da escola. Interessante que a escola está ali para preparar as novas gerações para ingressarem no mundo do trabalho com uma qualificação adequada, mas isso ainda é pouco considerado, a não ser nos cursos profissionalizantes. Os exemplos e os exercícios, em geral, não estão relacionados ao mundo do trabalho, principalmente, no processo de escolarização formal.

A realidade cotidiana é, raramente, apresentada na escola, pois há dificuldade em relacionar essa realidade com os conteúdos que se está aprendendo na sala de aula. Mas é preciso aproximar a escola da vida de todo dia e da vida daqueles que estão na escola. É preciso injetar realidade na escola. É preciso falar da vida cotidiana, pois o conhecimento aprendido deve ampliar o conhecimento que temos do mundo e, consequentemente, contribuir para torná-lo um lugar cada vez melhor para se viver.

Nós, brasileiros, precisamos, ao tratar dessa aproximação, trazer para nossa reflexão à questão da **desigualdade social** que é marca forte de nossa **realidade social**.

A ESCOLA E A DESIGUALDADE SOCIAL

O Brasil tem apresentado índices muito altos de desigualdade social. A escolarização é um dos fatores que compõem este quadro, em dois sentidos: é uma condição importante para a superação da desigualdade social e, neste sentido, se busca a universalização da escola; e também tem sido vista como um dos fatores que aprofundam as desigualdades, na medida em que a universalização do acesso à escola não possibilitou a construção de uma escola única, com a mesma qualidade para todos.

Hoje, cerca de 97% das crianças em idade escolar estão na escola. Esta é uma das conquistas mais importantes dos últimos 30 anos. Contudo, há dois problemas: a permanência na escola e a qualidade do processo de escolarização.

Casassus,[3] em seu livro *A escola e a desigualdade*, publicação que apresentou os dados de uma pesquisa sobre o estado da educação na América Latina e Caribe, sob responsabilidade da Unesco, concluiu que o desempenho em educação envolve um conjunto de fatores que exercem influência sobre os alunos: o acesso à educação infantil, a qualidade da gestão escolar e a autonomia oferecida ao conjunto dos educadores, aspectos relacionados à infraestrutura das escolas (material didático, biblioteca, equipamentos), formação inicial dos docentes e capacitação permanente, experiência docente, condições de trabalho dos professores, quantidade

[3] CASASSUS, Juan. *A escola e a desigualdade*. 2. ed. Brasília: Líber, Unesco, 2007.

de alunos por turma, escolarização dos pais, valorização da escolaridade dos filhos, interação com livros em casa e vínculos dos pais com a vida escolar. Estes fatores combinados seriam responsáveis pelo sucesso no desempenho escolar dos alunos. Casassus demonstra com sua pesquisa que há uma grande desigualdade nos resultados e associa isto às sociedades duais – ricos e pobres – que caracterizam os países da América Latina.

> [...] há um efeito combinado que ocorre pela interação entre si das variáveis externas e internas, sendo que o resultado é um impacto maior do que a soma das partes. [...] Nas sociedades em que prevalece a desigualdade, este efeito combinado operando de maneira positiva tende a se concentrar nos setores privilegiados.[4]

O autor aponta que a escola das populações mais pobres apresenta as piores condições: condições de trabalho precárias, formação deficiente dos docentes, infraestrutura insuficiente da escola, as (im)possibilidades de apoio da família ao processo de escolarização; enfim, neste setor da população, a combinação dos fatores não oferece boas perspectivas para o futuro.

Na mesma pesquisa, Casassus apresenta, em suas conclusões, a defesa da escola, acreditando que ela seja produtora de equidade "porque atenua o impacto negativo do contexto sociocultural dos alunos (...). Consequentemente, para reduzir a desigualdade social é importante manter a área da educação como alta prioridade social".[5]

Marcelo Paixão estudou a desigualdade racial na educação e concluiu, após a apresentação de dados retirados dos Censos de 1950 e de 2000, que "(...) a recente expansão do sistema educacional brasileiro não se traduziu na superação das desigualdades raciais"[6] e apresenta para esta conclusão alguns indicadores: um ingresso mais tardio na escola por parte dos estudantes negros comparativamente aos estudantes brancos; uma saída da escola mais precoce entre os negros; nível de aproveitamento da escola inferior entre os negros e um nível de reingresso na escola inferior ao dos brancos.

Nos vetores qualitativos, Paixão apresenta as práticas discriminatórias vigentes no sistema escolar; os parâmetros curriculares, o tema do preconceito presente no material didático e o papel da família na reprodução das desigualdades. Uma combinação de determinantes agindo negativamente sobre o progresso das crianças e adolescentes negros na escola.

No campo das desigualdades, é importante considerar, também, as de gênero e das pessoas com deficiência. Todos estes aspectos elencados acima se apresentam na escola e, essa instiuição construída para socializar e contribuir para o desenvolvimento das crianças e adolescentes aparece como um campo de tensões que contribui, de forma contraditória, para o aprofundamento e manutenção de desigualdades sociais.

A escola tem sido uma continuidade da vida das crianças das classes média e alta de nossa sociedade. Elas viajam, vão a museus, conhecem outros países, outras línguas, têm uma riqueza de informações e estimulações valorizadas pela escola e que pode ser apropriada e aprofundada por ela. Em contrapartida, para crianças e jovens que têm o mundo do trabalho como seu espaço cotidiano, a escola é uma "quebra". As rotinas escolares, os conteúdos e atividades estão distantes de suas vidas. Os conteúdos de suas experiências não são valorizados. Apenas o discurso da sociedade e a exigência do diploma para a obtenção de emprego ou o progresso na vida profissional podem se constituir em motivação para continuar a insistir.

Uma sequência de tensões, dificuldades, fracassos, desinteresses de professores, desencorajamento e reprovação afastam as crianças da escola – elas evadem

---

4 CASASSUS, 2007, p. 138.

5 CASASSUS, 2007, p. 140.

6 PAIXÃO, Marcelo. *A dialética do bom aluno*. 1. ed. Rio de Janeiro: FGV, 2008. p. 84.

ou são "evadidas" porque a escola fala de um mundo que não é o seu. É preciso fazer a escola para os alunos, e não o inverso. A escola mostra-se eficiente quando se aproxima da realidade de seus alunos. Para isso, precisa conhecer essa realidade, incluí-la como tema e preocupação na escola e possibilitar que o aluno, ao aprender, possa compreender melhor sua realidade e, desse modo, torná-lo potente para transformá-la.

As crianças não chegam às escolas em pé de igualdade, pois, além das singularidades, elas têm experiências de vida muito diferentes. Os programas universais, justificados pela busca da igualdade, colaboram para a manutenção dessas desigualdades. As matrizes curriculares, os programas escolares não levam em conta as diferenças sociais. Exigem os mesmos produtos, avaliam da mesma forma, ensinam da mesma maneira crianças que têm experiências de vidas e trazem repertórios (o currículo oculto) muito diferentes. Ignorar as diferenças é contribuir para aprofundá-las.

Se um conjunto de crianças apresenta dificuldades para acompanhar o ritmo de aprendizagem da classe na qual está inserida, os motivos podem ser muitos e devem ser pesquisados e conhecidos para que a função da escola se realize; ou seja, sua função é ensinar e os professores não devem nunca perder isso de vista. É preciso que todos aprendam... como ensiná-los para garantir esse resultado é o desafio.

O texto de José Carlos Libâneo[7] tem uma discussão bastante pertinente e pode contribuir para avançarmos em nossa compreensão sobre a desigualdade e a escola. O autor apresenta como referência das mudanças vividas pela escola, nos últimos 20 anos, a Declaração Mundial sobre Educação para Todos[8] e comenta: "Lido sem intenção crítica e sem a necessária contextualização, esse documento apresenta um conteúdo muito

A escola precisa se aproximar da realidade de seus alunos.

atraente, chegando a surpreender o leitor por suas intenções humanistas e democratizantes".[9]

Libâneo afirma, com a colaboração de outros autores, que a proposta original da Declaração foi "encolhida", com a finalidade de adequar-se à visão economicista do Banco Mundial, que passou a pressionar os países devedores a aplicarem medidas que pudessem reduzir os gastos do Estado e viabilizar o pagamento das dívidas.

A função da educação foi concebida, então, como processo para atender às necessidades mínimas de aprendizagem e propiciar um espaço de socialização e acolhimento. Esta visão "encolhida" reduziu as ideias de educação para todos, inclusive para os mais pobres; de necessidades básicas para necessidades mínimas; da atenção à aprendizagem para a melhoria e a avaliação dos resultados do rendimento escolar; da melhoria das condições de aprendizagem para a melhoria das condições internas da instituição escolar. Em síntese, Segundo Libâneo, "a aprendizagem transforma-se numa mera necessidade natural, numa visão instrumental desprovida de seu caráter cognitivo, desvinculada do acesso a formas superiores de pensamento".[10]

Esta perspectiva traduziu-se em uma escola que visa competências e habilidades mínimas para a vida do trabalho e a avaliação do processo deve se dar por meio de indicadores de caráter quantitativo e o estímulo a valores e comportamentos que permitam uma adaptação social adequada.

Constata-se, assim, que, com apoio em premissas pedagógicas humanistas por trás das quais estão critérios econômicos, formulou-se uma escola de respeito às diferenças sociais e culturais, às diferenças psicológicas de ritmo de aprendizagem, de flexibilização das

---

[7] LIBÂNEO, José Carlos. O dualismo perverso da escola pública brasileira: escola do conhecimento para os ricos, escola do acolhimento social para os pobres. In: *Educação e Pesquisa*, São Paulo, v. 38, n. 1, p. 13-28, 2012.

[8] DECLARAÇÃO mundial sobre educação para todos e plano de ação para satisfazer as necessidades básicas de aprendizagem. Unesco, 1990. Disponível em: http://unesdoc.unesco.org/images/0008/ 000862/086291por.pdf. Acesso em: 11 jan. 2018.

[9] LIBÂNEO, 2012, p. 17.

[10] LIBÂNEO, 2012, p. 18.

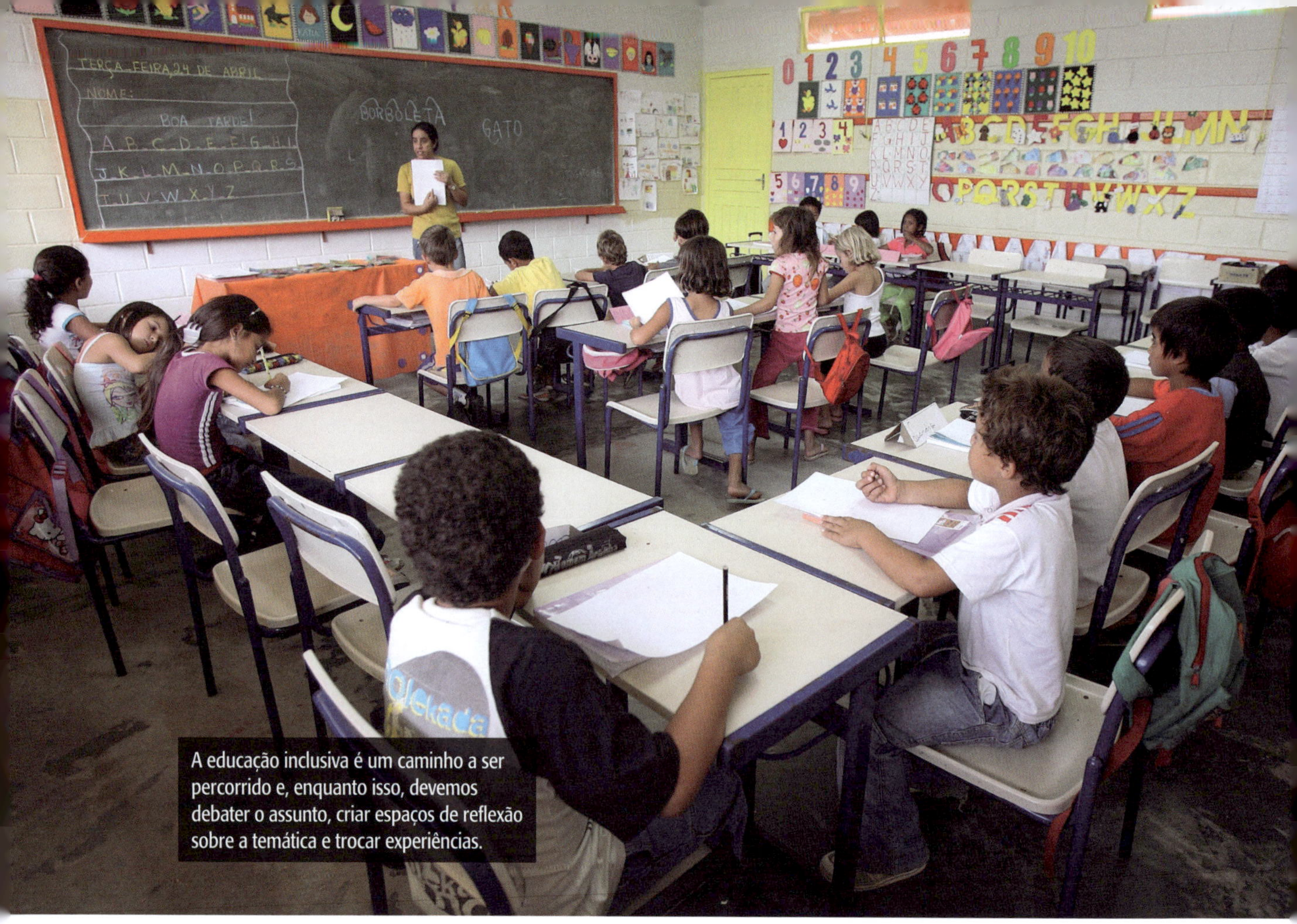

A educação inclusiva é um caminho a ser percorrido e, enquanto isso, devemos debater o assunto, criar espaços de reflexão sobre a temática e trocar experiências.

práticas de avaliação escolar – tudo em nome da educação inclusiva. Não é que tais aspectos não devessem ser considerados; o problema está na distorção dos objetivos da escola, ou seja, a função de socialização passa a ter apenas o sentido de convivência, de compartilhamento cultural, de práticas de valores sociais, em detrimento do acesso à cultura e à ciência acumuladas pela humanidade.[11]

A conclusão dessas análises deu título ao texto de Libâneo, na medida em que sobrou para os pobres uma escola com a função de acolher (assistencial), sendo pouco cuidada a qualidade do ensino que se oferece e que deve, nesta visão, restringir-se aos conteúdos mínimos para a vida (sobrevivência). Segundo Libâneo:

> [...] para uma escola que requer apenas necessidades mínimas de aprendizagem, basta um professor que apreenda um kit de técnicas de sobrevivência docente (agora acompanhado dos pacotes de livros didáticos dos chamados sistemas de ensino). As reformas educativas jogaram todo o peso das supostas inovações escolares para a redução da pobreza em medidas externas, como a organização curricular, a gestão, a avaliação em escala, os sistemas de premiação de escolas e professores etc., deixando de investir nas ações pedagógicas no interior da escola para um enfrentamento pedagógico-didático dos mecanismos de seletividade e exclusão.[12]

Temos exposto aqui as consequências dessas visões: uma escola "desinteressante" que pouco tem a ver com a vida de seus alunos; uma escola que é frequentada na esperança de garantir um futuro melhor; uma escola que aprofunda a desigualdade social que caracteriza nossa realidade.

---

11 LIBÂNEO, 2012, p. 23.

12 LIBÂNEO, 2012, p. 24.

POR QUE MANTER A ESCOLA?

Se a escola apresenta tantos problemas, por que mantê-la? Nos anos 1960, autores como Ivan Illich, Bourdieu e Passeron pregaram o fim da escola. Alegavam ser tal instituição um aparelho ideológico do Estado com a finalidade de reproduzir a mão de obra submissa e a ideologia dominante. Hoje há argumentos convincentes para mantermos a credibilidade da escola e enveredarmos esforços para transformá-la. O legado importante desses autores foi a formação de uma visão crítica sobre a escola.

> É na escola que podemos formular grande parte das respostas e das perguntas necessárias à compreensão de nossas vidas.

A escola constitui um importante local de troca, de obtenção de informação e de aprendizado da investigação. É na escola que podemos formular grande parte das respostas e das perguntas necessárias à compreensão de nossa vida, de nosso cotidiano e de nossa sociedade. É o espaço onde podemos adquirir a ideia do tempo histórico e das transformações que a humanidade produziu. Na escola, podemos aprender que nem todas as pessoas pensam e agem da mesma forma e que essa diferença no modo de pensar e de agir deve ser valorizada por todos. Muito do aprendizado para o trabalho acontece no ambiente escolar. A escola precisa ser transformada, e a busca por tal transformação constitui um desafio que não pode ser confundido com a defesa do fim dessa instituição.

Podemos retomar a ambiguidade citada – instituição alienadora e instituição socializadora – e usá-la como primeiro argumento de defesa da escola: as contradições apresentadas pela escola criam brechas para o trabalho crítico.

Os valores básicos na sociedade capitalista, como liberdade individual, autonomia, criatividade e capacidade de tomar decisões, exigirão da escola uma abertura em seu conservadorismo e autoritarismo.

Segundo argumento: a escola é uma das várias instituições existentes na sociedade; portanto, ela não pode ser considerada a única responsável pela criação da mão de obra submissa e pela reprodução dos valores dominantes. A escola participa desse jogo social, mas as transformações sociais ocorrem de forma mais ampla, abrangendo outras instituições sociais, como a família, os meios de comunicação de massa, o Congresso Nacional, as centrais de trabalhadores, as leis e todos os movimentos sociais.

Os educadores progressistas reivindicam para a escola o direito de participar desse jogo social e contribuir para a transformação da sociedade, mas não será extinguindo a escola que tais anseios serão alcançados.

Terceiro e último argumento: necessitamos da escola que, como já dissemos, prepara e faz a mediação entre as crianças, adolescentes e o mundo. A escola pode e deve ensiná-los de maneira crítica: ensinar às crianças a historicidade dos modelos sociais e políticos, como eles foram se modificando no tempo, conforme os homens foram se transformando, mudando suas necessidades e o mundo. A simples imersão da criança e do jovem no meio social não garantirá um aprendizado crítico dos modelos. A escola, nessa perspectiva, torna-se fator de mudança, de movimento, de transformação. Ela pode e deve assumir esse papel com vistas ao exercício da cidadania por todos.

> A escola participa desse jogo social, mas as transformações sociais ocorrem de forma mais ampla, abrangendo outras instituições sociais, como a família, os meios de comunicação de massa, movimentos sociais e as leis.

Como você pôde perceber, se, por um lado, a escola apresenta problemas; por outro lado, não faltam propostas para solucioná-los. Agora, deixamos aqui o desafio de encontrar um jeito mais prazeroso, mais lúdico, motivador, interessante e socialmente relevante de "fazer a escola". Sabemos que não é fácil, senão teríamos todas as receitas, mas também sabemos que o difícil não é impossível. Para não dizer que lhe deixamos a parte difícil, seguem algumas considerações como estímulo para o debate:

- A escola precisa ser articulada com a vida.
- O conhecimento acumulado pela humanidade não é intocável, ou seja, deve estar sempre se renovando e se reconstruindo. Afinal, fazemos parte da humanidade que produz conhecimento, o qual deve ser aprendido como resposta a perguntas feitas pelos homens no momento em que o produziam. Quais necessidades os conhecimentos que estamos aprendendo hoje atendem?

O conhecimento acumulado pela humanidade não é intocável, ou seja, deve estar sempre se renovando e se reconstruindo.

- Quais são as principais regras que conduzem nossos comportamentos? Quais modelos nossa sociedade valoriza e nos ensina? Por que tais modelos e regras? É importante perceber as regras como formas que os homens encontraram de melhorar a convivência. Elas são necessárias, o que não nos impede de compreender as necessidades sociais que procuram atender.
- Alunos e professores devem ser parceiros no diálogo com o conhecimento. Dialogar é perguntar, ousar respostas, tentar compreender por que algo é assim e não de outro modo.
- Escola para quê? É importante buscar responder essa pergunta. Não é preciso encontrar uma resposta categórica, mas "ensaiar" encontrá-la. O mesmo procedimento deve ser adotado a cada conteúdo introduzido. Para que serve esse conhecimento? Deve-se ressaltar aqui que nem todos os conhecimentos têm aplicação imediata. São úteis porque são prerrequisito para outros conhecimentos e/ou desenvolvem a possibilidade da reflexão e aumentam nossa compreensão sobre a realidade que nos cerca.
- A realidade que nos cerca, esta sim, é a matéria-prima da escola. Todo o trabalho dessa instituição social deve considerar e estar voltado para a realidade, da qual buscamos melhorar nossa compreensão para transformá-la permanentemente. Os homens criaram a escola com a finalidade de dar conta de necessidades sociais (o aprendizado de ofícios), aperfeiçoaram-na para isso e a "sucatearam" para impedir a compreensão e a transformação da realidade. Cabe retomar a finalidade primeira da escola.

E como a realidade é movimento permanente de transformação, cabe à escola antecipar-se, ou seja, oferecer condições que permitam o desenvolvimento do pensamento de modo a permitir reflexões críticas que não se limitem a conhecer o que está posto, mas permitam ir além, projetar novos futuros. Conhecimento é mais do que saber o que se passa no momento ou na atualidade. Conhecimento é prospecção, é a possibilidade de construir um projeto de transformação pessoal e coletivo. Para isso, é necessário criatividade e pensamento crítico fundamentado em bons argumentos.

No conjunto de questões relativas à educação e, particularmente, à escola, destaca-se um tema que tem ocupado muitos estudiosos da área educacional e a Psicologia tem sido convocada a fornecer subsídios no sentido de sua superação: a (in)disciplina.

O trabalho da instituição social está e deve estar voltado para a realidade.

(IN)DISCIPLINA

Uma questão importante nesse debate é a explicitação do que estamos chamando de disciplina. Obediência, respeito às regras e à autoridade, atenção permanente às atividades... É evidente que quando falamos de disciplina nos referimos às regras que os adultos, responsáveis pelo processo educativo, impõem às crianças e jovens, considerando ser necessária a sua conformidade a essas regras para garantir a aprendizagem, o propósito da escolarização. A disciplina, no entanto, é algo que se configura de formas muito diferentes, mas sempre se refere às regras postas pelos educadores e diz respeito às condutas que eles consideram que os educandos devem ter.

A indisciplina está relacionada ao não cumprimento de regras postas pela escola.

Mas quais dessas regras são, realmente, indispensáveis para o aprendizado? Será que os educadores não se habituaram a elas e as defendem de forma mecânica? Ou será que as regras não são, exclusivamente, a afirmação da assimetria na relação professor-aluno? Será que as regras precisam ser as mesmas em todas as situações?

O caráter de imposição, a falta de sentido das regras e o estilo das novas gerações podem ser três aspectos que permitem começar um debate sobre disciplina.

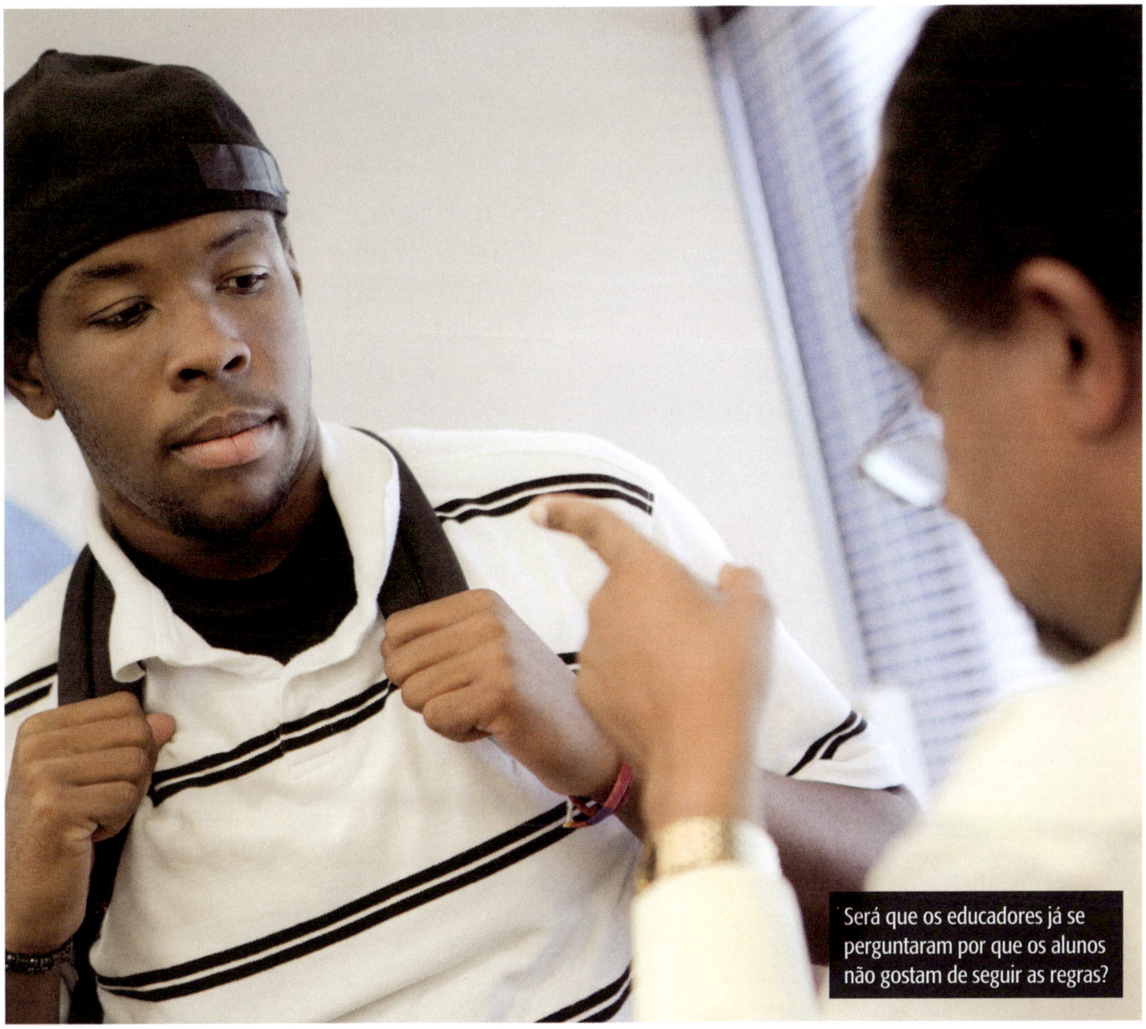

© Thinkstock/Moodboard

Será que os educadores já se perguntaram por que os alunos não gostam de seguir as regras?

Disciplina para quê? Disciplina como? Que participação os educandos têm na formulação das regras para que elas não sejam tão exteriores e estranhas para eles?

Será que os educadores já pararam para pensar quais regras são indispensáveis para o aprendizado?

Talvez a questão do interesse e da disponibilidade para aprender seja um problema maior do que a da disciplina, pois a "indisciplina" pode ser só um sintoma, uma resposta à falta de sentido e de interesse pelas atividades, considerando o descolamento da escola da vida como ela é e sua defasagem frente à circulação de novas e instantâneas informações veiculadas pela realidade virtual.

Ao mesmo tempo, é importante considerar que, como em qualquer outra experiência humana, a vivência escolar e o exercício da aprendizagem não se restringem, exclusivamente, a experiências prazerosas e com gratificação imediata. O aprendizado da postergação das satisfações, o desenvolvimento da capacidade de atenção e concentração, a consideração pelo conhecimento acumulado – prerrequisito de novas aquisições – exigem um esforço da vontade. E isso também a escola pode ensinar por meio da relação educador-educando.

E fica a pergunta: como motivá-los? É possível destacar alguns aspectos.

Primeiro, é preciso entender o que exatamente chamamos de **motivação**. De forma superficial, referimo-nos a uma postura e um envolvimento dos educandos com o aprendizado. Queremos motivá-los a aprender, ou seja, queremos que se envolvam e tenham interesse no aprendizado e nos meios utilizados para chegar lá. Sugerimos que se mude a palavra, em vez de **motivação**, vamos usar ***preocupação***, como nos ensinou o educador Mario Sergio Cortella.[13] O que queremos é que os educandos estejam preocupados com alguma coisa ou, melhor ainda, queremos que eles estejam **pré-ocupados** com alguma coisa. Pré-ocupar o educando é ser capaz de transmitir e dividir com ele alguma questão que seja o eixo do conhecimento que será ensinado. Assim, o ensino de um conteúdo deve sempre ser precedido pela questão que o orienta. Este aspecto pode nos ajudar a compreender porque algumas agências ou grupos educativos conseguem o vínculo forte dos educandos: porque eles chegam ali *pré-ocupados* com alguma coisa ou se preocupam no processo e as atividades são percebidas como relacionadas à resposta que se busca.

Em segundo lugar, a *pré-ocupação* deve ter alguma relação com o cotidiano, com as experiências do educando. Isso quer dizer que vamos falar da relação existente entre o conhecimento e a realidade. E, por fim, interesse envolve participação. É preciso utilizar métodos mais ativos para o ensino e a aprendizagem. Os educandos devem pesquisar, debater, participar, tornarem-se atores (aqueles que atuam). Não podemos mantê-los como figurantes passivos dessa cena.

---

[13] CORTELLA, Mario Sergio. *A escola e o conhecimento*: fundamentos epistemológicos e políticos. São Paulo: Cortez, 2016.

TEXTO COMPLEMENTAR 1

Ninguém nasce feito: é experimentando-nos no mundo que nós nos fazemos[14]

Ninguém nasce feito. Vamos nos fazendo aos poucos, na prática social de que tomamos parte.

Não nasci professor ou marcado para sê-lo, embora minha infância e adolescência tenham estado sempre cheias de "sonhos" em que rara vez me vi encarnando figura que não fosse a de professor.

"Brinquei" tanto de professor na adolescência que, ao dar as primeiras aulas no curso então chamado de "admissão" no Colégio Osvaldo Cruz do Recife, nos anos 1940, não me era fácil distinguir o professor do imaginário do professor do mundo real. E era feliz em ambos os mundos. Feliz quando puramente sonhava dando aula e feliz quando, de fato, ensinava.

Eu tinha, na verdade, desde menino, um certo gosto docente, que jamais se desfez em mim. Um gosto de ensinar e de aprender que me empurrava à prática de ensinar que, por sua vez, veio dando forma e sentido àquele gosto. Umas dúvidas, umas inquietações, uma certeza de que as coisas estão sempre se fazendo e se refazendo e, em lugar de inseguro, me sentia firme na compreensão que, em mim, crescia de que a gente não é, de que a gente está sendo.

Às vezes, ou quase sempre, lamentavelmente, quando pensamos ou nos perguntamos sobre a nossa trajetória profissional, o centro exclusivo das referências está nos cursos realizados, na formação acadêmica e na experiência vivida na área da profissão. Fica de fora como algo sem importância a nossa presença no mundo. É como se a atividade profissional dos homens e das mulheres não tivesse nada que ver com suas experiências de menino, de jovem, com seus desejos, com seus sonhos, com seu bem-querer ao mundo ou com seu desamor à vida. Com sua alegria ou com seu mal-estar na passagem dos dias e dos anos.

Na verdade, não me é possível separar o que há em mim de profissional do que venho sendo como homem. Do que estive sendo como menino do Recife, nascido na década de 20, em família de classe média, acossada pela crise de 29. Menino cedo desafiado pelas injustiças sociais como cedo tomando-se de raiva contra preconceitos raciais e de classe a que juntaria mais tarde outra raiva, a raiva dos preconceitos em torno do sexo e da mulher.

(...)

Não nasci, porém, marcado para ser um professor assim. Vim me tornando desta forma no corpo das tramas, na reflexão sobre a ação, na observação atenta a outras práticas ou à prática de outros sujeitos, na leitura persistente, crítica, de textos teóricos, não importando se com eles estava de acordo ou não. É impossível ensaiarmos estar sendo deste modo sem uma abertura crítica aos diferentes e às diferenças, com quem e com que é sempre provável aprender.

Uma das condições necessárias para que nos tornemos um intelectual que não teme a mudança é a percepção e a aceitação de que não há vida na imobilidade. De que não há progresso na estagnação. De que, se sou, na verdade, social e politicamente responsável, não posso me acomodar às estruturas injustas da sociedade. Não posso, traindo a vida, bendizê-las.

Ninguém nasce feito. Vamos nos fazendo aos poucos na prática social de que tornamos parte.

---

[14] FREIRE, Paulo. *Política e educação*. São Paulo: Paz e Terra, 2014. p. 79-88.

TEXTO COMPLEMENTAR 2

A Pandemia na Educação[15]

Em dezembro de 2019, começaram a surgir as primeiras notícias de um surto de vírus novo na China.

(...)

Em março de 2020, as atividades escolares presenciais foram proibidas de um dia para o outro; professores, gestores e funcionários passaram a trabalhar em suas casas; alunos e famílias assistindo aula de forma remota.

Antonio Nóvoa nos lembra:

> Logo no início da crise, a UNESCO lançou o movimento #learningneverstops (a aprendizagem nunca para) para marcar a necessidade de manter os vínculos com os alunos (...) (NOVOA, 2020, p. 8).

(...)

E mais uma vez, constata-se a ausência da dimensão de URGÊNCIA: os graves problemas da educação básica no Brasil não têm sido objeto de políticas públicas para enfrentá-los. Problemas como reprovação, abandono da escola, distorção série-idade permanecem há tempos. A pandemia os agrava.

(...)

Os noticiários desde o início da pandemia demonstram à sociedade a predominância de políticas públicas pouco efetivas diante de desafio em rápido crescimento.

(...)

Em alguns municípios, a distribuição de cestas básicas ou cartão-alimentação, atenuaram em parte a falta da merenda – para boa parte dos estudantes, a única refeição diária.

(...)

(...) famílias divididas quanto a permitir a presença de seus filhos nas atividades presenciais, gestores confusos sobre o que era permitido ou não, professores atarantados com a concomitância de aulas presenciais e à distância.

(...)

(...) ampliação e aprofundamento das desigualdades existentes no sistema educacional brasileiro.

(...)

No Brasil, 81,9% dos alunos da Educação Básica deixaram de frequentar as instituições de ensino. São cerca de 39 milhões de pessoas. No mundo, esse total soma 64,5% dos estudantes, o que, em números absolutos, representa mais de 1,2 bilhão de pessoas segundo dados da UNESCO.

---

[15] RONCA, Antonio Carlos Caruso; GONÇALVES, Carlos Luiz. Coordenação pedagógica: desafios da pandemia. In: PLACCO, Vera Maria Nigro de Souza; ALMEIDA, Laurinda Ramalho (Orgs.). *Coordenador pedagógico e os desafios pós-pandemia*. São Paulo: Loyola, 2021.

ATIVIDADES

1. Discutam em grupo a ideia de educação que vocês têm ou desenvolveram com a leitura do texto. O que é educar? Para que educar? Quem educa quem?
2. Procurem trazer para a roda os vários espaços onde você acredita que ocorre um processo educativo. Justifique sua posição.
3. Quais expressões ou aspectos da cultura juvenil poderiam fazer parte do currículo escolar ou serem incluídos em suas atividades? Procure formular a proposta de inclusão como um conteúdo de aprendizagem. Justifique suas sugestões: o que se ensina? Por que ensinar a partir dessa estratégia?
4. O texto de Paulo Freire traz informações importantes sobre a formação de um educador. Converse com seus colegas e indiquem as frases do texto que mostram os princípios básicos dessa formação.
5. Use as seguintes questões para debate: Que relação vocês mantêm com a escola? O que esperam aprender na escola? Que relação há entre o que se aprende na escola e a vida, no presente e no futuro?
6. Disciplina: discutam este conceito e façam um pinga-fogo, em que a metade da turma defende que seja um conceito central na educação e a outra metade combate a inclusão dessa noção nas instituições educacionais.
7. Os jornais brasileiros têm espaço especial para a informação sobre questões e eventos relacionados à educação. Em grupo, organizem-se para buscar variadas notícias que estejam postas no campo da educação. Leiam e reflitam sobre os problemas que a educação brasileira enfrenta hoje.
8. O Texto Complementar 2 fala de impactos da pandemia na educação brasileira. Fale com seus colegas sobre esse momento e as dificuldades vividas no campo da Educação. Como você viveu este momento? Debatam os principais impactos apresentados pelos autores do texto.

PARA SABER MAIS

Bibliografia

BÁSICA

Cuidado escola! Desigualdade, domesticação e algumas saídas (2003), de Babette Harper, é um ótimo livro para estudantes discutirem as incoerências da rotina escolar.

*A escola e o conhecimento: fundamentos epistemológicos e políticos (*2016), de Mario Sergio Cortella, é um livro de fácil leitura, porém, denso em termos de aspectos e análise sobre a educação escolar.

Compreender e ensinar: por uma docência da melhor qualidade (2012), e *Ética e competência* (2011) e *A ética à margem da educação: uma ameaça à construção da humanidade* (artigo publicado em 2020), ambos de Terezinha Azeredo Rios, são excelentes fontes para o debate da educação pensada como processo social que exige posicionamento e ética dos educadores.

A mistificação pedagógica: realidades sociais e processos ideológicos na teoria da educação (2013), de Bernard Charlot, é excelente leitura para compreensão e crítica das teorias pedagógicas.

Sociedade contemporânea: subjetividade e educação (2015), organizado por Alexandra Anache, Beatriz Scoz e Marisa Castanho, contém um conjunto de textos que abordam a educação e a escolarização em muitos de seus aspectos.

AVANÇADA

Os jovens e o saber: perspectivas mundiais (2001) e *Da relação com o saber: elementos para uma teoria* (2013), ambos de Bernard Charlot, são livros que discutem a relação dos jovens com o saber.

Psicologia escolar e compromisso social (2015), organizado por Albertina Mitjans Martinez, apresenta excelentes textos que ajudam na formação em Psicologia no campo da Psicologia Escolar.

Psicologia, educação e aprendizagem escolar: avançando na contribuição da leitura cultural-histórica (2017), também de Albertina Martinez com a colaboração de Fernando Gonzalez Rey, obra que apresenta um avanço crítico no âmbito e no âmago da Psicologia, em suas concepções e práticas no campo da Educação.

Educação em direitos humanos: fundamentos teórico-metodológicos (2007) com várias organizadoras, dentre elas, Rosa Maria Silveira, é uma excelente publicação que reúne muito do que se deve pensar e saber sobre a relação educação e direitos humanos. Vale a pena buscar outras publicações que possam trazer esta relação para o debate. Hoje, existem muitas.

Não nascemos prontos (2009) de Mario Sergio Cortella é um dos livros desse brilhante autor e filósofo que trata sobre educação, escola e formação para a vida. Vale a pena conferir!

De Wuhan a Perdizes: trajetos educativos (2020). Organizado por Fernando José de Almeida, Maria Elizabeth B. de Almeida e Maria da Graça Moreira da Silva, o livro traz questões postas pela pandemia de covid-19, as perspectivas de enfrentamento dos desafios e o traçado de esboços de soluções.

Educação, escola e docência: novos tempos, novas atitudes (2018), de Mario Sergio Cortella, é sempre uma boa leitura crítica sobre a educação. Os desafios dos novos tempos.

Paulo Freire é imperdível e imprescindível para quem deseja se aprofundar na discussão sobre a educação. Reconhecido internacionalemtne, Paulo Freire tem uma extensa e qualificada obra. Algumas delas estão referenciadas ao final deste livro. Confira!

Outros recursos

FILMES

- *Pro dia nascer feliz* (Brasil. Direção de João Jardim. Ravina Filmes, 2006. 88 min.).
Documentário sobre a escola brasileira. Apresenta depoimentos de professores e estudantes de várias das cinco regiões do Brasil. Excelente para debater a relação com a escola e o que se espera dela.
- *Numa escola de Havana* (Cuba. Direção de Ernesto Daranas. 2015. 108 min.).
Chala (Armando Valdes Freire), um garoto de onze anos, vive com sua mãe viciada em drogas. As dificuldades de sua vida refletem na escola e o filme apresenta concepções de educação e escola que permitem um bom debate, em especial para se pensar a educação de crianças que vivem em situação de vulnerabilidade em nossa sociedade.
- *A onda* (Alemanha. Direção de Dennis Gansel. 2008. 108 min.).
Filme sobre a democracia, originalmente abordada por uma experiência fascista na escola de jovens adolescentes. Muito interessante. Vale conferir nos dias de hoje debatendo as propostas de escolas militarizadas e escola sem partido.
- *A fita branca* (Alemanha. Direção de Michael Haneke. 2009. 144 min.).
Fala sobre educação na Alemanha antes das guerras. Uma reflexão importante sobre a educação que promovemos e seus impactos nas crianças. A relação da educação com os fatos históricos na Alemanha do século XX estão postas com força e crítica. Vale conferir e debater essa relação. Se queremos um Brasil democrático, qual educação deveremos promover em nossas escolas?

CAPÍTULO 18

Traba

O mundo do trabalho é hoje um importante tema de estudo interdisciplinar, e são inúmeras as áreas que estudam seus diversos aspectos. Da Economia à Psicologia, da Engenharia à Medicina, da Terapia Ocupacional ao Serviço Social, da Sociologia à Nutrição, enfim, praticamente todas as áreas do conhecimento científico e humano se preocupam com o tema trabalho. Isso porque se trata de um fenômeno que estrutura o próprio ser humano. Várias teorias e vertentes do pensamento humano convergem entre si, defendendo a concepção de que a humanidade surgiu com o trabalho.

Muitos estudos e pesquisas demonstram a relação entre a constituição do ser humano e o trabalho. A **paleoantropologia** e a **paleontologia** são áreas dedicadas ao estudo do aparecimento da humanidade em nosso planeta. Um dos mais importantes pesquisadores, Donald

PALEOANTROPOLOGIA
É o estudo científico dos fósseis de hominídeos e das evidências deixadas por eles, tais como ossos e pegadas.

PALEONTOLOGIA
É a ciência que estuda as formas de vida existentes em períodos geológicos passados, a partir dos fósseis.

Johanson,[1] o descobridor da Lucy, traça uma linha do tempo que demonstra como apareceu o *Homo habilis* há aproximadamente 3 milhões de anos. Ele representa o aparecimento do gênero *homo* e o caminho para o *Homo sapiens sapiens*, de 30 mil anos atrás.

O que caracteriza o *Homo habilis* é a capacidade de suprir suas necessidades com algo mais que o uso dos instintos naturais. Essa espécie utiliza instrumentos, ainda muito rústicos, porém intencionalmente.

Surge o que hoje podemos chamar de trabalho. Uma ação determinada e deliberada de transformação da natureza, utilizando instrumentos, com a finalidade de suprir necessidades humanas. Nesses 3 milhões de anos que nos separam do *Homo habilis*, aprendemos a manipular os instrumentos e a desenvolvê-los com uma competência cada vez maior até chegarmos hoje à microbioeletrônica.

SAIBA QUE...

O esqueleto de Lucy tem 3,2 milhões de anos e foi descoberto em 1974, na região de Afar, na Etiópia, que é considerada um dos berços da Humanidade, porque abriga numerosas ossadas que retraçam a história da civilização humana. O esqueleto da *Australopithecus afarensis* recebeu esse nome porque a música dos Beatles *Lucy in the sky with diamonds* era ouvida pelos investigadores no momento da descoberta.

---

[1] JOHANSON, D.; SHREEVE, J. *O filho de Lucy*: a descoberta de um ancestral humano. Rio de Janeiro: Bertrand Brasil, 1998.

Assim, o trabalho e a consciência de nossa capacidade de transformar a natureza em nosso próprio proveito são eventos concomitantes e que se apoiam mutuamente para o desenvolvimento. A intervenção deliberada no mundo ajuda a construir a consciência humana, e essa consciência, que se supera qualitativamente, adquire nova compreensão do próprio mundo. Com isso, a humanidade vai aperfeiçoando suas ações e criando novos instrumentos, que, por sua vez, aumentarão ainda mais sua capacidade de ação. Com os olhos de hoje, lascar uma pedra para fazer dela um objeto cortante representou um salto fantástico para a constituição do que chamamos de humanidade.

AS ORIGENS DA PSICOLOGIA DAS ORGANIZAÇÕES DE TRABALHO

A história de desenvolvimento do trabalho é um fenômeno humano e quando o mencionamos hoje o fazemos do ponto de vista de sua condição histórica atual. Para não termos de recuar na história até os seus primórdios, vamos partir, para efeitos de nossa análise, do trabalho como está organizado no sistema capitalista.

O sistema capitalista revolucionou as relações de trabalho, quando comparado aos modos de produção anteriores, porque transformou o próprio trabalho em mercadoria. O trabalhador vende sua força de trabalho aos proprietários dos bens de produção.

Mas, como tudo tem um "porém", essa história não é tão dignificante como se poderia esperar. O capitalismo institui-se como uma sociedade de classes polarizada entre os detentores de meios de produção e aqueles que apenas vendem sua força de trabalho. Isso não é muito diferente do que se conhecia até então, já que desde a Antiguidade, em Roma e nas cidades gregas antes da Era Cristã, as sociedades se dividiam em classes.

> O capitalismo nasce de uma reorganização social que promete a inclusão dos desfavorecidos.

A questão é que o **capitalismo** nasce de uma reorganização social que promete a inclusão dos desfavorecidos. Foi com essa promessa que a Revolução Francesa, um marco político da construção do capitalismo, atraiu os *sans-culotte*, termo que designava desde os camponeses até os pequenos comerciantes, ou seja, os futuros trabalhadores. Lembre-se de que as palavras de ordem da revolução que gerou o capitalismo eram: Liberdade, Igualdade e Fraternidade.

Aqui temos uma primeira contradição que afetará a forma como o trabalho será entendido doravante. Há uma promessa de igualdade e, ao mesmo tempo, a manutenção da diferença. A forma de ocultar essa contradição foi garantir que a venda de trabalho seria feita por um preço justo. Entretanto, a maneira como o mercado capitalista se desenvolveu não garantiu o cálculo do valor real da força de trabalho aplicada na produção. A meta principal dos donos dos meios de produção (que por serem os proprietários do capital ficaram conhecidos como capitalistas) foi o lucro. Esse lucro, que ocultava a diferença entre o valor pago ao trabalhador (salário) e o valor da mercadoria, era e é conhecido como **mais-valia**. Esse processo vai se tornando complexo até o advento da **produção em série** ou **linha de produção**. A exploração do trabalho e do trabalhador em um sistema que prometia, entre outras coisas, o pagamento justo pelo tempo e pela tarefa executada, e o ocultamento dessa condição, é a fonte do conflito de classes na sociedade capitalista: capitalista X trabalhadores. A maneira subjetiva de esconder esse conflito se dá pelo processo ideológico de ocultamento da própria realidade.

Esse processo é complexo e não é fácil exemplificá-lo, mas podemos dizer que ao alugar sua força de trabalho, o trabalhador empresta seu corpo e seu pensamento (sua capacidade criativa) para quem paga o aluguel – o responsável pelo local no qual ele, trabalhador, vai exercer sua função. Isso desresponsabiliza o trabalhador dos objetivos da produção e ele somente é responsável pela tarefa executada. Mudar de emprego significa mudar de tarefa. Assim, um trabalhador

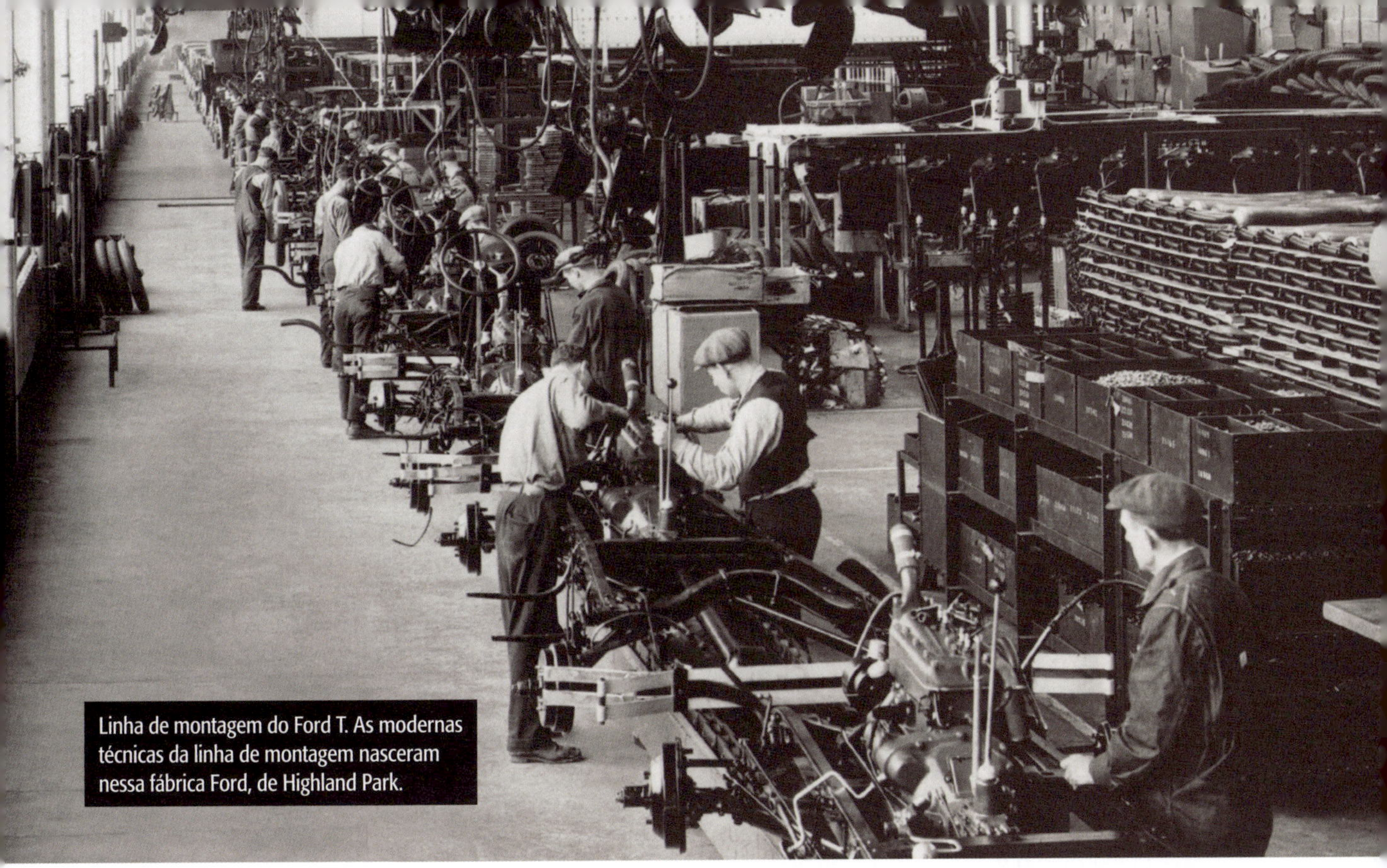

Linha de montagem do Ford T. As modernas técnicas da linha de montagem nasceram nessa fábrica Ford, de Highland Park.

não procura emprego considerando que aquela fábrica ou aquele escritório ou banco é o lugar que mais necessita de sua força de trabalho, mas procura o lugar que pode lhe oferecer um emprego.

O real é a produção e o imaginário, a distorção dessa realidade – o ideológico – é a aparência na forma do emprego oferecido. Assim passamos a ver o mundo e a nos relacionar a partir dessa premissa que oculta o *real*. Importante frisar que essa forma de ver o mundo contamina todas as pessoas, sejam elas trabalhadores, donos de empresas, crianças ou jovens que ainda não ingressaram no mundo do trabalho, enfim, todas as pessoas e essa condição se transforma em uma forma de mundo naturalizado.

A LINHA DE PRODUÇÃO E A GESTÃO DO TRABALHO

A linha de produção foi idealizada por Henry Ford (1863-1947), dono da fábrica de automóveis que leva o seu nome. Com o objetivo de aumentar a produção, ele viabilizou a indústria automobilística moderna e inventou a produção em série. Em 1908, a Ford americana passou a produzir o veículo Ford modelo *T*.

O sistema foi rapidamente seguido por outras indústrias e, em um prazo muito rápido, transformou-se no que ficou conhecido como modelo fordista de produção.

Uma rápida mudança que exigia trabalhadores treinados para tarefas mínimas definidas e repetitivas é muito bem ilustrada no filme de Charles Chaplin, *Tempos modernos*,[2] que retrata a época do ponto de vista dos funcionários. Tal mudança, que colocava grande número de funcionários trabalhando de forma concatenada (a série da produção), exigia treinamento e organização.

De certa forma, o engenheiro americano Frederick Winslow Taylor (1856-1917) criou e organizou os princípios e fundamentos da administração moderna:

- Princípio do planejamento;
- Princípio da preparação dos trabalhadores;
- Princípio do controle;
- Princípio da execução.

---

[2] *TEMPOS modernos*. Estados Unidos. Direção Charles Chaplin. 1936, P&B, 87 min.

A teoria de Taylor levava em consideração os objetivos produtivos, e o ser humano era concebido como uma peça da engrenagem industrial. O aproveitamento dos princípios tayloristas para a organização dos trabalhadores na linha de montagem da produção em série ficou conhecido como modelo Taylor-fordista. Além de modelo produtivo, esses princípios inauguraram os estudos organizacionais, na época conhecidos como Psicologia Industrial.

Em 1913, Hugo Müsterberg publicou o livro *Psychology and industrial efficiency* e pode ser considerado o fundador da Psicologia Industrial. Ele era fortemente influenciado pela visão taylorista e foi seguido imediatamente por outros interessados nas formas de organização e de controle dos trabalhadores dentro da fábrica, como modo de garantir maior produtividade.

Somente a partir da década de 1930, com G. E. Mayo (1880-1949) e a sua teoria das relações humanas, é que a visão do trabalho e dos trabalhadores passou a ser mais humanizada. Essa teoria foi criada a partir de experimento realizado em uma das fábricas da Western Electric Company, em Hawthorne (Estados Unidos) – fabricante de componentes para as empresas telefônicas –, que ocorreu entre 1927 e 1932. O trabalhador passava a ser visto como um recurso humano e não mais como engrenagem produtiva. Não era o bastante, mas representou um avanço.

Contribuíram para essa mudança os estudos sobre os pequenos grupos e sobre as lideranças realizados pelo psicólogo alemão Kurt Lewin (1890-1947). Lewin, que era oriundo do grupo da Gestalt, importante escola alemã de Psicologia do início do século XX, foi um importante teórico e pesquisador em várias universidades americanas. Deixou um legado fundamental para a construção da Psicologia Social de orientação cognitivista e influenciou outros psicólogos sociais, entre eles muitos brasileiros.

O AVANÇO ORGANIZACIONAL E AS RELAÇÕES DE TRABALHO NO PÓS-GUERRA

Entre as duas grandes guerras mundiais que marcaram o século XX, o mundo organizou-se para enfrentar a fase de desenvolvimento capitalista que nos levou ao que se convencionou chamar **capitalismo tardio**. O termo significa a entrada em uma fase madura do desenvolvimento capitalista. De fato, vê-se, nesse período, o fim da era das colônias ultramarinas, a transferência do centro do capitalismo da Inglaterra para os Estados Unidos, a industrialização como foco central do desenvolvimento econômico e a centralização do capital nos países do Primeiro Mundo, demarcando efetivamente um novo momento do capitalismo.

O processo não foi tranquilo, nem pacífico. A grande crise de 1929 levou a uma reorientação da economia, e o mundo capitalista abandonou a visão liberal-mercantil e adotou uma concepção monopolista, que admitia a intervenção do Estado como regulador do capital. Nessa fase, que durou até a década de 1980, vivemos a Guerra Fria e a corrida nuclear, o início e o fim do Estado de bem-estar social (em alguns países da Europa).

Nesse cenário ocorreu o desenvolvimento industrial, a configuração das grandes corporações – como a General Motors e a IBM – e consolidou-se a fase científica da administração das empresas. O capital desses conglomerados foi redistribuído por meio das cotas em forma de ações e isso influenciou sua administração, que deixou de ser familiar para se profissionalizar. Aparece a figura do executivo, que é o profissional supercapacitado, encarregado de gerir os negócios no lugar do dono do capital. Os trabalhadores também mudaram. Nesse período descobriram a força da sua união, grandes sindicatos foram organizados e eclodiu o movimento operário como forma de reivindicação de direitos trabalhistas, incluindo as negociações de salário. A greve passou a ser a principal arma de combate dos trabalhadores no confronto com o capital.

A grande crise de 1929 levou a uma reorientação da economia, e o mundo capitalista abandonou a visão liberal-mercantil e adotou uma concepção monopolista, que admitia a intervenção do Estado como regulador do capital.

A maior sofisticação tecnológica da produção, a partir do advento da linha de produção e a sua crescente mecanização, exigiu maior qualificação dos trabalhadores. Esse fenômeno produziu uma demanda de estabilização do emprego e exigiu maior participação dos psicólogos organizacionais no processo. Diminuir o *turn-over* (termo inglês utilizado para designar a rotatividade no emprego) tornou-se ponto estratégico para as grandes empresas e forma de diminuir o custo com o treinamento dos operários: fato que contribuiu para o aparecimento de uma especialidade em Psicologia Organizacional que hoje é conhecida como *treinamento, desenvolvimento e educação*.[3] Nesse período, do início do século XX até o final da década de 1970, passou a ser comum encontrar trabalhadores que permaneciam por 20, 30 anos em uma mesma empresa, construindo sua carreira em ambiente de emprego estável.

No Brasil, esse processo também ocorreu, mas, por se tratar de país pobre que chegou atrasado ao processo de industrialização, o fenômeno apresentou muitas peculiaridades. O crescimento das indústrias com potencial de arregimentar exércitos de trabalhadores que representasse peso na economia formal ocorre em nosso país a partir dos anos 1950. Temos indústrias no país desde o período colonial, mas são indústrias precárias, simples e de apoio à nossa principal atividade econômica, que são a agricultura (cana-de-açúcar) e a mineração. No final do Segundo Império e República Velha, houve uma maior industrialização, mas o processo ainda é incipiente e praticamente todo produto industrializado utilizado no Brasil é importado. Somente a partir de 1930, com a Revolução de 30, que derruba a oligarquia agrária e moderniza o país (o primeiro governo Getúlio Vargas implanta os direitos trabalhistas por meio da CLT), é que se inicia um processo de industrialização de peso. Entretanto, somente a partir do governo Juscelino Kubitschek (1902-1976) é que teremos um real investimento na industrialização com a instalação das montadoras de automóveis e caminhões e o setor de autopeças.

O atraso do nosso país, a estrutura agrária oligárquica, a manutenção da política escravagista até o final do século XIX (nosso país foi o último a libertar os escravos) e os parcos investimentos em educação não ajudaram a constituir uma classe operária preparada para os empregos que a nascente indústria passou a oferecer. A solução alternativa para o despreparo do nosso trabalhador (fruto do descuido do próprio Estado) foi a sua formação profissional no próprio ambiente de trabalho. Para tanto, foi criado o Senai, em 1942, pelo governo Getúlio Vargas. Mantido por meio de verba governamental e apoio da indústria, esse sistema de formação profissional substituiu a educação formal, já que os trabalhadores abandonavam a escola para garantir suas vagas nas empresas.

No período que vai de 1950 a 1970, o mundo se prepara para entrar na Terceira Revolução Industrial, ou revolução tecnológica, que, inclusive, alteraria profundamente as práticas administrativas e a gestão do pessoal exigindo novos conhecimentos do campo da Psicologia Organizacional e do Trabalho. O Brasil, entretanto, buscava ainda chegar ao patamar de Segunda Revolução Industrial, que criou a linha de produção e os métodos modernos de administração (fordista-taylorista). É verdade que o processo não foi idêntico, na medida em que recebemos em nosso país aquilo que já fora testado nos países que passaram pelo mesmo processo. Isso permitiu alguns avanços que, por um

---

3 BORGES-ANDRADE, Jairo; ABBAD, Gardênia; MOURÃO, Luciana. *Treinamento, desenvolvimento e educação em organizações e trabalho*. Porto Alegre: Bookmann, 2006.

SAIBA QUE...

O experimento da fábrica de *Hawthorne* (Chicago) da *Western Electric Company*, produtora de centrais telefônicas, ocorreu entre 1924 e 1932 e foi realizado por George Elton Mayo (pesquisador da *Harvard Business School*) e seus colaboradores. Foi o primeiro estudo científico que relacionou produtividade e motivação, estabeleceu relações casuais entre condições de trabalho e produtividade e inaugurou a abordagem humanística em administração.

lado, garantiriam a presença do Brasil no cenário mundial dos anos 1990 como país industrializado e com uma economia que representa a décima força mundial e, ao mesmo tempo, pelas características de acumulação do capital, como o país com uma das maiores diferenças sociais de todo o planeta.

No Brasil, um país pobre e com capacidade limitada de investimento social, a falta de educação pública e universal de qualidade exigiu das próprias empresas a intervenção no setor educativo, visando à formação dos trabalhadores. A partir da década de 1940, criou-se o conhecido "sistema S" – Senai, Senac, Sesc, Sesi –, voltado para a qualificação específica dos trabalhadores e sua adequação às necessidades da indústria nacional e do nascente parque industrial.

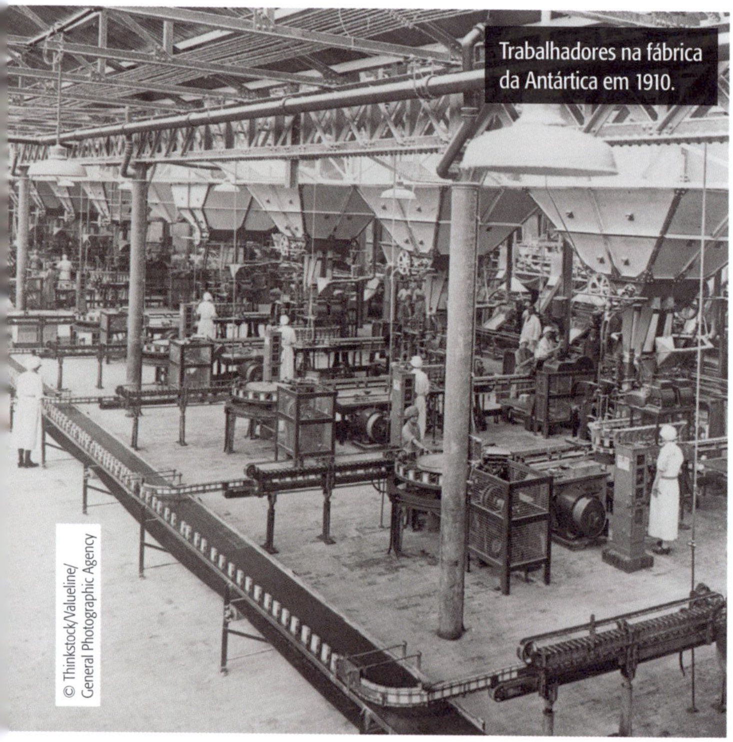

Trabalhadores na fábrica da Antártica em 1910.

© Thinkstock/Valueline/ General Photographic Agency

O trabalho e a mudança do processo produtivo

O desenvolvimento tecnológico atingiu um novo patamar na década de 1970, e a microeletrônica chegou à linha de produção. Entretanto, a crise do capitalismo, no início da década de 1980, em parte produzida pela crise do petróleo, exigiu forte remodelação da administração nas grandes empresas. Um experiente profissional do setor de Recursos Humanos de uma empresa multinacional disse, no final dos anos 1990, que, depois da crise, foi obrigado a demitir os trabalhadores com baixa produtividade, em seguida os mais produtivos e, por fim, os ótimos ou os muito produtivos e "esses éramos nós mesmos!".

Um dos recursos para vencer a crise e, ao mesmo tempo, aproveitar o desenvolvimento trazido pela informatização foi a reestruturação do sistema de produção em série, da linha de produção conhecida como *just-in-case*. Com a possibilidade de maior controle da produção por meio de equipamentos informatizados e com um maquinário que permite maior mobilidade, a produção é reestruturada. É o exemplo do **torno**. Os tornos mais antigos dependiam do operário para a montagem da ferramenta necessária para a fabricação da peça e isso levava tempo. Atualmente os tornos CNC são informatizados e podem ser programados com rapidez, o que permite certa flexibilidade e mudança do tipo de peça a ser produzida.

TORNO
Engenho em que se faz girar uma peça de madeira, ferro, aço etc., para lavrá-la ou para arredondá-la.

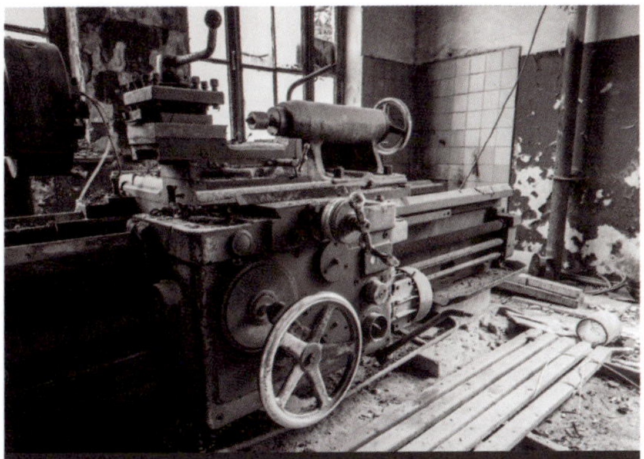

© Shutterstock/Vastram

Torno mecânico monofuso de 1920.

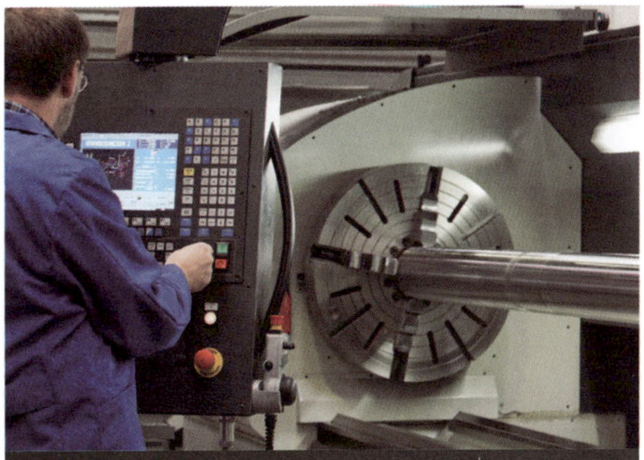

© Shutterstock/Lisa S.

Torno automático universal CNC de alta performance.

Esses equipamentos exigem qualificação do profissional que os maneja – a **flexibilidade**. O sistema anterior precisava de um trabalhador muito especializado em determinada tarefa e que aprendia a trabalhar manipulando o próprio equipamento. Agora, a indústria precisa de um trabalhador que tenha conhecimentos mais genéricos – noções de matemática, de inglês, de informática, adquiridos no Ensino Médio, além de conhecer e saber operar os equipamentos mais sofisticados. Esse tipo de conhecimento fornecerá a chamada flexibilidade do trabalhador, que, por sua vez, estará capacitado a enfrentar a mobilidade da produção.

Novas tecnologias e maior qualificação dos trabalhadores passam a demandar outras formas de administrar. Mais uma vez, a indústria automobilística inovou o padrão de produção. Dessa vez, foi uma empresa japonesa a pioneira do novo sistema de produção: a Toyota. O novo sistema produtivo ganhou o nome de toyotismo. Agora o sistema será o ***just-in-time***.

JUST-IN-TIME
Significa "no tempo exato". Refere-se ao sistema de produção em que o controle se realiza durante o próprio processo, e não no final.

O toyotismo se tornou possível pelas características já mencionadas: equipamentos informatizados, trabalhador mais qualificado, flexibilidade na operação do equipamento e possibilidade de mudança rápida do que é produzido. Do ponto de vista da logística da produção, o sistema de fornecimento também foi alterado. No caso da indústria automobilística, o setor de autopeças se instala no próprio parque industrial e exerce o controle do fornecimento. Essa logística é necessária porque, agora, a produção passa a ser feita a partir da demanda do consumidor (*just-in-time*) evitando a estocagem. O trabalhador utiliza mais sua capacidade criativa, na medida em que não será mais mera extensão da máquina, mas alguém que planeja o que será produzido por ele. A nova logística permite flexibilizar a produção e é possível trabalhar a partir de tarefas e grupos.

A crise do capitalismo, no início da década de 1980, em parte produzida pela crise do petróleo, exige forte remodelação da administração das grandes empresas.

Essa nova logística exige redefinição do próprio contrato de trabalho. Considerando que no período de crise as grandes empresas aprenderam a otimizar a produção, por meio do que se convencionou chamar **terceirização**; ou seja, elas passaram a destinar à outra empresa aquilo que não fosse essencial para o foco da produção. Por exemplo: contratar uma empresa especializada em limpeza ou segurança ou refeições. Terceirização, precarização do contrato de trabalho, flexibilização do horário de trabalho, enxugamento do pessoal passam a representar os maiores problemas enfrentados pelos trabalhadores no novo sistema produtivo.

Do ponto de vista psicológico, a pressão subjetiva exercida pelo novo sistema origina efeito danoso à saúde do trabalhador, e passamos a conviver com termos como a síndrome de Burnout, LER, Dort, assédio moral. Tais termos designam algum tipo de sofrimento físico ou psíquico, agravando o desgaste provocado pelo trabalho. E serão abordados nos próximos tópicos.

O controle da subjetividade nas relações de trabalho e o adoecimento do trabalhador

O toyotismo representou um avanço considerável em relação ao modelo fordista-taylorista, mas como as relações de classes permanecem inalteradas, a tensão entre trabalho e capital se mantém, mas será apresentada de outra forma. Ela agora é mais complexa e, ao mesmo tempo, mais diluída.

Na realidade, o modelo mudou o foco do controle. No modelo fordista-taylorista, o trabalhador tinha pouca responsabilidade na produção. Tal responsabilidade era toda do administrador e seus prepostos. O chefe da seção atuava (e em muitos casos ainda atua) como uma espécie de capataz, controlando o trabalhador, que deveria se preocupar apenas em manter sua produtividade na relação com o equipamento que operava. Com a mudança de foco, o trabalhador passa a se preocupar com o processo, esse controle diminui consideravelmente e o empregado passa a se autocontrolar. Os trabalhadores continuam sendo premiados pela produtividade ou penalizados quando não produzem o suficiente. Se o controle é exercido pelo próprio trabalhador e pelos seus colegas, isso produzirá consequências para aqueles que se sentirem mais exigidos. O controle deixa de ser objetivo e ganha forma subjetiva.

Os trabalhadores continuam sendo premiados pela produtividade ou penalizados quando não produzem o suficiente.

Essa situação produz novos tipos de desgastes. A **síndrome de Burnout** refere-se ao esgotamento nervoso, em geral produzido pelo *stress*, que leva à depressão, apatia, dificuldade de se manter na situação de trabalho. Em geral, o trabalhador não identifica o que está acontecendo com ele, e há uma tendência a atribuir o problema, erroneamente, às suas características de personalidade.

A **LER** (lesão causada pelo esforço repetitivo) e a **Dort** (distúrbios osteomusculares relacionados ao trabalho) são lesões que afetam um número muito grande de trabalhadores. Trata-se de uma série de sintomas de que são acometidos trabalhadores obrigados a esforços repetitivos, como acontece principalmente com o uso frequente de teclados e *mouses*. Essa doença ocupacional pode ser identificada com facilidade, mas é de cura difícil quando não diagnosticada em tempo e pode impedir o trabalhador de executar tarefas. Em alguns casos mais graves, impossibilita o trabalhador para quase todo tipo de atividade com os membros afetados (braços, por exemplo).

O **assédio moral** não é uma doença ocupacional, mas uma forma de pressão que passa a ser exercida em geral por aqueles que ocupam cargos de hierarquia mais alta. Um superior que, por algum motivo, tenha uma diferença com um funcionário poderá assediá-lo de diferentes maneiras. Desautorizando-o publicamente quando ele apresentar alguma ideia pertinente ao trabalho que está sendo desenvolvido; ridicularizando-o por características físicas ou psicológicas; retardando promoções. São inúmeras as formas de desgaste que sofrem os trabalhadores acuados por assédio moral. Evidentemente, isso é exercido por chefes ou colegas não muito escrupulosos e se trata de uma forma condenável de comportamento cada vez mais combatida nas empresas; de um lado, pelas denúncias feitas aos sindicatos e ao Ministério Público; de outro, pela própria conscientização dos trabalhadores no ambiente de trabalho. Esse tipo de pressão é um dos fatores que levam o trabalhador à síndrome de Burnout.

A saúde dos trabalhadores é hoje uma importante preocupação do poder público e há políticas públicas bem estruturadas que visam protegê-los. Essas políticas buscam, mais que o atendimento, a prevenção de situações que possam provocar problemas de saúde ocupacional.

A saúde dos trabalhadores é hoje uma importante preocupação do poder público e há políticas públicas bem estruturadas que visam protegê-los.

NOVAS EXIGÊNCIAS PARA A ADMINISTRAÇÃO DE PESSOAS NAS ORGANIZAÇÕES

O sistema produtivo exige também soluções do ponto de vista da administração do pessoal nas organizações. Psicólogos, educadores, administradores, sociólogos, engenheiros e demais profissionais que trabalham no setor de Recursos Humanos buscam soluções e procedimentos para enfrentar os novos tempos.

É preciso considerar que mudanças do sistema produtivo não se fazem de uma vez nem por igual. Ocorrem de forma diferenciada conforme o setor produtivo ou o país em que estão sendo implantadas. Assim, a indústria japonesa, por onde se iniciou o toyotismo, encontra-se em um estágio mais avançado de implantação do sistema. O Brasil – que sofre com a falta de indústrias de tecnologia de ponta e possui um parque industrial, cujos produtos são de média complexidade – adotou tardiamente os novos modelos.

O trabalhador deve ter flexibilidade suficiente para realizar várias tarefas.

Assim, o final do século XX e a primeira década do século XXI foi o período que se convencionou chamar **reestruturação produtiva**. Momento de adaptação do maquinário do parque industrial iniciado pela indústria automobilística – e avançando para as empresas de menor porte. Ainda hoje encontramos muitas empresas que ainda funcionam de acordo com o modelo mais antigo.

Entretanto, as empresas mais avançadas constroem o caminho que será seguido pelas demais. A exigência de uma eficiente administração de pessoas exigirá também a construção de um novo modelo de gestão. Hoje esse modelo está cada vez mais baseado na gestão do conhecimento e, por isso, trabalha com a noção de competências. Não se faz mais diferença entre o trabalho intelectual e o trabalho braçal, e a exigência de formação básica leva à elaboração de um sistema de ensino que não separe mais o que é formação de quadros gerenciais e quadros operacionais – dirigentes e trabalhadores. Essa nova política aponta para um Ensino Fundamental e Médio que sejam generalistas e desenvolvam habilidades e competências de caráter geral.

O setor de Recursos Humanos está mais preocupado com as estratégias de desenvolvimento e formação dos seus quadros e não somente com ações que buscam a pessoa certa para o lugar certo. Mesmo porque não haverá um único lugar esperando pelo trabalhador, que deve ter flexibilidade suficiente para realizar várias tarefas. Em função dessa mobilidade, ganharam importância o treinamento e a formação do trabalhador. A expectativa é a de que ele chegue à empresa com as condições necessárias para aprender novas habilidades a partir das competências definidas para as múltiplas funções que deverá desempenhar.

O antigo papel do psicólogo aplicador de testes, para identificar o perfil adequado para a função a ser desempenhada, foi transformado na função de um gestor de pessoas, que se preocupa com a escolha profissional, com o processo de decisões, com a formação do trabalhador. A seleção do pessoal foi terceirizada e é realizada por empresas especializadas; e o psicólogo, na empresa, redefine o seu papel, passando a se preocupar com os processos organizacionais e com o desempenho do trabalhador, focando os muitos problemas inerentes a essa situação.

A ECONOMIA SOLIDÁRIA E O COOPERATIVISMO

A relação de trabalho definida pela venda da força de trabalho produz efeitos positivos em relação ao sistema antigo (o sistema feudal), mas traz inúmeros problemas, efeitos já analisados anteriormente. Cabe aprofundar um desses efeitos.

Ao perder o controle da produção (controle que o trabalhador dominava quando era um artesão na Idade Média), o trabalhador se aliena. Isso quer dizer que agora ele trabalha pelo salário recebido e não mais pelo objetivo do que é produzido. Um artista plástico, quando define o que vai produzir, controla todo o processo produtivo e, por isso, sabe como corrigir os problemas ou pode mudar sua obra durante o processo. Ele tem consciência da produção e do produto final. O trabalhador na linha de produção é mais controlado do que controlador e somente tem a noção da tarefa executada. Como o trabalho é produzido em migalhas, com tarefas muito especializadas, ele perde parte de sua própria dimensão humana. Diferentemente do artista, o trabalhador alienado não se interessa pelo produto como um todo, mas somente pela parte relacionada à sua tarefa. O que importa é estar bem com quem controla a produção e receber o salário no final do mês. Mesmo no toyotismo, o problema permanece, apesar de atenuado.

Diversos grupos de pesquisadores, professores, sindicalistas e outros trabalhadores preocupados com esse assunto construíram uma proposta alternativa, a **Economia Solidária**, que representa também uma alternativa ao próprio capitalismo.

Para discutir essa proposta, é preciso antes tecer algumas considerações. A reestruturação produtiva e os novos modelos de produção geram desemprego. Máquinas mais eficazes precisam de menos operadores e a robotização aponta para uma fábrica com operários androides. A automação atinge todos os setores. Quem hoje enfrenta uma fila em uma agência bancária podendo pagar suas contas pela internet? As pessoas que trabalhavam nos caixas dos bancos foram substituídas por caixas eletrônicos. As compras pela internet substituem os pontos de venda. O fenômeno aponta para o fim do emprego e isso abre um profundo e complexo debate, cuja pergunta básica é: Se não houver emprego, quem comprará o que está sendo produzido ou utilizará os serviços ofertados? Assim, o problema já se apresenta, porém não se vislumbra uma solução. O fato é que há muitos trabalhadores empregados e falar de fim do emprego é como falar sobre o fim da água no planeta. Pode acontecer, mas ninguém imagina o que realmente vai acontecer.

Os proponentes da Economia Solidária estão atentos para esse movimento. Primeiro, identificaram o desemprego estrutural, que significa que muita gente será demitida e não encontrará outro emprego. Os trabalhadores que foram demitidos em função da reestruturação produtiva encontram dificuldade para recolocação. Não têm a escolaridade exigida, a competência esperada, suas habilidades são muito específicas e, por fim, não há emprego suficiente em função da automação.

Ao perder o controle da produção, o trabalhador se aliena. Isso quer dizer que ele agora trabalha pelo salário recebido e não mais pelo objetivo do que é produzido.

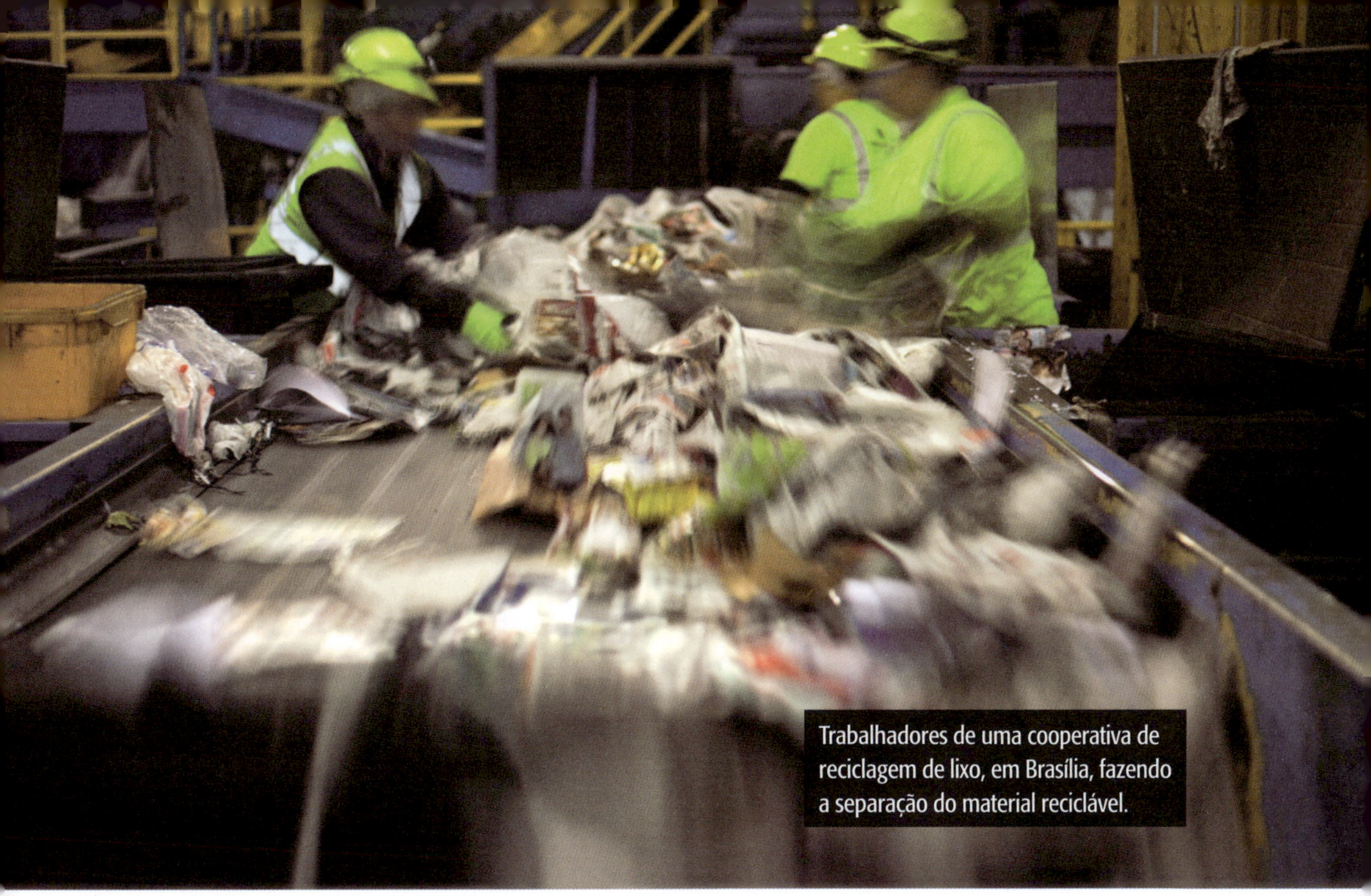

Trabalhadores de uma cooperativa de reciclagem de lixo, em Brasília, fazendo a separação do material reciclável.

A proposta da Economia Solidária é formar uma rede de produção e consumo fora do sistema capitalista de produção.

Entretanto, esse não é o único nem o principal problema. Há trabalhadores não especializados que não têm chance de ser absorvidos pelo mercado de trabalho. Sobrevivem da precariedade dos serviços que deveriam ser oferecidos na cidade, como, por exemplo, a incapacidade de recolher o lixo. Isso oferece a oportunidade de recolher e comercializar a sucata reciclável. São pessoas que vivem em situação de risco, como moradores de rua ou de favelas e abaixo da linha da pobreza. Em nosso país, são muitos os que estão nessa situação.

A proposta da Economia Solidária, como aponta o professor Paul Singer,[4] é formar uma rede de produção e consumo fora do sistema capitalista de produção. Em primeiro lugar, privilegiar as redes comunitárias, os pequenos grupos e garantir o suprimento de suas necessidades materiais e não materiais; formar um circuito de produção e distribuição inclusivo e que evite o dinheiro como principal base de troca. Com isso se restabelece o valor de uso e de troca dos produtos. Uma família que se dedique à agricultura familiar e produza feijão poderá trocar sua produção por qualquer outra coisa de que precisar. Trocará seu produto com outra pessoa ou grupo que também fabrique ou possua o que lhe interessa. Para que a troca ocorra, é preciso que se reorganize a produção e se garanta confiabilidade ao sistema e um local, uma feira de troca, para que se dê o encontro da comunidade. A ideia é que o sistema cresça o suficiente para atingir toda a cidade e, aos poucos, mudar toda a economia.

Ao tirar o foco do consumo desnecessário, as pessoas passariam a consumir o que de fato lhes interessa ou de que necessitam. O leitor já notou que não se trata de tarefa fácil e que significa mudar o modo como vivemos atualmente. Para tanto, os defensores

---

[4] SINGER, Paul; SOUZA, André de. *A economia solidária no Brasil*: a autogestão como resposta ao desemprego. São Paulo: Contexto, 2000.

da Economia Solidária buscam formas alternativas que permitam tais mudanças. Uma delas é o **cooperativismo**, que é uma forma de autoemprego e pode organizar trabalhadores desempregados e outros em situação de precariedade. Basta definir o campo de produção ou serviços, reunir trabalhadores com competência e habilidade para as funções necessárias e administrar o processo e comercializar os produtos e serviços. São necessárias, de acordo com a legislação, ao menos 20 pessoas para se formar uma cooperativa de trabalho. As incubadoras são os organismos ligados a ONGs, universidades e mesmo órgãos do governo que dão o suporte para os interessados no sistema cooperativo.

Para que a troca ocorra, é preciso que se reorganize a produção e se garanta confiabilidade ao sistema e um local, uma feira de troca, para que se dê o encontro da comunidade.

A cooperativa é uma forma de autoemprego e pode organizar trabalhadores desempregados e outros em situação de precariedade.

A ideia é formar cooperativas para construir uma rede alternativa de produção e consumo e caminhar para a sistematização da Economia Solidária. Hoje muitos desses empreendimentos estão funcionando de modo satisfatório. O mais comum é a cooperativa de reciclagem que aproveita uma rede informal de coletores de sucata (alumínio, papel e papelão, garrafas PET etc.).

Há também cooperativas de quituteiras, que fornecem alimentação, e mesmo cooperativas proprietárias de grandes fábricas, antigas massas falidas, cujo controle foi assumido pelos próprios trabalhadores. Na Espanha, há uma experiência muito bem-sucedida de uma rede de cooperativas que já ultrapassou a fase experimental e hoje possui, inclusive, empreendimentos multinacionais. Essa é uma história que está para ser construída e todos nós somos sujeitos dessa construção, pois está em jogo um futuro digno para os trabalhadores e para a humanidade.

TEXTO COMPLEMENTAR

Desafio à solidariedade[5]

É interessante observar que quando dezenas de milhares de trabalhadores foram expulsos do mercado pelas novas máquinas e pelas novas indústrias capitalistas, eles se organizaram por conta própria, coletivamente, em empresas cooperativas. Foi assim que elas surgiram, na tentativa, na época ingênua, de substituir a empresa capitalista desigual e exploradora por empresas industriais modernas, democraticamente autogeridas pelos seus trabalhadores. Esta é a origem das cooperativas.

E quando, mais uma vez, o mundo do trabalho é transformado pela ação do capital, pela transformação tecnológica, e sobretudo pelas transformações supraestruturais, nas relações de trabalho em que o capital impõe os seus interesses e destrói, digamos assim, a relação contratual de trabalho que tinha aceito na geração anterior, a reação volta a ser a mesma.

Posso assegurar que esse novo cooperativismo que está surgindo no Brasil afora é uma reinvenção. Já houve, no passado, um cooperativismo do trabalho muito forte em nosso país. Essa tradição se perdeu quase que inteiramente até no Rio Grande do Sul. Os trabalhadores colocados diante da situação de perder o seu trabalho ou ficar, eventualmente, com as instalações da empresa, porque eram eles os credores, conseguiram, graças à luta do seu sindicato, ficar com as instalações. E aí tiveram que inventar uma forma de ficar, coletivamente, com a empresa. Reinventaram a cooperativa. A cooperativa foi literalmente reinventada na década de 90, nas mais diversas regiões do Brasil.

Recentemente, em Buenos Aires, contando essas histórias na Universidade de Buenos Aires, um professor me perguntou: "Por que essas coisas que acontecem no Brasil não acontecem na Argentina?" Respondi que "eu tenho certeza que essas coisas acontecem aqui também, mas você não sabe, como nós no Brasil, porque isso não sai na imprensa, na televisão". No final da conferência, um senhor se aproximou e me relatou que "em Mendonza, uma grande oficina ferroviária foi desativada e os trabalhadores conseguiram ficar com ela e formaram uma cooperativa".

São 400, trabalhando e mantendo o trabalho e a renda. Certamente não é um exemplo único. Isso está acontecendo, e quando isso acontece em muitas partes, sem uma iniciativa política, do partido, de uma central sindical ou do sindicato, acontece simplesmente porque a vida se impõe. Não há dúvida de que estamos falando de algo extremamente sério, que merece muita atenção.

ATIVIDADES

1. Discutam com seus colegas suas experiências com o mundo do trabalho (sua, de seus familiares, conhecidos etc.) e identifiquem o tipo de relação de trabalho desenvolvida. Se tal relação se aproxima mais do modelo fordista ou do novo modelo (toyotista). Justifiquem sua opinião e discutam como tal relação afeta a subjetividade das pessoas nela envolvidas.
2. Verifiquem se os seus colegas conhecem experiências no campo da Economia Solidária. Comparem a descrição da experiência com o texto de Paul Singer e discutam vantagens e desvantagens dessa alternativa.

---

[5] SINGER, Paul. In: GUIMARÃES, G. (Org.) *Sindicalismo & Cooperativismo:* a economia solidária em debate e as transformações no mundo do trabalho. São Paulo: Unitrabalho, s/d.

PARA SABER MAIS

Bibliografia

BÁSICA

Adeus ao trabalho? Ensaio sobre a metamorfose e a centralidade do mundo do trabalho (2015), livro de Ricardo Antunes, descreve a preocupação com o cenário trabalhista mundial, inclusive com o desaparecimento da forma de trabalho que conhecemos hoje.

Globalização e desemprego: diagnóstico e alternativa (2017), de Paul Singer, alerta sobre o aumento do desemprego no mundo e deteriorização das relações trabalhistas.

Psicologia, organizações e trabalho no Brasil (2014), de José Zanelli *et al.*, traz os temas referentes à Psicologia Oganizacional e do Trabalho com exemplos contextualizados na perspectiva de pesquisadores brasileiros.

Redes Solidárias: experiências no campo da Economia Solidária, de Odair Furtado *et al.* (Orgs.), analisa redes de cooperativas com trabalhos exitosos em várias áreas de atividade e relata o modo de trabalho efetivo das cooperativas populares que trabalham em rede e os dramas vividos pelos participantes contados por eles próprios.

AVANÇADA

Treinamento, desenvolvimento e educação em organizações e trabalho: fundamentos para a gestão de pessoas (2006), obra de Borges-Andrade, Abbad e Mourão, relata como as transformações no mundo do trabalho e as mudanças nas organizações refletem-se na expansão da área de Treinamento, Desenvolvimento e Educação (TD&E) em todo o mundo.

A corrosão do caráter: consequências pessoais do trabalho no novo capitalismo (2004), na obra, Richard Sennet analisa os efeitos desorientadores do novo capitalismo e quanto isso influencia as novas modalidades de trabalho.

O Privilégio da servidão: o novo proletariado de serviços na era digital (2018). Este livro de Ricardo Antunes, sociólogo e professor da Unicamp, trata de um novo fenômeno no mundo do trabalho, sobre a uberização dos trabalhadores e a precarização do trabalho.

Abordando o desgaste mental e as relações de trabalho, o livro *Trabalho e desgaste mental: o direito de ser dono de si mesmo* (2011), de Edith Seligmann-Silva, é um clássico sobre a saúde do trabalhador.

Feira livre: organização, trabalho e sociabilidade (2012) é um livro sobre a Psicologia Social do Trabalho, escrito pela professora Leny Sato, da USP, que analisa as feiras livres da cidade de São Paulo como um arranjo de sociabilidade e de relações de trabalho. Uma pesquisa que envolve pessoas, ocupação dos territórios de uma grande cidade, modos de vida e o trabalho numa forma diferente e criativa daquilo que estamos acostumados a ver nas relações mais tradicionais.

Modos de trabalhar, modos de subjetivar: tempos de reestruturação produtiva – um estudo de caso (2002), livro organizado por Tania Mara Galli Fonseca, discute o impacto da reestruturação produtiva no sistema bancário e seus efeitos na subjetividade dos trabalhadores.

Do assédio moral à morte de si (2011), livro organizado por Margarida Barreto, Nilson Berechtein e Lorival Batista Pereira, com a participação de muitos pesquisadores importantes que discutem um tema muito atual: o assédio moral no ambiente de trabalho.

Outros recursos

FILMES

- *Tempos modernos* (Estados Unidos. Direção de Charles Chaplin. 1936. 87 min.).
  Clássica e imortal análise do início do fordismo, realizada magistralmente por Charles Chaplin. Repare no balé realizado pelo personagem Charlot (Carlitos) nas engrenagens das máquinas de uma indústria.
- *Mimi, o metalúrgico* (Itália. Direção de Lina Wertmüller. 1972. 121 min.).
  Trata-se das agruras de um operário que sai do sul da Itália para trabalhar no desenvolvido norte italiano. Lembra a saga de nossos imigrantes e os problemas com sua adaptação.
- *O operário* (Espanha. Direção de Brad Anderson. 2003. 102 min.).
  Enfoca a saúde mental de um trabalhador e as condições de trabalho degradantes que produzem uma relação pouco amistosa entre os colegas de trabalho.
- *Os fuzis* (Brasil. Direção de Ruy Guerra. 1964. 80 min.).
  Esse clássico enfoca o problema da seca no Nordeste brasileiro.
- *A queda* (Brasil. Direção de Ruy Guerra e Nelson Xavier. 1976. 120 min.).
  Com uma belíssima trilha sonora de Milton Nascimento, mostra os caminhos percorridos pelos personagens migrando para São Paulo para trabalhar na construção civil.
- *Segunda-feira ao sol* (Espanha/França/Itália. Direção de Fernando León de Aranoa. Pandora Filmes, 2002. 113 min.).
  Filme sobre a vida de trabalhadores em situação de desemprego.
- *Ou tudo ou nada* (Inglaterra. Direção de Peter Cattaneo. Abril Vídeo/20th Century Fox, 1997. 91 min.).
  Seis amigos desempregados buscam alternativas para ganhar dinheiro.
- *Domésticas* (Brasil. Direção de Fernando Meireles e Nando Olival. 2001. 90 min.).
  Filme sobre uma categoria de trabalhadoras que sempre foram invisibilizadas nas suas relações de trabalho e que só recentemente conquistaram seus direitos trabalhistas.
- *Estou me guardando para quando o carnaval chegar* (Brasil. Direção de Marcelo Gomes. 2019. 85 min.).
  Neste documentário, temos um impressionante relato da produção de jeans na cidade de Toritama, agreste de Pernambuco, considerada a capital nacional da produção de confecções com esse tecido. Relações humanas, trabalho, meio ambiente se destacam nessa obra.
- *Indústria americana* (Estados Unidos. Direção de Julia Reichert e Steven Bognar. 2019. 115 min.).
  O impacto causado nos trabalhadores após a fusão de grandes empresas; no caso retratado neste documentário, a aquisição de uma antiga fábrica da GM, adquirida por uma empresa chinesa.
- *O diabo veste Prada* (Estados Unidos. Direção de David Frankel. 2006. 109 min.).
  Conhecido filme sobre o mundo da moda, seu glamour e o trabalho de uma editora de moda que é uma verdadeira tirana. Bom filme para pensarmos sobre o assédio moral.
- *Você não estava aqui* (Estados Unidos. Direção de Ken Loach. 2020. 100 min.).
  Analisa as dificuldades de uma família, em especial do pai, que luta por um emprego. O filme analisa a "uberização" do trabalho. Vale a pena para o debate sobre os tempos atuais do trabalho.

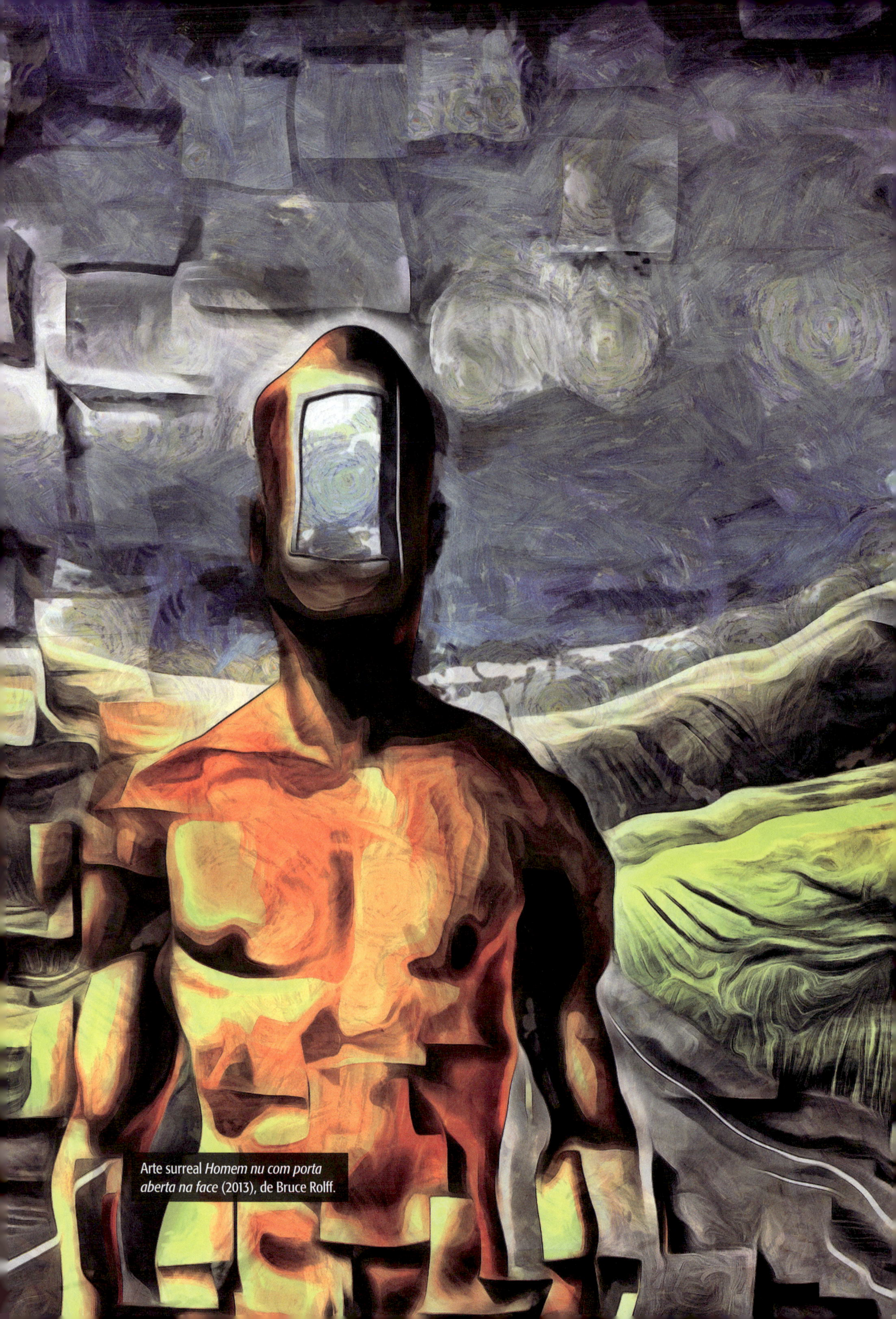

Arte surreal *Homem nu com porta aberta na face* (2013), de Bruce Rolff.

PARTE IV

Psicologia: uma leitura da realidade

Se perguntarmos às crianças e aos jovens por que ir à escola, a maioria responderá que é para ter um futuro melhor em termos de trabalho e também para fazer amigos. Poucos valorizarão a aquisição do saber. Esses resultados têm sido obtidos em pesquisas sobre a relação dos alunos com a escola e com o saber. Isso significa que a escola fracassou? O que a Psicologia tem a dizer sobre isso e a contribuir nessa análise da escola?

CAPÍTULO 19

Meios de c
de massa

Os meios de comunicação de massa ganharam uma importância formidável nos últimos tempos. Não é por acaso que alguns chamam a imprensa de "quarto poder".[1] Trata-se de uma alusão à importância que a difusão da informação ganhou no mundo contemporâneo. Uma parte dos conteúdos difundidos pelos meios de comunicação de massa é estudada no campo das teorias da Comunicação, da Semiótica e da Psicologia. Nesse sentido, a Psicologia tem sido muito utilizada em função do seu conhecimento sobre a subjetividade humana. É disso que trata este capítulo sobre os meios de comunicação de massa, conhecidos também como mídia (termo que advém do inglês *mass media* e significa meios de massa ou meios de comunicação de massa) e sua relação com a Psicologia.

---

[1] Os outros três poderes seriam o Legislativo, o Executivo e o Judiciário – que têm poder e influência sobre a sociedade.

omunicação

A Psicologia é aplicada à análise do material jornalístico quando, por exemplo, o jornalista ao escrever o conteúdo da matéria utiliza noções de Psicologia; ou quando, em casos mais específicos, consulta um psicólogo especialista no assunto em pauta para que este indique os fatores psicológicos em jogo. Mas a relação da Psicologia com a Mídia é muito mais do que isto, pois na comunicação estão, sempre, envolvidas pessoas com seus interesses, sua cultura, suas (im)possibilidades de compreensão do que é comunicado, seu estado no momento em que recebe a mensagem, enfim, há, no processo de comunicação, subjetividades de um lado (quem comunica) e do outro (quem recebe a mensagem). Logo, Psicologia tem interesse em estudar e pesquisar o processo de comunicação e a mídia em geral.

Que poder as informações veiculadas pelas televisões têm sobre a opinião das pessoas? As conclusões, da maior parte dos estudos, é de que a informação quando recebida por alguém com pouca possibilidade de "digeri-las" de forma crítica, utilizando seus conhecimentos sobre o tema ou o fato que ali se informa, tenderá a acreditar nelas e reproduzi-las como sua opinião própria.

Muitos pesquisadores em Psicologia estão, hoje, interessados em conhecer como se dão as relações nas redes sociais; como e por que os sujeitos expõem sua intimidade nas redes sociais. Que fenômeno é este que não só nos trouxe uma nova tecnologia, como também modificou nossas vidas, identidade e noção de privacidade?

Outra área em que a Psicologia é bastante utilizada é a da Publicidade. Um psicólogo não saberia fazer um bom comercial por não ser a publicidade da sua área de atuação. O publicitário, entretanto, produz um bom comercial não só por conhecer as técnicas desenvolvidas pela propaganda, mas por conseguir "captar" a subjetividade das pessoas as quais pretende cativar.

Nos cursos de Publicidade, a Psicologia tem sido disciplina obrigatória, pois sabe-se que um bom comercial é aquele que, entre outras coisas, considera as pessoas que receberão a mensagem. Perguntas sobre as pessoas precisam ser respondidas para se realizar um comercial: quem são elas; do que gostam; como pensam a vida e que valores têm como suas referências; quais suas preferências; seu cotidiano; seus sentimentos e afetos. É, pode parecer exagero, mas os publicitários sabem muito sobre a subjetividade daqueles que são o destino de suas mensagens.

O psicólogo, é verdade, não saberia fazer o comercial, mas, sendo este finalizado, torna-se um bom analista do campo de subjetividade produzido por essa propaganda.

A partir do momento em que os meios de comunicação de massa perceberam a importância de se trabalhar bem a questão da subjetividade, a presença do psicólogo na mídia passou a ser requisitada com mais frequência. Por exemplo: as agências de publicidade – que constituem o mercado de trabalho mais desenvolvido para o psicólogo especializado em mídia – contratam-no para analisar qualitativamente as peças publicitárias ainda em processo de produção. Mesmo não tendo as mesmas habilidades de um publicitário para produzir um comercial, o psicólogo vem se tornando o profissional que assessora o setor de criação, ocupando cada vez mais espaços na mídia.

Os psicólogos também são reconhecidos como os profissionais capazes de opinar sobre a qualidade da mídia. O Ministério Público, que recebe denúncias sobre cenas de violência ou sexo, sobre publicidades inadequadas ou outras questões envolvendo os malefícios da comunicação, tem procurado psicólogos para opinarem sobre isto. As crianças podem ou não ver cenas de sexo na TV? Podem ou não serem submetidas a um bombardeio de informações sobre guerra, violência ou mortes? Podem receber mensagens publicitárias que associam seus brinquedos desejados com mensagens positivas que nada têm a ver com os brinquedos? Enfim, são muitas as perguntas que podemos fazer sobre o que poderíamos aqui chamar de **aspectos psicológicos** ou **subjetivos da comunicação em massa**.

MEIOS DE COMUNICAÇÃO E SUBJETIVIDADE – OS LIMITES ÉTICOS

Uma questão importante e frequentemente lembrada quando se fala do uso da Psicologia nos meios de comunicação de massa e da participação de psicólogos nesse trabalho refere-se à ética. Qual o limite do trabalho com a subjetividade? A Psicologia e o psicólogo têm poder de controlar as pessoas, de fazê-las comprar ou acreditar em algo que absolutamente não lhes interessa?

Não é tarefa fácil responder à última pergunta, pois o seu enunciado é em parte falso e em parte verdadeiro. Falso porque não se pode conferir tamanho poder nem à Psicologia nem aos meios de comunicação de massa, bem como é falso, também, afirmar que uma mentira repetida mil vezes torna-se verdade.

Assim, mesmo quando uma emissora de TV tem muita audiência, não é possível que controle a informação de modo unilateral. Pesquisa realizada por Silva[2] demonstrou que o telespectador utiliza mais de um critério para decodificar a mensagem e não somente o critério oferecido pela emissora.

O fato é que o público tem a sua forma de controlar a programação e o faz pelo seletor de canais do seu controle remoto. Atualmente, há estudos sobre

[2] SILVA, Carlos E. L. da. *Muito além do Jardim Botânico*: um estudo sobre a audiência do Jornal Nacional, da Globo, entre trabalhadores. São Paulo: Summus, 1985.

o efeito da multiplicidade de canais oferecidos pelas TVs por assinatura. As novas tecnologias oferecem a possibilidade de centenas de opções de canais, o que diminui a força dos canais abertos. Há também o fenômeno mercadológico da massificação da TV por assinatura, que hoje é utilizada de forma generalizada. Os estudos mencionados falam do efeito *zapping* – o giro que o público telespectador faz pela programação – e já há um neologismo para designar o comportamento: zapear a TV.

Com isso, diminui o poder dos grupos que controlam a emissão televisiva em nosso país. O momento atual aponta para uma maior participação por meio do telefone e para a programação interativa utilizando o recurso da internet. Entretanto, é preciso considerar que o acesso ao avanço tecnológico ocorre de forma piramidal, isto é, somente o grupo social mais favorecido e com maior poder de consumo terá acesso à tecnologia de ponta, que, aos poucos, será oferecida a preços mais populares. Assim, boa parte da população continuará tendo acesso restrito, devido ao crescimento dos conteúdos pagos.

Ao mesmo tempo, a interação entre o aparelho de TV e a internet, recurso hoje presente nos novos aparelhos e a expansão do sinal de internet chegando a praticamente todos os lares, permite a migração para uma programação personalizada. Podemos baixar um filme no celular, tablet ou laptop e conectar esse aparelho ao televisor. Empresas que oferecem filmes on-line estão substituindo as antigas locadoras de filmes em CD e é possível acessá-las na própria TV por meio da internet ou assinatura de programação de TV paga. Os aparelhos estão muito mais interativos e podemos assistir a um programa da TV no celular ou navegar em uma rede social pela TV. Jovens vão perdendo o interesse pela programação tradicional da TV e a cena da família sentada em frente ao televisor vai se transformando em coisa do passado.

Outra forma de controle é de caráter subjetivo. Quando não temos a informação alternativa à nossa disposição, tendemos a acreditar na informação disponível de forma acrítica. Porém, de modo geral, pode-se dizer que as pessoas sabem que quando se trata de um tema polêmico não devem acreditar piamente na informação veiculada pelos meios de comunicação de massa.

O problema torna-se maior quando as pessoas não consideram o tema polêmico e, neste caso, ficam desarmadas (com baixo nível de criticidade) e sem condições de avaliar a mensagem transmitida. As mensagens sobre saúde cabem nessa alternativa e, eventualmente, a informação veiculada cria conceitos que podem ser prejudiciais à população. É frequente escutarmos pessoas dizendo como cuidar de determinado problema de saúde a partir do que viram nos meios de comunicação de massas, seja na programação televisiva, radiofônica e mesmo nos sistemas de busca da internet, quando o usuário pesquisa sobre um assunto do seu interesse.

O problema do controle da emissão televisiva e da comunicação em geral é tão sério que já foi tema de vários debates no Congresso Nacional.

Da parte da sociedade civil, temos o Movimento Nacional pela Democratização das Comunicações, com participação de vários setores (inclusive o Conselho Federal de Psicologia), que procura discutir, do ponto de vista do público, as formas de aumentar a participação popular no controle dos meios de comunicação de massa, particularmente na programação televisiva.

A PROPAGANDA E O CONTROLE DA SUBJETIVIDADE

A **publicidade** ou **propaganda** é um caso à parte nos estudos de comunicação. Estamos, no momento, mencionando a publicidade ou propaganda comercial,

PUBLICIDADE

É informação que tornamos pública

PROPAGANDA

É a informação que se propaga. Os dois termos são utilizados para denominar peças publicitárias ou a área cujos profissionais trabalham com esse tipo de comunicação.

em que se utiliza dos meios de comunicação de massa para divulgar produtos, serviços ou qualquer outro tipo de coisa que o anunciante (um fabricante, um prestador de serviços como um banco etc.) queira divulgar para o grande público ou para um público específico. Uma das formas mais utilizadas por esse campo é a peça publicitária, conhecida como comercial e geralmente veiculada pela TV.

Os publicitários procuram, sempre que possível, fugir de questões geradoras de conflito para a audiência quando produzem suas peças publicitárias. Constroem imaginariamente um mundo idílico, perfeito, sem contradições, associando o produto ou o serviço a essa atmosfera radiante e agradável. Ao mesmo tempo, cuidam de produzir alguma verossimilhança com a realidade para que as pessoas não se sintam distantes desse mundo que aparentemente pode ser alcançado por todos nós ou ao menos desejamos viver daquela forma. É nesse momento que nossa subjetividade é capturada. Essa captura se dá de uma forma muito sutil e fica muito difícil opor resistência a ela. Nesse caso, diríamos que a resposta à questão já colocada sobre a possibilidade de controle é verdadeira. A Psicologia é utilizada pelo publicitário (e mesmo pelo psicólogo) para alcançar determinado tipo de convencimento. O problema é que esse tipo de convencimento pode nos levar ao limite da ética, quando alguém é convencido a adquirir coisas que não quer ou não pode consumir.

O fenômeno de que estamos tratando é conhecido como **persuasão** e é muito estudado por várias áreas das ciências humanas. A questão em jogo é que o publicitário, pela natureza de seu trabalho, é obrigado a esticar ao máximo os truques utilizados para persuadir as pessoas em função das exigências comerciais e da concorrência entre os fabricantes do produto/serviço ou das próprias agências de publicidade. Evidentemente, bons profissionais procuram resolver essa tensão dentro dos padrões éticos vigentes. Mas como não há um padrão exato, o risco existe e, algumas vezes, o publicitário avança o sinal. Para evitar exageros ou garantir ao cidadão alguma chance de escapar desse circuito há uma forma de controle social, na realidade de autocontrole, realizado pelo próprio meio publicitário, que é o Conar (Conselho Nacional de Autorregulamentação da Propaganda), que avalia os exageros. Infelizmente não se trata de um órgão de controle social que permita às pessoas atingidas pelas mensagens discutir, influenciar ou reclamar quando se sentem prejudicadas pela propaganda ou por um programa transmitido pela mídia.

Mesmo nesse caso, podemos dizer que a resistência é difícil, mas não impossível. Os meios de comunicação de massa não têm o controle absoluto da nossa subjetividade. A máquina de propaganda mais eficiente até hoje construída, implantada com o Terceiro Reich, na Alemanha Nazista, pretendia ter o controle absoluto da subjetividade do povo alemão e, apesar de ter sido muito eficiente, não obteve êxito total!

Os meios de comunicação de massa não têm o controle absoluto da nossa subjetividade.

Persuasão

Vejamos como funciona o mecanismo de persuasão. Trata-se de um mecanismo de convencimento que pode ou não ultrapassar as bases racionais da difusão de uma mensagem.

Quando se trata das bases racionais da mensagem, as quais se utilizam prioritariamente o campo cognitivo das pessoas para garantir sua eficiência, isto é, alcançar o receptor, tal recurso visa a atingir o plano da consciência do destinatário da mensagem. Assim, ele pode compará-la com a informação disponível e verificar se ela lhe é ou não importante. Nesse caso, utiliza-se uma informação objetiva, garantindo a veracidade do que é informado. Quando um locutor de TV diz que, de acordo com informações do satélite meteorológico, há previsão de chuvas fortes no decorrer do dia, consideramos a informação verdadeira e nos preparamos para o evento. Atualmente, essas previsões estão cada vez mais eficientes.

Vários comerciais na TV ou anúncios veiculados em revistas ou jornais trabalham, fundamentalmente, com as bases racionais da comunicação. Quando o publicitário afirma em um comercial que a bateria do celular tem durabilidade de 20 horas, ele está fornecendo uma informação de caráter objetivo, e os usuários de telefone celular conhecem claramente esse parâmetro da durabilidade da carga da bateria. Essa informação pode ser fundamental na opção de compra e o consumidor geralmente vai checar a veracidade da informação. Todo processo é bastante racional.

> Persuasão é um mecanismo de convencimento que pode ou não ultrapassar as bases racionais da difusão de uma mensagem.

Persuasão e subjetividade

Entretanto, é possível e frequente a utilização de recursos de base irracional (de fundo emotivo), que são associados ao conteúdo cognitivo da mensagem. Tal forma de convencimento tenta persuadir o receptor da mensagem mais pelo campo da subjetividade do que pelo da objetividade da informação. A publicidade tornou-se a área da comunicação que mais explora esse recurso. A técnica mais comum é a de associar determinado valor social ao produto anunciado.

São conhecidas as técnicas que utilizam essa estratégia. Sabe-se que jovens são atraídos para situações que exploram os limites e isso pode ser traduzido pelo sentimento de aventura. São inúmeras as marcas destinadas ao público jovem que exploram esse sentimento. Já marcas de produtos alimentícios, por exemplo, utilizam sentimentos ligados à vivência familiar, porque as refeições, geralmente, reúnem toda a família e, se a marca for vinculada a esse sentimento, poderá servir como substituto nos momentos em que isso não ocorra ou ainda, não tão diretamente, poderá ganhar a simpatia do consumidor que se sente atraído pelo clima afetivo veiculado pela peça publicitária.

A escolha dos personagens, do cenário e da música de fundo compõe um clima intimista que exala felicidade e produz o arrebatamento que desarma nosso senso crítico e, imediatamente, associamos esse clima à marca ou produto anunciado. O truque é que algo tão sutil, tão inofensivo, tão bonito e tão inocente gruda em nossa memória (a repetição é fator importante para isso) e nos vemos cantarolando o tema musical. O objetivo é garantir o que os publicitários chamam de *share of mind*, que significa que assimilamos um determinado conteúdo e a marca do produto anunciado. O objetivo da peça publicitária é chegar ao *top of mind*, que é a lembrança espontânea da marca quando pensamos em um determinado produto.

A propaganda é responsável pela assimilação e pela fixação da marca e as estratégias de produção e marketing das empresas devem fazer o resto: garantir qualidade do produto, distribuição eficiente e retorno do que foi prometido. Os produtos com muito *share* e que são *top of mind* são os de venda constante e compra comum quando vamos ao supermercado, como sabão em pó, refrigerante, creme dental e que, geralmente, são os maiores anunciantes.

> Tal forma de convencimento tenta persuadir o receptor da mensagem mais pelo campo da subjetividade do que pelo da objetividade da informação.

Vejamos outro caso de relação da publicidade com o público. Os consumidores de cerveja são, em sua maioria, homens de 20 a 45 anos e 20% desse público consomem 80% da cerveja vendida, principalmente, em bares. Eles são conhecidos no meio publicitário como *heavy user*: os consumidores típicos do produto e a quem os comerciais são dirigidos. Por isso, as marcas de cerveja são divulgadas invariavelmente com forte apelo de sedução e associam o produto a sol, praia, calor e um clima vibrante. Muitas mulheres bonitas fazem parte desse cenário, que inclui outros interesses masculinos, como o futebol. São comerciais que apelam para certo mau gosto e para o sentimento machista dos consumidores.

> O recurso da persuasão funciona porque não o percebemos claramente, mas ele é insistentemente utilizado.

Hoje, já existem leis que proíbem o uso abusivo e depreciativo das mulheres na publicidade de cerveja, mas isto foi decorrente de uma luta de movimentos de mulheres em nossa sociedade. As exceções justificam essa regra. Para os demais consumidores de cerveja, os 80% que geralmente consomem em suas casas, a estratégia é de cunho mercadológico e, praticamente, se resume às ofertas nos pontos de venda. Enquanto os *heavy users* conhecem muito os produtos disponíveis e discutem suas preferências, os demais consumidores são mais suscetíveis ao preço do produto e gostam das ofertas no ponto de venda.

Há também um segmento mais sofisticado que representa um segmento menor do produto *gourmet* que é mais caro. São mais exigentes com relação ao paladar e não se importam tanto com o preço. A comunicação com esse público é realizada em meios especializados e são tratados com distinção. Diferentes estratégias para públicos diferentes! Vê-se, então, que dimensões subjetivas distintas exigem diferentes estratégias.

As propagandas de cigarro também utilizavam de muito glamour e desafios na publicidade desses produtos. Hoje, pelo evidente mal que o produto causa à saúde do seu consumidor, sua publicidade foi erradicada. Com a bebida alcoólica ocorre o mesmo processo de erradicação. A cerveja é uma exceção, mas é veiculada em horário controlado. É possível que também ela, pelos problemas causados pela ingestão do álcool, principalmente em jovens, tenha sua divulgação erradicada, como ocorreu com o cigarro.

O recurso da persuasão funciona porque não o percebemos claramente e ele é insistentemente utilizado em mensagens subliminares: uma marca de cerveja associa-se ao padrão de masculinidade; um perfume promete conquistas amorosas; um achocolatado oferece um mundo de diversões; um refrigerante garante que, ao bebê-lo, você fará muitos amigos. Sexo, poder, riqueza e aventura são ofertas frequentes dos comerciais. Um mundo de prazeres que não encontramos em nosso cotidiano e que, no entanto, são apresentados como possibilidades.

Como se dá o fenômeno? Nosso cotidiano é repleto de regularidades, de regras, de repetições. Vamos à escola todos os dias, jantamos com a família, lemos o texto da aula de amanhã e dormimos porque, logo cedo, reiniciaremos a rotina. A aventura fica para o fim de semana ou para as próximas férias. Mesmo assim, há um temor que nos controla e, quando saímos da rotina, não fazemos algo tão diferente assim. Quando alguma coisa realmente diferente acontece em nossa vida, ou na vida de nossos amigos, transforma-se em um caso que será contado e recontado por algum tempo.

Na realidade, existem mecanismos psicológicos que nos protegem de frustrações e nos preparam para viver as restrições que a cultura nos impõe (restrições de ordem moral) e as que nos são impostas pelo sistema econômico (as restrições da desigualdade econômica) e mesmo restrições físicas (de ordem biológica ou físico-química). Certamente, há um padrão conformista nesse processo, mas trata-se de um mecanismo de defesa eficiente.

O que faz a publicidade? Ela nos apresenta, intensa e continuamente, a oferta do paraíso e da ascensão social ao mesmo tempo em que a sociedade, por meio das restrições da cultura – a impossibilidade de realizar o proibido –, torna remotas as possibilidades de que tal paraíso seja alcançado.

Nossos mecanismos de defesa são fustigados pelo retorno de conteúdos inconscientes que foram recalcados por um, digamos, "acordo social". É o caso da proibição do incesto, maneira pela qual as culturas primitivas estabeleceram um tabu que contribuiu para a diversificação genética com a celebração do casamento fora dos clãs. A monogamia, no ocidente, também se impôs à poligamia como padrão cultural visando garantir o controle da propriedade privada. O desejo por uma mulher que não seja a esposa está recalcado há milênios e faz parte do rol de proibições de leis religiosas muito antigas. Mesmo em sociedades poligâmicas, como a muçulmana, o adultério é punido rigorosamente. Entretanto, nas sociedades ocidentais, como a nossa, o adultério não chega a ser ilegal e pode-se dizer que ocorre com certa frequência. Há, contudo, uma punição moral que estigmatiza a pessoa adúltera e, particularmente, a pessoa traída pelo parceiro, que perde prestígio junto à sociedade.

Existem mecanismos psicológicos que nos protegem de frustrações e nos preparam para viver as restrições que a cultura nos impõe.

Ao expor o apelo sexual ou conteúdos que são restringidos aos vários segmentos sociais, a propaganda oferece um objeto de desejo imaginário que se concretiza no produto anunciado. O produto não é motivo de restrição e, ao mesmo tempo, faz alusão ao desejo proibido ou de difícil realização (o conteúdo que foi recalcado no inconsciente no processo de desenvolvimento de uma cultura).

O circuito se fecha quando, depois de capturado por essa dinâmica inconsciente, o consumidor justifica o uso constante do produto por suas características racionais. Assim, ninguém precisará confessar que compra determinado produto por associá-lo aos recônditos desejos sexuais, ou de poder, ou de aventura – tais desejos têm peso e valor diferentes, sendo alguns mais confessáveis que outros.

Justifica-se a escolha de uma bebida alcoólica pelas suas características organolépticas (ligadas ao paladar) e determinado creme dental por seu sabor de menta ou pelo flúor que previne contra as cáries. Acabamos, por exemplo, tendo plena certeza de que o sabor de um achocolatado é melhor que o de todas as outras marcas disponíveis no mercado. Curiosamente, "testes cegos" – quando a pessoa não sabe qual o produto experimentado – têm demonstrado que as pessoas não são capazes de reconhecer o produto da sua preferência quando comparado a um similar. Nesse caso, cai por terra boa parte dos argumentos racionais apresentados para a escolha de um produto.

Vê-se, então, que podemos aderir a uma marca de um produto pelo clima criado pela propaganda, pelo tipo de pessoa que costuma consumi-lo (maneira de segmentação do público consumidor) e o padrão que seu posicionamento nos oferece socialmente (uma espécie de reconhecimento social), ou ainda, pelas características objetivas do produto (o sabor do creme dental). Há produtos e marcas mais acessíveis que demonstram o estilo de vida do consumidor, mas há outros que vão além, como é o caso dos carros de luxo e caros que ajudam o consumidor se posicionar socialmente.

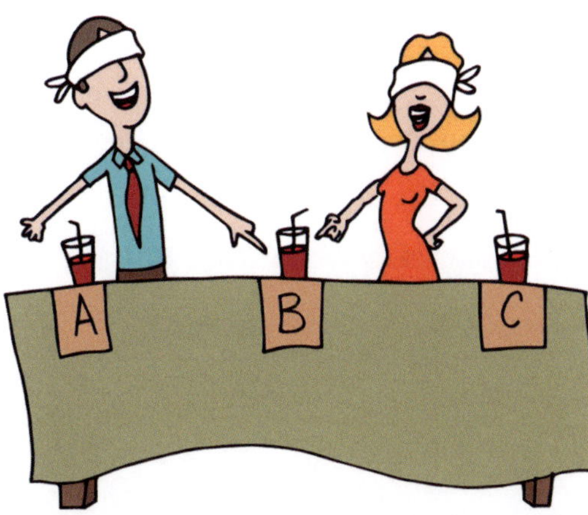

© Shutterstock/John T Takai

Quem já fez um teste rigoroso com várias marcas de refrigerante para saber qual deles é mais saboroso? O que temos, na realidade, é a impressão de que a marca que consumimos é a melhor, e a propaganda é que nos garante a eficiência do produto. Melhor dizendo, é a propaganda que nos induz a escolher o produto ou marca de nossa preferência.

Essa dinâmica, no final, é bastante perversa e as pessoas que são envolvidas por ela acabam vivendo das aparências e são vítimas de uma armadilha que tem como origem aquilo que o filósofo Karl Marx chamou de *fetiche da mercadoria*. A discussão sobre o consumo consciente e associação de consumidores para esse fim ajuda o cidadão a refletir sobre o consumo despropositado e políticas públicas, como a representada pelo Procon que atua na defesa do consumidor, e acaba produzindo uma conscientização da população quanto às armadilhas do mercado.

A LINGUAGEM DA SEDUÇÃO

A artimanha utilizada para o convencimento não precisa ser sofisticada ou trabalhar sempre com recônditos desejos. Ela pode estar embutida de forma sutil na construção linguística da mensagem.

Um eficiente comercial de biscoitos divulgava tempos atrás uma pergunta, que ficou gravada em nossa memória (mesmo não o tendo visto): "O biscoito é mais fresquinho porque vende mais ou vende mais porque é fresquinho?" Há nessa pergunta um enigma que leva o consumidor, seja qual for, a considerar tal biscoito sempre "fresquinho" e, portanto, melhor que os concorrentes. Entretanto, os consumidores sabem que as outras marcas também oferecem biscoitos "fresquinhos". A forma como a mensagem é apresentada conduz o consumidor incauto a considerar, de forma sutil – visto que ninguém se detém a fazer análises linguísticas dos comerciais –, que aquela marca faz os melhores biscoitos, ao menos os mais "fresquinhos".

Evidentemente, no caso do biscoito que é um produto relativamente barato e acessível, a mensagem não é o único critério que influi na decisão de compra. A experimentação do biscoito escolhido e do produto da concorrência também é um critério decisivo, pois será utilizado posteriormente na decodificação da mensagem.

O comercial que promete um benefício não comprovado pelo consumidor durante a experimentação do produto ou do serviço certamente será alvo de forte descrédito. A história do marketing apresenta inúmeros casos de produtos que foram lançados com um apoio de mídia muito bem elaborado e sofisticado, mas, devido a promessas mal equacionadas, resultaram em estrondosos fracassos de venda.

PROPAGANDA IDEOLÓGICA

Outro campo muito próximo do que acabamos de ver é o da propaganda ideológica. Neste caso, usa-se menos a técnica de comunicação para atingir mecanismos inconscientes que propiciem o convencimento para a compra de determinado produto; em alguns

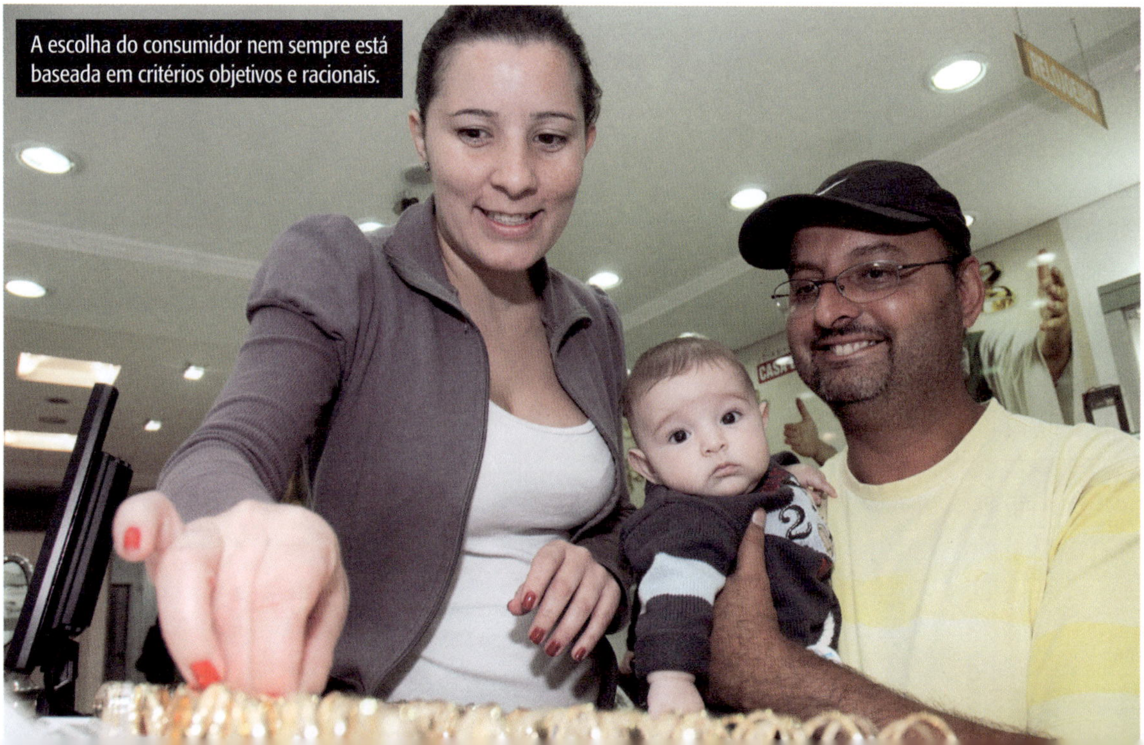

A escolha do consumidor nem sempre está baseada em critérios objetivos e racionais.

casos, de mecanismos conscientes; e, na maioria dos casos, as duas formas combinadas. A propaganda ideológica trabalha com conteúdos ideacionais, com crenças que procuram alterar o campo cognitivo das pessoas. Sabe-se que a opinião é garantida por três fatores: a ação do indivíduo em relação à sua crença, o afeto dedicado à crença e o próprio conhecimento da existência do objeto de crença.

> A propaganda ideológica trabalha com conteúdos ideacionais, com crenças que procuram alterar o campo cognitivo das pessoas.

Se alguém for impedido de agir de acordo com a sua crença, esse impedimento produzirá um quadro de dissonância, que levará a pessoa a tentar superar o conflito criado pela proibição. Assim, o indivíduo tenderá a evitar a situação de controle de seu comportamento ou mudará sua crença. Evidentemente, em muitas situações as pessoas encontram maneiras de resistir às formas de controle e essa é uma característica humana muito valorizada.

Os fatores cognitivos e afetivos são os mais utilizados pela propaganda ideológica. Ambos podem ser alterados de acordo com a informação que temos sobre o objeto da comunicação. Os conflitos étnicos, que ocorrem a partir do aumento do fluxo imigratório para os países europeus mais ricos, geram campanhas (planejadas ou circunstanciais) veiculadas pela imprensa e que refletem a representação social da população nativa acerca dos imigrantes. Nesses casos, a população nativa busca conferir aos imigrantes um atributo que marque negativamente o grupo, e embora geralmente esta marca escolhida seja verdadeira (como o caso de características étnicas ou culturais) o processo é revelador de preconceito.

Recentemente a proibição do uso do véu por parte de jovens árabes, radicadas na França, em sala de aula foi amplamente discutida. Os favoráveis diziam que essas jovens deveriam respeitar o modo de vida dos franceses e os contrários argumentavam que se trata de uma violência contra um modo cultural dos muçulmanos que deveria ser respeitado pela escola. Esse caso, que parece menor, na realidade traz também uma crise entre o islamismo e o ocidente: o terror utilizado por grupos violentos como o Estado Islâmico, a invasão do Iraque e a chamada guerra do Golfo, os interesses comerciais em torno do petróleo.

A população civil afetada pela guerra não encontra outra saída que não seja abandonar suas casas, seu país e migrar para um lugar em que seja acolhida, que possa arrumar um emprego, casa e tranquilidade para viver. Os povos nativos dos países que acolhem os imigrantes acabam sendo contaminados pela propaganda de guerra promovida pelos países do ocidente e tomam o imigrante por militante dos grupos extremistas ou, se não é o caso diretamente, passam a ver os imigrantes com desconfiança, mesmo não havendo motivos claros para tal. O estilo de vida, o modo de se vestir, os hábitos culturais produzem o estranhamento e alimentam o preconceito contra pessoas que buscam apenas sobreviver.

O uso da propaganda ideológica, dessa vez utilizada sem nenhum pudor, foi feito quando gerada por conflitos armados entre países. Na Segunda Grande Guerra, tanto a Alemanha quanto os países aliados utilizaram fartamente desse recurso e a propaganda nazista ficou conhecida pela sua eficiência, tanto junto à população alemã quanto no convencimento de pessoas dos países que lutavam contra o III Reich.

> Em muitas situações, as pessoas encontram maneiras de resistir às formas de controle, e essa é uma característica humana muito valorizada.

Mais recentemente, vimos a propaganda intensa dos Estados Unidos contra os grupos que derrubaram as Torres Gêmeas e a forma publicitária usada para justificar a invasão do Afeganistão e do Iraque. Essa propaganda não é realizada como a propaganda comercial comum e com os recursos mencionados anteriormente, mas sim utilizando o noticiário das redes de comunicação e aplicando recursos psicológicos que despertem sentimentos paranoicos e produzam medo de ataques iminentes. Exacerbam sentimentos nacionalistas e xenófobos que garantirão apoio às medidas extremas de ataque a um grupo ou a um país definido como inimigo da nação. Ao cidadão comum é muito difícil discernir o que é falso ou real nessas circunstâncias. A propaganda nazista contra os judeus na Alemanha era tida como verdadeira pelos alemães e justificou o Holocausto. Durante a Guerra Fria, a propaganda soviética e a estadunidense buscavam conquistar simpatias do seu campo geopolítico e essa disputa foi realizada por meio da propaganda política.

O recurso de propaganda ideológica sempre é acompanhado da contrapropaganda, e as técnicas utilizadas por um lado serão rapidamente assimiladas pelo outro.

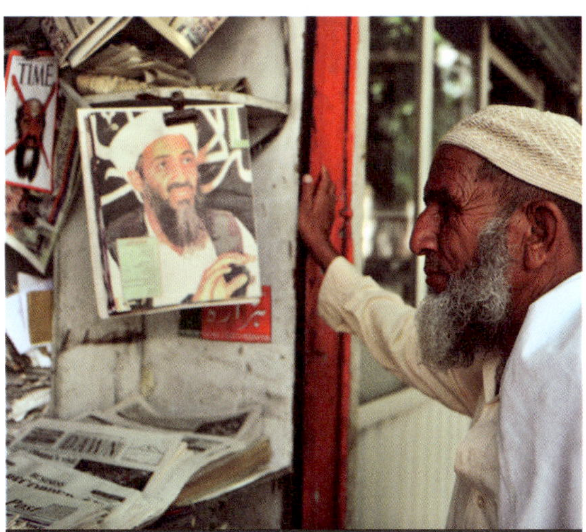

Como um árabe decodificará a mensagem ideológica?

Muitas vezes, a propaganda contra uma causa é feita sem que informações objetivas sejam veiculadas. Apresenta-se o objeto da informação com a intenção de gerar, no receptor, antipatia pelo conteúdo trabalhado. Um exemplo disso foi a capa da revista *Veja* na qual o líder do Movimento Sem-Terra (MST), João Pedro Stedile, foi colocado sob um fundo vermelho, com o semblante irado e o rosto avermelhado, como se fosse o próprio diabo. Nesse caso, o desconforto causado pela apresentação da capa gera antipatia dos leitores, que lerão a matéria já predispostos a uma posição contrária ao MST. A antipatia (fator afetivo) é o componente que facilitará a mudança de posição em relação ao movimento que, de positiva ou neutra, passará a negativa (fator cognitivo) e reforçará as opiniões contrárias.

O recurso de propaganda ideológica sempre é acompanhado da contrapropaganda, e as técnicas utilizadas por um lado serão rapidamente assimiladas pelo outro. Em um sentido bem mais estrito e doméstico, é o que vemos em nossas campanhas eleitorais veiculadas pela mídia. O argumento de um candidato será imediatamente neutralizado pelo do seu concorrente. Para que as mensagens – com seus recursos objetivos e subjetivos – sejam assimiladas e decodificadas pelo receptor e para que ele lhes confira credibilidade para formar uma nova opinião sobre o assunto, é preciso que esteja predisposto a isso. A predisposição é avaliada pelos antecedentes de caráter social, os quais determinam não só a experiência com o fenômeno – no caso, o político –, mas a opinião anterior sobre tal fenômeno.

A IMPORTÂNCIA SOCIAL DA COMUNICAÇÃO

Depois de trazermos algumas considerações sobre os mecanismos da comunicação de massa e alguns de seus maus usos ou riscos, é preciso trazer outros elementos que fazem desse processo um importante fator cultural e social.

A comunicação, processo básico entre os humanos, permite a formação de um coletivo mais amplo do que os grupos. Formamos conjuntos grandes de pessoas que, por exemplo, torcem por um mesmo time. A comunicação é, também, um fator importante para a construção de um conjunto social, com identidade e sentimento de pátria ou nação. Não podemos deixar de citar o importante papel que a comunicação de massa cumpre em campanhas de saúde, por exemplo. Ou ainda, na formação de forças-tarefa para auxiliar um conjunto de pessoas que sofreu algum tipo de catástrofe natural ou não.

Marx e Engels afirmaram em sua obra que o humano atua no mundo de modo transformador e faz isto com os outros humanos. Está aí a **importância social da comunicação**: ela permite que um conjunto humano se reúna e atue coletivamente de modo transformador. Quando os meios de comunicação de massa se inseriram entre nós, a coletividade humana se ampliou e, hoje, nos sentimos planetários.

A questão que nos resta como interesse de reflexão e crítica é a democratização desses meios. No Brasil, são poucos os grupos ou famílias que têm em suas mãos os meios de comunicação de massa. Esta condição restringe, na sociedade, o comunicador, ou seja, poucos definem o que querem e vão comunicar e, como diz o Chico Buarque, "a dor da gente não sai no jornal".

A restrição do comunicador, ou seja, a comunicação não democrática, privilegia uma só opinião. E isto resulta em uma sociedade empobrecida, na medida em que a diversidade não se faz representar ou ser divulgada amplamente, surgindo como possibilidade de enriquecimento do coletivo.

As novas tecnologias que permitiram a divulgação ampla de opiniões, produções, pensamentos são, neste sentido, contribuições para a democratização das informações.

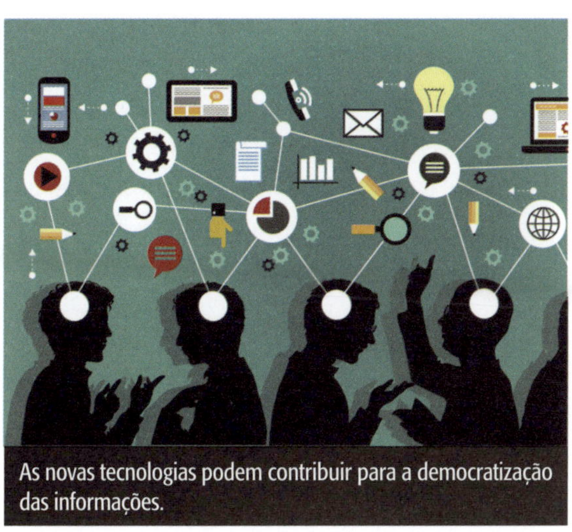

© Thinkstock/iStock/Ellagrin

As novas tecnologias podem contribuir para a democratização das informações.

COMUNICAÇÃO E AS NOVAS TECNOLOGIAS

A relação entre tecnologia e comunicação é muito íntima. Desde a invenção do telégrafo e da transmissão radiofônica, que representou um grande avanço tecnológico, essa relação se aprofunda cada vez mais. Podemos dizer que ela teve início com Gutenberg e a invenção da imprensa, mas é com o desenvolvimento da eletrônica, a partir do início do século XX, que essa relação fica evidente.

A década de 1970 marcou um avanço tecnológico tão profundo que se convencionou chamá-lo de Terceira Revolução Industrial. O fator decisivo foi a invenção do *chip* eletrônico e a possibilidade de miniaturização dos equipamentos. Tal processo levou à criação do computador pessoal. Ao mesmo tempo em que os equipamentos se tornavam portáteis e passíveis de uso generalizado, transformando um aparelho muito sofisticado em utensílio doméstico vendido em lojas por módicas prestações, cientistas preocupados com o processo de comunicação acadêmica inventaram a **internet**. Tratava-se de uma rede de comunicação entre pontos distantes que transmitiam dados entre si, função que o próprio nome descreve. A relação entre o computador pessoal e a internet produziu uma verdadeira revolução nas comunicações.

A década de 1970 marcou um avanço tecnológico tão profundo que se convencionou chamá-lo de Terceira Revolução Industrial.

Funcionários passando a trabalhar em suas casas e se comunicando com a empresa virtualmente.

Hoje já temos vários estudos que procuram entender o fenômeno subjetivo produzido pelo efeito da relação virtual entre pessoas por meio dos inúmeros recursos oferecidos pela internet. Desde a sedentariedade das sucessivas horas passadas em frente ao computador até os relacionamentos bem ou malsucedidos de pessoas que se conheceram virtualmente.

Um fenômeno importante se dá no mundo do trabalho, com a sua virtualização. Trata-se do desmonte de grandes escritórios, com os funcionários passando a trabalhar em suas casas e se comunicando com a empresa virtualmente. O processo apresenta algumas vantagens para os trabalhadores. Há uma evidente diminuição do controle direto das tarefas executadas, com o alívio na pressão produzida pelo conhecido sistema taylorista e a realização do trabalho por tarefa em vez do trabalho por tempo decorrido. Entretanto, esse processo produz outros tipos de problemas, como o isolamento, o descontrole pela falta de rotina, a destruição das redes de sociabilidade a partir das relações de trabalho e a falta de controle do tempo necessário para a realização de tarefas. Isso já produz efeitos nocivos para a saúde mental dos trabalhadores.

O futuro próximo nos oferecerá muitas surpresas tecnológicas e novas mudanças no campo da subjetividade.

O futuro próximo nos oferecerá muitas surpresas tecnológicas e novas mudanças no campo da subjetividade. O celular deixou de ser um simples aparelho telefônico para, utilizando tecnologia de ponta, se transformar em uma central de interatividade com internet, música, jogos e muito mais. O fato é que o celular hoje é um tipo de aparelho com tecnologia avançada muito mais acessível que o computador pessoal e a chance de democratização do seu uso e da garantia de acesso à tecnologia sofisticada aumentam sobremaneira. Um celular hoje, em um tamanho reduzido, é muito mais potente e rápido que os computadores pessoais de uma década atrás.

O novo padrão comunicativo está mudando e mudará muito mais a forma de relacionamento entre as pessoas. Hoje, as redes sociais fazem parte do padrão de comunicação entre pessoas, a compra por internet muda o comportamento do consumidor, o banco virtual é acessado por meio do celular. E mais tecnologia está por vir! O carro sem motorista está em teste e em breve o volante de um bólido da Fórmula 1, que mais parece um joystick, será componente de série dos automóveis. Estradas informatizadas que se comunicam com os veículos garantirão velocidade segura e fluxo contínuo. E talvez o futuro do transporte individual esteja com os dias contados.

Hoje, a capacidade de processamento da tecnologia de informação (TI) está chegando ao seu limite, o limite da miniaturização dos componentes à base de silício. Mas o desenvolvimento científico atual aponta para a utilização da nanotecnologia e da física quântica, possibilitando uma diminuição fantástica dos equipamentos o que pode permitir a sua implantação sob a pele ou a sua viagem pelo nosso corpo em cápsulas de nanotubos de carbono. Enfim, a novas gerações encontrarão um novo e admirável mundo novo pela frente. Tomara que também seja um mundo mais solidário e fraterno.

TEXTO COMPLEMENTAR

Medida proíbe publicidade dirigida ao público infantil[3]

No início do mês, o Conselho Nacional dos Direitos da Criança e do Adolescente (Conanda) considerou abusiva toda publicidade direcionada a crianças. A propaganda de produtos infantis pode continuar existindo, mas – desde 4 de abril, quando a Resolução n. 163 foi publicada no Diário Oficial da União – a mensagem tem que ser dirigida aos adultos. O texto da norma diz que "a prática do direcionamento de publicidade e comunicação mercadológica à criança com a intenção de persuadi-la para o consumo de qualquer produto ou serviço" é abusiva e, portanto, ilegal.

Para o Conanda, órgão vinculado à Secretaria Especial de Direitos Humanos da Presidência da República e composto por entidades da sociedade civil e do governo federal, a publicidade infantil fere a Constituição, o Estatuto da Criança e do Adolescente (ECA, Lei n. 8.069/1990) e o Código de Defesa do Consumidor (CDC – Lei n. 8.078/1990). O artigo 37 do CDC, por exemplo, considera abusiva, entre outras, "a publicidade que se aproveite da deficiência de julgamento e de experiência da criança ou que seja capaz de induzir o consumidor a se comportar de forma prejudicial ou perigosa à saúde". Na Constituição, o artigo 227 diz que "é dever da família, da sociedade e do Estado" assegurar à criança, ao adolescente e ao jovem, com absoluta prioridade, seus direitos e colocá-los a salvo de toda forma de negligência, discriminação, exploração, violência, crueldade e opressão. E o artigo 17 do ECA prevê o direito ao respeito, abrangendo, entre outros, a inviolabilidade da integridade física, psíquica e moral.

"– A partir de agora, temos que fiscalizar as empresas para que redirecionem ao público adulto toda a comunicação mercadológica que hoje tem a criança como público-alvo. A resolução é um marco histórico para a proteção dos direitos da criança no Brasil", afirma Pedro Affonso Hartung, conselheiro do Conanda e advogado do Instituto Alana, entidade civil que atua na área de educação, cultura e assistência social.

A responsabilidade pela observância das normas de conduta estabelecidas no CDC, como a proibição de divulgação de publicidade ou comunicação mercadológica abusiva ou enganosa, cabe ao anunciante, à agência de propaganda e ao veículo de comunicação.

ATIVIDADES

1. Escolham um comercial que esteja sendo veiculado nos canais de TV ou nas redes sociais e procurem analisá-lo, tentando responder a duas questões: Por que foi realizado e qual a intenção do publicitário ao escolher aquela situação para divulgar o serviço/produto. Após identificarem a estratégia utilizada, avaliem como o comercial trabalha o campo da subjetividade e quais recursos são utilizados para conseguir o efeito desejado (por exemplo: recursos da linguagem cinematográfica). Por fim, façam uma enquete com o público-alvo do produto/serviço para checar como a mensagem foi recebida/avaliada pelos consumidores e confirmar se a hipótese levantada pelo grupo está correta.

2. A comunicação de massas, que começa a perder essa característica, mudou radicalmente a partir dos anos 1990, até se tornar um novo fenômeno depois de 2010. Os canais abertos de TV estão em franca transformação para concorrer com os *streamings*, plataformas de filmes, séries etc. Novos cardápios de programação que podem ser acessados em inúmeras plataformas com programas variados e de todo tipo, do jogo de futebol à programação humorística, aos filmes e séries e uma imensidão de programas

---

[3] STECK, Juliana. *Medida proíbe publicidade dirigida ao público infantil*. Jornal do Senado. Disponível em: https://www12.senado.leg.br/cidadania/edicoes/469/medida-proibe-publicidade-dirigida-ao-publico-infantil. Acesso em: 15 jan. 2018.

à la carte, fazem parte dessa nova realidade. O meio também acompanha essa mudança e o aparelho de TV no centro da sala de visitas passa a ser uma coisa do passado. Discuta essas mudanças e como isso afetou o comportamento dos jovens na sua relação com os meios de comunicação.

3. As novas mídias são hoje uma realidade e o próximo passo, já em curso com a nova tecnologia do 5G, é a conectividade generalizada: a internet das coisas. Aparelhos comunicando-se diretamente com outros aparelhos, como o refrigerador que pedirá por meio da internet os itens faltantes no seu interior e que estará pré-programado pelos usuários para fazê-lo. Discutam os limites dessa nova modalidade de interação digital e suas consequências para a nossa vida.

PARA SABER MAIS

Bibliografia

BÁSICA

Linguagem e persuasão (2004), de Adilson Citelli, trata do tema persuasão e alia à exposição teórica uma série de exemplos de textos extraídos da publicidade, da religião, dos livros didáticos, da literatura, do jornalismo e da política.

Internet e redes sociais. Tudo o que vem à rede é peixe? (2011), de Sara Pereira, Luís Pereira e Manuel Pinto, é um dos três materiais desenvolvidos pela Universidade do Minho com o objetivo de fornecer aos pais e outros educadores informação crítica e criteriosa sobre a relação entre jovens e mídias sociais. O material está disponível on-line e o endereço está nas referências finais deste livro. Vale conferir!

Cidadania e redes digitais (2010), de Sérgio Amadeu da Silveira (Org.), é um livro que reúne importantes contribuições apresentadas durante os debates realizados no seminário Cidadania e Redes Digitais ocorrido em novembro de 2009, na Faculdade Cásper Líbero, em São Paulo.

O prazer do texto (2008), de Roland Barthes, apresenta, de forma profunda e lúdica – costumeiro prazer dos leitores de Barthes – uma discussão fundamental em semiologia e literatura.

AVANÇADA

A linguagem da sedução (1988); *Política e imaginário nos meios de comunicação de massa no Brasil* (1985) e *Quem manipula quem? Poder e massa na indústria da cultura e da comunicação no Brasil* (1994), todos de Ciro Marcondes Filho, analisam temas e situações ligadas aos tipos de comunicação que podem ser estabelecidas em simples ações do dia a dia.

Ação, suspense, emoção: literatura e cultura de massa no Brasil, de Silvia Helena S. Borelli (1996), trata de literatura, cultura de massa e a intermediação dos meios de comunicação.

Rede e comunidades: ensino-aprendizagem pela internet (2011), obra de Jaciara de Sá Carvalho, aborda a vivência e a prática efetiva da autora em ações em ambientes virtuais de aprendizagem e esclarece alguns aspectos cruciais das questões educacionais envolvidas.

A cibercultura em transformação: poder, liberdade e sociabilidade em tempos de compartilhamento, nomadismo e mutação de direitos (2010), organizado por Eugênio Trivinho, Angela dos Reis e equipe do Cencib/PUC-SP, reúne textos de importantes pesquisadores brasileiros em torno do fenômeno historicamente emergente e transnacional da cibercultura.

A cibercultura e seu espelho: campo de conhecimento emergente e nova vivência humana na era da imersão interativa (2009), dos organizadores Eugênio Trivinho, Edilson Cazeloto, reúne artigos sobre temáticas centrais da cena social, política, cultural, econômica e tecnológica contemporânea ligadas ao fenômeno transnacional da cibercultura, a fase do capitalismo pós-industrial fincada em mídia e redes interativas.

Direitos humanos na mídia comunitária: a cidadania vivida no nosso dia a dia (2009), de Ana Luisa Zaniboni Gomes (Org.), é uma obra que esclarece, passo a passo e em linguagem fácil, noções básicas sobre direitos civis, políticos e sociais e a importância do reconhecimento desses direitos para a promoção da cidadania, da ética, do respeito mútuo e de atitudes de não violência.

Outros recursos

FILMES

- *Cidadão Kane* (Estados Unidos. Direção de Orson Welles. 1941. 119 min.).
  Apesar de bem antigo, é considerado por muitos críticos como o melhor filme de todos os tempos. Trata da biografia de dono de um império de empresas de comunicação e, principalmente de um grande jornal, meio mais importante de divulgação naquele período, mostrando o perfil psicológico desse *publisher* e as mazelas que realiza para manter seu império.
- *Chatô – o rei do Brasil* (Brasil. Direção de Guilherme Fontes. 2015. 102 min.).
  Conta a trajetória de Assis Chateaubriand (1892-1968) na forma de farsa. Permite um mergulho no mundo manipulador e antiético que cercou a atuação de Chateaubriand e que se aplica também aos chamados barões da mídia até hoje. Ele fez escola e a forma como se utilizou do poder da imprensa serviu e serve de referência para muitos. Chatô pode ser comparado ao Cidadão Kane, por ter sido um dos maiores *publishers* no Brasil e o mais polêmico no seu período.
- *Crazy people* (Estados Unidos. Direção de Tony Hill e Barry Young. 1989. 91 min.).
  Publicitário em crise existencial cria comerciais que contam a verdade sobre os produtos anunciados.
- *A fantástica fábrica de golpes* (Brasil. Direção de Victor Fraga e Valnei Nunes. 2021. 105 min.).
  Trata-se de uma espécie de continuação de outro documentário sobre a Rede Globo, chamado *Muito além do Cidadão Kane*. Este faz um paralelo com o filme *Cidadão Kane*, de Orson Welles, analisando a trajetória de Roberto Marinho, o poderoso *publisher* da Rede Globo e do jornal *O Globo* que faleceu em 2003. O novo documentário busca analisar os acontecimentos a partir de 2016, no Brasil, procurando demonstrar que a rede de comunicação não mudou muito nestes anos todos, independentemente da autocrítica que promoveu.
- *Obrigado por fumar* (Estados Unidos. Direção de Jason Reitman. 2005. 95 min.).
  Filme que denuncia as empresas produtoras de cigarro e a maneira como, por meio da publicidade e de engodos, manipulam o público consumidor.
- *O círculo* (Estados Unidos. Direção de James Ponsoldt. 2017. 110 min.).
  Um filme que discute de que maneira empresas como Google, Facebook e outras têm cada vez mais acesso aos dados das pessoas e de que forma essa informação é tratada como mercadoria.
- *A rede social* (Estados Unidos. Direção de David Fincher. 2010. 120 min.).
  Trata da criação do Facebook por Mark Zuckerberg e mostra os conflitos éticos e econômicos do grupo fundador dessa rede social.
- *Rede de ódio* (Polônia. Direção de Jan Komasa. 2020. 135 min.).
  Gira em torno de um estudante expulso da Universidade de Varsóvia por problemas éticos e que acaba indo trabalhar em empresas de comunicação que produzem *fake news*. Um filme de suspense que denuncia a maneira como essas empresas trabalham.

CAPÍTULO **20**

Adolescê
tornar-se

A adolescência e a juventude constituem--se etapas idealizadas da vida humana no mundo atual. Criou-se até o conceito "adultescência" para referir-se ao fenômeno dos adultos que têm como referência o padrão de conduta e os hábitos de consumo dos adolescentes.

A Psicologia estuda essas etapas da vida – adolescência e juventude –, esclarecendo aspectos importantes que contribuem para sua compreensão. Uma dessas contribuições é propor pensar se existe a adolescência como etapa comum a todos os seres humanos ou **muitas adolescências** produzidas por condições históricas e culturais diversas.

quando eu tiver setenta anos
então vai acabar esta adolescência [...].[1]

UTILIZE O QRCODE PARA VER A POESIA COMPLETA

[1] LEMINSKI, Paulo. *Caprichos & relaxos*. São Paulo: Companhia das Letras, 2016.

cia: jovem

A TEORIA DA ADOLESCÊNCIA E A POESIA DA JUVENTUDE

Quando lemos um livro, particularmente um livro de Psicologia, esperamos nos reconhecer em suas páginas. E, geralmente, esses livros estão distantes de nossa vida. Falam de "coisas" que não sentimos, usam termos que não escutamos, enfim, parecem estar descolados da nossa realidade.

Esse aparente distanciamento entre a vida e a teoria é consequência do trabalho científico, que produz abstrações sobre a realidade. A ciência afasta-se dela para poder compreendê-la. Discutimos esse aspecto quando procuramos no Capítulo 1 discriminar o conhecimento científico do conhecimento do senso comum.

Entretanto, em nenhum momento essa questão fica tão evidente quanto na discussão sobre a adolescência e juventude. Enquanto estamos discutindo o tema cientificamente, você, jovem, está vivenciando isso ou acabou de passar por isso. O risco aqui é o de nos distanciarmos completamente do leitor; contudo, o objetivo é estabelecer uma conversa franca, honesta, sem moralismo. É difícil estabelecer o limite entre esses dois extremos: a racionalidade do cientista e o desejo do educador de encontrar-se com os adolescentes e a juventude.

Abrimos o capítulo com um poema de Paulo Leminski que traduz as inquietações de, pelo menos, um setor da juventude. Rebeldia e liberdade ao lado de controle e responsabilidade. Uma vontade de rebeldia e conformismo ao mesmo tempo – esse parece ser o "tom". Levantar as questões teóricas que mais se aproximem desse conflito e buscar na poesia, na literatura, aquele toque de vida e de emoção que falta na teoria. Venha conosco!

O QUE É A ADOLESCÊNCIA?

Poderíamos tomar esta pergunta como simples, afinal a Psicologia tem estudado a adolescência em muitas de suas teorias de desenvolvimento. Mas não é tão simples assim, pois vários autores em diferentes abordagens vão conceber e analisar de maneira diversa a "tal da adolescência".

Pesquisadores italianos, da Universidade de Roma, em 1980, em uma extensa publicação sobre o tema chamada *A condição juvenil: crítica à Psicologia do adolescente e do jovem*,[2] apontavam que a adolescência e a juventude não tinham definição precisa.

O Estatuto da Criança e do Adolescente (ECA), Lei n. 8.069, de 13 de julho de 1990, aprovada no Brasil como referência nacional para a garantia dos direitos das crianças e adolescentes define a adolescência como uma etapa da vida entre os 12 e 18 anos. E, em 2013, foi aprovado o Estatuto da Juventude, Lei n. 12.852/13 que se refere à faixa etária de 15 a 29 anos, sendo que entre os 15 e os 18 anos prevalece o que está instituído no ECA.

Já no senso comum, no dia a dia das pessoas, os termos adolescência e juventude ou adolescente e jovem são usados indiscriminadamente para designar tanto o menino ou a menina após a puberdade quanto o jovem adulto.

A puberdade, outro conceito que entra nessa nossa conversa, refere-se ao período em que ocorrem mudanças fisiológicas, corporais e psicológicas importantes e aceleradas na passagem da infância para a adolescência. O consenso que existe entre estudiosos de várias especialidades é que a adolescência começa com a puberdade.

O fato é que não há um critério claro para definir a fase que vai da puberdade até a idade adulta. Essa dificuldade acontece porque a adolescência não é uma fase "natural" do desenvolvimento humano, como é a puberdade, mas é uma construção social e histórica que se tornou reconhecida em muitas sociedades, como a nossa.

Com isto, estamos afirmando que os critérios que definem e identificam essa etapa são construídos pela sociedade e são, portanto, aspectos da cultura. Ou seja, processos sociais ocorridos em nossas sociedades ocidentais produziram um período da vida humana que passamos a denominar de adolescência. Esta construção se deu por diversos fatores históricos, econômicos e sociais. Vai ficando claro que a adolescência está posta como um período do desenvolvimento humano em algumas sociedades.

Podemos dizer, utilizando como referência os pesquisadores de Roma, que a evolução do indivíduo em nossa cultura ocorre por meio de uma série de fases: a pré-natal, a do neonato (criança assim que nasce), a infância, a pré-adolescência (ou puberdade), a adolescência, a adulta e a velhice.

Mas seria possível atribuir essas fases a todas as sociedades e culturas? Para ficar somente com um exemplo, citaremos o estudo realizado pelo etnólogo

SAIBA QUE...

Foi Erikson (1976) que formalizou o conceito de adolescência. Apresentou-a a partir do conceito de moratória e a caracterizou como uma fase especial no processo de desenvolvimento, na qual a confusão de papéis, as dificuldades para estabelecer uma identidade própria a marcavam como "um modo de vida entre a infância e a vida adulta".*

* ERIKSON, Erik. *Identidade, juventude e crise*. Rio de Janeiro: Guanabara Koogan, 1987.

SAIBA QUE...

No Brasil, do ponto de vista jurídico (segundo o Estatuto da Criança e do Adolescente), a adolescência é definida como uma etapa da vida entre os 12 e os 18 anos.

2 LUTTE, Gerard. Adolescenza e gioventù: fasi naturali dello sviluppo umanoo istituzioni socio-economiche di emarginazione e sfruttamento? In: AA.VV. *La condizione giovanile*. Introduzione critica alla psicologia degli adolescenti e dei giovani. Pistoia: Cooperativa Centro Documentazione, 1980.

Bronislaw Malinowski (1884-1942),[3] acerca da cultura dos nativos trobriandeses, que vivem em ilhas do noroeste da Nova Guiné, na Oceania.

No caso dos jovens trobriandeses, a puberdade começa antes do que em nossa sociedade e nessa fase meninas e meninos trobriandeses já iniciaram sua atividade sexual. Não há, como em outras culturas primitivas, determinado rito de passagem para a fase adulta. Apenas, gradualmente, o rapaz vai participando cada vez mais das atividades econômicas da tribo e até o final de sua puberdade será um membro pleno dela, pronto para casar-se, cumprir as obrigações e desfrutar dos privilégios de um adulto.

Essa fase descrita pelo etnólogo, se fosse possível estabelecer um paralelo, estaria definida para nossa sociedade, em termos etários, como pré-adolescente ou púbere. Entretanto, em nosso caso, as relações sexuais costumam ocorrer depois dessa fase. Outra diferença é que os nativos das ilhas Trobriand, pelo tabu que representam as relações sexuais com as irmãs, eles saem de casa na puberdade, para uma espécie de república organizada por um jovem mais velho não casado ou por um jovem viúvo. Essa "república" tem o nome de *bukumatula* e lá os jovens, moças e rapazes moram sem o controle dos pais. Mas, até que se casem e organizem suas próprias casas, trabalham para as suas famílias.

Esse exemplo mostra que a adolescência não é uma fase natural do desenvolvimento humano, deixando claro o alerta que nos fazem os autores italianos, ao afirmar:

> Para evitar qualquer equívoco é necessário esclarecer que, evidentemente, não se nega a existência, em qualquer cultura, da puberdade e da passagem da pré-adolescência para a idade adulta. O que se afirma é que não existe necessariamente uma fase de desenvolvimento entre a pré-adolescência e a idade adulta que tenha uma duração mais, ou menos, longa e tenha o status psicossocial diverso da pré-adolescência e da idade adulta.[4]

Isto é, no caso dos trobriandeses, verificamos que entre eles ocorre um "salto" da pré-adolescência para a fase adulta.

No campo da Psicologia, as divergências na abordagem da adolescência não são poucas. Há ainda muitas outras áreas do saber – a antropologia, a história, por exemplo – que debatem a questão, e não podemos esquecer que a adolescência, seja qual for o modo de conceituá-la e compreendê-la, se refere a um fenômeno em movimento na sociedade que se transforma rapidamente.

Contudo, é possível partir do consenso que a adolescência se inicia com a puberdade, quando ocorrem mudanças fisiológicas, anatômicas e psicológicas. Desde o início dos estudos mais sistemáticos sobre a adolescência, as diferentes especialidades, como a Medicina, Antropologia e Psicologia, concordam com isso. Grandville Stanley Hall (1844-1924), que, no início, do século XX, escreveu um tratado (1925)[5] em dois volumes sobre o adolescente, a antropóloga Margaret Mead (1928),[6] o psicólogo Erik Erikson (1987),[7] os psiquiatras Aberastury e Knobel (2000),[8] a pediatra Françoise Dolto (1990),[9] o psiquiatra e psicanalista

Há um consenso de que a adolescência se inicia com a puberdade, ou seja, as mudanças que se revelam em nosso corpo.

---

[3] MALINOWSKI, Bronislaw. *Sexo e repressão na sociedade primitiva*. 3. ed. Petrópolis: Vozes. 2013.

[4] LUTTE, 1980. (tradução dos autores)

[5] HALL, Grandville Stanley. *Adolescence*. New York: D. Aplleton & Company, 1925.

[6] MEAD, Margaret. *Adolescência, sexo e cultura em Samoa*, 1928.

[7] ERIKSON, Erik. *Identidade, juventude e crise*. Rio de Janeiro: Guanabara Koogan, 1987.

[8] ABERASTURY, Arminda; KNOBEL, Maurício. *Adolescência normal*: um enfoque psicanalítico. 2. ed. Porto Alegre: Artmed, 2000.

[9] DOLTO, Françoise. *A causa dos adolescentes*. Rio de Janeiro: Nova Fronteira, 1990.

José Outeiral (2008),[10] o psicanalista Contaldo Calligaris (2000), são só alguns exemplos de pesquisadores mais usados na compreensão e no trabalho com adolescentes. A matriz teórica de todos eles é a Psicanálise, que tem contribuído com estudos e pesquisas que situam a produção dos muitos modos de ser adolescente e viver essa etapa da vida no conjunto dos fenômenos da cultura e de um tempo histórico.

Nessa perspectiva, Maria de Lourdes Trassi,[11] ao estudar o tema, alerta para a importância de compreender a adolescência como uma variante da condição social de classe, para os aspectos jurídicos, históricos, sociais, culturais, tecnológicos que produzem muitos modos de ser adolescente. E exemplifica com o surgimento dos *hackers*, um fenômeno típico de nossa época.

Muitos teóricos de abordagem psicanalítica dedicaram-se ao estudo da adolescência. Entre eles, a obra de Aberastury e Knobel[12] descreve a "síndrome normal da adolescência" caracterizada: pela busca de si mesmo e transformações em sua identidade, busca de singularidade, tendência grupal que se torna referência preponderante nesse momento, necessidade de intelectualizar e fantasiar, crises religiosas, deslocalização temporal, evolução sexual manifesta, atitude social reivindicatória com tendências anti ou associais, contradições sucessivas, separação progressiva dos pais em busca de autonomia e constantes flutuações de humor.

Outro estudioso brasileiro e considerado uma referência em sua produção sobre essa etapa da vida é José Outeiral,[13] que realizou importantes contribuições ao atualizar a compreensão do adolescente, seus dilemas e promovendo o debate no âmbito da psicologia a fim de fornecer subsídios para as práticas profissionais junto a eles.

Muitos outros autores brasileiros com filiação na Psicanálise, em seus estudos e pesquisas sobre a adolescência, enfatizam aspectos como: adolescência como moratória, um tempo de "espera"; a ruptura com o laço social e outras trajetórias de participação na sociedade, como a prática do ato infracional; as condições de vulnerabilidade de setores dos adolescentes e jovens e as consequências na formação da subjetividade; as levas de adolescentes migrantes de outros países e culturas que chegam ao nosso país; as singularidades de adolescentes e jovens que vivem por longos períodos em instituições de acolhimento (abrigos) e afastados de suas famílias de origem; e muitos outros temas relevantes.

A ADOLESCÊNCIA TEM HISTÓRIA

A Psicologia Sócio-histórica é outra abordagem que tem se dedicado ao estudo do tema/fenômeno. Segundo essa concepção, a adolescência é uma construção da modernidade e tem a ver com as necessidades e as formas de vida impostas pela sociedade industrial às crianças e aos adolescentes. Para essa teoria, definir adolescência significa percorrer alguns aspectos da história moderna e compreender o surgimento do fenômeno no bojo desse processo.

Aspectos históricos de nossa sociedade ocidental podem nos ajudar a compreender como se formulou essa fase no desenvolvimento humano.

Na sociedade pré-industrial, as crianças tornavam-se adultas no seio da família e dos grupos de vizinhança. Aprendiam um ofício com seus pais e a passagem pela puberdade anunciava que aquela criança já poderia ingressar no mundo adulto, pois adquiria tamanho, força física e possibilidade de procriação. Enfim, eram os sinais que aquela criança deixaria de ser criança para poder trabalhar e procriar, constituindo seu grupo familiar.

A Revolução Industrial trouxe muitas mudanças para o mundo e para a vida. Uma delas foi deslocar os adultos, que até então trabalhavam em casa ou perto dela, para as fábricas. As crianças, que aprendiam o

[10] OUTEIRAL, José O. *Adolescer*: estudos revisados sobre adolescência. 3. ed. Rio de Janeiro: Revinter, 2008.

[11] TRASSI, Maria de Lourdes T. *Adolescência-violência*: desperdício de vidas. São Paulo: Cortez, 2011.

[12] ABERASTURY; KNOBEL, 2000.

[13] OUTEIRAL, 2008.

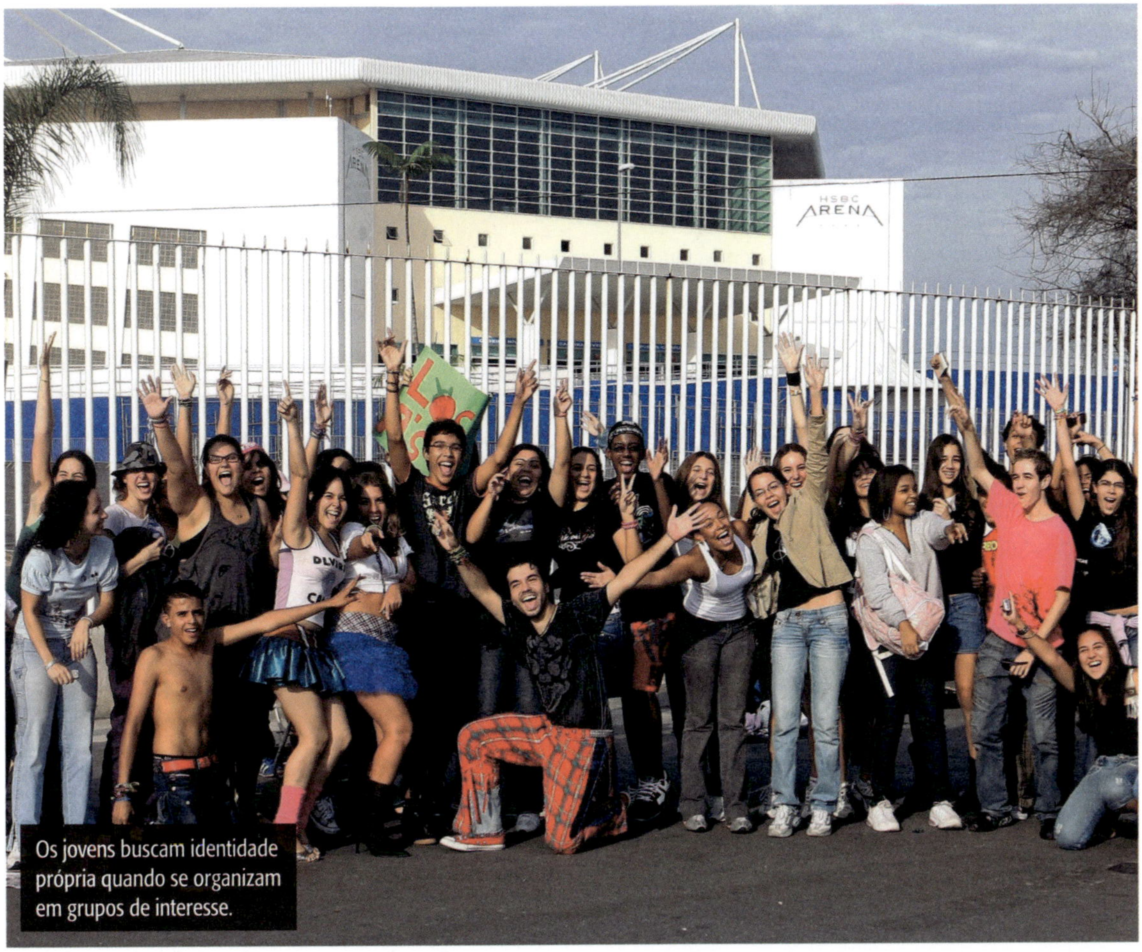

Os jovens buscam identidade própria quando se organizam em grupos de interesse.

© Satiro Sodré/Agif/Folhapress

ofício com seus pais, precisavam de outro espaço para ficar enquanto os pais trabalhavam e para aprender a trabalhar. A escola, então, se apresentou, e ali as crianças ficavam enquanto seus pais estavam nas fábricas e, posteriormente, para aprender os conteúdos mínimos necessários para trabalhar na sociedade industrial.

Na sociedade pré-industrial, as crianças se tornavam adultas no seio da família e dos grupos de vizinhança.

Outro fator importante traria a necessidade de manter mais tempo aquelas crianças (já não tão crianças) na escola. Com o avanço tecnológico, aumentou a longevidade da população e isso exigiria um represamento dos adolescentes e jovens na escola, para que não ocupassem o lugar dos pais no mercado de trabalho. Formariam, pois, um grupo com todas as condições de ingressar no mundo adulto, por suas características de desenvolvimento, mas que não estaria autorizado a fazê-lo. Viveriam coletivamente a mesma contradição – capazes, mas não autorizados a ocupar um lugar de adulto.

A Revolução Industrial trouxe muitas mudanças para o mundo e para a vida. Uma delas foi deslocar os adultos para as fábricas.

Essa condição os levam a se identificar como *grupo de pares*. Estão dadas as condições históricas para o surgimento de um grupo social que apresentaria comportamentos semelhantes, relacionados a essa situação: rebeldia contra o mundo adulto, crise de identidade (quem sou eu?), tendências à construção de planos "grandiosos" e projetos de futuro, busca de grupalização e formação de turmas – subgrupos com características que os identificam e os diferenciam do conjunto (vestuário, por exemplo).

As características da adolescência, conforme descreveu a Psicologia Sócio-histórica, não são naturais, inerentes a uma etapa cronológica; elas surgem das condições sociais e circunstâncias históricas onde se produziu o fenômeno.

Pensar a adolescência como historicamente construída tem consequências importantes: coloca-nos frente a um fenômeno que não é sempre da mesma forma. Em outras palavras, isso significa dizer que, mesmo em nossa sociedade, o período da adolescência não é igual para todos. Além disso, coloca os adultos como corresponsáveis pela forma como a adolescência se configura em uma sociedade.

E, mais, não se pode dizer que todos vivam a adolescência como uma etapa demarcada da vida e nem que passem pelo mesmo processo. Tudo dependerá das relações em que se inserirem, da escola onde estudarem, da família em que viverem. Os jovens das famílias de baixa renda, por exemplo, entram no mercado de trabalho muito cedo, muitas vezes ocupam lugares importantes na família como provedores da renda familiar e tomam decisões, sendo reconhecidos com as funções dos adultos pelo grupo. No entanto, deve-se esclarecer também que a imagem e o conceito social da adolescência estão lá, sendo transmitidos pelos meios de comunicação, pelas ciências e pelas pessoas adultas e jovens que se relacionam e têm expectativas em relação à adolescência. Ao mesmo tempo, o processo de identificação com o padrão divulgado pelos meios de comunicação faz com que ele busque se comportar de forma "adolescente".

O período da adolescência não é igual para todos os jovens, porque é social e construída historicamente.

ADOLESCÊNCIAS

A abordagem da diversidade de adolescências torna-se para a Psicologia um aspecto importante. No Brasil, um dos determinantes para esta diversidade é a **desigualdade na distribuição de renda** e de **acesso aos benefícios da cultura** que caracterizam as relações sociais e o cotidiano.

As desigualdades sociais, que significam diferentes possibilidades de exercício de cidadania, com direitos distintos e atendimento desigual às necessidades, produzem cotidianos muito diferentes. Temos aqueles que estudam e não precisam trabalhar antes de terminarem seu processo de escolarização; os que estudam e trabalham desde cedo, até mesmo para garantirem seu estudo; e outros que vão à escola apenas no período obrigatório por lei (dos 6 aos 14 anos) e passam em seguida à dedicação exclusiva ao mercado de trabalho formal ou informal; ou ainda, aqueles que não estudam e nem trabalham; e, também, os que são cooptados pelas organizações criminosas e "trabalham", conseguindo renda em atividades ilícitas.

A entrada prematura no mercado de trabalho – a legislação atual proíbe o trabalho antes dos 14 anos – ocorre porque a realidade econômica brasileira, acentuada em período de desemprego em massa, não fornece condições para que todas as famílias garantam as condições de sobrevivência digna de seus filhos e os mantenham na escola, obrigando adolescentes a contribuírem com o orçamento doméstico como forma de garantir a subsistência da família. Essas são consequências da desigualdade social.

Estas diferentes e desiguais condições de vida produzem adolescências diferentes. Um garoto que precise enfrentar o mundo do trabalho muito cedo e em condições

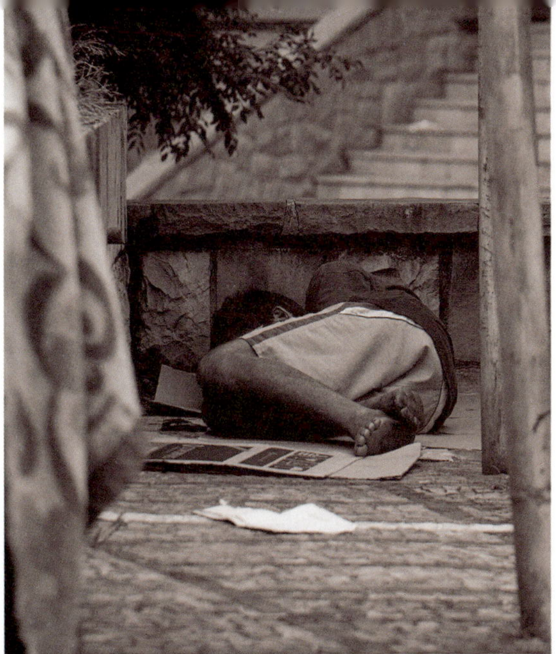

© Rivaldo13/Pixabay

Desigualdade na distribuição de renda e de acesso aos benefícios da cultura caracterizam as relações sociais e o cotidiano de milhares de adolescentes brasileiros.

bastante adversas terá um amadurecimento acelerado – **adultização precoce** – e poderá ter prejuízos em seu desenvolvimento no presente e no futuro, por exemplo, quanto à escolaridade. Outro adolescente, que, apesar da condição pobre da família, consiga completar seus estudos e até mesmo chegar à universidade, com certeza, terá seu desenvolvimento possibilitado pelas experiências e pelo exercício de seu direito à educação. O jovem de outra classe social que pode começar a trabalhar aos 28 anos, após concluir graduação e pós-graduação, terá um desenvolvimento diferente, pois sua inserção no mundo do trabalho foi postergada.

O lugar onde a família vive e as oportunidades de conhecer e conviver com uma diversidade maior de experiências culturais são, também, aspectos importantes na caracterização da adolescência. Os valores da família e dos grupos sociais com os quais se convive podem modificar, em muito, o que chamamos aqui de autonomia e a capacidade de enfrentar os desafios que a vida nos coloca. Isto se dará porque as questões sociais e culturais vividas em sua singularidade pelo sujeito trarão experiências diversas e, isso determina, também, a formação de sua subjetividade de modo singular.

Para a Psicologia interessa, portanto, ter elementos que permitam compreender a adolescência como um fenômeno social, e aspectos específicos que permitam compreender como cada um vive sua adolescência. Assim, a Psicologia tem um papel importante de esclarecer para a sociedade as suas conclusões, evitando generalizações precipitadas. E não resta dúvida de que cabe a ela também compreender *um* adolescente, em sua singularidade, no conjunto do que chamamos de adolescência. Um movimento de universalizar e singularizar que não nos deixe cair em conclusões simplistas e ajude a sociedade a compreender as diferentes manifestações de seus adolescentes.

Uma das dificuldades que a Psicologia aponta é que o modelo de referência de adolescência tem sua base nas camadas mais ricas e é apresentado para todos – pelos meios de comunicação de massa em novelas e jornais, por exemplo – como padrão. Muitas produções científicas também reiteram esse modelo, gerando expectativas e estimulando processos de formação de identidade que buscam tornar os adolescentes muito parecidos, por exemplo, desejando consumir as mesmas "coisas" ("objetos do desejo"). E, ao mesmo tempo – não se pode esquecer! –, impedindo que todos os adolescentes possam igualmente satisfazer a necessidade de consumo instalada.

A frustação por não poder fazer uma viagem legal, ter uma bicicleta moderna, usar um tipo de roupa, boné ou tênis, ter o último tipo de celular, frequentar este ou aquele espaço ou evento, pode ser, para os adolescentes, uma experiência bastante difícil de ser enfrentada. E ele pode não se conformar com isso. O historiador Eric Hobsbawn,[14] em sua análise sobre o século XX, afirma, e justifica com dados históricos, que eles não se conformam com isso.

NOMEANDO AS GERAÇÕES

Há uma tendência americana, exportada para todo o planeta, de nomear as diferentes gerações. Assim, surgiram as nomeações de *geração X*, *geração Y* e

---

[14] HOBSBAWN, Eric. *Tempos interessantes*: uma vida no século XX. São Paulo: Companhia das Letras, 2002.

geração Z e, nesse momento pode estar sendo "fabricada" alguma outra nomeação...

A geração X é aquela que viveu a transição para o mundo tecnológico e se refere à geração nascida após o *baby boom* pós-Segunda Guerra (anos 1960/1970 e mesmo 1980), formada por jovens que enfrentam o futuro incerto com ousadia e contestação.

A geração Y também chamada geração do milênio ou geração da internet se refere à geração nascida após 1980. É a geração que se desenvolveu em uma época de avanços tecnológicos, convivendo desde o início da vida com a virtualidade nas relações sociais e no trabalho.

A geração Z é aquela que *zapeia*. Esta geração aperta os botões e muda de canal em segundos; vai do celular para o vídeo, do vídeo para a internet, recebendo muitas informações que circulam rapidamente. Sabem do que acontece imediatamente do outro lado do mundo; contam, para os amigos próximos ou muito distantes, o que estão fazendo naquele minuto. Os "Zs" parecem não se dar conta que o mundo existia antes de toda esta tecnologia. Chegam mesmo a não compreender como foi possível, no passado próximo, viver sem tudo isto. Fazem muitas coisas ao mesmo tempo; falam com muitas pessoas no mesmo momento. São globalizados e não se preocupam ou não lidam com a ideia de fronteiras; por exemplo, as fronteiras geográficas.

São três tipificações ou generalizações que têm sido divulgadas nos meios de comunicação, oferecidas como padrões para caracterização da adolescência e da juventude. Há muitos problemas na adoção desses padrões. Primeiro, se afirma como um padrão da adolescência /juventude um único modelo baseado em uma classe social com poder aquisitivo, o que oculta ou ignora as diferentes adolescências que temos em nossa sociedade brasileira. O padrão único, quando divulgado amplamente, se torna modelo para todos os jovens e desconsidera as diversas e diferentes realidades de vida. Segundo, porque oculta as diversificadas formas que a adolescência/juventude cria para estar no mundo. Há aqueles que se dedicam à música tocando instrumentos "antigos"; outros estão engajados em trabalhos ou movimentos sociais que tomam como referência a construção de um mundo melhor; e outros ainda que se inserem em grupos políticos ou em movimentos religiosos na busca de referências para a compreensão da vida e como projeto de vida. As gerações X, Y e Z são tipificações, referências para a publicidade, e não dão visibilidade à riqueza da adolescência/juventude como atores sociais.

Mais recentemente, outro grupo de jovens denominado "nem nem" – nem trabalha nem estuda – de diferentes classes sociais tem despertado o interesse de compreensão dos estudiosos no sentido de entender

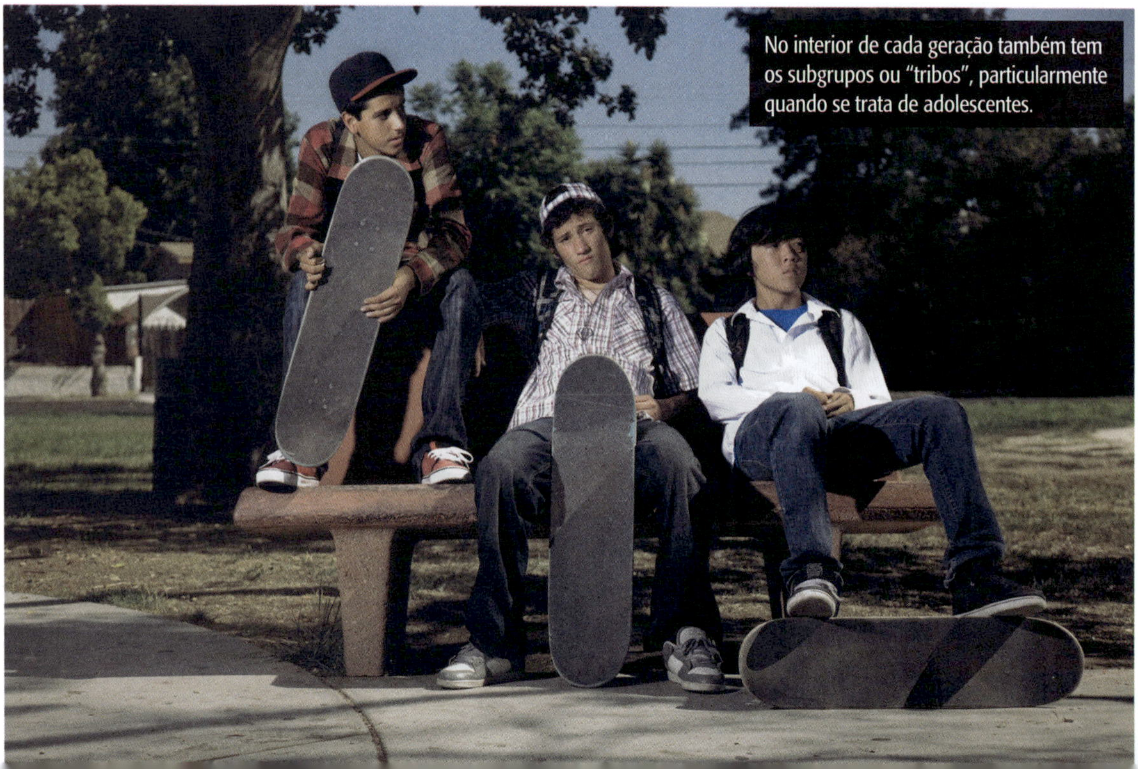

No interior de cada geração também tem os subgrupos ou "tribos", particularmente quando se trata de adolescentes.

suas motivações, estilo de vida, e certa animosidade da sociedade pela forma como são retratados pela mídia.

Cabe lembrar que no interior de cada geração também tem os subgrupos ou "tribos", particularmente quando se trata de adolescentes. Atualmente, entre nós, há os skatistas, os surfistas, os funkeiros, os nerds... e tantos outros que se identificam não só pelo vestuário, mas por um modo de pensar, por preferências musicais e tantas outras aproximações.

OS RISCOS DA GENERALIZAÇÃO E DA INDIVIDUALIZAÇÃO

Algumas produções em Psicologia têm apresentado a adolescência e o adolescente como uma fase natural e universal do desenvolvimento humano, sem considerar que as circunstâncias e o momento histórico nas quais se vive produz modos de pensar, sentir e se comportar bastante específicos e que em cada um desses momentos ou das circunstâncias comuns também ocorrem diferenças importantes por conta de aspectos singulares da convivência em seus grupos sociais – família, rua, amigos, região da cidade etc. Pensar desse modo – **como se fossem todos iguais** – tem impedido os adultos de interpretar as manifestações de seus adolescentes de maneira menos estereotipada; de ser atenciosos e de entregar a palavra a eles; de escutar com atenção suas opiniões sobre o mundo e de entender que o diálogo é o único instrumento possível de avanços entre os adultos e as novas gerações.

Se não podemos generalizar sem considerar as particularidades, também, não devemos individualizar a compreensão do adolescente a tal ponto que desconsideramos que a adolescência é um fenômeno social e que se constrói em um mundo de acontecimentos que produz subjetividades. Portanto, o desafio é considerar as características gerais do processo que a construiu, e também as especificidades da história de vida absolutamente única de cada um dos adolescentes, pois cada um é um e apresenta características singulares.

O que pode levar a equívocos é tomarmos os comportamentos dos adolescentes com os quais convivemos como referência para o comportamento de todos os adolescentes. Outro equívoco é responsabilizá-los, exclusivamente, pelos seus comportamentos, desconsiderando que "eles entram em um filme que já começou", cujo cenário foi construído pelas gerações mais velhas.

Pais, professores e adultos em geral devem se perguntar sobre a sua responsabilidade nas relações que estabelecem com os adolescentes, pois a adolescência é um fenômeno construído no convívio social. São comuns os embates com as gerações mais velhas que impõem regras. A tradição estimula o movimento das novas gerações de mudar as regras preestabelecidas: o adulto tem certezas, convicções e o adolescente as questiona; os adultos ocupam lugares sociais e objetos que o adolescente quer conquistar; e os adolescentes são "donos" da juventude e da beleza que os adultos querem possuir ou não perder. Nesse encontro/embate em que seus atores carregam suas particularidades e características de seu momento de vida, o adulto tem uma função relevante porque ele tem, também, responsabilidades na formação das novas gerações. A relevância das contribuições da Psicologia é dar visibilidade a essas questões, permitindo a todos a produção de relações mais saudáveis e construtivas.

ADOLESCENTE COMO SUJEITO DE DIREITOS

Outro aspecto importante a se considerar quando falamos sobre adolescente é a legislação atual que lhe confere cidadania. O Estatuto da Criança e do Adolescente (ECA), Lei n. 8.069 de 1990, é uma das leis de proteção às crianças e aos adolescentes mais avançadas do mundo. O ECA destina-se às crianças e aos adolescentes brasileiros que são considerados sujeitos de direito. E isso revela uma profunda mudança cultural ao superar a mentalidade do código de menores (1979) que estabelecia a diferença entre *crianças e adolescentes* das camadas ricas e os *menores* das camadas pobres. Para os últimos, eram destinadas as políticas de atendimento de caráter assistencialista; os "menores" eram postos sob a tutela do Estado, por meio da autoridade judicial que tomava as decisões sobre a criança ou o adolescente.

> O ECA destina-se a todas as crianças e adolescentes brasileiros e visa proteção e garantia de direitos.

A Constituição de 1988 mudou o lugar e o destino de crianças e adolescentes na sociedade. A criança passou a ser prioridade absoluta para a formulação de políticas públicas quanto à garantia de seus direitos: direito à convivência familiar e comunitária; direito aos cuidados, à saúde, à cultura, à educação, ao lazer e à alimentação adequada. No caso dos adolescentes autores de ato infracional, o ECA instituiu as medidas socioeducativas – com caráter punitivo e educacional – com a finalidade de sua responsabilização por sua conduta.

A REVOLUÇÃO SOCIAL DA JUVENTUDE

A segunda metade do século XX viveu a mais bela e pacífica das revoluções – a revolução social da juventude. Uma revolução dos hábitos, dos costumes, da sexualidade, da política e cujos efeitos ainda se reproduzem até hoje. Muitos dos fenômenos atuais tiveram sua origem ali – a ética na política, a crítica à escola autoritária, o direito das minorias, a crítica aos meios de comunicação de massa, a causa ecológica.

Essa revolução "explodiu" em vários lugares do mundo, simultaneamente, e tem como símbolo "Maio de 1968" na França, quando os estudantes invadiram as ruas de Paris com seus slogans "É proibido proibir", "Quanto mais faço amor, mais quero fazer a revolução, e quanto mais faço a revolução mais quero fazer amor".

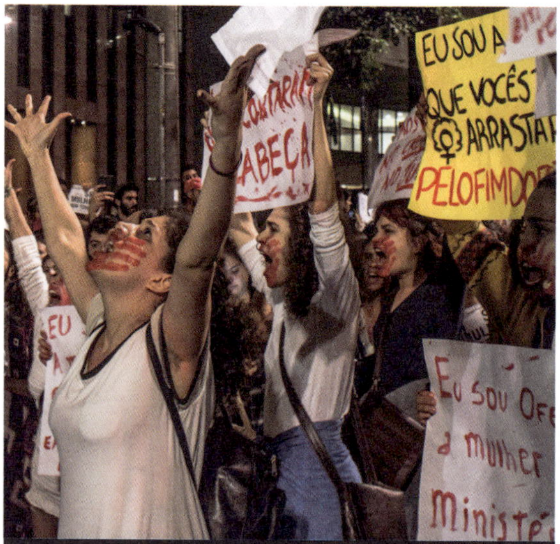

© Shutterstock/Alf Ribeiro

A juventude se manifesta pelo amor e pela liberdade de expressão.

Em alguns países, como França e Itália, os estudantes se aliaram aos operários; em outros, como no Brasil, um setor da juventude estava mobilizado pelas causas sociais: o CPC (Centro Popular de Cultura), o movimento estudantil. Essa mobilização reverteu-se em uma oposição ferrenha à Ditadura Militar, que se implantou em nosso país a partir do golpe militar de 1964. A juventude consolidou-se como modelo de conduta para os adolescentes, com suas músicas, suas roupas, seu modo de ocupar os espaços públicos, o amor livre, sua irreverência e seus ideais de liberdade.

Contrária ao modelo libertário, a juventude alemã dos anos 1930 já possuía suas formas de organização, e o nazismo alemão foi uma das oportunidades históricas para isso. Vemos nos filmes sobre Hitler e a Alemanha Nazista a força que possuía a juventude hitlerista da época.

As repercussões de ambas as mentalidades, que inspiraram tais movimentos, estão presentes ainda hoje, aos quais precisamos agregar os novos fenômenos ainda ininteligíveis e em estudo como os *black blocs* que surgiram na Espanha e se espalharam pelo mundo e, também, a ainda inexplicável adesão de adolescentes e jovens de muitos países do mundo às práticas do Estado Islâmico (EI).

Vemos nas grandes cidades do mundo a juventude organizada em gangues, bandos ou grupos. Esse fenômeno de grupalização dos jovens tem se acentuado. Na periferia da cidade de São Paulo, por exemplo, ocorre uma interessante forma de grupalização de jovens no movimento hip-hop. Grupos, como os Racionais MC, que nasceram nos bairros periféricos, são hoje conhecidos nacionalmente.

As letras de *rap* desses grupos têm sempre um conteúdo de crítica à situação de exclusão e opressão vivida por esses jovens moradores da periferia, que, por meio da grupalização, não somente irradiam a crítica com suas músicas, como discutem formas de defesa frente à exclusão social.

Em outros momentos, a organização de adolescentes e jovens pode não ter esse caráter propositivo e estar capturada pelas forças reativas da própria sociedade, contaminadas de caráter conservador e discriminatório, como ocorre com as gangues do tipo skinheads, promotoras de um ideário fascista.

JUVENTUDE E VIOLÊNCIA OU "VIOLENTAMENTE PACÍFICOS"

Na obra *Violentamente pacíficos: desconstruindo a associação juventude-violência*, os autores Trassi e Malvasi[15] discutem e problematizam essa associação que percorre o mundo: a representação social da juventude – e agora também da adolescência – como violenta. E demonstram a criação desse "bode expiatório" como uma cortina de fumaça para encobrir as verdadeiras e complexas determinações da violência, um dos temas desse livro e, também, para encobrir outras. As leituras superficiais do tema fazem uma separação entre as manifestações violentas da juventude e a conjuntura social que produz as diferentes expressões da violência.

Os autores chamam a atenção para o genocídio de adolescentes e jovens que ocorre em nosso país, colocando-o entre os primeiros do mundo no homicídio desse setor da população. E, em outra obra, que trata sobre os adolescentes autores de ato infracional que "passam" pelo sistema de internação no estado de São Paulo. Trassi afirma:

> O modo como morrem nossos adolescentes, particularmente nos grandes centros urbanos, aqui e em outros lugares do mundo, é tão significativo e revelador da trama (drama) social quanto o modo como matam. Ambos os aspectos estão inscritos no mesmo ambiente sociocultural que produz, legitima e mantém a violência em seu grau extremo – a morte.[16]

Não vamos nos deter nesse assunto, mas gostaríamos de deixar esse alerta. É preciso ler a realidade de nosso tempo entendendo que a violência se naturalizou como ambiente cultural em que as novas gerações são socializadas, formam sua identidade, sua escala de valores para o convívio social. Nos surpreendemos com aquilo que produzimos!

Além de nos surpreender, repetindo, ainda não compreendemos alguns fenômenos que mobilizam os adolescentes e jovens, como sua filiação ao Estado Islâmico ou movimentos como o *black blocs*. Contudo, dependerá também das utopias que esses adolescentes e jovens puderem conservar e construir criar um mundo melhor para se viver no presente e no futuro. E então poderíamos, como Leminski, dizer:

> "quando eu tiver setenta anos
> então vai acabar esta adolescência"

---

[15] TRASSI, Maria de Lourdes; MALVASI, Paulo A. *Violentamente pacíficos*: desconstruindo a associação juventude-violência. São Paulo: Cortez, 2010.

[16] TRASSI, Maria de Lourdes. *Adolescência-violência*: desperdício de vidas. São Paulo: Cortez, 2011.

TEXTO COMPLEMENTAR 1

Manual do Casinho (porque até o limbo tem regras)[17]

Depois que você já beijou, já sabe a densidade do colchão e do que se alimenta a geladeira do ficante, acho que podemos chamar essa relação de casinho. Aquele limbo como das portas: uma que contém a relação séria, sogra e foto no porta-retratos, e a outra, direta e reta, que te leva, sozinha, para o início do tabuleiro. Pois bem, é nessa hora que vocês estão se curtindo, e que tudo pode acontecer, que é preciso ter claro o que você engole pelo bem de um futuro casal e o que não engole (nem a pau). O momento é delicado e, mesmo que o time esteja mostrando entrosamento em campo, nem sempre as expectativas são as mesmas. Blá-blá-blá...

Mas uma coisa ninguém no mundo deveria engolir: a vergonha de posar de namoradinho. Explico: nessa fase é comum ir tomar café na padaria, pegar um cineminha ou tomar uma cerveja no boteco da esquina, certo? Mas, se a pessoa começa a pegar pânico de passar da porta da rua, a triplicar os imãs de geladeira com telefones de entrega de comida e a propor trocar todo e qualquer convite seu por "uma coisinha aqui em casa"... comece a desconfiar. Não é porque é limbo que não tem algumas regras, certo? Ou esse seu par já tem um par, ou não tá a fim de que confundam, nem por um instante, esse casinho com um possível namoro. Ah, vá, né?!

TEXTO COMPLEMENTAR 2

Gravidez como "projeto de vida"[18]

A gravidez na adolescência pode ter múltiplas causas e consequências e tende a provocar reações bem diferenciadas. A sua compreensão requer uma visão holística e integrativa de variáveis históricas, sociais, econômicas e psicológicas (BANCO MUNDIAL, 2012). Na sua diversidade, no entanto, podemos encontrar pontos de encontro que aproximam e cruzam essas diferentes realidades.

Nas sociedades ocidentais, por exemplo, é possível encontrar situações de gravidez precoce bem integradas e com bons níveis de desenvolvimento da adolescente e da criança assim nascida, como também é possível encontrar subculturas mais ou menos minoritárias onde isso é valorizado, num contexto onde se espera que a mulher assuma um estatuto primordial: o de ser mãe. Em Portugal, esta realidade tem sido dominada, em particular, pelas culturas marcadas pelas etnias cigana e pelas comunidades de emigração africana (FONSECA; LOURENÇO, 1993). No contexto global do país, e para além destas realidades específicas, a gravidez na adolescência é uma realidade que tende a acontecer nas zonas mais desfavorecidas e periféricas das cidades ou nas zonas mais pobres do interior rural (SILVA, 1992).

Na cultura cigana, a gravidez e a maternidade são objeto de rituais e crenças associadas a uma cultura muito tradicionalista, particularmente à valorização da ideia de família e de continuidade do grupo étnico. Em muitas destas comunidades, mantém-se ainda o casamento combinado, com base no critério econômico, isto é, de modo a juntar negócios familiares (CORREIA, 2011). São casamentos que tendem a acontecer precocemente, fora dos sistema, muitas vezes por volta de 15 ou 16 anos de idade da jovem (ou menos), embora o "arranjo" possa ser anterior a essa idade. Atualmente, no entanto, algumas destas comunidades têm vindo a aceitar o casamento fora do círculo restrito da etnia, embora, mantenham uma grande exigência em relação ao cumprimento das tradições,

---

[17] BOCK, Lia. *Manual do mimimi:* do casinho ao casamento (ou vice-versa). São Paulo: Paralela, 2013. p. 9.

[18] PAIXÃO, Rui Alexander Paquete; NEVES, Paula. Gravidez como "projeto de vida". *In*: TAKIUTI, Albertina Duarte *et al.* (Orgs.). *Maternidade e adolescência*: histórias de adolescentes grávidas e mães do Brasil, Portugal e Guiné. São Paulo: Gênio Criador, 2019. p. 57-59.

costumes e valores. Por exemplo, a virgindade da noiva mantém-se como um valor, podendo esta ser devolvida aos pais se tal não se verificar.

Algumas destas comunidades são ainda marcadas por certo grau de marginalidade, bem como pela pobreza e falta de recursos educacionais, eles próprios eventualmente agravados por este tipo de tradições (FRA, 2014; MOURÃO, 2011). Nas populações de origem africana, a gravidez adolescente é muito marcada pelas dificuldades familiares, associadas a quadros de grande vulnerabilidade social e econômica (CARMO; CANTANTE, 2015; LUCK *et al.*, 1999).

(...)

De um ponto de vista mais geral, as situações de gravidez precoce tendem também, a acontecer nos diversos contextos socioculturais e pelas mais variadas razões, como o "desconhecimento do funcionamento próprio do corpo", os "acidentes por ignorância", o "descuido" ou a "ineficácia dos mecanismos de prevenção". Algumas destas situações, no entanto, tem subjacentes atitudes "benevolentes" ou acríticas em relação a estes comportamentos dos jovens, por parte do ambiente próximo (família) e ou da própria comunidade em que se inserem.

(...)

TEXTO COMPLEMENTAR 3

A adolescência e a identidade[19]

O surgimento de alguém cronologicamente adolescente no grupo familiar faz com que todo o grupo "adolesça": os pais têm seus aspectos adolescentes despertados e os irmãos mais moços também. Todos, identificados com adolescentes, começarão a apresentar – em maior ou menor grau – sentimentos e condutas adolescentes. É, como já comentei, a "adultescência".

Os aspectos adolescentes dos pais, "adormecidos", são reativados. O *establishment* é contestado. O casamento está bom? Seria, nesta etapa da vida, de revisar a escolha conjugal? Para começar ("se fosse o caso") não teria de ser agora? Vários interrogantes surgem. O adolescente tem um discurso basicamente no futuro, e nós (os "adultos adolescidos"), cada vez mais no pretérito. Eles dizem: eu vou fazer, eu serei, eu quero... nós nos referimos, cada vez mais, assim: eu fiz, eu sou ou fui, eu queria...

Acontece, então, que alguns pais começam a se vestir como os filhos, a querer mudar sua aparência física, seus hábitos, ficando evidente uma identificação adolescente, chegando mesmo a haver uma "competição com as crianças" (na verdade os filhos já adolescentes, condição que passa a ser negada ou ignorada).

Os adolescentes "ficam" uns com os outros, namoram, trocam de namorados, e os adultos "ficam", verdadeiramente, com seus parceiros. Poderão, então, surgir fantasias nos pais de "ficar" com outras pessoas, como os filhos fazem, e teremos aí ingredientes para uma crise: crise, como sabemos, um momento difícil e doloroso, uma experiência revitalizante para uma relação. Toda relação sofre um desgaste com o passar do tempo e necessita de cuidados constantes, "manutenção", "conservação" etc. O ideograma chinês para representar "crise" é composto de dois "desenhos", que significa *risco* e *oportunidade*. Esta crise conjugal, ou crise da meia idade, poderá propiciar um crescimento afetivo.

É evidente que, conforme os pais tenham vivido sua adolescência, as dificuldades deste processo serão maiores ou menores. É importante deixar claro, entretanto, que "alguma crise" acontecerá e que, às vezes, ela poderá ser útil, dando nova dimensão às relações, "reoxigenando", revitalizando os vínculos familiares. Assim, quando falamos de adolescência e identidade temos de, necessariamente, nos referir à identificação dos cronologicamente adolescentes com os pais e destes com seus filhos adolescentes.

---

[19] OUTEIRAL, José O. *Adolescer*: estudos revisados sobre adolescência. 3. ed. Rio de Janeiro: Revinter, 2008. p. 69-70.

ATIVIDADES

1. "Um sonho que se sonha só é só um sonho que se sonha só, mas um sonho que se sonha junto é a realidade". O trecho dessa letra de uma música de Raul Seixas aponta para o campo da utopia. Discutam os limites e as possibilidades do jovem hoje e a atualidade dessa letra.
2. Pesquisem e debatam, em grupo, sobre a origem e o comportamento de um grupo que represente uma "tribo" de adolescentes com a qual você se identifica mais. Compartilhem as conclusões com a classe.
3. Busquem caracterizar a sua situação de vida como jovens. Considerem seus desejos, suas limitações, relação com o mundo dos adultos, com outros jovens, o namoro etc. Apresentem as conclusões do grupo para a classe.
4. Em nossa sociedade, como as instituições educacionais e culturais lidam com a rebeldia do jovem?
5. Utilizando como referência o Texto complementar 1, *Manual do Casinho*, conversem sobre as formas de relacionamento amoroso vividas por vocês nesta fase da vida. E, se souberem, apontem as diferenças para os relacionamentos vividos por seus pais e avós quando eram jovens como vocês.
6. Discutam as possíveis consequências da gravidez para o futuro da/do adolescente.
7. Adolescer na família e com a família: conversem sobre as relações que se vive neste processo dentro das famílias e como os pais lidam ou reagem ao adolescer de seus filhos. Qual a sua opinião?

PARA SABER MAIS

Bibliografia

BÁSICA

A adolescência (2010), de Contardo Calligaris, trata do mito criado no início do século XX e, atualmente, se constitui em ideal cultural.

Adolescer (2008), de José Outeiral, é uma introdução à abordagem teórica do tema em seus vários aspectos.

Identidade: juventude e crise (1987) é livro clássico de Erik H. Erikson, uma leitura obrigatória.

AVANÇADA

A criação da juventude: como o conceito de teenage revolucionou o século XX (2009), de Jon Savage, é um livro bem interessante, pois traz uma perspectiva histórica que percorre todo o século XX.

Violentamente Pacíficos: desconstruindo a associação juventude-violência (2010), de Maria de Lourdes Trassi e Paulo Malvasi. Os autores buscam desmistificar essa associação presente em todo o mundo.

Adolescência (2007), de Tiago Corbisier Matheus, é um estudo rigoroso sobre o tema do ponto de vista da psicanálise. Uma leitura exigente.

Debates sobre a adolescência contemporânea e o laço social (2012), organizado por Rose Gurski, Miriam Debieux Rosa e Maria Cristina Poli. Os desafios dessa etapa na articulação com a cultura.

Condutas de risco – dos jogos de morte ao jogo de viver (2009), de David Le Breton. O capítulo 2 do livro aborda as condutas de risco dos jovens.

Outros recursos

FILMES

- *Meu nome não é Johnny* (Brasil. Direção de Mauro Lima. 2008. 128 min.).
  História de um jovem de classe média do Rio de Janeiro que se torna o maior vendedor de drogas da cidade.
- *Linha de passe* (Brasil. Direção de Walter Salles e Daniela Thomas. 2008. 108 min.).
  História de quatro irmãos que vivem na periferia de São Paulo e têm projetos de vida diferentes.
- *Hoje eu quero voltar sozinho* (Brasil. Direção Daniel Ribeiro. 2014. 96 min.).
  Leonardo, um adolescente cego, tenta lidar com a mãe superprotetora ao mesmo tempo em que busca sua independência. Quando Gabriel chega na cidade, novos sentimentos começam a surgir em Leonardo, fazendo com que ele descubra mais sobre si mesmo e sua sexualidade.
- *Meu nome é Bagdá* (Brasil. Direção de Caru Alves de Souza. 2020. 99 min.).
  Filme brasileiro premiado em Berlim que trata da juventude, suas amizades, música, movimentos, liberdade.
- *Alice Junior* (Brasil. Direção de Gil Baroni. 2019. 86 min.).
  O filme conta a história de uma jovem trans que investe seu tempo fazendo vídeos para o YouTube.

LITERATURA

Os livros de depoimento, biografias, particularmente quando produzidos por jovens, permitem a reflexão sobre aspectos ou acontecimentos de suas vidas. Entre eles, indicamos:

Manual do mimimi: do casinho ao casamento (ou vice-versa) (2013), de Lia Bahia Bock. É um livro que traz crônicas curtas e interessantes sobre relacionamento amoroso.

Cléo e Daniel (2012), de Roberto Freire, e *Querô, uma reportagem maldita* (1999), de Plínio Marcos, contam histórias de adolescentes.

Pergunte ao pó (2015), de John Fante e Roberto Muggiati, e *Doze* (2004), escrita pelo adolescente Nick McDonell, contam aventuras e dramas de adolescentes americanos. Um outro modo de viver a adolescência está no livro *Muito longe de casa: memórias de um menino soldado* (2015), do africano Ishmael Beah.

CAPÍTULO 21

A esco
da pro

O tema da escolha de uma profissão tem tido lugar importante entre as preocupações de jovens, pais e educadores e mesmo da mídia. No entanto, é um tema carregado de preconceitos e equívocos. Além disso, é acompanhado das dificuldades que o mercado de trabalho apresenta em quase todas as áreas e para todos os jovens. Pressão familiar, expectativas de futuro, pressões sociais as mais diversas e o sonho de ser bem-sucedido na vida acompanham a questão, dando-lhe o lugar de uma das preocupações centrais.

Sebastião, 17 anos

Considera que escolher a profissão é bobagem, pois imagina que, no futuro, não vai haver trabalho e ele será um dos milhões de desempregados.

Alexandre, 16 anos

Vai cursar Psicologia, mas pretende continuar seu curso de trapezista, pois é isso que gosta mesmo de fazer.

Gustavo, 17 anos

Filho de um empresário muito bem-sucedido, que já traçou o destino de Gustavo: suceder o pai na direção das empresas. Ele prepara-se para isso e nunca pensou em ser outra coisa na vida.

ha
issão

Lídia, 18 anos
De família muito pobre, pretende arranjar um emprego para custear seus estudos superiores. Quer ser médica. Não sabe se vai conseguir passar no vestibular ou se vai conseguir a bolsa ProUni que está tentando. Tem receios de não conseguir sustentar sua escolha.

Pedro, 17 anos
Filho de intelectuais, professores de universidade, Pedro não quer saber de fazer curso superior. Pretende fazer um curso de circo.

Wilma, 16 anos
Quer ser engenheira, mas tem medo, pois sabe que essa profissão pode ser substituída por robôs.

Renato, 18 anos
Seu desejo mesmo era ser violinista, mas sabe que pobre não pode escolher esse tipo de profissão, pois é certo que não será bem-sucedido. Pretende fazer um curso de Administração com bolsa ou financiamento.

Júlia, 16 anos
Está na dúvida entre Psicologia e Pedagogia, pois o que pretende mesmo é se casar. Por isso, quer fazer um curso que lhe ajude de alguma forma a criar seus filhos.

Francisco, 17 anos
Filho de operário metalúrgico que tem lutado a vida toda para que o filho não seja como ele, um operário. Quer que o filho seja advogado, mas Francisco deseja ser como o pai.

Lia, 16 anos
Pretende cursar a universidade, mas não tem a menor ideia de que curso fazer – Serviço Social, Fonoaudiologia, Psicologia, Terapia Ocupacional. Qualquer um desses, pois o que pretende é ajudar as pessoas.

Flávio, 17 anos
Quer ser pedagogo para trabalhar com Educação Infantil, mas a família quer que ele faça Administração, pois trabalhar com crianças não é atividade para homem.

Amanda, 15 anos
Acha que está na hora de pensar na escolha de sua profissão. Mas, em um mundo com tantas dificuldades, tem muito medo de optar por uma profissão só porque seu mercado está em ascensão ou de escolher uma profissão de que goste, mas que não lhe dê condições de sobreviver.

Sílvio, 17 anos
Não está a fim de escola, de trabalho e nem mesmo de tomar conta dos negócios do pai. Quer mesmo é curtir a vida.

Esses exemplos refletem os conflitos, as pressões e os mais variados aspectos presentes na escolha profissional. Pretendemos neste capítulo refletir sobre essa escolha, tentando abordá-la criticamente.

A ESCOLHA PROFISSIONAL TAMBÉM TEM HISTÓRIA

A ideia de que o indivíduo escolhe sua ocupação ou profissão a partir das condições sociais em que vive e em função de suas habilidades, aptidões, interesses e dons (vocação) não é uma ideia que sempre existiu. É algo que teve início quando se instalou na sociedade o modelo de produção capitalista.

Antes do capitalismo, o indivíduo tinha sua ocupação determinada pelos laços de sangue, sua ocupação vinha de berço. Os servos teriam seus filhos e netos sempre servos; os senhores seriam sempre senhores.

> Seu destino está em suas mãos, como nos faz crer a ideologia do capitalismo.

No capitalismo, o indivíduo liberta-se dos laços de sangue. Agora, ele precisa vender sua força de trabalho para sobreviver. Nada mais é determinado "naturalmente". No capitalismo, o indivíduo "pode tudo". O filho do operário não será obrigatoriamente operário. Pode até ser doutor, desde que se esforce, estude, trabalhe e lute. Tudo depende dele. Seu destino está em suas mãos, como nos faz crer a ideologia do capitalismo.

E, então, é nesse momento que a escolha da profissão se coloca como questão. Se tudo está nas mãos do indivíduo, o momento de sua escolha profissional torna-se de suma importância. Teorias, técnicas, ideias passam a ser desenvolvidas para facilitar esse momento decisivo.

A ESCOLHA COMO MOMENTO DECISIVO

Será mesmo a escolha profissional o momento mais importante na vida de um jovem? Será a escolha mais importante que um indivíduo faz em sua vida?

Sem dúvida, a maior parte de nosso tempo no dia a dia é ocupada com o trabalho. Isso porque, principalmente em uma sociedade capitalista como a nossa, para acumular capital necessitamos arregimentar nossas energias por meio do trabalho (que é o produtor das riquezas). Sabemos que, depois de certa idade (que varia de acordo com as classes sociais), teremos de trabalhar para sobreviver, e ninguém no mundo gostaria de passar o resto da vida dedicando energia a uma tarefa que lhe desagrade. Assim, a escolha de uma ocupação ou de uma profissão torna-se muito importante para o jovem.

Além disso, nossa sociedade e sua ideologia responsabilizam o indivíduo por suas escolhas, camuflando todas as influências sociais determinantes de sua opção. Fica assim sobre os ombros do jovem a responsabilidade de, considerando todas as condições, interesses e possibilidades, realizar sua escolha profissional. Com isso estamos querendo dizer que, sem dúvida, o momento da escolha profissional é importante para o jovem, pois é um momento de conflito – imagine-se diante de uma vitrine de doces, tendo de escolher apenas um deles sem experimentá-los – e é o momento da escolha de um futuro profissional que ocupará a maior parte do tempo de sua vida.

No entanto, não podemos considerar que o futuro de uma pessoa dependa exclusiva ou principalmente de sua opção profissional e, tampouco, que a escolha de uma profissão não possa ser, a qualquer momento, alterada. A construção de um futuro é resultado da combinação de uma série de fatores, dentre eles a escolha de uma profissão. Assim, podemos dizer que a escolha profissional – que é um momento de conflito e por isso um momento difícil – é um fator importante, mas não exclusivo, na construção de um futuro.

E ainda cabe ressaltar que a escolha de uma profissão não é algo simples, pois existem influências sociais, componentes pessoais e limites ou possibilidades entrando em jogo. O importante é que, quanto mais o indivíduo compreende e conhece esses fatores, mais controle terá sobre sua escolha.

OS FATORES QUE INFLUEM NA ESCOLHA PROFISSIONAL

Os fatores que influem na escolha profissional são muitos, com peso e composição diferentes na história individual dos jovens. Procuramos organizar esses fatores em quatro categorias para efeito de uma exposição mais clara – características da profissão, o caminho para chegar à profissão, o grupo social e a história pessoal –, mas gostaríamos de deixar claro, desde o início, que esses fatores estão em permanente interação e que é exatamente essa combinação entre eles que caracteriza o quadro geral da escolha profissional. Vamos lá!

A escolha profissional – que é um momento de conflito e, por isso, difícil – é um fator importante, mas não exclusivo, na construção de um futuro.

Características da profissão

Quando pensamos em escolher algo, de imediato temos de considerar as características dos diversos objetos apresentados como passíveis de ser escolhidos. Nossos objetos aqui são ocupações, profissões, por isso, vamos considerar: mercado de trabalho, importância social e remuneração das profissões e ainda tipo de trabalho e habilidades necessárias ao seu desempenho.

Os fatores que influem na escolha profissional são muitos, com peso e composição diferentes na história individual dos jovens.

Mercado de trabalho

Teremos ou não emprego nessa profissão? Sem dúvida, uma pergunta importante que o jovem deve se fazer, mas de difícil resposta. Por quê?

Entende-se por **mercado de trabalho** a venda e a compra da força de trabalho. Quando se diz que o mercado de determinada profissão está saturado, está-se querendo dizer que o número de profissionais procurando vender sua força de trabalho (oferta) é maior que o número de empregos (procura). Os fatores que determinam o mercado de trabalho (a relação entre a oferta e a procura) são fundamentalmente relacionados com a política e a situação econômica do país e com a conjuntura internacional que determinam as condições e as possibilidades para o setor.

Atualmente, o desenvolvimento da tecnologia trouxe mundialmente um quadro de desemprego, pois muitas máquinas fazem as tarefas que anteriormente eram feitas pelo homem. Outras mudanças buscando otimizar a produção e melhorar a forma de produzir riquezas, como as novas formas de divisão do trabalho (reestruturação produtiva), vão também alterar a situação dos mercados de trabalho e as exigências ou requisitos que são colocados para os trabalhadores. Por outro lado, surgiram novas formas de trabalho e produção, como as cooperativas, nas quais várias pessoas se unem para produzir, dividindo investimentos e trabalho de forma mais igualitária ou solidária.

Toda essa transformação modifica os requisitos necessários para a ocupação de cargos. Por exemplo, há uma ampliação dos requisitos de escolarização; no entanto, há uma alteração nas exigências, pois agora, com as novas formas de produção, são necessárias pessoas com formação mais flexível, capazes de se adaptar mais rápida e facilmente às mudanças na produção; exigem-se novos idiomas, conforme o mercado internacional vai se modificando e abrindo espaço para novos países; informática é requisito obrigatório para quase todos os trabalhos, mesmo que não se relacionem diretamente com o uso dessa ferramenta.

Além disso, há ainda mudanças que vão ocorrendo na remuneração dos trabalhos. Quando há um aumento de oferta de mão de obra e uma diminuição da procura, há um rebaixamento salarial e vice-versa.

O mercado de trabalho, portanto, não é algo estável. Assim, no momento em que o jovem se coloca essa questão, o mercado de determinada profissão pode ser promissor, mas em pouco tempo a situação poderá ter-se invertido. Por isso, é difícil responder à pergunta se teremos ou não emprego.

Importância social e remuneração

Todos nós queremos ter uma profissão de importância social e que seja bem remunerada – pelo menos uma remuneração mínima para garantir um bom padrão de vida. E aqui se colocam questões importantes: Quais são as profissões mais importantes socialmente? Há uma relação direta entre importância e remuneração?

> A sociedade atribui diferente prestígio às profissões. Por quê?

Considerando essas questões do ponto de vista da sociedade como um todo, podemos dizer que todas as profissões têm importância social, pois todas respondem a algum tipo de necessidade social e contribuem para a manutenção da vida em sociedade. Assim, podemos perceber, por exemplo, que os lixeiros (trabalhadores tão desvalorizados em nossa sociedade) são muito importantes, pois respondem pelo recolhimento do lixo, o que garante as condições básicas de saúde da população. Em alguns lugares, quando os lixeiros fizeram greve, foi possível perceber claramente a importância de seu trabalho, pois sem o recolhimento do lixo, aumenta o número de ratos, de doenças etc.

No entanto, sabe-se que a sociedade atribui diferente prestígio às profissões. Na história de nossa sociedade, as profissões ligadas ao trabalho manual têm tido menos prestígio social do que as profissões ligadas ao trabalho intelectual. As profissões intelectuais são relativamente mais valorizadas porque, além de tudo, cumprem a função de controlar outros trabalhadores – funções de chefia, gerência, por exemplo. Assim, as profissões responsáveis pela produção da riqueza material são desprestigiadas e, portanto, oferecem baixa remuneração. Há, sem dúvida, nessa questão, o problema da necessidade ou não de especialização (profissões ligadas à atividade intelectual exigem maior especialização, estudo e permanente aperfeiçoamento), mas há também a necessidade social de remunerar pouco os setores que precisam de mais pessoas trabalhando.

Essa questão de prestígio e remuneração é bastante complexa e não será explorada aqui. Mas queremos deixar claro que nem sempre o prestígio social significa remuneração condizente e nem sequer significa que essa ocupação seja mais ou menos importante que as outras.

Habilidades necessárias ao desempenho

Toda profissão tem seu rol de prerrequisitos necessários. Os requisitos e o tipo de trabalho que se realiza devem ser considerados quando pensamos na escolha de uma profissão. Não devemos pensar nas profissões apenas por sua aparência – prestígio, remuneração ou mercado. A profissão deve ser vista por dentro – o que realmente faz um profissional daquela área? E quando falamos em prerrequisitos, surge logo a questão de se ter ou não as habilidades necessárias.

Acreditamos que todas as pessoas podem exercer qualquer tipo de profissão, desde que tenham condições para adquirir as habilidades e conhecimentos necessários para seu exercício.

A escolaridade é, sem dúvida, em nossa sociedade, um dos fatores mais valorizados e tem sido exigida como requisito mesmo de ocupações consideradas simples. Sabemos que a possibilidade de acesso à escola e permanência nela está diretamente relacionada à condição social e econômica do grupo familiar. Assim, podemos concluir, sem o risco de ser exagerados, que os fatores que determinam a escolha de uma profissão são de natureza econômica e social (e não biológica), ligados diretamente às oportunidades de escolarização do indivíduo.

Posteriormente, voltaremos a analisar a questão da vocação.

Todas as pessoas podem exercer qualquer tipo de profissão.

O caminho para chegar à profissão

Diretamente ligada à discussão anterior, aparece a questão da trajetória que o indivíduo deve percorrer para adquirir uma profissão. Aqui dois problemas são básicos: escolarização e vestibular e custos da formação.

Escolarização e processo seletivo

A crença de que o esforço individual é o único fator responsável pelo sucesso escolar e pelo ingresso na faculdade deve ser desmistificada. Em nossa sociedade, é sabido que o fator econômico pesa mais que o esforço individual, ou, melhor dizendo, o fator econômico propicia que o esforço individual seja recompensado.

Assim, o aluno proveniente das classes mais altas da sociedade tem maiores chances, pois dispõe de tempo para dedicar-se aos estudos e não trabalha (ou não exerce atividades profissionais muito desgastantes); tem condições de alimentar-se bem, de descansar bem; tem condições de comprar o material necessário para o estudo etc.

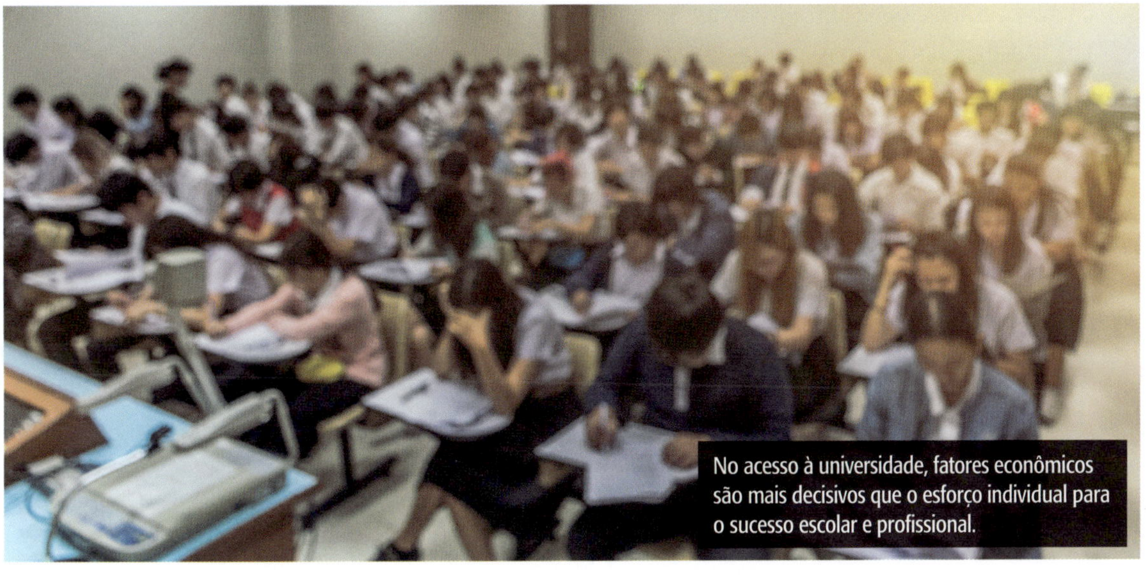

No acesso à universidade, fatores econômicos são mais decisivos que o esforço individual para o sucesso escolar e profissional.

As chances ou a facilidade para ingressar em uma universidade são desiguais em nossa sociedade. Portanto, temos de considerar que as questões de escolha também envolvem problemas de âmbito macro e de ordem econômica e social.

Custos da formação

Qualquer tipo de formação é hoje, em nosso país, artigo ainda de luxo. Manter-se na escola, no Ensino Superior ou em cursos técnicos de nível médio é algo bastante custoso. As políticas educacionais no Brasil, a partir dos anos 2000, voltaram-se para a possibilidade de ampliar o acesso ao ensino superior para as classes mais pobres. Alguns projetos têm tido muito boa repercussão e, de alguma forma, atingido seu objetivo.

O ProUni, por exemplo, contabiliza um número bastante significativo de alunos que são provenientes de famílias de baixa renda e que tiveram sua história escolar em escolas públicas ou em particulares como bolsistas. O Fies é uma política que também tem permitido maior acesso, pois é um financiamento a longo prazo. As cotas que incluem cotas para afrodescendentes e para alunos egressos de escolas públicas têm permitido que um número signficativo das vagas, em universidades federais e públicas em geral, sejam reservadas a alunos negros e/ou pobres.

Mas, mesmo quando consideramos os vários programas governamentais que buscam ampliar o acesso da camada mais pobre à universidade, ainda assim vamos assistir às dificuldades que muitos alunos pobres enfrentam para se manter na escola e para concluir uma formação no Ensino Superior.

Tornamos então a repetir: os fatores que determinam a aquisição de uma profissão são também de natureza econômica e social.

O grupo social

O grupo familiar e o grupo de amigos são apontados pelo psicólogo argentino Bohoslavsky como os dois grupos de onde vêm as principais pressões e os principais elementos para que o indivíduo se referencie quando escolhe algo, inclusive sua profissão.

O grupo de amigos fornece, em geral, uma referência positiva, isto é, o indivíduo utiliza as referências positivamente, enquanto o grupo familiar pode, eventualmente, fornecer referências que o indivíduo procura rejeitar com sua escolha. Isso ocorre porque as relações no grupo familiar são sabidamente mais complexas. O grupo familiar não é opcional, como ocorre com o grupo de amigos.

Os valores desses grupos, as satisfações ou insatisfações que seus elementos apresentam com suas ocupações, as expectativas que apresentam em relação à escolha do jovem são fatores fundamentais.

Assim, o pai que terá seu filho como seguidor, herdeiro de seus negócios, prepara-o para isso desde cedo e pode nem se colocar ao jovem a possibilidade de mudar de rumo. O pai que considera seu trabalho de baixo valor social procurará sempre direcionar a escolha de seu filho no caminho da superação daquela situação social, como o pai operário que sonha com o filho doutor.

Aqui entram os fatores relacionados ao sexo – a sexualização das profissões, se podemos chamar assim. Ainda há em nossa sociedade a ideia de que algumas profissões são mais adequadas para mulheres e outras para homens. Estranha-se a mulher que deseja ser engenheira mecânica; da mesma forma, o homem que quer ser pedagogo. Sabemos que esses preconceitos já foram mais presentes e fortes, mas ainda existem.

Há outro aspecto importante: a proposta neoliberal para a economia estimulou a entrada das mulheres no mercado de trabalho como forma de reduzir custos com salários. Isso precariza as condições de trabalho e desvaloriza certas profissões procuradas pelas mulheres.

É importante esclarecer aqui que não há profissões para homens e profissões para mulheres. Essa distribuição é cultural e segue também interesses econômicos da sociedade. O que há em nossa sociedade é a exploração do trabalhador, tanto homens quanto mulheres; há um processo acelerado de terceirização que contribui para a precariação das relações e do próprio trabalho.

Ainda há em nossa sociedade a ideia de que algumas profissões são mais adequadas para mulheres. Seriam?

História pessoal

Chegamos ao indivíduo que escolhe. Ao escolher uma profissão, esse ser, rico em elementos internos, procura planejar um ser para si mesmo – "O que quero ser na vida". O processo de escolha da profissão é, portanto, um momento do processo de construção da identidade do indivíduo. Entram, assim, em sua escolha, todos os elementos que participam de seu mundo psíquico. Suas expectativas em relação a si próprio, seus gostos, as habilidades que já desenvolveu até o momento, a profissão das pessoas que lhe são significativas, as imagens registradas no seu mundo interior relacionadas às profissões, a percepção que tem de suas condições materiais, seus limites e possibilidades, seus desejos, tudo aquilo que deseja negar, tudo aquilo que deseja afirmar. Enfim, todo seu mundo interno é mobilizado para a escolha profissional, inclusive fatores inconscientes, que também entram nesse jogo, e com muita força.

Abordaremos duas questões que nos parecem mais polêmicas e que têm sido apresentadas como conflitos frequentes para os jovens que escolhem uma profissão: o conflito entre satisfação pessoal e satisfação material e a questão da vocação. Em seguida, discutiremos outra questão importante, que pretende ser um fechamento para nossa discussão: o indivíduo escolhe ou não uma profissão, isto é, há realmente a possibilidade de escolha por parte do indivíduo ou as condições sociais e econômicas é que a determinam?

O processo de escolha da profissão é, portanto, um momento do processo de identidade do indivíduo.

Satisfação pessoal × satisfação material

No momento da escolha da profissão, esse conflito aparece com frequência. A questão é importante e mais complicada do que uma simples dúvida de um jovem isolado, que não consegue se decidir. A questão central é que o indivíduo, quando vende sua força de trabalho, sabe que terá de obedecer e trabalhar da maneira como o comprador (sua chefia) estabelecer e desejar. Sabe que muitas vezes terá de abandonar seus projetos para executar o projeto da empresa, recebendo, assim, o salário que garantirá seu sustento.

A satisfação pessoal também é impedida pela precarização crescente do trabalho. O sujeito se insere no mercado, mas de forma tão insatisfatória e precária que o trabalho deixa de ser fonte de satisfação. Muitos não têm registro regular em carteira, não recebem benefícios que se tornaram direitos, são trocados de lugar e de atividade de forma frequente e desrespeitosa, não aprendem com o trabalho; enfim, sabe-se que a precarização reduz a satisfação pessoal e material.

Esses aspectos devem ser considerados, para que não se faça de um problema social um problema individual.

O processo de escolha da profissão é, portanto, um momento do processo de identidade do indivíduo.

Vocação – uma mistificação da escolha

Começamos com uma afirmação de Silvio Bock:

> [...] a vocação do ser humano é exatamente não ter outras vocações. Isto é, ele nasce determinado biologicamente para nenhuma atividade específica. Uma abelha, esta sim, nasce determinada geneticamente para fazer mel: atraída pelo perfume das plantas, ela recolhe o néctar que reage com uma enzima dentro de seu corpo, transformando involuntária ou naturalmente aquela substância, que será depositada na colmeia, em mel. Sendo radical na compreensão do termo, pode-se dizer que este animal tem um "chamado interno" que o obriga a realizar tal atividade para sua própria sobrevivência e de sua espécie – a abelha tem vocação (pode-se atribuir sentido biológico ou, caso haja fé, religioso)

para produzir mel; esta vocação não é fruto de escolhas, mas sim determinismo da natureza.[1]

Assim, a abelha sempre construirá a colmeia; a formiga, o formigueiro; a aranha, a teia; o joão-de-barro, sua casa de barro; e o homem não – Alexandre será analista de sistemas; Wilma, psicóloga; Gustavo, empresário; Lídia, médica; Pedro, motorista de caminhão; Francisco, torneiro mecânico etc. O ser humano tem de buscar suas formas de sobrevivência, diferentemente dos animais. E essas formas estão além de seu aparato biológico.

Com isso, estamos querendo dizer que o aparato biológico de um homem pode conter características que facilitem a realização de determinados trabalhos e não de outros. Há indivíduos que nascem com o chamado **ouvido absoluto**; assim, outros poderão apresentar características inatas que estariam relacionadas com determinado tipo de trabalho ou profissão. Mas não são essas características biológicas do indivíduo que promovem sua realização profissional e tampouco nos permitem falar em vocação ou talento ou dom. O aparato biológico do indivíduo entra em contato com um meio físico e social, e essa interação biológico-social é que será a fonte das determinações do indivíduo.

A ideia de vocação, no entanto, resiste em nossa sociedade. Os jovens procuram descobrir suas vocações, e os cientistas (principalmente psicólogos) criam técnicas para descobri-las. A ideia persiste quando se fala de vocação ou talento dos negros para o futebol, das mulheres para serem mães ou professoras.

A ideia de vocação é usada para esconder as desigualdades sociais, ou, melhor dizendo, para justificá-las.

OUVIDO ABSOLUTO[2]
É a capacidade de perceber e dar nome a cada uma das notas que chega ao ouvido.

[1] BOCK, Silvio D. *Orientação profissional*: a abordagem sócio-histórica. São Paulo: Cortez, 2006. p. 73.

[2] Saiba mais em: https://super.abril.com.br/saude/o-que-e-ouvido-absoluto/. Acesso em: 28 jan. 2018.

Essas desigualdades, tão familiares a nós todos, são produzidas pela estrutura social, que, para manter-se, exige que existam indivíduos trabalhando (vendendo sua força de trabalho) e outros acumulando e administrando o capital. No entanto, essas desigualdades têm sido justificadas pela concepção das diferenças individuais. Assim, se um indivíduo é pobre e torna-se operário (sua profissão) e outro torna-se médico, dizemos que um não tem capacidade, não se esforçou, não tem talento nem vocação para ser médico, por isso é um operário. Além de todo o preconceito criado em torno dessas justificativas (de que o trabalho operário é menor, de menor importância do que o de médico), estamos escamoteando, escondendo as verdadeiras determinações sociais desses diferentes futuros.

A ideia de vocação é usada para esconder as desigualdades sociais, ou, melhor dizendo, para justificá-las.

Com a ideia de vocação, podemos dizer ainda que o indivíduo não teve sucesso porque não escolheu a profissão para a qual tinha vocação, isto é, não identificou corretamente sua vocação. Esta ideia é reducionista e oculta as várias determinações de uma escolha. É preciso sempre considerar a multideterminações que agem sobre o indivíduo – fatores biológicos, sociais, psicológicos – determinando sua escolha profissional e seu futuro.

O INDIVÍDUO ESCOLHE E NÃO ESCOLHE

Algumas teorias sobre a escolha profissional consideram que não há liberdade de escolha na sociedade capitalista. O indivíduo é escolhido para uma profissão pelas influências dos fatores sociais, da estrutura de classes, dos meios de comunicação e, de certa forma, da herança social.

As influências externas se relacionam com fatores internos para, em uma grande síntese, resultar na escolha.

Consideramos que Bock está correto quando afirma que

> (a teoria crítica) ao negar a existência da liberdade de escolha acaba por também negar a existência do indivíduo. Ele passa a ser entendido como reflexo da organização social, não detendo nenhum grau de autonomia frente a tais determinações. A estrutura social tem um poder avassalador sobre o indivíduo, negando assim a sua existência.[3]

A nosso ver, o indivíduo existe e é a síntese das influências (multideterminação do humano) sociais, biológicas e psicológicas. Há, portanto, um indivíduo que escolhe. Pense em você na frente de uma loja escolhendo um tênis. Quando você diz "quero este", você escolheu. A decisão deu-se no nível individual. São suas capacidades cognitivas que lhe permitem relacionar todos os aspectos, seus gostos, seus desejos, seus motivos, as condições objetivas – como o preço e o dinheiro que você tem – e responder: "quero este".

Agora, veja por que dizemos que você também não escolhe. Ao escolher, você disse "Este". Você escolheu dentre aqueles que lhe eram oferecidos – a realidade impõe-lhe limites e possibilidades. Seu grupo social valorizou o "usar tênis" e por isso você o desejou; sua classe social e suas condições econômicas determinaram que fosse este e não aquele mais caro e mais bonito. A televisão propagandeou aquela marca de tênis como a mais jovem, a melhor. A moda de seu tempo e de seu grupo estabeleceu que é legal usar aquele tipo de tênis. Assim, sua necessidade de comprar um tênis, sua escolha de tipo, cor e marca foram determinadas pela sociedade – grupo, classe social, meios de comunicação de massa etc. Você não escolheu.

Assim também ocorre com sua escolha profissional. Você diz: "Um dia vou ser isso na vida". Você escolheu. E você não escolheu. O momento da escolha é um momento psicológico seu, pessoal. As influências externas (condições objetivas, classe social, influência de pessoas significativas e dos meios de comunicação, valorização social de algumas ocupações e desvalorização de outras, exigências escolares que cada profissão apresenta, pressões de seu grupo de amigos e de sua família, enfim, todos os fatores externos) são sintetizadas no nível interno do indivíduo, analisadas, relacionadas ainda a fatores internos – tudo o que você já valoriza, já deseja e tudo o que você deseja, mas não sabe que deseja (o inconsciente individual) – para, em uma grande síntese, resultar na escolha.

Sabemos que, para o jovem, o momento da escolha profissional é um momento que não deve ser supervalorizado, mas que é, sem dúvida, importante. As dúvidas são muitas e infelizmente nossa sociedade, por sua complexidade e pelas dificuldades que apresenta para que o trabalho profissional seja algo prazeroso, torna esse momento difícil. Esperamos poder, com seu professor, contribuir para tornar esse momento da escolha um momento de reflexão madura e que considere todos os aspectos envolvidos (ou pelo menos muitos deles).

Os jovens têm apresentado de diferentes maneiras seus protestos em relação às dificuldades enfrentadas para escolher e para ter uma atuação profissional que lhes satisfaça. Escolhemos trechos de um *rap* para demonstrar esses protestos:

O momento da escolha é um momento psicológico seu, pessoal, mas isto não anula seu caráter social.

---

[3] BOCK, Silvio D. *A escolha profissional*: vocação ou sobrevivência? Transformação (inf. da Secretaria de mão de obra do Ministério do Trabalho), Brasília: MTb, ano IV, n. 11, set. 1989.

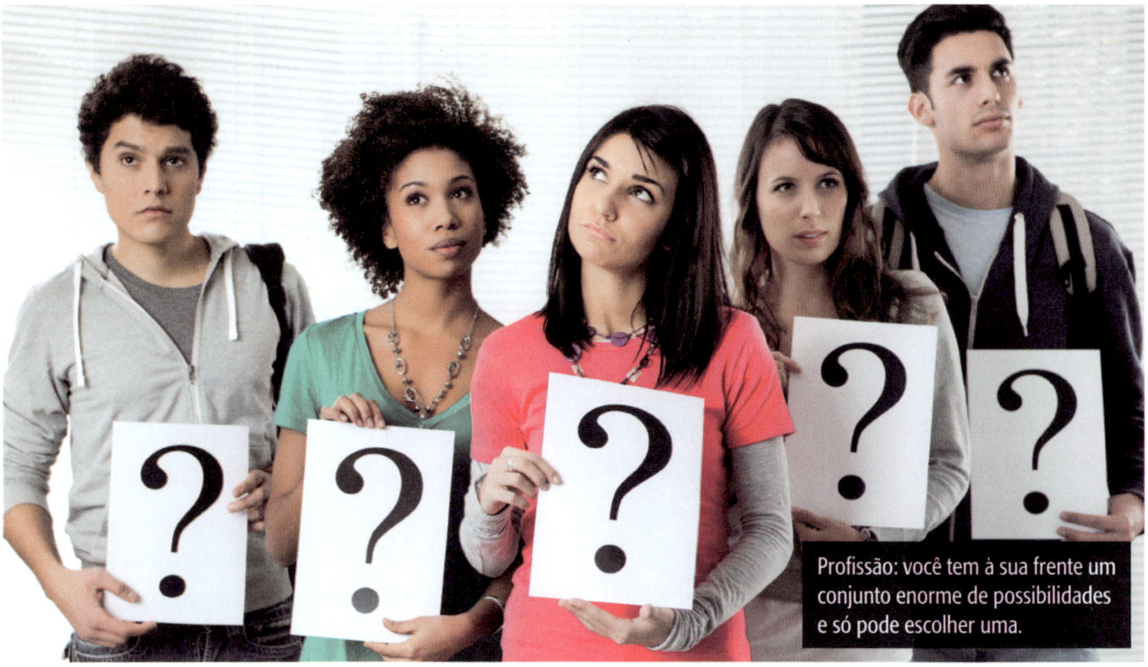

© Thinkstock/iStock/Ridofranz

Profissão: você tem à sua frente um conjunto enorme de possibilidades e só pode escolher uma.

A vida é desafio

Eu sempre fui sonhador,
E é isso que me mantém vivo.
Quando pivete,
Meu sonho era ser jogador de futebol, vai vendo.
Mas o sistema limita a nossa vida de tal forma
Que tive que fazer minha escolha: sonhar ou sobreviver.
Os anos se passaram,
E eu fui me esquivando do círculo vicioso.
Porém o capitalismo me obrigou a ser bem-sucedido.
Acredito que o sonho de todo pobre é ser rico. [...][4]

UTILIZE O QRCODE PARA VER A LETRA DA MÚSICA

A ESCOLHA É DIFÍCIL MESMO

Procuramos refletir com você sobre vários aspectos da escolha profissional a fim de ajudá-lo a compreender melhor esse momento. No entanto, sabemos que não é fácil enfrentá-lo, principalmente em uma sociedade como a nossa, que exerce pressões constantes sobre os jovens para que se saiam bem em suas profissões, sejam competentes, tenham sucesso... Enfim, são muitas as exigências feitas para o futuro de nossos jovens. Queremos que você compreenda que é importante perceber que a tensão desse momento está ligada às pressões sociais.

Escolher não é fácil mesmo. Imagine-se entrando em uma loja de roupa para escolher uma camiseta e perguntando ao vendedor sobre os últimos lançamentos. Ele lhe mostra o local e avisa que existem 20 opções diferentes que são as novidades. São muitas! Seguramente você não teria condições e nem paciência de experimentar todas antes de escolher o que levar. A escolha começa a ficar mais difícil. Então, o vendedor lhe informa o preço e você percebe que só poderá levar uma. Escolher torna-se tarefa quase impossível! Mas você resolve enfrentar o desafio e,

[4] RACIONAIS, MC's. *A vida é desafio*. 1000 trutas 1000 tretas. São Paulo: Unimar Music, 2006.

pacientemente, observa as camisetas, analisa as estampas, as cores, os modelos, enfim, procura informar-se antes de tomar a sua decisão.

Você tem à sua frente um conjunto enorme de possibilidades e só pode escolher uma.

Nesse processo de escolha, você vai excluindo as camisetas que não lhe agradam, as que são repetidas (ou seja, você já tem desta), as estampas que não estão no repertório do seu grupo, a cor que você não gosta e a que gosta muito. Assim, você vai diminuindo suas possibilidades de escolha. Mas chegará uma hora em que, mesmo tendo excluído muitas, terá ainda em suas mãos duas ou três. E agora? Qual comprar? Você poderá perguntar ao vendedor qual delas é a mais barata ou é mais vendida. Outra opção será perguntar à pessoa que está ao seu lado o que ela acha daquelas camisetas. Se preferir, poderá recorrer a outros tamanhos. Todos esses recursos são usados para escolher.

E na escolha da profissão? Também agimos assim. Você tem à sua frente um conjunto enorme de possibilidades e só pode escolher uma. Então, pergunta às pessoas o que elas sabem sobre determinada profissão; tem bate-papos com profissionais das áreas de seu interesse e procura saber que trabalhos executam; e, sobretudo, procura informações em jornais e revistas. Você pode, também, buscar um serviço de orientação vocacional, pensar nas disciplinas de que você mais gosta na escola; enfim, você procura obter informações que lhe permitam fazer a escolha.

Às vezes, pode-se pensar que a melhor conduta é não buscar informações sobre as profissões, acreditando-se que o excesso de informações pode confundir. Isso nunca é verdade! Quanto mais informações você conseguir sobre determinada profissão, mais elementos para a escolha você terá, aumentando, assim, a probabilidade de ser a escolha mais acertada. É isso... a escolha certa é a que foi baseada no maior número possível de informações. Compare com os procedimentos feitos para a compra da camiseta e você verá que essa afirmação é correta. Evitar informações, acreditando que haverá menos dúvida, é um raciocínio falso. É verdade que, diante de um grande volume de informações, você terá de considerar um número maior de elementos, mas é exatamente isso o que lhe garantirá uma boa escolha! A dúvida pode lhe parecer maior por serem muitos os elementos a considerar, deixando-o mais "aflito". Contudo, você está buscando a melhor escolha.

ESCOLHER TAMBÉM É PERDER

Outro elemento importante da escolha é que, diante da dúvida ou de um conflito, precisamos nos decidir. Devemos ter muito claro que escolher é renunciar a algo. Escolher é, assim, obter algo e perder algo. Quando nos damos conta disso, a escolha fica mais fácil, pois o que acabamos fazendo, na maioria das vezes, é evitar a perda, o que em certas escolhas torna-se impossível. Por exemplo: a escolha de um curso profissional – precisamos escolher um deles para cursar e todos os outros para perder. Por isso, temos dito aos jovens que escolher é um ato de coragem. No momento final da decisão, você deverá ter a coragem de escolher também o que perder.

Escolher é um ato de coragem.

Poderíamos aqui comparar a escolha profissional com a escolha de um namorado. Conheço três garotos que me atraem e que poderão ser bons namorados. Começo então a levantar as características de cada um: um é romântico e eu gosto de garotos românticos; mas o outro é bonito e eu também gosto de beleza física; o terceiro é mais inteligente e as pessoas o valorizam por isso – e eu também. O primeiro dança bem; o segundo é alegre; o terceiro, seguro. O primeiro é mais companheiro nas horas difíceis; o segundo, mais otimista; e o terceiro, mais racional na solução dos problemas. Ah, como é difícil! Tenho de escolher um deles antes que eu perca os três! Preciso perder dois para ficar apenas com um. É preciso coragem! Faço um balanço de todas as características de cada um, converso com as amigas, visito suas famílias, saio com cada um, lembro dos outros namorados que já tive, dos defeitos que possuíam e me incomodavam... E por aí vou, até a hora em que resolvo, em que decido. Nesse momento, escolhi o que perder e precisei de coragem para fazer essa escolha.

Escolher uma profissão também é assim. Nem mais, nem menos. Não é mais nem menos importante do que a escolha de um parceiro. É uma escolha que pode ser refeita, retomada, modificada. A nossa vida é movimento, e os critérios usados hoje podem ser diferentes dos de amanhã. Uma escolha bem feita é, com certeza, uma boa escolha para o momento atual. Poderá não ser para o amanhã. Mas então o que fazer? Vive-se a escolha feita e se constrói o projeto de amanhã considerando a escolha que se fez hoje, para que ela sempre faça parte do nosso cotidiano.

Muitas informações e muita coragem para ganhar e para perder são bons ingredientes para uma boa escolha profissional, ou melhor, para qualquer escolha.

É uma escolha que pode ser refeita, retomada, modificada.

ATIVIDADES

1. Respondam às questões abaixo, justificando as respostas. Depois, confrontem-nas com as respostas dos demais membros do grupo e debatam. O grupo deve chegar a uma conclusão sobre cada afirmação para depois fazer o debate das conclusões com a classe.

a) Você foi convidado para duas viagens com amigos, no mesmo período. Não será possível ir às duas. Então, o que você vai levar em conta para tomar sua decisão?

- Quem vai a cada uma delas?
- Que tipo de música vai rolar?
- Quanto você vai precisar gastar?
- Se tem gente para você "ficar"

b) Você mudou para uma nova cidade e precisa escolher uma escola para estudar. Há pouco tempo para decidir. O que você vai considerar para fazer a escolha?

- O tipo de aluno que frequenta a escola
- O valor da mensalidade
- O local onde fica a escola
- A distância de sua casa
- Se há condução fácil
- O método educacional da escola
- A opinião de seus pais
- A opinião de algumas pessoas com quem conversou na cidade

Se você assinalou apenas um ou dois itens em cada uma das situações, está correndo um enorme risco. Sua escolha pode ter sido apressada e é grande a probabilidade de que venha a se arrepender. Apesar de os seus pais terem-no liberado para ir à festa e de você ter escolhido a mais barata, a música e as pessoas podem ser chatas e, pior, você pode não encontrar alguém para "ficar". A mesma coisa pode acontecer com a escola, que apesar de localizar-se perto de casa e ter condução fácil, adota um método de ensino de que você pode não gostar.

É difícil escolher! Os aspectos que devem ser levados em conta são muitos. E, mesmo depois de considerá-los cuidadosamente, os riscos ainda continuam sendo grandes, pois ao chegar à festa ou frequentar a escola é que se começa a conhecer melhor esses espaços. Muitas coisas podem lhe surpreender, tanto para o lado bom como para o lado ruim.

Escolher envolve riscos e perdas. Não dá para saber tudo no momento da escolha. Isso faz com que, posteriormente, sua escolha possa ser avaliada como "errada". Mas lembre-se: não dá para saber tudo no momento da escolha. É possível, no entanto, garantir um grande número de informações.

2. Contem uma boa e uma péssima escolha que você tenha feito em sua vida. Procure lembrar quais foram os critérios usados e julgue com eles:

- se você usou muitos critérios e por isso acertou;
- se você usou poucos critérios e por isso errou;
- se você, apesar de usar poucos critérios, acertou. E acertou porque...
- se você, apesar de usar muitos critérios, errou. E errou porque...

Agora, fechem a discussão fazendo um levantamento do que deve ser considerado para se fazer uma boa escolha de uma festa, de uma escola nova e da sua profissão.

3. A fim de esclarecer aspectos relativos à escolha profissional e enriquecer as informações sobre diversas profissões, organizem atividades em classe ou na escola, promovendo palestras com profissionais. O programa *Desafio Profissão*, da TV PUC São Paulo, pode ser utilizado nesta atividade. Ele traz entrevistas de 30 minutos que podem ser assistidas. Escolha quatro episódios para assistir: dois de profissões que você conhece e dois de profissões que você desconhece. Debata em classe.

4. Para complementar sua leitura do capítulo sobre a escolha da profissão, sugerimos que, em grupo, cada integrante assista a um dos vídeos a seguir relacionados. Eles apresentam questões temáticas ligadas à escolha da profissão: a escolha; vocação; liberdade de escolha; família e escolha da profissão; felicidade e a escolha profissional; sucesso e a escolha profissional; escolha da profissão: o certo e o errado; e mercado de trabalho para graduados de nível superior. Esses vídeos formam um conjunto de aspectos importantes para que se possa ter uma visão mais ampla e completa da escolha da profissão. Bom trabalho e bom debate.

A escolha
https://youtu.be/_5hVcOdlw3w

Vocação
https://youtu.be/tT0MSWQX0_I

Mercado de trabalho para graduados de nível superior
https://youtu.be/4mcwq9J0Mvo

Liberdade de escolha
https://youtu.be/CexeI3lRE7E

Família e escolha da profissão
https://youtu.be/SBZlhTfNOdU

Felicidade e a escolha profissional
https://youtu.be/e8G6Ul2Vhqs

Sucesso e escolha profissional
https://youtu.be/rJPluI7ZbPU

Escolha da profissão: o certo e o errado
https://youtu.be/Ade8DxmNImo

PARA SABER MAIS

Bibliografia

BÁSICA

Orientação profissional: a abordagem sócio-histórica (2018), de Silvio Duarte Bock, é um livro básico sobre a questão da escolha. Há continuidade do trabalho do mesmo autor no livro: *Orientação profissional para as classes pobres* (2010).

AVANÇADA

Uma nova proposta de orientação profissional (1997), de Celso Ferretti, é uma obra que auxilia no entendimento da escolha profissional.

Orientação vocacional e decisão (2001), de Selma Garrido Pimenta, discute a eficiência da orientação vocacional visto que nem sempre o que é orientado o jovem consegue seguir pelas dificuldades que vão aparecendo.

Orientação vocacional (2015), do psicólogo argentino Rodolfo Bohoslavsky, gabaritado pensador da orientação vocacional, trata da questão da escolha e da orientação vocacional, mas sob o ponto de vista psicológico.

Orientação profissional e de carreira em tempos de pandemia (2021), de Marcelo Afonso Ribeiro, é um livro atual que traz a questão da pandemia e seus impactos no mercado de trabalho e em outros aspectos envolvidos na orientação profissional.

Outros recursos

REVISTAS

A Revista Brasileira de Orientação Profissional, da Associação Brasileira de Orientadores Profissionais (Abop), traz sempre um conjunto de artigos atualizados sobre pesquisas e debates sobre o tema da escolha da profissão.

VIDEOS

A TV PUC de São Paulo tem um programa de informação profissional, *Desafio Profissão*, apresentado pelo pedagogo Silvio Bock. São mais de 300 programas já exibidos, em que profissionais de diversas áreas e atividades são entrevistados, trazendo muitas informações sobre as profissões: formação, conhecimentos importantes, definição e caracterização da profissão, dificuldades, oportunidades e importância social. Disponível em: pucsp.br/pucplay/videos-tag/Desafio%20Profissão.

FILMES

- *Billy Elliot* (Inglaterra/França. Direção de Stephen Daldry. Columbia Pictures, 2000. 110 min.).
  Excelente filme sobre uma escolha difícil. Billy, um garoto de uma pequena cidade inglesa bastante machista, quer ser bailarino. Ele sofre os efeitos das dificuldades que envolvem escolhas não esperadas e não desejadas pela sociedade. Vale a pena também abordar a questão de gênero: profissão tem gênero?
- *Linha de passe* (Brasil. Direção de Walter Salles e Daniela Thomas. 2008. 108 min.).
  História de quatro irmãos que vivem na periferia de São Paulo e têm projetos de vida diferentes.
- *Na batida do coração* (Alemanha. Direção de Stefan Westerwelle. 2020. 102 min.).
  Fala sobre uma bailarina clássica que descobre o hip-hop e enfrenta um dilema.
- *Estrelas além do tempo* (Estados Unidos. Direção de Theodore Melfi. 2016. 127 min.).
  O filme se passa em 1961, nos Estados Unidos, em plena Guerra Fria, ao mesmo tempo que a sociedade estadunidense lida com uma profunda cisão racial entre brancos e negros. Tal situação é refletida também na Nasa, onde mulheres negras precisam provar sua competência.
- *O trabalho no futuro* (Brasil. Produzido por Bruno Elmano. 2017. 58 min.).
  Documentário que traz um cenário assustador no qual cada vez mais a tecnologia tem invadido o espaço humano no mercado de trabalho, podendo até fazer com que algumas profissões deixem de existir. Algumas áreas se reinventam e surgem novas profissões.

CAPÍTULO 22

Violê

INTRODUÇÃO

Esse é um tema interdisciplinar. Uma única área de conhecimento não dá conta de sua compreensão porque são múltiplos os seus determinantes – históricos, demográficos, políticos, econômicos, antropológicos, psicossociais – e suas expressões também são muitas: guerra, preconceito, intolerância, criminalidade, abuso sexual de crianças e adolescentes, contaminação das águas, suicídio, tortura e inúmeras outras faces da destrutividade humana. No conjunto das disciplinas que buscam compreender o fenômeno da violência e suas muitas manifestações, a Psicologia se destaca considerando que a sua vocação é, também, colocar como objeto de reflexão, "sob a luz dos holofotes", os aspectos sombrios da produção humana; no caso, a violência.

A complexidade do fenômeno torna evidente que é impossível "esgotá-lo" em todos os seus aspectos em um capítulo introdutório em Psicologia. Portanto, o objetivo deste texto é fornecer subsídios para a compreensão da violência como sintoma, como produção humana, e buscar abordar de modo mais extenso uma de suas manifestações: o adolescente autor de ato infracional, por revelar o desperdício de vidas desse setor da população. A relevância desse recorte – e não outro – está na justificativa que a outra face dessa "moeda" (fenômeno) é o genocídio de jovens que ocorre em nosso país e precisamos nos posicionar frente a isso.

A Psicologia pode contribuir de modo significativo na compreensão do sujeito – indivíduo, grupo,

ncia

A violência é um sintoma do mal-estar nas relações humanas, da fragilidade e/ou ruptura dos laços sociais de indivíduos, grupos ou nações.

coletividade – como agente ou vítima da violência e no desvendamento das consequências desse fenômeno na vida desses mesmos indivíduos, seus grupos e coletividades; sua contribuição pode se situar no âmbito de práticas diretamente relacionadas ao atendimento direto da população atingida por situações de conflito (tanto o agressor como a vítima, no caso da violência doméstica; ou dos refugiados da guerra) e, também, pode fornecer subsídios na elaboração de políticas e práticas na busca de administração do fenômeno ou minimização dos seus efeitos.

O QUE É VIOLÊNCIA?

A violência é um sintoma. Sintoma do mal-estar nas relações humanas, da fragilidade e/ou ruptura dos laços sociais de indivíduos, grupos ou nações. E, ao mesmo tempo, está na origem de muitas situações que causam mal-estar, insegurança coletiva, medo social e estimulam, legitimam a intolerância e as práticas repressivas.

Há muitos modos de conceituar a violência. A conceituação é determinada pelas concepções éticas e

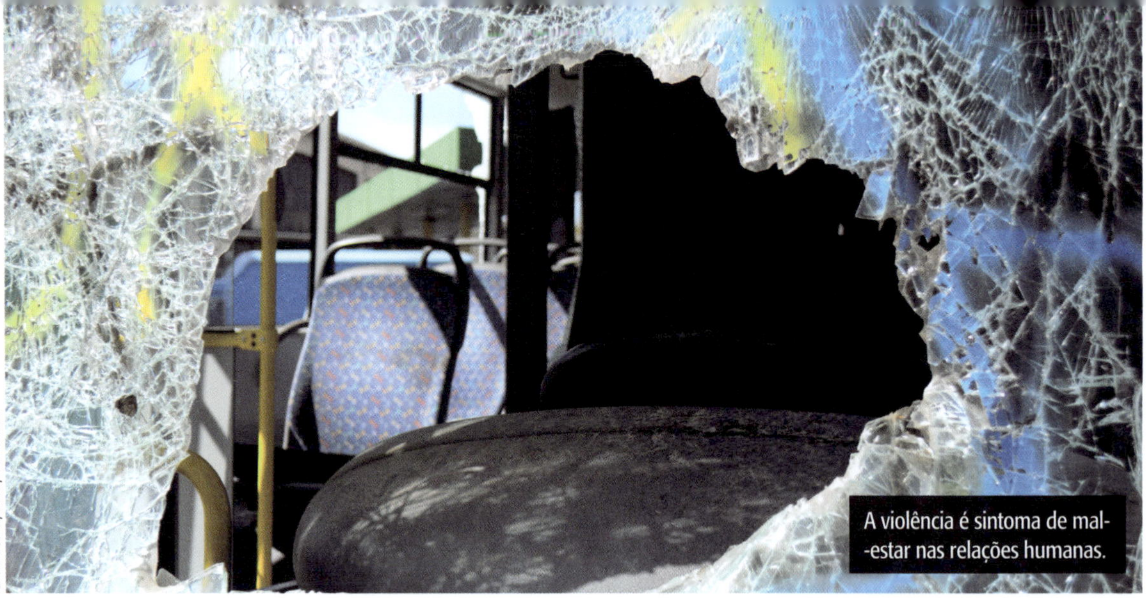

A violência é sintoma de mal-estar nas relações humanas.

políticas de seus formuladores em determinado tempo e espaço histórico. As variações são relativas, também, às ênfases ou especificidades das áreas de conhecimento que se dedicam ao seu estudo, à sua pesquisa, à busca de estratégias e às soluções de enfrentamento ou superação de diferentes situações de violência.

Neste texto, a referência é a concepção do psicanalista Jurandir Freire Costa,[1] que afirma que a violência é aquela situação na qual o indivíduo "foi submetido a uma coerção e a um desprazer absolutamente desnecessário ao crescimento, desenvolvimento e manutenção de seu bem-estar físico, psíquico e social".

Alguns aspectos dessa conceituação precisam ser destacados:

- A violência é o uso desejado da agressividade humana com fins destrutivos. Há sempre uma intencionalidade no agente de violência. Um exemplo: as estratégias da guerra com vistas à dominação de um território.
- A violência é planejada, por exemplo, os alvos militares nas guerras ou o planejamento de um assalto a banco ou o grupo de *skinheads* que se organiza para atacar os casais homossexuais, portanto, há uma racionalidade.
- A violência se ancora em uma relação de poder. Há uma assimetria (desigualdade) na relação entre o agente e o "objeto" da violência, uma relação de subalternidade, uma relação hierárquica de desigualdade com fins de dominação, de exploração e de opressão.[2] Por exemplo, os países do continente europeu em relação aos países africanos, entre o adulto e a criança; entre a polícia e o cidadão comum; entre o agente penitenciário e o preso, entre uma nação com mais poderio bélico e outras de regiões menos desenvolvidas do planeta, mas que despertam o interesse pelos seus recursos naturais; ou entre grupos e etnias de um mesmo país pela hegemonia de alguma ideia ou religião.
- A violência sempre produz prejuízos que podem ser ecológicos, materiais ou humanos. No caso, de outro ser humano como alvo, produz **sofrimento**; quando envolve crianças e adolescentes, essa vivência produz **prejuízos** em seu desenvolvimento físico e/ou emocional e/ou social e compromete seu futuro como pessoa e cidadão, na medida em que inflige um sofrimento desnecessário, ininteligível que **pode** se constituir em trauma e alterar o curso de seu desenvolvimento. É importante considerar que no caso do agressor, o agente de violência (uma pessoa, grupo, setor da população ou um país), sua ação também revela um prejuízo, é algo grave que ocorre no tecido social e no indivíduo.

---

1 COSTA, Jurandir Freire. *Violência e psicanálise*. Rio de Janeiro: Graal, 2003. p. 96.

2 CHAUÍ, Marilena. Participando do debate sobre mulher e violência. In: *Perspectivas antropológicas da mulher*. Rio de Janeiro. Jorge Zahar, 1984. p. 35.

A violência na relação com o outro abrange a **humilhação**, a **omissão**, **conivência** ou **cumplicidade** frente a situações em que ela ocorre. A violência pode ser física, psicológica e/ou moral. Hanna Arendt diz que a **indiferença** é a forma de violência mais cruel porque retira do outro o seu estatuto de humanidade. Para melhor compreensão do fenômeno, é necessário discriminar o tema de conceitos como agressividade, transgressão e indisciplina.

AGRESSIVIDADE, TRANSGRESSÃO, INDISCIPLINA

A **agressividade** ou pulsão agressiva,[3] segundo a Psicanálise, constitui a formação psíquica de todos os sujeitos. É algo que constitui a todos e que nos possibilita enfrentar situações difíceis (quando precisamos ter "coragem"), garantir nossa defesa em situações críticas (fugir de um tiroteio, por exemplo); portanto, não se restringe à destrutividade, que é só uma de suas manifestações. A agressividade está relacionada com as atividades do pensamento, da imaginação ou de ação verbal e não verbal. Portanto, alguém que consideramos muito "bonzinho" pode ter fantasias altamente destrutivas em relação ao seu chefe ou sua agressividade pode se manifestar pela ironia, omissão de ajuda, pois a agressividade não se caracteriza exclusivamente pela humilhação, constrangimento ou destruição do outro por meio da ação verbal ou física.

A educação e os mecanismos sociais da lei e da tradição buscam a subordinação e o controle dessa agressividade. Assim, desde criança o ser humano aprende a reprimi-la, a não expressá-la de modo descontrolado; ao mesmo tempo, o mundo da cultura cria (deve criar) condições para que o indivíduo possa conter, canalizar esses impulsos para produções consideradas positivas, como a produção intelectual, esportiva, laboral ou outras.

[3] Assim como a pulsão sexual. Ver Capítulo 3.

> Em todos os grupos sociais existem mecanismos de controle e/ou punição dos comportamentos agressivos não valorizados pelo grupo.

Então, quando uma criança de 2 ou 3 anos morde, com frequência, seus coleguinhas, ela **não** é violenta, não tem a intenção de produzir mal-estar no outro. Ela tem um comportamento agressivo/inadequado porque produz desconforto no outro. Esse comportamento da criança pode ser um modo (inadequado!) de comunicação/contato (porque ainda não aprendeu outro!) ou a imitação de comportamento do adulto ou como um meio/recurso para obter o que deseja (um brinquedo, por exemplo) ou qualquer outro motivo a ser investigado.

O adulto responsável por ela é que vai ensiná-la que esse comportamento produz desconforto no outro, não é aprovado socialmente e qual o comportamento adequado na situação. E durante o seu processo de desenvolvimento, a criança internalizará essas regras e deixará de ser necessário o controle externo porque ela os introjetou. Mesmo assim, em todos os grupos sociais existem mecanismos de controle e/ou punição dos comportamentos agressivos não valorizados pelo grupo. Cada sociedade também tem seus mecanismos que se concretizam na ordem jurídica – as **leis**. A criança aprende a conter sua agressividade com sua entrada no mundo da cultura e no processo de socialização, o que implica na aprendizagem – com outros seres humanos – das regras e normas sociais já instituídas. A agressividade é um aspecto positivo na constituição do sujeito e a destrutividade é um dos seus referentes; ou seja, que a violência se ancora na agressividade, ou melhor, no aspecto destrutivo da agressividade.

A **transgressão** é a violação de qualquer regra instituída nos grupos aos quais pertencemos. Todos os grupos sociais possuem regras que garantem seu funcionamento: horário, local de encontro, funções de seus membros, responsabilidades. Nem sempre conseguimos, o tempo todo, cumprir todas as regras de todos os grupos. Às vezes, chegamos atrasados; não damos conta de determinada tarefa no tempo combinado, desobedecemos determinado acordo, como não usar o celular durante a atividade. E, com frequência, há uma consequência para esses comportamentos de transgressão. Por exemplo, podemos ser excluídos do grupo, ser alvo de comunicação intensiva dos demais membros do grupo no sentido de nos conformarmos à regra ou objeto de alguma punição (pagar uma multa ou sermos privados de algo).

Um exemplo relevante de transgressão é a **indisciplina** que, com frequência, é associada à violência ou à "tendência" ao comportamento violento. Isso, infelizmente, ocorre, particularmente, na escola. Um equívoco. A indisciplina, ou dificuldade de seguir regras, revela o processo de socialização da criança, adolescente (ou mesmo do adulto). Precisamos lembrar que o processo de formação do ser humano implica aprender a conviver, algo que ocorre a partir do nascimento nas relações que esse sujeito estabelece.

Em algumas etapas da vida como a adolescência, essa característica – a indisciplina, rebeldia, inconformismo com as regras, desafio à autoridade – pode se exacerbar por conta de outros processos próprios dessa faixa etária, como, por exemplo, a necessidade de autonomia, afirmação de sua identidade pessoal e, portanto, a "rebeldia" é algo que faz parte do próprio desenvolvimento do sujeito. A conformidade às regras depende, então, do padrão de convivência estabelecido; dos modelos de conduta; da legitimidade da regra, da autoridade dos adultos sobre o adolescente. Nesse sentido, é preocupante que as escolas usem a estratégia de fazer boletim de ocorrência na delegacia de polícia para lidar com a indisciplina; ou seja, criminalizar o comportamento de indisciplina para resolver questões que são próprias dessa etapa da vida e que acabam por revelar o fracasso das relações do adulto e dos educadores com o adolescente-educando.

Cabe destacar, também, que as circunstâncias históricas e sociais (locais ou globais) produzem um ambiente social e cultural que estimulam, mantém ou exacerbam essas manifestações de agressividade, transgressão e indisciplina. Um exemplo relevante ocorre nessa segunda década do século XXI, quando as muitas denúncias de malfeitos de autoridades, de corrupção entre os agentes do poder executivo, legislativo e judiciário produz um clima cultural de permissividade de comportamentos agressivos, transgressores e de indisciplina. Na produção desse ambiente na atualidade, é importante considerar, também, a fragilização do controle das forças de segurança (a polícia) pelo Estado que realiza sua função repressiva à revelia da legislação.

E quanto à violência, vamos tratar em seguida...

A VIOLÊNCIA: FENÔMENO MULTIDETERMINADO

A violência é produção humana. O que a produz?

É necessário relembrar que há contribuições de várias áreas do conhecimento para a compreensão do fenômeno da violência; em Psicologia, também, há várias abordagens que a colocam como objeto de estudo e propiciam compreensão significativa de diferentes dimensões do fenômeno. Aqui, a abordagem utilizada é a Psicanálise articulada com saberes de áreas afins para se compreender a violência em sua complexidade e multiplicidade de expressões.

Há concepções que enfatizam ou restringem o fenômeno às características individuais e consideram aspectos genéticos, hereditários, orgânicos na sua constituição. Um exemplo atual (2015, em pleno século XXI!) dessa concepção são propostas que defendem o aborto de fetos que demonstrem tendência "criminosa'". Essa é uma ideia que nos faz lembrar César Lombroso que, no final do século XIX, propunha critérios biofísicos para diagnosticar o criminoso e a tendência criminosa.

Outras conceituações situam a violência no contexto de origem e vivência do sujeito caracterizado

SAIBA QUE...

A principal ideia de Lombroso (1835-1909) foi parcialmente inspirada pelos estudos genéticos e evolutivos no final do século XIX. Ele entendia que certos criminosos têm evidências físicas reminiscentes de estágios mais primitivos da evolução humana. Estas características poderiam ser expressas em termos de formas anormais ou dimensões do crânio e mandíbula, assimetrias na face e também de outras partes do corpo. Posteriormente, estas associações foram consideradas altamente inconsistentes ou completamente inexistentes, e as teorias baseadas em determinantes sociais e psicossociais da criminalidade se tornaram dominantes.

como "ambiente de socialização divergente" e, nessa perspectiva, com frequência, circunscreve regiões da cidade. Essas regiões geográficas, nas periferias das cidades, são aquelas onde estão alocadas as populações pobres. Portanto, são teorias que localizam, longe dos círculos do poder (político e econômico), as origens da violência. Nessa perspectiva, há os profissionais que, no trato com a questão específica da criminalidade – quando o adolescente está envolvido com a prática do ato infracional, por exemplo –, estabelecem a culpabilização da família como fator determinante desse comportamento de seus membros, desconsiderando que mesmo a criança e o adolescente estão sujeitos a outras agências socializadoras, como a escola, a rua, os meios de comunicação e que a família se encontra na mesma base material e cultural da sociedade.

As concepções reducionistas também consideram uma única causa como determinante da violência. A abordagem economicista coloca a origem da violência exclusivamente em causas econômicas – a pobreza. Esse reducionismo acaba por construir e legitimar a representação social de **criminalização da pobreza** – a associação do criminoso com o pobre – que, obviamente, contradiz dados objetivos ao observarmos setores da população situada na base da pirâmide econômica – a maioria da população brasileira – que estão absolutamente integrados no mercado de trabalho e no cumprimento de suas atribuições como cidadãos.

Outro reducionismo é a tendência a **psicologizar o fenômeno**. Isso ocorre quando a teoria psicológica aponta aspectos da personalidade como única causa da violência. Um exemplo bastante comum nos pareceres psicológicos dos adolescentes autores de ato infracional é o apontamento do aspecto "ausência de controle dos impulsos" como determinante da prática do ato infracional.

Podemos dizer que os dados de pesquisas demonstram que as abordagens reducionistas não são suficientes para compreender o fenômeno e, principalmente, para lidar ou orientar políticas e práticas que busquem erradicar ou minimizar a violência, ou as suas consequências.

A concepção veiculada aqui postula que **os fatores que determinam a violência são múltiplos**, pois um único fator não consegue definir e explicar todos os fatores envolvidos. Então, considerando a complexidade de sua produção – porque os fatores (determinações) se compõem de modo particular em cada situação –, vamos elencar o conjunto de determinações que os estudos e pesquisas têm demonstrado como relevantes na produção da violência em suas diferentes expressões. Vale lembrar, de novo, que a combinação desses fatores se dá de modo particular em cada uma das expressões da violência.

- **Desigualdade social.** A desigualdade se refere não só às diferenças econômicas, de renda e capacidade de consumo de bens e serviços, mas, também, ao exercício de direitos de cidadania – moradia, transporte, acesso a bens culturais, esportivos, a equipamentos de saúde, a escola de qualidade e participação política, portanto, o acesso desigual aos bens e benefícios da sociedade que garantam a dignidade como pessoa e cidadão. Eric Hobsbawm diz que os efeitos mais deletérios da desigualdade não ocorrem quando ele se refere a diferentes povos

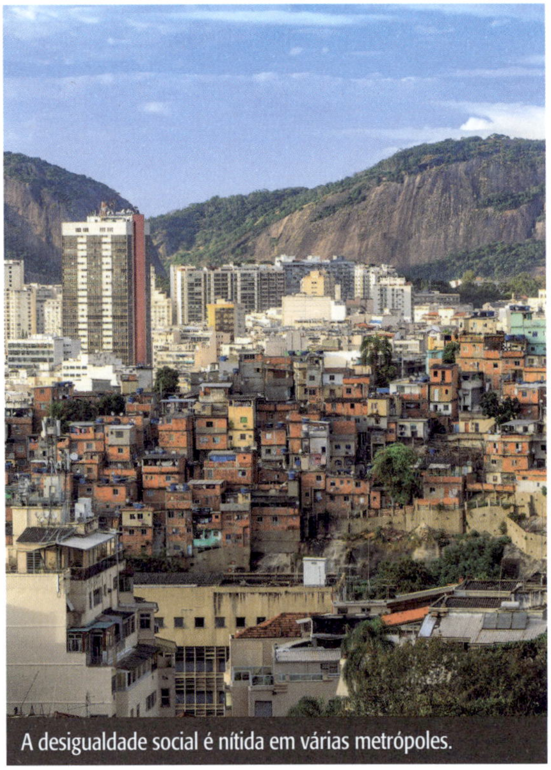

A desigualdade social é nítida em várias metrópoles.

ou sociedades (países); seus efeitos mais perversos – entre eles, a violência – ocorrem quando a desigualdade está instituída em um mesmo país e parcela significativa de sua população vê seu destino social já delineado pela origem social e seu lugar na pirâmide social. É importante assinalar, desde já, que os jovens não se conformam com isso!

- **Naturalização da violência.** É quando a violência se torna o *modus operandi* da sociedade, do ambiente social onde as crianças e adolescentes nascem, crescem, se desenvolvem e formam suas identidades. Nenhum horror ou indignação frente às suas múltiplas expressões. Isso propicia, no cotidiano, a prática de conduta violenta como padrão de convivência. São exemplos: quando achamos natural o número de mortes por "resistência à prisão"; não nos causa nenhum repúdio o número de crianças e civis mortos nas guerras fratricidas; consideramos que os refugiados sírios que chegam a países da Europa, ou aqui em nosso país, devem ser deportados. Essa postura de naturalização frente à violência favorece atitudes e mentalidades conservadoras como, por exemplo: a defesa da redução da idade penal; a construção do muro de arame farpado na Hungria em agosto de 2015 para impedir a entrada de imigrantes; a construção do muro entre EUA e México. Tudo isso sob os olhares coniventes de todos nós.
- **Deterioração dos valores agregadores da coletividade, como dignidade, justiça, solidariedade.** O esgarçamento desses valores ou a ruptura desse pacto social produz a fragilização dos laços sociais, dos vínculos que agregam os seres humanos próximos ou anônimos. É importante considerar que o fenômeno da globalização, da transnacionalização, implica o desenvolvimento de uma ética global que comporte os liames entre os cidadãos do mundo. Portanto, o que acontece com as crianças do Senegal, da Nigéria, nos diz respeito. Vale considerar que a sociedade atual, identificada como *narcísica*, caracteriza-se pela prevalência dos interesses individuais sobre os interesses coletivos o que contribui para a fragilização dos laços sociais.
- **Insegurança coletiva e o medo social.** Esses aspectos, ao mesmo tempo que são consequências do ambiente de violência, favorecem o fortalecimento de estereótipos e preconceitos em relação a grupos sociais e a formação de mentalidades repressivas que justificam práticas de violência como o genocídio de adolescentes ou a segregação dos migrantes porque podem disputar vagas no mercado de trabalho. No caso da campanha pela redução da idade penal, as pesquisas de órgãos de comunicação apontam que há respaldo significativo da população. É importante considerar que a população quer segurança e paz social, e a manipulação da opinião pública – por políticos e veículos de comunicação de massa – no sentido de encontrar um bode expiatório (longe dos círculos do poder!) faz localizar nos adolescentes, particularmente nos pobres e negros, o determinante do ambiente de criminalidade que assusta a população.

- **Certeza da impunidade.** Ou, então, a ideia circulante que o crime (a corrupção ou o crime de guerra, por exemplo) não terá consequências punitivas é apontada como estímulo à prática da violência. É possível constatar isso tanto nas situações em que países transgridem normas internacionais na área de direitos humanos, sob o olhar complacente da população mundial e dos organismos internacionais de mediação de conflitos, como a dificuldade (ou resistência) de identificar e punir os grupos paramilitares que realizam chacinas nas periferias das cidades do nosso país com a participação de membros das forças de segurança do Estado. E contribui para isso a descrença no sistema de justiça – nacional ou internacional – que produz o aparecimento de mecanismos paralelos de aplicação da justiça – os mercenários ou os "pés de pato".[4] José Carlos Dias, jurista da área de direitos humanos, quando Secretário da Justiça do estado de São Paulo, repetia com frequência que "mais do que a severidade das penas (das punições) ou de sua extensão, o que garante a erradicação da violência (no caso, o crime) é a certeza que não haverá impunidade". Em 2014, na cidade São Paulo, 851 pessoas foram mortas pela polícia, segundo dados da Secretaria da Segurança Pública do Estado de São Paulo. Todos os casos sem solução.
- **Consumismo.** Somos comunicados ininterruptamente sobre a existência de novos objetos e serviços que podem garantir bem-estar, *status*, visibilidade social e que "precisamos" consumir. Para os indivíduos de qualquer classe social, é impossível consumi-los todos, considerando a velocidade das novas ofertas. Mas a questão do consumismo coloca com crueldade a pergunta: o que se passa nas camadas sociais que vivem a condição de pobreza? Para os milhões de pessoas do mundo que vivem na linha e abaixo da linha da pobreza, o consumo está abaixo da necessidade de uma vida digna e a sociedade da opulência e do consumismo se caracteriza como indiferente e "segregada" dessa contradição da vida social.[5] Os adolescentes e jovens são suscetíveis aos apelos desse consumismo de objetos que passam diante de seus olhos, longe de suas posses e os estimulam a encontrar outras estratégias de satisfação dessa *necessidade*.
- **Tráfico internacional de drogas e armas.** Atividade que produz economias rentáveis com ramificações internacionais e em vários setores da sociedade. E, associado a elas, o crime organizado. Alba Zaluar, antropóloga e estudiosa do tema, no artigo *Teleguiados e chefes*,[6] afirma que até certo tempo atrás os responsáveis pelo tráfico consideravam que as crianças e adolescentes não deveriam participar desse comércio. Nesse momento, vemos a cooptação de crianças e adolescentes para sua comercialização. É importante registrar o depoimento de muitos "meninos do tráfico" que descrevem sua atividade como trabalho, com obrigações de horário e funções/responsabilidade. A Organização Internacional do Trabalho (OIT) caracteriza o trabalho de crianças e adolescentes no tráfico como trabalho infantil, ou seja, uma violação dos direitos da infância, o que impede a criminalização delas e permite a responsabilização dos adultos que as cooptam.

Além desses, inúmeros outros fatores podem ser elencados e se articular de modo singular em cada situação. Este tópico será retomado com os adolescentes envolvidos com a criminalidade a ser tratado mais adiante, neste capítulo.

---

4 Na periferia da cidade de São Paulo, os grupos que assumem essa função de extermínio são chamados "pés de pato"; no Rio de Janeiro, são identificados como "milícias". Hélio Bicudo publicou, na década de 1970, o livro *O esquadrão da morte* que abordava a condição e o comportamento desses grupos.

5 LIPOVETSKY, Gilles. *A felicidade paradoxal:* ensaio sobre a sociedade de hiperconsumismo. São Paulo: Companhia das Letras, 2007.

6 ZALUAR, Alba. *Teleguiados e chefes:* juventude e crime. Religião e Sociedade, v. 14, n. 1, 1988.

AS MUITAS EXPRESSÕES DA VIOLÊNCIA

A violência acompanha a história da humanidade e assume as características específicas de cada período, sendo que as circunstâncias específicas (a conjuntura) de um determinado momento de uma sociedade produzem ou intensificam uma ou outra expressão. Na história antiga, as guerras na disputa por reinos; as fogueiras da Idade Média para imolar os infiéis; os gulags da União Soviética na gelada Sibéria para os dissidentes do regime stalinista; as prisões arbitrárias de Guantánamo depois da explosão das Torres Gêmeas em 2001. E, como dito anteriormente, a cooptação de adolescentes, e até crianças, para a prática de ato infracional, ou pelo crime organizado, ou ainda para as guerras tribais africanas, coloca questões sociais próprias de nosso tempo e do modo de funcionamento da sociedade local e global. As chacinas realizadas pelos grupos de extermínio, as decapitações realizadas pelo Estado Islâmico, transmitidas em tempo real, são outros exemplos atuais que, para serem compreendidos, precisam ser situados em tempo e espaço determinados e nas circunstâncias históricas que desvendam as suas origens.

Jurandir Freire Costa afirma que a violência com **V** maiúsculo torna o fenômeno grandioso e nos vemos impotentes frente a ele; ele propõe que vejamos a violência com **v** minúsculo e nos aproximemos de cada uma de suas expressões para nos tornarmos potentes para sua compreensão e seu enfrentamento. Ele está se referindo, particularmente, à questão da criminalidade que produz o sentimento de insegurança coletiva, o medo social porque nos sentimos pessoalmente afetados do ponto de vista de nossa sobrevivência, de nossa circulação pela cidade.

Quanto às guerras, Sigmund Freud, em uma carta dirigida a Einstein, afirmou que a **guerra** é o "monopólio da violência pelo Estado" e que ela libera o potencial destrutivo da população que estava contido. O historiador inglês Eric Hobsbawm fez um estudo sobre o século XX, e finaliza caracterizando-o como o século mais violento da história, em função das guerras que ocorreram, particularmente as duas Grandes Guerras.

No atual momento da história, há tecnologia e economia da guerra, comprovadas pelo desenvolvimento de equipamentos cada vez mais letais e interesses econômicos internacionais que regulam a rentável venda de armas. Um aspecto relevante nesse cenário é a existência – por tratados internacionais regulados pela ONU – de regras que os países deveriam obedecer, como o não uso de armas químicas, mas, contudo, com frequência, ouvimos que determinado país está sendo investigado pelo seu uso. Em 2015, houve a denúncia internacional do uso de arma química na guerra civil da Síria pelos governantes, tendo como alvo sua própria população de civis e, mais recentemente, a preocupação mundial com a produção (e possível uso) de armas nucleares pela Coreia do Norte.

O **preconceito** é outra expressão da violência que estimula, legitima e mantém práticas repressivas de um grupo, ou membro desse grupo, em relação a outro grupo ou membro dele. O preconceito se ancora na rejeição das diferenças de crença religiosa, de origem étnica, de gênero e se justifica por argumentos equivocados – os estereótipos – sendo que a alguns argumentos é atribuído o *status* científico. Um acontecimento trágico e ilustrativo é a matança de judeus, homossexuais, ciganos e prostitutas durante a Segunda Grande Guerra do século XX, tendo como justificativa o conceito de *eugenia*[7] que Hitler usou. O conteúdo abordado no Capítulo 24 trata de modo extensivo as determinações históricas e políticas e as consequências do preconceito racial. E, em nosso país, nesse momento, há uma visibilidade maior quanto às manifestações de preconceito em relação às religiões de origem africana; assim como em outros países da Europa há em relação aos muçulmanos.

---

[7] Eugenia: termo criado por Francis Galton em 1883 e que significava "bem nascido". Galton definiu eugenia como o "estudo dos agentes sob o controle social que podem melhorar ou empobrecer as qualidades raciais das futuras gerações seja física ou mentalmente". GOLDIM, J. R. *Eugenia*. Disponível em: http://www.ufrgs.br/bioetica/eugenia.htm. Acesso em: 23 ago. 2015.

Outras expressões da violência...

A violência no trânsito é o segundo fator de letalidade da população jovem no Brasil, segundo o Mapa da Violência, publicado anualmente. Esse Mapa se refere, exclusivamente, aos fatores de letalidade da população de adolescentes e jovens, em comparação com outros países do mundo. O primeiro fator de letalidade desse grupo populacional é o homicídio, colocando nosso país entre os primeiros do mundo que mais matam seus adolescentes e jovens.

A violência doméstica ou intrafamiliar – contra mulheres, crianças e adolescentes – revela a reprodução da violência no interior do grupo considerado o mais protetivo dos indivíduos: a família. Esse grupo considerado "o refúgio de um mundo sem compaixão" já não exerce, em muitas situações, as funções parentais atribuídas culturalmente como a proteção e apoio às crianças e aos adolescentes. A violência doméstica se caracteriza pela violência física, sexual e psicológica. A negligência também é considerada como um de seus aspectos, porém de difícil diagnóstico, considerando que, com frequência, sua origem está nas condições objetivas de vida da família que não consegue prover todos os insumos necessários para a sobrevivência e o desenvolvimento de seus filhos. Destaca-se, pelos seus prejuízos, a violência sexual contra crianças e adolescentes que marcam suas biografias com consequências em todos os aspectos do desenvolvimento – físico, intelectual, emocional e social – no presente e no futuro.

As diferentes formas de violência que constituem o tecido social produzem sua naturalização – a banalização – e um efeito disso que também se caracteriza como outra expressão dela é a indiferença frente ao sofrimento. Essa indiferença retira do outro seu estatuto de humanidade.

Outro aspecto a ser considerado é a negligência do Estado frente a várias situações de violação de direitos, inclusive o direito à segurança. E, como nos dizia Freud, quando o Estado monopoliza a violência, a população acaba por encontrar formas – que também podem ser violentas – para garantir seus direitos.

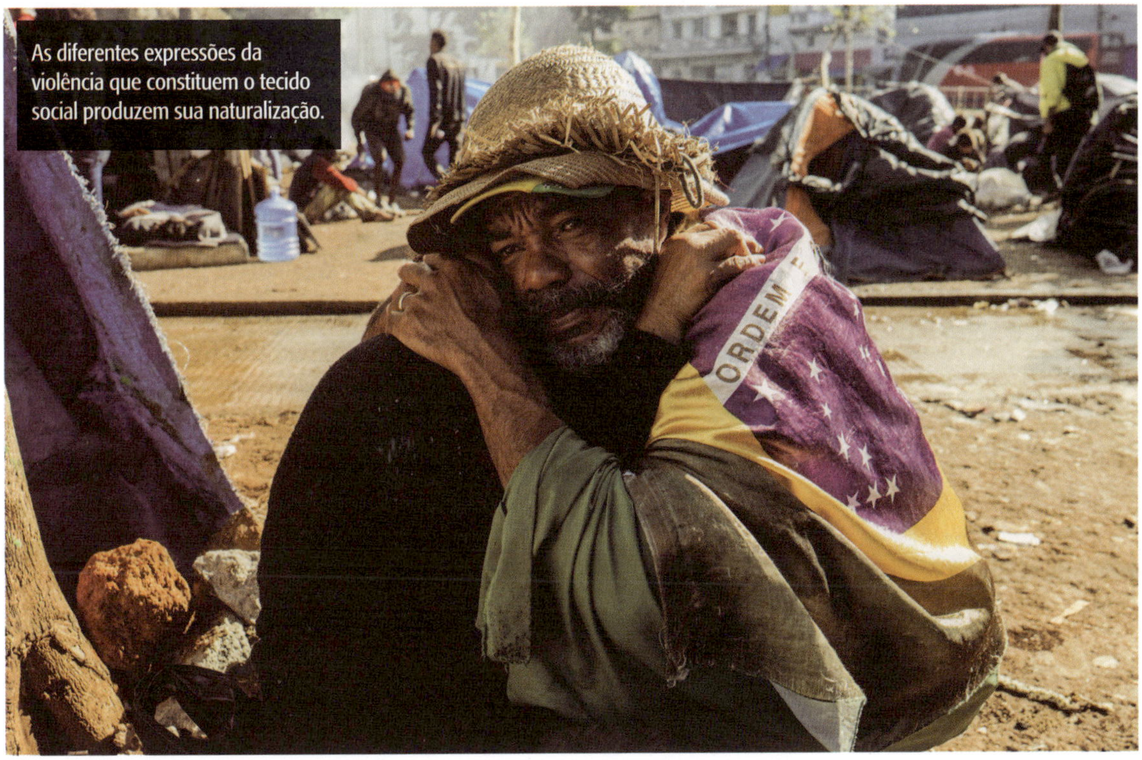

As diferentes expressões da violência que constituem o tecido social produzem sua naturalização.

O pastor do pão © Luca Meola

Impossível arrolar todas as expressões! A poluição das águas, a extinção das florestas com prejuízos para a vida no planeta e que já afetam a vida de muitos humanos ao redor do mundo; e nem abordamos o maltrato de animais, os acidentes de trânsito, o trabalho infantil; a contaminação dos alimentos; a medicação falsificada; a propaganda enganosa; a corrupção dos políticos e... a listagem é interminável!

As muitas expressões que atravessam a vida de todos os cidadãos estão presentes no cotidiano e criam um ambiente cultural de naturalização da violência – a banalização da violência. Inevitavelmente, as novas gerações vão sendo socializadas nesse ambiente e incorporando práticas de violência como constitutivas do cotidiano, como modo de viver.

O CRIME, A CRIMINALIDADE, O ADOLESCENTE

A violência não se reduz à criminalidade. O crime é só a face mais óbvia, mais descarada da violência, criando uma mobilização da opinião pública que acaba por encobrir outras modalidades de violência que ficam invisíveis, ocultas. Contudo, é válido nos debruçarmos sobre essa expressão da violência, porque **criminalidade** é atribuída à produção de um ambiente de insegurança na convivência coletiva e tem inúmeras consequências para a vida de todos os cidadãos, como a vigilância ostensiva nos shoppings, as casas com muros eletrificados e a segurança particular, para citar alguns exemplos. Há um clima cultural em que o outro é visto como perigoso ou potencialmente perigoso, particularmente, quando associado a determinados estereótipos sociais veiculados com insistência pelos meios de comunicação, como, por exemplo, a associação do crime com o adolescente e o jovem pobre e negro.

O **crime** é ato tipificado no código penal pelo qual o indivíduo deve ser responsabilizado de acordo com a legislação pertinente na sociedade a qual pertence.

A criminalidade é um fenômeno social que exige sua compreensão, particularmente, quando sua extensão e seu enraizamento social assume proporções que produzem insegurança e medo social, um sentimento coletivo e desorganizador da convivência coletiva. Pela criminalidade, o outro passa a ser visto como perigoso ou potencialmente perigoso, como inimigo, e sua superação exige mais segurança, função do Estado. Com frequência, essa exigência de paz social é compreendida como a necessidade de mais repressão, mais força policial. O que não é a única solução, daí o círculo vicioso continua e torna-se interminável.

O adolescente autor de ato infracional

Não existe a possibilidade de entender o adolescente envolvido com a prática do ato infracional se não analisarmos o seu contexto social, o tempo histórico em que vive, sua trajetória de vida e seus grupos de pertencimento. Vale considerar que o fenômeno não se refere exclusivamente ao adolescente pobre, mas a todos aqueles, de diferentes classes sociais, que praticam o ato infracional.[8]

A fisionomia do fenômeno do adolescente envolvido com a criminalidade se alterou bastante nas últimas décadas, do ponto de vista quantitativo e qualitativo. Há um aumento no número de adolescentes envolvidos com a prática de ato infracional nos grandes centros urbanos como São Paulo, Rio de Janeiro, Recife, Salvador;[9] uma migração do fenômeno para o interior dos estados e outras regiões do país acompanhando a migração de polos econômicos; e há, também, um aumento na gravidade dos crimes.

Estas alterações se inscrevem em um contexto complexo de **multideterminações** diretamente relacionadas ao fenômeno que se articulam e, de modo particular, em cada biografia. Vejamos:

- as diferentes expressões da violência produtoras de um ambiente de sociabilidade onde as

---

8 O ato infracional refere-se aos crimes tipificados no código penal de nosso país.

9 Ver dados na Secretaria de Direitos Humanos da Presidência da República, no Conselho Nacional dos Direitos da Criança e do Adolescente (Conanda).

novas gerações nascem, crescem e formam sua identidade;

- a representação social que percorre o mundo que associa adolescência/juventude e violência, os associa a nova "classe perigosa",[10] o que favorece serem colocados no lugar de bode expiatório e passarem a ser alvo de vigilância, repressão;
- as mudanças profundas na estrutura e organização das famílias produziram alterações no desempenho das funções parentais e nos padrões de relação entre gerações, fato caracterizado pela dificuldade das gerações mais velhas exercerem sua autoridade[11] e suas responsabilidades sobre as gerações mais novas. A falta de equilíbrio nessas relações leva o adolescente/jovem a uma situação de autonomia precoce para viver "a própria sorte". Outro aspecto importante de assinalar é a terceirização das funções parentais que passam a ser desempenhadas pelos centros de educação infantil, pelos profissionais da saúde e da educação;
- a ruptura das novas gerações com os valores da história, das tradições, das gerações anteriores; o que, segundo Hobsbawm, é o mais enigmático fenômeno do final do século XX e cujos efeitos ainda não conhecemos;
- os adolescentes e jovens tratados como agentes sociais autônomos (sem a tutela dos adultos) pelo mercado porque são bons consumidores;
- o consumismo exacerbado associado à visibilidade e à insatisfação permanente por conta da impossibilidade de consumir "tudo" o que é ofertado ininterruptamente e diretamente relacionado a ícones de identidade, com bem-estar, a felicidade;
- a universalização da escolarização que não resolve a desigualdade por conta da baixíssima qualidade da escola destinada à população pobre, a escola pública;
- a ausência de modelos de conduta significativos para as novas gerações e a circulação de modelos associados à esperteza, ao consumo e à corrupção;
- o esgarçamento da autoridade no domínio público e privado;
- a disseminação do uso de drogas em todas as classes sociais e a prática do ato infracional como estratégia para sua obtenção;
- a instalação do crime organizado em vários territórios da cidade e a cooptação dos adolescentes pelo tráfico por conta da "proteção" e da possibilidade de ganho e salário;
- as famílias que, por inúmeros motivos, compõem o orçamento doméstico com os ganhos lícitos ou ilícitos dos adolescentes;
- o equívoco de estabelecer o adolescente como bode expiatório para explicar o clima de insegurança coletiva, colocando bem longe das fontes do poder as causas da produção da criminalidade;
- a desigualdade social no presente – e como horizonte de futuro –, que constrói um destino social com o qual ele não se conforma;
- a ausência do Estado ou sua presença exclusivamente pela violência das forças de segurança;
- a procura por visibilidade pelos adolescentes. Um exemplo é o funk ostentação.

O artigo *Mais uma vez ... a redução da idade penal*[12] sintetiza de modo claro o conjunto de determinações do fenômeno e sua articulação.

O ato infracional do adolescente é sintoma daquilo que ocorre no tecido social e no indivíduo. Segundo Winnicot, algumas crianças e adolescentes vivem condições tão difíceis (não só econômicas!) em sua vida que podem ser levadas à morte, à loucura ou à prática do ato infracional. O ato infracional, então,

---

[10] O jovem Franz Fannon ao escrever o livro *Os condenados da Terra*, sobre a guerra de libertação da Argélia, usa a expressão classes perigosas para se referir à representação social que os colonizadores construíram sobre a população local em sua luta pela autonomia do país.

[11] Não confundir autoridade com autoritarismo. O autoritarismo é a prática discricionária da autoridade, se caracteriza por ações repressivas e coercitivas; a autoridade refere-se ao reconhecimento do outro como possuindo um saber ou poder legítimo ao qual se procura atender. No caso das crianças (e mesmo dos adolescentes) o reconhecimento da autoridade dos pais ou adultos responsáveis produz um sentimento de segurança e a autoridade está associada com cuidado.

[12] TRASSI, Maria de Lourdes. "Mais uma vez... a redução da idade *penal*". In: *Violência Urbana.* Revista dos professores da PUC-SP. Ano 8, n. 30, abr./jun., 2007.

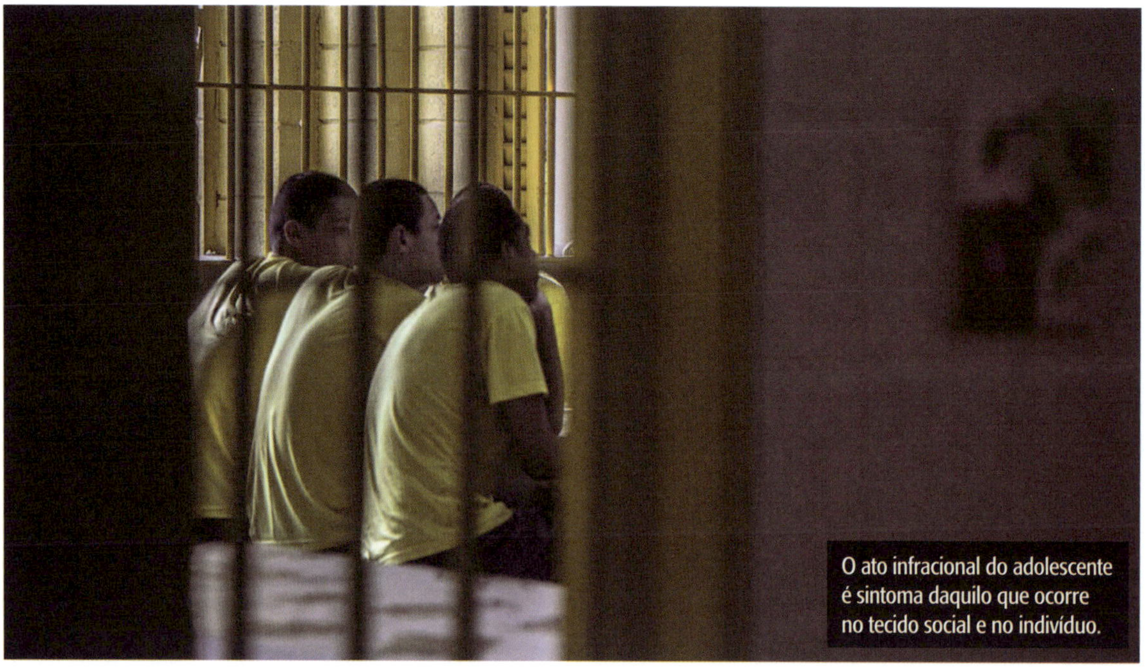

© Marlene Bergamo/Folhapress

O ato infracional do adolescente é sintoma daquilo que ocorre no tecido social e no indivíduo.

é/pode ser compreendido como um SOS, um pedido de socorro que a família ou sua comunidade de pertencimento não conseguiu decodificar, responder, e resta ao Estado tomar as providências. Ao mesmo tempo, é necessário considerar que o adolescente já tem a capacidade de discernimento, juízo de valor; ou seja, sabe discriminar o certo e o errado, pois já está inserido no mundo da cultura, das normas sociais e preceitos morais. Ele sabe que roubar ou vender drogas é crime. Então, ele precisa ser responsabilizado por essa conduta, mesmo que consideremos as circunstâncias de sua história pessoal que o levaram a esses atos como estratégia de sobrevivência ou de ganho para obter objetos de consumo, de ostentação que a propaganda o incita a consumir.

A legislação na área – o Estatuto da Criança e do Adolescente, Lei n. 8.069\90 – busca a responsabilização dos adolescentes autores de ato infracional por meio das medidas socioeducativas aplicadas pelo Poder Judiciário. Essa lei é considerada uma das mais avançadas do mundo e essas medidas variam em severidade de acordo com a gravidade do ato infracional. São elas: advertência, reparação de danos, prestação de serviço à comunidade, liberdade assistida, semiliberdade e internação. As medidas socioeducativas têm um caráter sancionatório e educacional. As duas últimas de privação de liberdade – semiliberdade e internação – são as mais severas. Contudo, há inúmeras denúncias quanto às condições de cumprimento das medidas de privação de liberdade: superlotação, insalubridade dos centros de internação, práticas de violência no trato dos adolescentes internados e entre eles.

O levantamento realizado pelo Conselho Nacional de Justiça em todos os estados brasileiros demonstra a precariedade das condições de cumprimento da medida socioeducativa de internação. Embora, o levantamento tenha sido realizado em 2012, ele ainda é, infelizmente, atual por conta que nenhuma mudança significativa ocorreu. E, como disse Luiz Alberto Mendes, autor do livro *Memórias de um sobrevivente*,[13] sua adolescência "passou" por vários centros de internação da Fundação Estadual do Bem-estar do Menor de São Paulo (Febem-SP)[14] – os adolescentes saem de lá *mais furiosos*.

---

[13] MENDES, Luiz Alberto. *Memórias de um sobrevivente*. São Paulo: Companhia de Bolso, 2009.

[14] Atualmente, nomeada como Fundação Casa.

CONCLUSÃO

Muitos aspectos do fenômeno não foram abordados aqui: a questão demográfica e da vida urbana; a violência no campo pela disputa de terras e contra o povo indígena; a violência policial; o genocídio dos jovens em nosso país; a presença de crianças em guerras em várias partes do mundo; o trabalho infantil e tantos outros.

Como é impossível uma abordagem completa sobre o fenômeno da violência, buscou-se neste capítulo, principalmente, problematizar as suas **multideterminações** e demonstrar que em cada situação de violência, a combinação desses determinantes é absolutamente particular. Torna-se, então, necessário ir além das aparências e dos discursos dramatizados dos meios de comunicação de massa para compreender seu engendramento. A especificidade ocorre tanto nas situações mais complexas, de repercussão como as guerras, como nas situações mais íntimas, como na violência doméstica. A necessidade de diagnosticar as causas é importante para que seja possível pensar e definir estratégias de enfrentamento.

Nessa conclusão, é importante sublinhar que, no mundo e no Brasil, há inúmeros movimentos sociais e organizações com atuação ativa no enfrentamento da violência. Por exemplo, *Greenpeace*, que tem atuação em várias partes do mundo; o *Viva Rio*, no Rio de Janeiro; o *Instituto Sou da Paz*, em São Paulo, cujo histórico, desde sua fundação, é a participação no movimento pelo desarmamento, um tema polêmico e que tem seus defensores; ou os centros de direitos humanos, organizações sociais, como o das mães de adolescentes assassinados pela polícia na zona leste da cidade de São Paulo e muitos outros movimentos sociais espalhados pelo país.

A importância de desmontagem das convicções de senso comum sobre as causas da violência, e, particularmente, da criminalidade, é porque ela alimenta uma mentalidade assistencialista, repressiva e vingativa que atravessa todos os setores da sociedade e faz pensar que a solução do problema se refere, exclusivamente, a medidas repressivas e policiais. Essa mentalidade não considera que muitos dos sintomas desse fenômeno apontam para a necessidade de garantia de direitos a uma vida digna ou para a engenharia internacional do tráfico de armas, drogas e pessoas, economias rentáveis e internacionalizadas – um desafio!

Compreender e se posicionar frente ao fenômeno da violência revela e permite *uma preocupação com os destinos humanos, a favor do homem e da vida*. Para um posicionamento crítico, as referências são:

- **ética da solidariedade**, que permite a solidificação dos vínculos sociais com o outro próximo ou anônimo;
- **ética da responsabilidade** das gerações mais velhas na formação das novas gerações que, sucessivamente, garantirão a vida no planeta;
- **ética do cuidado** com as pessoas, as águas, as florestas, os espaços públicos.

Portanto, nas muitas propostas que os estudiosos fazem ao qualificar a ética que deve regular as relações humanas, o que é comum é a sua finalidade: **uma vida boa para todos e para cada um**.

Nesse sentido, está implícita a impossibilidade de garantir uma vida boa para si se a coletividade não usufruir dos mesmos direitos e condição de vida. E, nesse momento da história, considerando o fenômeno da transnacionalização, a coletividade se refere à humanidade e a ética é planetária.

TEXTO COMPLEMENTAR 1

A desilusão causada pela guerra[15]

Apanhados no torvelinho deste tempo de guerra, informados de maneira unilateral, sem distanciamento das grandes mudanças que já ocorreram ou estão para ocorrer e sem noção do futuro que se configura, ficamos nós mesmos perdidos quanto ao significado das impressões que abalam sobre nós e quanto ao valor dos julgamentos que formamos. Quer nos parecer que jamais um acontecimento destruiu tantos bens preciosos da humanidade, jamais confundiu tantas inteligências das mais lúcidas e degradou tão radicalmente o que era elevado. Até mesmo a ciência perdeu sua desapaixonada imparcialidade; profundamente exasperados, seus servidores buscam extrair-lhe armas, para dar contribuição à luta contra os inimigos. O antropólogo tem que declarar o adversário um ser inferior e degenerado, o psiquiatra tem que diagnosticar nele uma perturbação espiritual ou psíquica. Mas provavelmente sentimos o mal deste tempo com intensidade desmedida, não tendo o direito de compará-lo com aquele de tempos que não vivenciamos.

O indivíduo que não se tornou um combatente e, portanto, uma partícula da enorme máquina da guerra, sente-se perplexo quanto à sua orientação e inibido em sua capacidade de realização. Penso que acolherá de bom grado qualquer pequena indicação que o ajude a situar-se pelo menos no seu próprio íntimo. Entre os fatores responsáveis pela miséria psíquica dos não combatentes, contra os quais é tão difícil eles lutarem, gostaria de destacar dois e de abordá-los aqui. Eles são: a desilusão provocada pela guerra e a diferente atitude ante a morte, à qual ela – como todas as guerras – nos obrigou.

Quando falo de desilusão, cada um sabe de imediato o que isso significa. (...) Dizíamos, é verdade, que as guerras não podem acabar enquanto divergirem de tal modo no valor que atribuem à vida individual, e enquanto os ódios que os dividem representarem forças psíquicas tão intensas.

(...)

A guerra na qual não queríamos acreditar irrompeu, e trouxe a... desilusão. Não é apenas mais sangrenta e devastadora do que guerras anteriores, devido ao poderoso aperfeiçoamento das armas de ataque e de defesa, mas pelo menos tão cruel, amargurada e impiedosa quanto qualquer uma que a precedeu. Ela transgride todos os limites que nos impusemos em tempos de paz, que havíamos chamado de Direito Internacional, não reconhece as prerrogativas dos feridos e dos médicos, a distinção entre a parte pacífica e a parte lutadora da população, nem os direitos de propriedade. Ela derruba o que se interpõe no seu caminho, em fúria enceguecida, como se depois dela não devesse existir nem futuro nem paz entre os homens. Ela destrói todos os laços comunitários entre os povos que combatem uns aos outros, e ameaça deixar um legado de amargura que por longo tempo tornará impossível o restabelecimento dos mesmos.

---

[15] FREUD, Sigmund. *Considerações atuais sobre a guerra e a morte (1915)*. São Paulo: Companhia das Letras, 2010. v. 12. p. 210-215. (Freud escreveu esse texto durante a Primeira Guerra Mundial e o selecionamos por continuar atual.)

TEXTO COMPLEMENTAR 2[16]

Não gosto dele, eu o detesto, eu o odeio, gostaria de vê-lo morto, exijo que a mera lembrança de seu nome seja apagada para sempre. É com essas palavras que Frédéric Chauvaud apresenta seu livro *Histoire de la haine* (2014), no qual não só constata a proliferação de tais expressões em nossos dias, como explicita quanto o ódio comanda os discursos e gestos de nossos contemporâneos.

O historiador nos diz que essa "paixão funesta", embora escape frequentemente da investigação histórica, é a responsável por grande parte das condutas humanas, razão pela qual se propõe a esboçar sua história, uma vez que, ainda que sempre presente, suas expressões, modalidades e efeitos não são nem idênticos, nem imutáveis. Se o ódio é uma figura do pensável, como diria Castoriadis (2009) para o historiador, razão a mais que ele o seja também para nós analistas, levando-nos a nos debruçar sobre as raízes psíquicas e sociais das políticas do ódio.

Mas por que mesmo tanto ódio? A pergunta, ainda que possa parecer ingênua, está longe de sê-la, uma vez que o ódio remete tanto ao indivíduo quanto à cultura e pode ser observado tanto na psicopatologia da vida cotidiana quanto na vida social e política, principalmente no duplo movimento do exercício do poder e no prazer de se submeter a ele, razão pela qual optei por começar minha fala por um historiador, justamente para chamar minha própria atenção para a complexidade do tema.

O ódio exige uma abordagem complexa... E se é fato que muitos dos avanços freudianos e lacanianos foram respostas às injunções da História que lhes possibilitaram testar a operacionalidade dos conceitos psicanalíticos, cabe a nós continuar trilhando o caminho aberto por eles, relacionando a experiência da subjetividade, enquanto discurso do inconsciente, com a experiência do laço social, enquanto discurso político.

Quando falamos em discursos do ódio, estamos falando de algo que está na passagem do individual para o social, pois, como afirmam os autores do livro *L'amour de la haine* (2001), é nessa passagem que podemos focar a questão do ódio lá onde ele se coloca de maneira mais aguda, nas situações em que odiar parece ser, para alguns indivíduos e algumas coletividades, uma exigência imperiosa, um condição vital em determinado momento de sua história, no qual parecem tão animados pelo desejo de odiar, que amam apenas o seu ódio.

A psicanálise, desde seus primórdios, nunca deixou de se debruçar sobre essa parte sombria do ser humano, face escondida do amor que é parte integrante da constituição do sujeito e do seu inconsciente.

---

[16] KOLTAI, Caterina. Ódio na política, políticas do ódio. *In:* ROSA, Miriam Debieux *et al.* (Orgs.). *As escritas do ódio*: psicanálise e política. São Paulo: Escuta/Fapesp, 2018. p. 259-261.

ATIVIDADES

1. Discutam em grupo as questões, conferindo compreensão do tema abordado:

- Quais componentes da conceituação de violência se destacam?
- Quais são os determinantes da violência?
- Quais são as diferentes expressões da violência?
- O que determina o envolvimento do adolescente com a criminalidade?
- Qual a função da ética no debate sobre esse tema?

2. O Texto Complementar 1, de Sigmund Freud, foi escrito durante a Primeira Guerra Mundial. Debatam se, mais de um século depois, o texto é útil para refletir sobre as guerras mais recentes, principalmente a Guerra da Rússia e Ucrânia, em 2022.

3. As pequenas trapaças, as pequenas espertezas no cotidiano. O que você acha disso? Faça um exame de suas práticas e identifique se você usa esses mecanismos em sua vida diária e quais suas justificativas. É possível alterar isso?

4. Você é a favor ou contra a redução da idade penal? Faça uma pesquisa entre seus familiares e elenque as justificativas. Compartilhe em sala de aula: construam uma tabela com os votos a favor e contra, agrupem as justificativas e busquem compreender os determinantes dos votos (o que leva as pessoas serem a favor ou contra).

5. Você já foi testemunha de alguma situação de preconceito? Como se comportou? Por quê? Como poderia fazer diferente?

6. O boletim on-line diário da Organização das Nações Unidas (ONU) publica diariamente um rol de locais do mundo onde está ocorrendo algum conflito, alguma violação de direitos humanos, alguma expressão da violência. Faça uma consulta a esse boletim e verifique as regiões do mundo onde as crianças são vítimas de alguma forma de violência.

PARA SABER MAIS

Bibliografia

BÁSICA

O que é violência? O que é preconceito? O que é racismo? Esses são alguns títulos que a Editora Brasiliense oferece na coleção Primeiros Passos, em que cada um dos pequenos livros constitui uma introdução ao tema, a leitura é fácil e de boa qualidade.

Violência (2005), de Maria Laurinda Ribeiro de Souza, é uma boa introdução ao tema em toda a sua complexidade.

Violentamente pacíficos: desconstruindo a associação juventude-violência (2010), pertence à série Psicologia e Compromisso Social, do antropólogo Paulo Malvasi e da psicóloga Maria de Lourdes Trassi, livro introdutório que trata do tema pelo recorte da juventude.

AVANÇADA

A bibliografia é bastante extensa nas várias especialidades, sobre cada um dos aspectos do tema Violência. A seguir, indicamos alguns.

Violência: seis reflexões laterais, de Slavoj Zizek, é uma análise que articula conhecimentos dos múltiplos campos da história, da psicanálise, da filosofia, da sociologia e das artes, dissecando a violência inerente à globalização, ao capitalismo, ao fundamentalismo e à própria linguagem.

Terrorismo: caos, controle e segurança (2014), de João Paulo Duarte, é uma obra que expõe as principais procedências do terrorismo na era moderna, problematizando as conjunturas históricas e políticas que classificaram cada uma das ações como "terrorismo".

A violência no coração da cidade: um estudo psicanalítico sobre as violências na cidade de São Paulo (2005), de Paulo Cesar Endo, investiga as violências que se produzem na cidade, articulando sua argumentação em torno de três eixos fundamentais: o corpo, a violência e a cidade de São Paulo.

Linguagens da violência, organizado por Carlos Alberto Messeder Pereira, é uma coletânea de artigos elaborados por estudiosos brasileiros e estrangeiros, que se dedicaram a um acurado estudo do problema, analisando questões fundamentais para a compreensão atual do fenômeno da violência.

Por que a guerra? (1932). Trata-se de uma carta que Freud escreveu para responder a uma pergunta de Einstein. Texto atual, vale a pena conferir.

Sexualidade e violência: um olhar sobre a banalização da violência no campo da sexualidade (2019), livro organizado por Ana Cristina Canosa e vários autores. Traz expressões da banalidade do mal em tempos atuais.

Outros recursos

Existem inúmeros sites que divulgam as notícias do mundo inteiro e do Brasil sobre vários aspectos da violência. Vale a pena conhecer os sites da ONU (Organização das Nações Unidas), da Secretaria dos Direitos Humanos da Presidência da República do Brasil, da Anistia Internacional, da Conectas Direitos Humanos (Brasil). Desde 1998, é publicado anualmente o Mapa da Violência, organizado por Julio Jacobo Waiselfisz e fica disponível on-line.

LITERATURA

Entre os muitos romances que tratam o tema, destacam-se:

Feras de lugar nenhum (2006), de Uzodinma Iweala, relata o percurso de uma criança soldado nas guerras africanas.

Esmeralda: por que não dancei? (2010), de Esmeralda do Carmo Ortiz, é um romance autobiográfico com suas passagens pela rua, o uso de drogas (o crack), por instituições e seu esforço de superação.

Tsotsi: infância roubada (2007), de Athol Fugard, trata do racismo nos tempos de apartheid na África do Sul e adolescentes e jovens "apartados" envolvidos na criminalidade.

Memórias de um sobrevivente (2009), de Luiz Alberto Mendes, é um relato de percurso pela criminalidade, da infância à idade adulta.

Hora da guerra (2008), de Jorge Amado, traz crônicas que o escritor publicou em jornal de Salvador entre 1942 e 1945, durante a Segunda Guerra Mundial.

FILMES

Os filmes citados cobrem desde a década de 1970 até os dias atuais com a finalidade de demonstrar que os fenômenos atuais têm história.

A filmografia, inclusive no Brasil, é extensa:

- *Lúcio Flávio, o passageiro da agonia* (Brasil. Direção de Héctor Babenco. 1977. 120 min.).
  A história do ladrão de bancos que monopolizou as manchetes dos jornais com seus assaltos audazes e suas fugas espetaculares.
- *Pixote: a lei do mais fraco* (Brasil. Direção de Héctor Babenco. 1980. 120 min.).
  Um retrato da vida de menores abandonados em grandes cidades brasileiras, com foco no tema da violência.

- *Querô* (Brasil. Direção de Carlos Cortez. 2007. 90 min.).
O filme conta a história de um menino que vive em uma instituição para menores. Baseado no livro de Plínio Marcos.
- *Ônibus 174* (Brasil. Direção de José Padilha. 2002. 133 min.).
Investigação sobre um sequestro de um ônibus no Rio de Janeiro.
- *Cidade de Deus* (Brasil. Direção de Fernando Meirelles. 2002. 135 min.).
Jovem pobre e negro, morador de uma favela no Rio de Janeiro, quer tornar-se fotógrafo profissional.
- *Tropa de elite* (Brasil). Direção de José Padilha. 2007. 118 min.).
Capitão do Bope quer deixar o posto e busca um substituto.
- *Tropa de elite 2: o inimigo agora é outro* (Brasil. Direção: José Padilha. 2010. 115 min.).
Os acontecimentos deste filme ocorrem mais de dez anos após os do primeiro e mostra o amadurecimento do então coronel Nascimento, personagem de Wagner Moura, que agora é subsecretário de Inteligência na secretaria de segurança pública do Rio de Janeiro.
- *O lobo atrás da porta* (Brasil. Direção: Fernando Coimbra. 2013. 97 min.).
Largamente inspirado no caso policial "A fera da Penha", em que uma mulher (Neide Maria Maia Lopes) foi acusada de sequestrar uma garota de 4 anos, após um envolvimento extraconjugal com o pai da menina.

CAPÍTULO 23

Saúde

A loucura é um fenômeno que acompanha a humanidade há séculos e, por muito tempo, não foi considerada um problema. A pessoa portadora de algum tipo de transtorno psíquico era de alguma forma incluída nas relações cotidianas e, em algumas oportunidades, ganhava um *status* privilegiado. Depois do século XVI, da nossa era, a humanidade desenvolveu um modo racional de gerir a vida e isso abriu espaço para o domínio e avanço do conhecimento científico e tecnológico, como vimos no Capítulo 1 deste livro.

A construção da autonomia política do indivíduo, ao mesmo tempo que garante um maior conhecimento de si, produz o seu avesso, que é a profunda individualização das pessoas. Vemo-nos cada vez mais como indivíduos isolados e cada vez mais racionais. Capacidades humanas, como a intuição, passaram a ser vistas com desconfiança e tradições que dependiam dessas capacidades foram caindo no esquecimento. Enfrentamos um mundo cada vez mais racional, em que todas as coisas têm um lugar certo, e a loucura, tida a partir desse momento como fenômeno da desrazão, perde seu lugar social.

Na passagem do século XIX para o XX, as ciências jurídicas e médicas deram uma nova definição para a loucura, fornecendo ao fenômeno caráter patológico e mental

incapacidade de discernimento, considerando o louco inimputável. Logo depois da Segunda Guerra Mundial, teve início um movimento que questionou a internação de pessoas portadoras de transtornos psíquicos em manicômios, ao mesmo tempo que experiências de desinstitucionalização surgiram na França, Inglaterra e depois Itália, logo influenciando muitos outros países, como foi o caso do Brasil. Impulsionado pelo movimento da Reforma Psiquiátrica, nosso país vem implantando a política nacional de saúde mental que prevê o fechamento dos manicômios e a criação de uma rede de atenção mais eficiente e humana a esses doentes. Vamos falar um pouco sobre isso neste capítulo.

O SOFRIMENTO PSÍQUICO

Em muitos momentos de sua vida, uma pessoa pode viver situações difíceis e de sofrimento tão intenso que pensa que algo vai "arrebentar" dentro dela, que não vai suportar, que vai perder o controle sobre si mesma... que vai enlouquecer. Isso pode ocorrer quando se perde alguém muito próximo e querido, em situações altamente estressantes, em que o indivíduo se vê com muitas dúvidas e não percebe a possibilidade de pedir ajuda e/ou resolver sozinho tal situação. A pessoa, então, busca a superação desse sofrimento, o restabelecimento de sua organização pessoal e de seu equilíbrio, isto é, o retorno às condições anteriores de rotina de sua vida, em que não tinha insônia, não chorava a toda hora, não tinha os medos que agora tem, por exemplo. Embora o sofrimento seja intenso, não é possível falar de doença nessas situações. É necessário ter muito cuidado para não tornar patológico o sofrimento.

> Em muitos momentos, uma pessoa pode pensar que vai perder o controle sobre si mesma... que vai enlouquecer.

Situações como essas, todos nós podemos viver em algum momento da vida e, nessas circunstâncias, o indivíduo necessita do apoio de seus grupos (a família, o trabalho, os amigos), isto é, que esses grupos sejam "continentes" de seu sofrimento e de suas dificuldades e que não o excluam, não o discriminem, tornando ainda mais difícil o momento que vive. Além do apoio do grupo, o indivíduo pode necessitar de uma ajuda psicoterápica, no sentido de suporte e facilitação da compreensão dos conteúdos internos que lhe causam o transtorno, o que poderá levá-lo a uma reorganização pessoal quanto a valores, projetos de vida, a aprender a conviver com perdas, frustrações e a descobrir outras fontes de gratificação na sua relação com o mundo. Em alguns casos, pode ser aconselhável uma medicação administrada por médico especialista (o psiquiatra) ou por um médico clínico (o da equipe da Saúde da Família, por exemplo), com acompanhamento e retirada assim que possível.

Nesse modo de relatar e compreender o sofrimento psíquico, fica claro que o critério de avaliação é o próprio indivíduo e seu mal-estar psicológico, isto é, ele em relação a si próprio e à sua estrutura psicológica, e não o critério de adaptação ou desadaptação social. Esse indivíduo que sofre pode estar perfeitamente adaptado, continuar respondendo a todas as expectativas sociais e cumprir todas as suas responsabilidades. Ao mesmo tempo, pode-se encontrar outro indivíduo que, mesmo considerado socialmente desadaptado, excêntrico, diferente, não vivencia nesse momento de sua vida nenhum sofrimento ou mal-estar relevante. O indivíduo consegue lidar com suas aflições intensas encontrando modos de produção que canalizam esse mal-estar de forma produtiva e criativa.

Assim, embora o sofrimento psicológico possa levar à desadaptação social, e ela possa determinar uma ordem de distúrbio psíquico, não se pode sempre estabelecer uma relação de causa e efeito entre ambos. Isso torna questionável a utilização exclusiva de critérios de adequação social para a avaliação psicológica do indivíduo como normal ou doente. Abordar a questão da doença mental, nesse enfoque psicológico, significa considerá-la produto da interação das condições de vida social com a trajetória específica do indivíduo (sua família, os demais grupos e as experiências significativas) e sua estrutura psíquica. As condições externas – poluição sonora e visual intensas, condições de trabalho estressantes, trânsito caótico, índices de criminalidade, excesso de apelo ao consumo, perda de um ente muito querido etc. – devem ser entendidas como determinantes ou desencadeadoras da doença mental ou, quando positivas, propiciadoras e promotoras da saúde mental.

A DIVERSIDADE DE TEORIAS SOBRE A LOUCURA

O indivíduo apresenta um sintoma ou vários: ele vê o diabo; tem um medo intenso de sair de casa ou de ir da sala para o banheiro sozinho; não consegue dormir à noite; não articula com lógica um raciocínio sobre determinado assunto; tem intermináveis monólogos com figuras ou objetos imaginários, utilizando frases desconexas; ouve vozes que o aconselham e o apavoram; fica extremamente eufórico e no momento seguinte fica muito deprimido, não levanta da cama, não cuida de sua higiene pessoal e se recusa ao contato com os outros. Esses sintomas podem ser agrupados de diferentes formas, sendo identificados em quadros clínicos que recebem o nome de neurose, anorexia, distúrbio obsessivo compulsivo, psicose, síndrome do pânico, psicastenia etc. A classificação desses transtornos variou ao longo da história.

A doença mental é produto da interação das condições de vida social com a trajetória específica do indivíduo e sua estrutura psíquica.

Um breve olhar sobre a história da loucura

O filósofo francês Michel Foucault (1926-1984) deu uma valiosa contribuição para compreendermos a constituição histórica do conceito de doença mental. Sua pesquisa baseou-se em documentos (discursos) encontrados em arquivos de prisões, hospitais e hospícios. Na periodização histórica que utiliza, o autor inicia seu trabalho pelo Renascimento (século XVI), período no qual o louco vivia "solto, errante, expulso das cidades, entregue aos peregrinos e navegantes". O louco era visto como "tendo um saber esotérico sobre os homens e o mundo, um saber cósmico que revela verdades secretas". Nessa época, a loucura significava "ignorância, ilusão, desregramento de conduta, desvio moral, pois o louco toma o erro como verdade, a mentira como realidade". Neste último sentido, a loucura passaria a ser vista como oposição à razão, esta entendida como instância de verdade e moralidade. Na Idade Média e no Renascimento, eram raros os casos de internação de loucos em hospitais e, quando isso ocorria, recebiam o mesmo tratamento dispensado aos demais doentes, com sangrias, purgações, ventosas, banhos.

O filósofo francês Michel Foucault (1926-1984) deu valiosa contribuição para compreendermos a constituição histórica do conceito de doença mental.

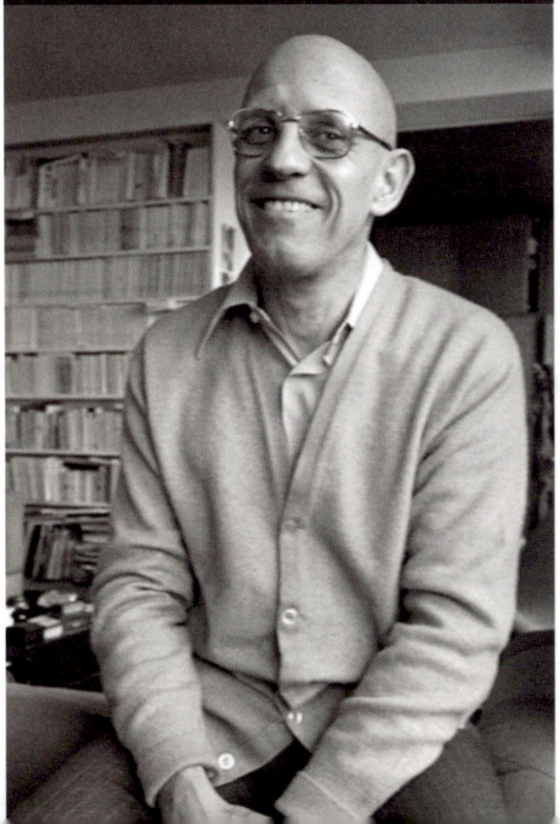

Nos séculos XVII e XVIII, os critérios para definir a loucura ainda não eram médicos – a designação de louco não dependia de uma ciência médica. Essa designação era atribuída à percepção que instituições como a Igreja, a justiça e a família tinham do indivíduo e os critérios referiam-se à transgressão da lei e da moralidade.

No final do século XVII (1656), foi criado o Hospital Geral, em Paris, onde se iniciou "a grande internação". A população internada era heterogênea, embora pudesse ser agrupada em quatro grandes categorias: os devassos (doentes venéreos), os feiticeiros (profanadores), os libertinos e os loucos. O Hospital Geral não era uma instituição médica, mas assistencial. Não havia tratamento. Os loucos não eram vistos como doentes e, por isso, integravam um conjunto formado por todos os segregados da sociedade. O critério de exclusão baseava-se na inadequação do louco à vida social.

Nesse período, buscava-se construir um conhecimento médico sobre a loucura; contudo, a medicina da época – que tinha como modelo a história natural e o seu método classificatório (a descrição e a taxionomia da estrutura visível das plantas e animais eram feitas com a finalidade de estabelecer semelhanças e diferenças) – não conseguia abarcar a complexidade de manifestações da loucura.

No final do século XVII, os loucos não eram vistos como doentes e faziam parte dos segregados da sociedade.

Na segunda metade do século XVIII, iniciaram-se reflexões médicas e filosóficas que situavam a loucura como algo que ocorria no interior do próprio sujeito.

Na segunda metade do século XVIII, iniciaram-se reflexões médicas e filosóficas que situavam a loucura como algo que ocorria no interior do próprio homem, como perda da natureza humana, como alienação. Segundo a periodização histórica, proposta por Foucault nesse período (final do século XVIII e início do XIX), já estaríamos na Modernidade. Criou-se, então, a primeira instituição destinada exclusivamente à reclusão dos loucos: o asilo. A mentalidade da época considerava injusta para com os demais presos a convivência com os loucos. Os métodos terapêuticos utilizados no asilo eram: a religião, o medo, a culpa, o trabalho, a vigilância, o julgamento. O médico passou a assumir o papel de autoridade máxima. Robert Castel[1] aponta que os hospitais somente vieram a tornar-se um meio prioritariamente médico no século XIX. Sua ação era moral e social, voltada para a normatização do louco, agora concebido como capaz de se recuperar.

Inicia-se a medicalização. A cura da doença mental – o novo estatuto da loucura – ocorreria a partir de uma liberdade vigiada e do isolamento. Estava preparado o caminho para o surgimento da Psiquiatria.

A fase manicomial

No limiar do século XX, a psiquiatria se constituiu como especialidade médica e ganhou importância. Médicos como Pinel, Esquirol, Charcot, Kraepelin, Bleuler inauguraram o estudo sistemático dos sintomas das psicoses, nome que passou a ser atribuído às afecções ou distúrbios mentais. Essa terminologia não é utilizada atualmente, mas a mencionamos para que o leitor note a diferença entre a categoria da alienação, muito genérica, que era utilizada no período anterior e as categorias da nova disciplina médica.

A Psiquiatria clássica considerava os sintomas como sinal de um distúrbio orgânico, isto é, doença mental era igual a doença cerebral. Sua origem era endógena, dentro do organismo, e referia-se a alguma lesão de natureza anatômica ou distúrbio fisiológico cerebral.

Mesmo com avanços consideráveis, essa abordagem permanece até os nossos dias e laboratórios de pesquisa de grandes universidades do mundo todo buscam descobrir distúrbios ou anomalias da estrutura ou funcionamento cerebral e se eles levam a distúrbios do comportamento, da afetividade, do pensamento etc.

Nessa abordagem da doença, os quadros patológicos são exaustivamente descritos no sentido de quais distúrbios podem ser apresentados. Por exemplo: a **psicastenia** é caracterizada por esgotamento nervoso, com traços de fadiga mental, impotência diante do esforço, inserção difícil no real, cefaleias, distúrbios gastrointestinais, inquietude, tristeza. E se a doença mental é simplesmente uma doença orgânica, ela será tratada com medicamentos e produtos químicos. Ao lado da medicação, devemos lembrar que ainda são usados eletrochoques, choques insulínicos e, em casos mais graves, o internamento psiquiátrico, para uma administração controlada e intensiva de medicamentos.

A principal publicação de referência dessa psiquiatria organicista é o manual da Associação Psiquiátrica Americana (APA) conhecido com *Manual Diagnóstico e Estatístico de Transtornos Mentais* (DSM-5),[2] que apresenta a classificação de todos os transtornos (nome que substitui os termos como doença ou distúrbio) considerados como passíveis de tratamento ou internação. Há que se considerar que a indústria farmacêutica evoluiu muito nesse período e hoje são fornecidos medicamentos mais eficientes e específicos para os transtornos descritos pelo DSM-5.

A despeito dos reais avanços da psiquiatria organicista, seus métodos e descrições recebem críticas contundentes. A própria edição do DSM-5 foi criticada por

---

1 CASTEL, Robert. *A ordem psiquiátrica*: a idade de ouro do alienismo. Trad. Maria T. da Costa Albuquerque. Rio de Janeiro: Graal, 1978.

2 AMERICAN PSYCHIATRIC ASSOCIATION. Manual diagnóstico e estatístico de transtornos mentais. *DSM*-V. 5. ed. Porto Alegre: Artmed, 2014.

eminentes psiquiatras americanos que consideram que o aumento de eventos classificados como transtornos acaba por patologizar a vida. É o caso do transtorno relatado como Disforia de Gênero, que considera o travestismo como um sintoma, ou o Transtorno de Oposição Desafiante, que relata problemas com a autoridade e menciona manifestações agressivas. Ora, um jovem participante de um protesto estudantil poderá facilmente ser enquadrado neste tipo de transtorno, o que nos parece inadequado. Quanto ao que chamam de travestismos, o movimento LGBT, em sua luta pelo reconhecimento do direito à orientação sexual, vem conquistando espaço e respeito e considerar o comportamento transgênero como transtorno psíquico nos parece um anacronismo desnecessário.

Na abordagem organicista, a doença mental é tratada com medicamentos.

A contribuição da Psicanálise

Não é possível discutir a questão da normalidade e da patologia sem retomar as contribuições de Freud para o tema. Para a Psicanálise, o que distingue o normal do anormal é uma questão de grau e não de natureza, isto é, em todos os indivíduos existem as mesmas estruturas psíquicas que, se mais ou menos "ativadas", são responsáveis pelos distúrbios e pelo sofrimento no indivíduo. Essas estruturas são neuróticas ou psicóticas. Freud tomou a terminologia da Psiquiatria clássica do século XIX e definiu clinicamente a neurose, cujos: "sintomas (distúrbios do comportamento, das ideias ou dos sentimentos) são a expressão simbólica de um conflito psíquico que tem suas raízes na história infantil do indivíduo", segundo Laplanche e Pontalis.[3]

De acordo com Laplanche e Pontalis,[4] para Freud, as neuroses podem ser subdivididas em:

- **Neurose obsessiva:** esse tipo de conflito psíquico leva a comportamentos compulsivos (por exemplo, lavar as mãos com frequência não usual); ter ideias obsedantes, como estar sendo perseguido, ao mesmo tempo que ocorre uma luta contra esses pensamentos e dúvidas quanto ao que faz ou fez.
- **Neurose fóbica ou histeria de angústia:** a angústia é fixada, de modo mais ou menos estável, em um objeto exterior, isto é, o sintoma central é a fobia, o medo. Medo de altura, medo de animais, medo de ficar sozinho etc.
- **Neurose histérica ou histeria de conversão:** o conflito psíquico simboliza-se nos sintomas corporais de modo ocasional, isto é, como crises. Por exemplo, crise de choro com teatralidade ou sintomas que se apresentam de modo duradouro, como a paralisia de um membro, a úlcera etc.

Para a Psicanálise, todas as formas de manifestação da neurose têm sua origem na vida infantil, mesmo quando se manifestam mais tarde, desencadeadas por vivências, situações conflitantes etc. Nos dois últimos tipos apresentados, a neurose está associada a conflitos infantis de ordem sexual. A esses tipos de neurose deve-se acrescentar a neurose traumática, em que os sintomas – pensar obsessivamente no acontecimento traumatizante, ter perturbações do sono etc. – aparecem após uma experiência intensa desagradável ou perigosa, ligada a uma situação em que se correu risco de morte. Mas, mesmo nesse caso, existiria segundo Freud uma predisposição, isto é, o traumatismo desencadeou uma estrutura neurótica preexistente.

Segundo a psicanálise, as diferentes formas de manifestação da neurose têm sua origem na vida infantil.

[3] LAPLANCHE, J.; PONTALIS, J. B. *Vocabulário da psicanálise*. 4. ed. São Paulo: Martins Fontes, 2016. p. 377.

[4] LAPLANCHE, J.; PONTALIS, J. B, 2016. p. 378-379.

A abordagem psicológica

A abordagem psicológica encara a doença mental e, portanto, os sintomas, como desorganização do "mundo interno". A doença instala-se na subjetividade e leva a uma alteração de sua estrutura ou a um desvio progressivo em seu desenvolvimento.

Dessa forma, as doenças mentais e o sofrimento psíquico definem-se a partir do grau de perturbação da "organização psíquica", isto é, do grau de desvio do que é considerado "comportamento padrão". Nesse caso, as psicoses são consideradas distúrbios da "organização psíquica" total, envolvendo os aspectos de afetividade, de pensamento e de percepção de si e do mundo. As neuroses referem-se a distúrbios de aspectos do "mundo interno"; por exemplo, permanecem íntegras a capacidade de pensamento, de estabelecer relações afetivas, mas a sua relação com o mundo encontra-se alterada, como no caso do indivíduo que tem um medo intenso de cachorro e não consegue nem passar a mão em um bichinho de pelúcia.

A abordagem psicológica compreende a doença mental como desorganização do "mundo interno.

NORMAL E PATOLÓGICO

Nos modelos explicativos anteriores – Psiquiatria clássica e abordagem psicológica – está implícita a questão dos padrões de normalidade, isto é, embora as duas teorias se diferenciem quanto à concepção de doença mental e suas causas, elas se assemelham no sentido de que ambas supõem um critério do que é normal.

Superando dicotomias: a saúde mental

O enfoque do sofrimento psíquico pelo foco da normalidade significa dizer que determinadas áreas de conhecimento científico estabelecerão padrões de comportamento ou de funcionamento do organismo sadio. Esses padrões ou normas referem-se a médias estatísticas do que se deve esperar do indivíduo, enquanto funcionamento e expressão. Essas ideias ou critérios de avaliação constroem-se a partir do desenvolvimento científico de determinada área do conhecimento e, também, a partir de dados da cultura e do comportamento do próprio observador ou especialista, que nesse momento avalia esse indivíduo e diagnostica que ele é doente.

E aqui surge uma complicação. Os conceitos de normal e patológico são extremamente relativos. Do ponto de vista cultural, o que em uma sociedade é considerado normal, adequado, aceito ou mesmo valorizado, em outra sociedade ou em outro momento histórico pode ser considerado anormal, desviante ou patológico.

Para avançarmos nessa discussão precisamos fazer algumas considerações. Não se conhece até hoje a verdadeira dimensão do sofrimento psíquico e isso nos leva a questionar se haveria de fato um adoecer psíquico. Vamos trabalhar com casos extremos e diferentes para apoiar essa discussão. Alguns dos chamados **transtornos psiquiátricos** são bem definidos do ponto de vista nosográfico (descrição da doença), mas não o são do ponto de vista etiológico (determinação da causa).

Isso significa dizer que um conjunto de sintomas pode ser identificado, classificado e ser denominado um transtorno (como a esquizofrenia ou o transtorno bipolar). Esse processo, que leva em consideração os sintomas, desenvolveu medicamentos que atenuam tais sintomas, mas não conhece as causas e, portanto, não promove a cura. Com doenças de cunho claramente orgânico, a nosografia e etiologia estão conectadas, mas no sofrimento psíquico isso não é possível dada a complexidade do funcionamento de nossa mente. Não se trata somente do funcionamento do sistema nervoso central, trata-se de toda a capacidade humana de compreender o que é o seu ser. Isso implica não somente no funcionamento físico cerebral, mas da nossa consciência, dos nossos pensamentos, dos nossos afetos e formas de afetação. Trata-se da plasticidade e capacidade adaptativa desse organismo – o sistema nervoso central – cuja função extrapola sua dimensão estritamente biológica.

> Os conceitos de normal e de patológicos são construções históricas e culturais.

Nós, seres humanos, além de produzirmos as condições de sobrevivência, a luta pela manutenção da vida como qualquer animal selvagem, também produzimos cultura e somos profundamente diversos nessa produção. Assim, um comportamento que possa parecer estranho em nossa cultura é habitual em outra. A homossexualidade, por exemplo, vista com preconceito e reprovada por alguns em nossa cultura era comportamento típico do cidadão grego na era clássica, conforme deixou testemunho o filósofo Platão nos seus *Diálogos*. Índios Ianomâmis que vivem em aldeias com pouco contato com outras comunidades têm o costume de não trajar vestimentas e não são classificados como loucos por esse motivo. Vivem de acordo com as regras da sua cultura. Entretanto, não se trata de relativismo cultural ou de uma posição simplista em que se possa afirmar que o sofrimento psíquico não exista. Os sintomas delirantes de uma esquizofrenia são reais e fazem sofrer o seu portador e isso requer cuidado e atenção. A depressão vem sendo reconhecida como o mal da atualidade pela frequência que afeta trabalhadores e está se tornando uma das principais causas de afastamento do trabalho.

A questão da normalidade, se não levar em consideração que estamos tratando de saúde mental e não da doença, acaba por desvelar o poder que a ciência tem de, a partir do diagnóstico fornecido por um especialista, definir o destino do indivíduo rotulado. Isso pode significar não passar pela seleção de um emprego, perder o pátrio poder sobre os filhos, ser internado em um hospital psiquiátrico e, a partir disso, ter como identidade fundamental a de louco. Esse poder atribuído à ciência e aos profissionais deve ser questionado, na medida em que se baseia em um conjunto de conhecimentos bastante polêmicos e incompletos. Além disso, o médico ou o psicólogo, como cidadão e representante de uma cultura e de uma sociedade, acaba por patologizar aspectos do comportamento que se caracterizam muito mais como transgressões de condutas morais (sexuais, por exemplo), que não seriam considerados desvios em outros momentos históricos ou em outras sociedades – isso demonstra a relatividade do conceito de normal.

Outro aspecto conhecido e bastante alardeado pelos meios de comunicação de massa é o uso da Psiquiatria ou do rótulo de doença mental com fins políticos. O saber científico e suas técnicas surgem, então, comprometidos com grupos que querem manter determinada ordem social. Tranca-se no hospital psiquiátrico ou retira-se a legitimidade do discurso do indivíduo que contesta essa ordem, transformando-o em louco.

> O saber científico e suas técnicas surgem, então, comprometidos com grupos que buscam manter determinada ordem social.

PSIQUIATRIA SOCIAL E A REFORMA PSIQUIÁTRICA BRASILEIRA

Em oposição a essas abordagens tradicionais da doença mental, surgem teorias críticas, que questionam os conceitos de normalidade implícitos nas formas de tratamento da loucura. Nessa linha, a Psiquiatria Social denunciou a manipulação do saber científico, a retirada da humanidade e da dignidade do louco, as condições perversas de tratamento e reclusão dele e, principalmente, a concepção da loucura como fabricada pelo próprio indivíduo e no seu interior. Com isso, levaram todos os que se dedicam a compreender e a trabalhar com os considerados loucos a buscar, fora do indivíduo, as causas ou os desencadeadores do seu comportamento atual, isto é, buscar nas condições de trabalho, nas formas de lazer, no sistema educacional competitivo ou mesmo na estrutura familiar ou na insegurança da violência urbana, os fatores desencadeadores ou determinantes do sofrimento intenso do indivíduo ou de sua doença.

A Psiquiatria Social ou a Psiquiatria alternativa, embora questionem as abordagens clássicas da doença mental, não negam que a doença exista. Basaglia afirma:

> Eu penso que a loucura, como todas as doenças, são expressões das contradições do nosso corpo, e dizendo corpo, digo corpo orgânico e social. É nesse sentido que direi que a doença, sendo uma contradição que se verifica no ambiente social, não é um produto apenas da sociedade, mas uma interação dos níveis nos quais nos compomos: biológico, sociológico, psicológico.[5]

Nessa mesma obra, Basaglia afirma que explicar a doença só do ponto de vista orgânico ou exclusivamente do ponto de vista psicológico ou social significa uma "moda" científica.

O desafio é não nos esquivarmos do enfrentamento da questão da loucura, do sofrimento do outro, e talvez possamos começar a "ver" diferentemente. A loucura é construída ao longo da história de vida do indivíduo. Essas vivências ocorrem em determinado tempo histórico e espaço social definidos. Mais ou menos como Eduardo Kalina e Santiago Kovadloff em seu livro *As cerimônias da destruição*[6] analisam o suicídio: ele foi construído durante toda a vida do indivíduo, nos seus grupos de pertencimento – a família, a escola, o trabalho etc. –, embora o ato final caracterize um momento psicótico, isto é, o indivíduo percebe-se como outro e sem significado. Portanto, é no indivíduo e fora dele que vamos procurar as razões dessa desrazão. E talvez seja por isso que o suicídio abale tanto as pessoas próximas do suicida. É como se esse ato denunciasse o fracasso do investimento social que foi feito nesse indivíduo, que nega de modo radical tudo isso e aponta o fracasso de seus grupos.

> A loucura é construída ao longo da história de vida do indivíduo.

O Brasil tem uma grande importância na construção de um modelo alternativo de saúde mental. Poucos países no mundo avançaram como nós nesse segmento e não se trata somente da saúde mental. O movimento sanitarista mundial discute a saúde pública e coletiva desde a década de 1970. A famosa conferência de Alma Alta, em setembro de 1978, construiu um consenso sobre a atenção básica (Declaração de Alma Alta) e serviu de modelo e impulsionador dos movimentos de saúde no Brasil.

A união dos grupos populares que reivindicavam melhoria na saúde pública e dos sanitaristas, entre eles Sérgio Arouca, David Capistrano Jr., Gilson Carvalho, Gastão Wagner e Emerson Mehry, levou a uma profunda reformulação dos parâmetros da atenção à saúde no Brasil, culminando com a construção do SUS – Sistema Único de Saúde, como política pública na Constituição de 1988. E, nesse contexto, ganham força as propostas de mudança forjadas no movimento da Reforma Psiquiátrica Brasileira. Os movimentos da reforma sanitária e psiquiátrica no Brasil estão unidos pelo fato de ambos terem crescido com o processo de redemocratização do país. Este é um processo que está em curso, tem um claro delineamento e é possível verificar os seus resultados.

---

[5] BASAGLIA, Franco. *A psiquiatria alternativa.* São Paulo: Brasil Debates, 1982. p. 79.

[6] KALINA, Eduardo; KOVADLOFF, Santiago. *As cerimônias da destruição.* Rio de Janeiro: Francisco Alves, 1983.

OUTRO JEITO DE CUIDAR DAS PESSOAS – A PROPOSTA ANTIMANICOMIAL

Assim como em outros países do mundo, usuários, trabalhadores, representantes da academia e gestores se organizaram em um movimento com o objetivo de propor uma reforma antimanicomial no Brasil que vem disputando novas possibilidades de cuidado.

Em abril de 2001, depois de anos de tramitação, foi aprovada a Lei n. 10.216, que dispõe sobre a proteção e os direitos das pessoas portadoras de transtornos mentais e redireciona o modelo assistencial em saúde mental, criando as bases legais para um cuidado que respeite os direitos humanos e busque tratar em liberdade, com prioridade para a rede ambulatorial de serviços.

A Política Nacional de Saúde Mental, construída a partir desses princípios, tem orientado a implantação da Rede de Assistência Psicossocial (RAPS), em todo o Brasil, com o cuidado em saúde mental ocorrendo não mais em serviços totalitários e isolados como os manicômios, mas em vários serviços de saúde organizados em rede: Unidades Básicas de Saúde, Centros de Atenção Psicossocial (CAPS), para cuidados mais intensivos, leitos em hospitais gerais, consultórios de rua, Serviços Residenciais Terapêuticos para moradia em liberdade de egressos dos manicômios, Unidades de Acolhimento para moradia transitória de usuários em uso abusivo de álcool e drogas.

Isto representa uma mudança importante para a vida de muitas pessoas. Milhares de pessoas, por exemplo, que estavam presas em manicômios, por mais de 20 anos, só por terem um sofrimento psíquico hoje podem morar e se tratar em liberdade.

Tem sido central para a qualificação dessa rede de atenção, o cuidado interdisciplinar e a construção do Projeto Terapêutico Singular, para cada usuário, que busca, a partir da vida de cada um, definir os dispositivos para um cuidado integral. Para pessoas com um

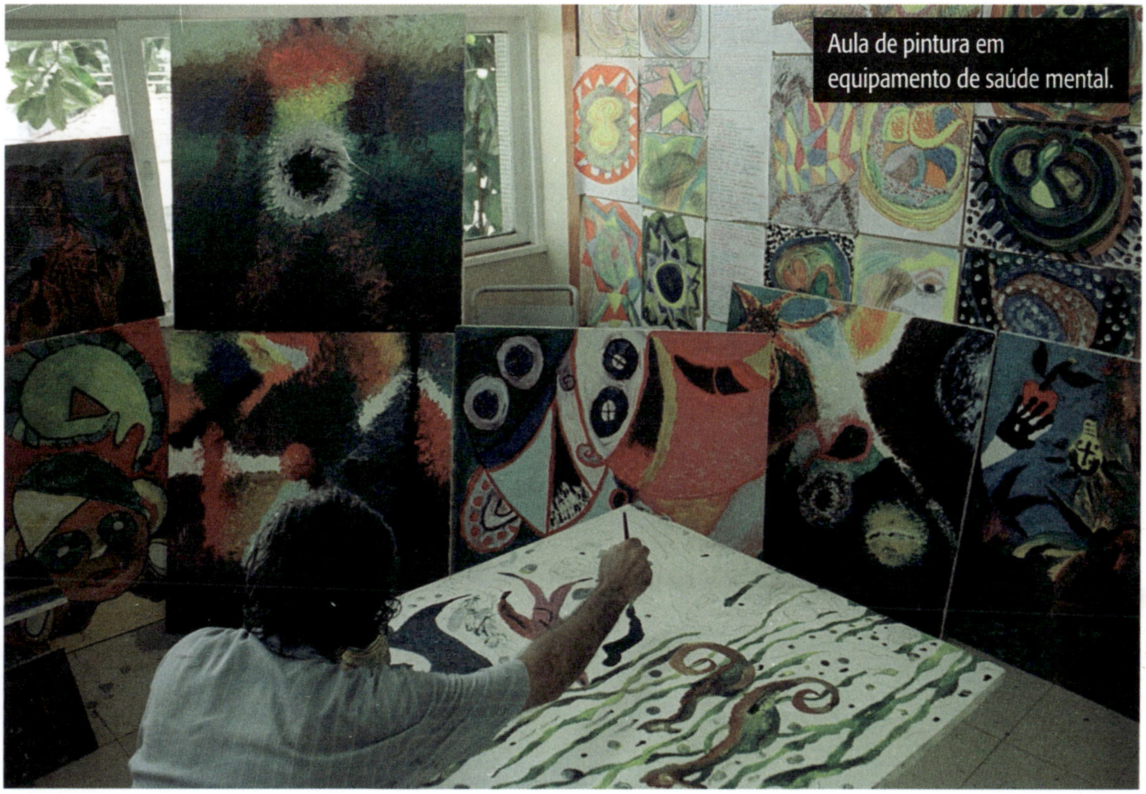

Aula de pintura em equipamento de saúde mental.

mesmo diagnóstico serão necessários projetos terapêuticos diferentes.

Outro aspecto importante de ser ressaltado é que hoje as pessoas que estão em uso abusivo de álcool e outras drogas são parte importante das pessoas que estão sendo cuidadas nos serviços que atendem saúde mental e devem ser tratadas observando os mesmos princípios.

O cuidado em saúde mental tem sido também importante na reconstrução de projetos de vida para pessoas em situações de vulnerabilidade, como pessoas em situação de rua, vítimas de violência ou de preconceito.

Considerar tudo isso significa pensar na superação das condições que desencadeiam ou determinam a loucura. Como cidadãos, é preciso compreender que a saúde mental é, além de uma questão psicológica, uma questão política, e que interessa a todos os que estão comprometidos com a vida.

TEXTO COMPLEMENTAR 1

Antoine Marie Joseph Artaud (1896-1948), conhecido como Antonin Artaud, foi um poeta, ator, escritor, dramaturgo, roteirista e diretor de teatro francês de aspirações anarquistas. Ficou internado por vários anos em mais de um manicômio francês. Durante uma dessas internações escreveu aos médicos uma carta que reproduzimos aqui:

Carta aos diretores de asilos de loucos[7]

Antonin Artaud

Senhores,

As leis, os costumes, concedem-lhes o direito de medir o espírito. Esta jurisdição soberana e terrível, vocês a exercem segundo seus próprios padrões de entendimento.

Não nos façam rir. A credulidade dos povos civilizados, dos especialistas, dos governantes, reveste a psiquiatria de inexplicáveis luzes sobrenaturais. A profissão que vocês exercem está julgada de antemão. Não pensamos em discutir aqui o valor dessa ciência, nem a duvidosa existência das doenças mentais. Porém para cada cem pretendidas patogenias, onde se desencadeia a confusão da matéria e do espírito, para cada cem classificações, onde as mais vagas são também as únicas utilizáveis, quantas tentativas nobres se contam para conseguir melhor compreensão do mundo irreal onde vivem aqueles que vocês encarceraram?

Quantos de vocês, por exemplo, consideram que o sonho do demente precoce ou as imagens que o perseguem são algo mais que uma salada de palavras? Não nos surpreende ver até que ponto vocês estão empenhados em uma tarefa para a qual só existem muitos poucos predestinados. Porém não nos rebelamos contra o direito concedido a certos homens – capazes ou não – de dar por terminadas suas investigações no campo do espírito com um veredicto de encarceramento perpétuo.

E que encarceramento! Sabe-se – nunca se saberá o suficiente – que os asilos, longe de ser "asilos", são cárceres horríveis onde os reclusos fornecem mão de obra gratuita e cômoda, e onde a brutalidade é norma. E vocês toleram tudo isso. O hospício de alienados, sob o amparo da ciência e da justiça, é comparável aos quartéis, aos cárceres, às penitenciárias. Não nos referimos aqui às internações arbitrárias, para lhes evitar o incômodo de um fácil desmentido. Afirmamos que grande parte de seus internados – completamente loucos segundo a definição

[7] WILLER, Cláudio (Org.). *Escritos de Antonin Artaud*. Porto Alegre: L&PM, 1983.

oficial – está também reclusa arbitrariamente. E não podemos admitir que se impeça o livre desenvolvimento de um delírio, tão legítimo e lógico como qualquer outra série de ideias e atos humanos.

A repressão das reações antissociais, em princípio, é tão quimérica como inaceitável. Todos os atos individuais são antissociais. Os loucos são as vítimas individuais por excelência da ditadura social. E em nome dessa individualidade, que é patrimônio do homem, reclamamos a liberdade desses forçados das galés da sensibilidade, já que não se está dentro das faculdades da lei condenar à prisão a todos que pensam e trabalham. Sem insistir no caráter verdadeiramente genial das manifestações de certos loucos, na medida de nossa capacidade para avaliá-las, afirmamos a legitimidade absoluta de sua concepção da realidade e de todos os atos que dela derivam.

Esperamos que amanhã de manhã, na hora da visita médica, recordem isto, quando tratarem de conversar sem dicionário com esses homens sobre os quais – reconheçam – só tem a superioridade da força.

TEXTO COMPLEMENTAR 2[8]

Introdução – Em direção a um novo modelo de crítica: as possibilidades de recuperação contemporânea do conceito de patologia social

Vladimir Safatle

(...) Nenhuma sociedade tem apenas estruturas normativas explícitas, mas se assenta também em um conjunto implícito de disposições de conduta e de inflexão das normas enunciadas. Isso nos levaria então a imaginar que uma perspectiva crítica seria aquela capaz de explorar as contradições no interior do próprio sistema de normas através da explicitação do que precisa continuar implícito para poder funcionar. Explicitar o que deve permanecer implícito, o que tem consistência fantasmática, o que deve ficar pressuposto, mostrar como nossas sociedades têm, necessariamente, uma estrutura dual e contraditória foram estratégias compreendidas, em várias circunstâncias, como fundamento para a crítica social. (...)

(...) a partir da consideração de que vínculos sociais são fundados a partir de circuitos de afetos. (...) Trata-se de partir da compreensão de que a verdadeira base normativa da vida social, seu verdadeiro núcleo de adesão, encontra-se nos afetos que ela faz circular de forma preferencial.

É levando em conta tal estratégia que devemos atualmente insistir na necessidade de a crítica posicionar-se como análise de patologias sociais. Essa assunção passa pela compreensão de sociedades como sistemas produtores e gestores de patologias. Inexiste sociedade que não se fundamente em um complexo processo de gestão de patologias, e tal gestão é uma dimensão maior, mas nem sempre completamente explícita, de reprodução social dos afetos. Não se trata apenas de se perguntar pelas modalidades de sofrimento que sociedades produzem, já que toda forma de restrição e coerção, toda forma de assunção normativa é necessariamente produtora de sofrimento. No entanto, nem toda forma de restrição e coerção é produtora de patologias, assim como nem todo sofrimento é traduzível imediatamente na forma de patologia.

Um sofrimento patológico é um sofrimento socialmente compreendido como excessivo, e por isso, objeto de tratamento por modalidades de intervenção médica que visam permitir a adequação da vida a valores socialmente estabelecidos com forte carga disciplinar. A título de contraexemplo, lembremos como o luto, mesmo tendo características de um sofrimento que pode produzir limitações profunda da capacidade subjetiva de ação, não é normalmente considerado patologia. (...)

---

[8] SAFATLE, Vladimir; SILVA JUNIOR, Nelson; DUNKER, Christian (orgs.). *Patologias do social:* arqueologia do sofrimento psíquico. Belo Horizonte: Autêntica, 2018. pag. 7-9.

ATIVIDADES

1. O tema da loucura não é somente de ordem acadêmica e disciplinar, trata-se de um tema de cunho existencial importante e todos nós, em algum momento, nos deparamos com os limites do que é a razão. É preciso considerar que as pessoas portadoras de sofrimentos psíquicos graves têm tanto direitos quanto qualquer outro cidadão. A partir dessa premissa, discuta os parâmetros da Reforma Psiquiátrica no Brasil consultando fontes como o Ministério da Saúde e do Conselho Federal de Psicologia.
2. Faça uma pesquisa na internet sobre o que é a Luta Antimanicomial e procure saber quais são seus princípios e suas atividades, particularmente, sobre os eventos de 18 de maio.
3. Se possível, visite um CAPS em sua cidade e entreviste técnicos e usuários sobre essa alternativa de atendimento e pergunte sobre a importância do tratamento e desse serviço na vida das pessoas ali atendidas.

PARA SABER MAIS

Bibliografia

O tema aqui discutido é, ele próprio, avançado. Assim, vamos indicar obras para os interessados em aprofundar seus conhecimentos.

BÁSICA

A história da loucura (2014), de Michel Foucault, e *A ordem psiquiátrica: a idade de ouro do alienismo* (1978), de Robert Castel, são dois livros de leitura obrigatória.

Contrafissura e plasticidade psíquica (2015) é o livro de um importante psicanalista argentino radicado no Brasil, Antonio Lancetti, que escreveu uma excelente obra sobre a relação entre saúde mental e consumo de álcool e drogas.

AVANÇADA

Além dessas obras, está disponível uma discussão do que ocorre no Brasil por meio de uma publicação periódica da Editora Hucitec chamada de *Saudeloucura*. São vários números já publicados e são discutidos o estado da arte dos temas relativos à loucura e formas de tratamento.

Corpos que sofrem: como lidar com os efeitos psicossociais da violência (2019), organizado por Maria Luiza Galle Lopedote *et al*. Vulnerabilidade social, consumo intensivo de substâncias psicoativas e loucura são questões que se atravessam e vale a pena ler os capítulos: "A psicanálise em situações de extrema vulnerabilidade social", de Jorge Broide; "Raças e desigualdade social", de Lia Vainer Schucman; e "A experiência do Programa de Braços Abertos", de Lumena Almeida Castro Furtado.

Tessituras do cuidado em saúde mental e redução de danos na Bahia (2021), organizado por Gerfson Moreira Oliveira e João André Santos de Oliveira. Uma boa discussão a partir da experiência de profissionais ligados à saúde mental.

Outros recursos

As questões da saúde e da doença mental, da normalidade e da produção da doença têm sido abordadas pelo cinema de maneira interessante e motivadora.

- *Bicho de sete cabeças* (Brasil. Direção de Lais Bodansky. 2000. 80 min.).
  Jovem precisa suportar o dia a dia em um sistema manicomial. Um dos bons filmes realizados sobre internação e conduta manicomial.
- *Si puo fare* (Dá pra fazer) (Itália. Direção: Giulio Manfredonia, 2008. 111 min.).
  O filme trata da Reforma Psiquiátrica italiana, uma das pioneiras na construção de alternativas aos manicômios, descrevendo as cooperativas de trabalho constituídas por pessoas que saíram dos manicômios depois de muito tempo internadas. Disponível em: https://www.youtube.com/watch?v=x7rV__SKuL0. Acesso em: 17 jan. 2018.
- *Um estranho no ninho* (Estados Unidos. Direção de Milos Forman. 1975. 133 min.).
  É um clássico e um dos primeiros filmes de caráter antimanicomial. Um desajustado vai para a cadeia por ter estuprado uma garota e finge-se de louco para ser transferido e vai para um hospício. Lá, ele ganha a inimizade da enfermeira-chefe por incentivar os outros internos à rebeldia. Parábola divertida e apavorante sobre engrenagens de poder, marginalização de desajustados, tratamento da loucura e atitudes inconformistas. Um retrato fiel das instituições psiquiátricas tradicionais.
- *Asas da liberdade* (Estados Unidos. Direção de Alan Parker. 1984. 120 min.).
  Depois de combater no Vietnã, dois amigos de infância reencontram-se em um hospital militar. Um não fala nem reage a nada, vive encerrado na fantasia que alimenta desde criança: voar. Só o velho amigo tem condições de ampará-lo. Belo filme sobre o horror da guerra e a liberdade de imaginação.
- *Vida em família* (Inglaterra. Direção de Kenneth Loach. 1971. 108 min.).
  O filme mostra como a repressão familiar pode levar uma criança a perder todo o contato com a realidade. Outro clássico que divulgou ideias da Antipsiquiatria inglesa, movimento antimanicomial promovido pelos psiquiatras David Cooper e Ronald Laing.
- *Meu nome não é Johnny* (Brasil. Direção: Mauro Lima. 2008. 128 min.).
  O filme é baseado na história de João Guilherme Estrella (Johnny), um jovem de classe média que se tornou um dos maiores traficantes de cocaína no Rio de Janeiro da década de 1990. Johnny tem transtorno mental relacionado à cocaína, observado pelo seu estado de euforia nas festas retratadas no filme. Ele chega a ficar três dias sem dormir por causa dos efeitos da droga.
- *Garota interrompida* (Alemanha/EUA. Direção: James Mangold. 1999. 122 min.).
  Uma garota de 17 anos é internada em uma clínica psiquiátrica e retrata a relação com a instituição, família e as outras meninas lá internadas. Mais um questionamento à lógica manicomial.

CAPÍTULO 24

Relações no Brasil

No Brasil, circula, cada vez com maior frequência, a ideia de que há preconceito racial, mas a maioria das pessoas afirma não ser preconceituosa. Então, onde estaria o preconceito? Com quem estaria? Por que não o reconhecemos em nós?

O que nos dizem as pesquisas? O Laboratório de Análises Econômicas, Históricas, Sociais e Estatísticas das Relações Raciais (Laeser), do Instituto de Economia da Universidade Federal do Rio de Janeiro, tem publicado relatórios sobre a desigualdade racial no Brasil. Os dados do último relatório publicado (2010) mostravam aspectos importantes, como:

1. Na área da saúde, os dados indicaram que havia uma relação de dependência dos pretos e pardos perante as instituições e os equipamentos públicos para atendimento à saúde. Indicavam ainda maior dificuldade de acesso por esses grupos aos equipamentos. "Do mesmo modo, as desigualdades de cor ou raça verificadas nas formas de tratamento recebidas dentro das instituições que prestam serviço de saúde, infelizmente, apresentaram evidências

raciais

da presença do preconceito institucional no sistema de saúde do país, incluindo o Sistema Único de Saúde".[1]

2. Na questão alimentar, o Relatório traz a análise de que o racismo "acaba se derivando de forma específica em termos de maior exposição dos afrodescendentes às situações mais graves de carência material e fome".[2]

3. Quanto ao ensino superior, analisam a questão das cotas e demonstram que o percentual de vagas efetivamente destinadas a esta medida é baixo e afirma que "uma sociedade tão desigual como a brasileira segue apresentando dificuldades ideológicas crônicas para a aceitação de mecanismos de redistribuição de acesso às oportunidades de ascensão social para os afrodescendentes".[3]

4. Ao analisar a vitimização, os pesquisadores trazem dados que demonstram que, se acidentes de trânsito vitimam mais os brancos, os atropelamentos vitimam os pretos e pardos. Os homicídios incidem mais na população masculina e jovem – entre 15 e 24 anos –, mas incidem também mais fortemente sobre pretos e pardos do que sobre brancos. Os autores indicam a necessidade de estudos que

---

[1] PAIXÃO, Marcelo *et al.* (Orgs.). *Relatório anual das desigualdades raciais no Brasil*. Rio de Janeiro: Garamond, 2010. p. 121.

[2] PAIXÃO *et al.*, 2010, p. 154.

[3] PAIXÃO *et al.*, 2010, p. 248.

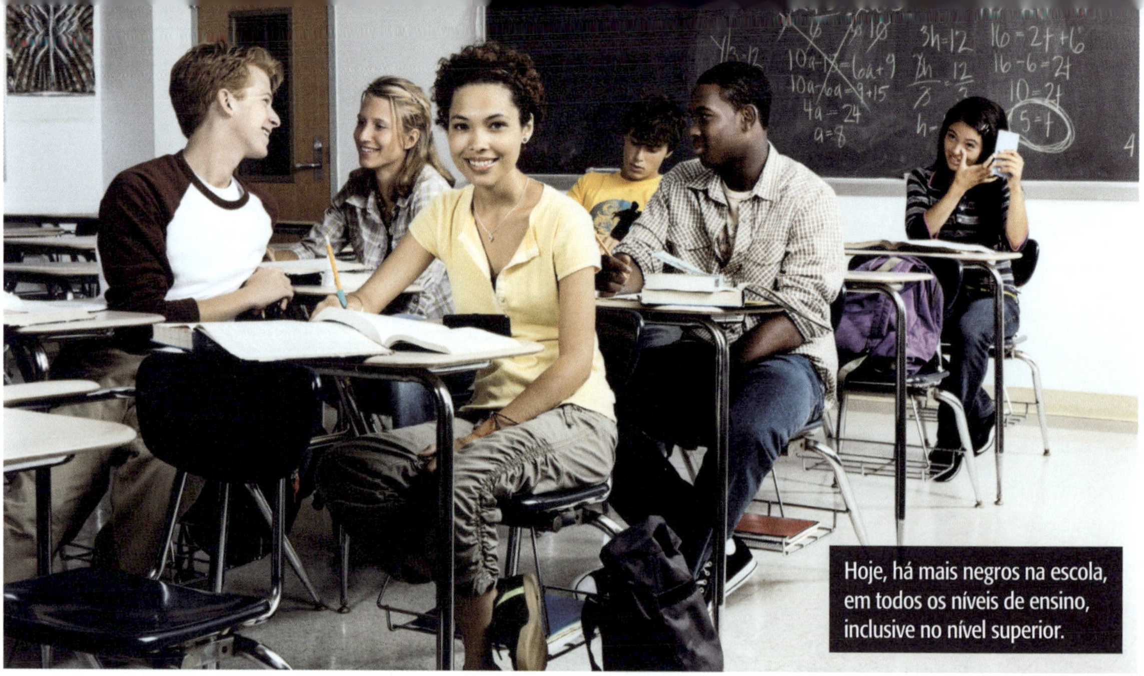

© Thinkstock/DigitalVision

Hoje, há mais negros na escola, em todos os níveis de ensino, inclusive no nível superior.

"reflitam sobre o tema da vitimização e a questão racial, abrangendo desde os fatores socioeconômicos que tornam os pretos e pardos especiais vítimas desse tipo de agressão, até as questões mais diretamente relacionadas às políticas de segurança pública e ao papel do Estado, através da ação das forças policiais".[4]

5. Por fim, cabe indicar conclusão importante dos pesquisadores: os tribunais de justiça e trabalhista, no Brasil, não têm acolhido teses e provas apresentadas pelas vítimas de preconceito racial. Analisam possíveis dificuldades existentes, hoje ainda, de apresentação de denúncias e provas, mas indicam também "dificuldades conceituais no entendimento da dinâmica das relações raciais vigentes no país e os próprios efeitos do mito da democracia racial brasileira".[5]

Outras pesquisas ainda têm demonstrado que a condição racial é um atributo importante no entendimento das desigualdades sociais em geral. Lima e Prates,[6] ao levantarem vários estudos sobre as desigualdades raciais, mostram-nos que o "processo cumulativo de desvantagens socioeconômicas não só colocou a população negra na base da pirâmide social, como também revelou forte capacidade de reprodução, fazendo que diversas gerações desse grupo tenham maiores dificuldades de mobilidade social".

Segundo as mesmas autoras, as desigualdades raciais diminuíram ao longo dos anos. Elas estudam a trajetória entre 1980 e 2010. E apontam também que, dado seu alto índice nos anos 1980, ainda consideram possível afirmar que as taxas encontradas para 2010 são expressivas. Hoje, há mais negros na escola, em todos os níveis de ensino, inclusive no nível superior. Mas há dados demonstrando que negros e brancos, com formação no ensino superior e inseridos em um mesmo grupo ocupacional, apresentam diferenças salariais. A presença dos negros, apesar de crescente, é ainda menor que a de brancos, em especial em carreiras como medicina, direito e engenharia. Concluem as autoras que "o prestígio das carreiras é um elemento importante na composição das desigualdades raciais".[7] Indicam as autoras que a presença negra se ampliou mais rapidamente nas carreiras de menor prestígio.

4 PAIXÃO *et al.*, 2010, p. 259.

5 PAIXÃO *et al.*, 2010, p. 267.

6 LIMA, Marcia.; PRATES, Ian. Desigualdades raciais no Brasil: um desafio persistente. In: ARRETCHER, Marta. *Trajetórias das desigualdades:* como o Brasil mudou nos últimos cinquenta anos. São Paulo: Unesp, 2015. p. 188.

7 LIMA; PRATES, 2015, p. 183.

A ORIGEM DA QUESTÃO RACIAL NO BRASIL

A questão racial no Brasil, como indicada por Márcio Farias,[8] em seu estudo de mestrado, começa nas primeiras décadas do século XVI com a escravidão. O pesquisador se baseia em vários estudos de Moura[9] sobre a presença negra no Brasil e traz considerações importantes. Uma delas é que a escravidão respondia a interesses das nações colonizadoras que se encontravam em fase de expansão comercial.[10] A outra é que o escravo negro foi, em algumas regiões, a mão de obra exclusiva, desde os primórdios da colônia.[11] Outra ainda, de que o trabalho manual, realizado por escravos, passava a ser considerado como infame. E por fim, a avaliação, pós-libertação, de que o negro seria incapaz de trabalhar como operário assalariado, produzindo um abandono social deste segmento.

O Brasil viveu quatro séculos de escravidão, o que não é pouco para uma sociedade em desenvolvimento. Suas marcas são fortes em nossa constituição atual e o preconceito racial é uma dessas facetas. Soma-se a isto, no período pós-libertação, o desenvolvimento da ideologia do *branqueamento* da população brasileira: a valorização do branco e a consequente desvalorização do negro se firmam como valores.

Raimundo Nina Rodrigues escreveu entre os anos de 1890 e 1905[12] um livro que é representativo do pensamento sobre a questão racial daquele período no Brasil. Nina Rodrigues afirmava, com segurança e indicação de critério científico, a inferioridade dos negros. "Para a ciência, não é essa inferioridade mais do que um fenômeno de ordem perfeitamente natural, produto da marcha desigual de desenvolvimento filogenético da humanidade nas suas diversas divisões ou secções".[13]

Estima-se que chegaram vivos ao Brasil 4 milhões[14] de africanos escravos, entre os séculos XVI e meados do século XIX. O Brasil foi o país, na América, a escravizar o maior número de africanos e foi o último país, do mundo cristão, a abolir a escravidão.

A abolição da escravidão, no Brasil, foi gradual e regulamentada por legislação específica: em 1850, proibiu-se o tráfico transatlântico de escravos africanos; em 1871, conferiu-se a liberdade aos filhos nascidos de mães escravas, e, em 1885, aos escravos idosos; finalmente, em 1888, promulgou-se a lei geral de libertação dos escravos, nomeada como Lei Áurea.

> A questão racial no Brasil começa nas primeiras décadas do século XVI com a escravidão.

Silva e Rosemberg[15] indicam que, após a abolição, as relações sociais e políticas entre brancos e negros foram marcadas por três processos principais:

a) o país não adotou legislação de segregação étnico-racial (diferentemente dos EUA e da África do Sul), não tendo ocorrido, portanto, definição legal da pertença racial.

b) O país não desenvolveu política específica de integração dos negros recém-libertos (...), o que fortaleceu as bases do histórico processo de desigualdades sociais entre brancos e negros que perdura até os dias atuais.

c) O país incentivou a imigração europeia branca em acordo com a política de Estado (passagem do sécu-

---

[8] FARIAS, Márcio. Relatos de imigrantes africanos na cidade de São Paulo sobre Preconceito. *Dissertação de mestrado.* Programa de Estudos Pós-Graduados em Psicologia Social. PUC-SP, 2015.

[9] MOURA, Clóvis. *Rebeliões na senzala*. São Paulo: Mercado Aberto, 1986; MOURA, Clóvis. *Sociologia do negro brasileiro.* São Paulo: Ática, 1988.

[10] MOURA, 1986.

[11] MOURA, 1988.

[12] NINA RODRIGUES, Raimundo. *Os africanos no Brasil.* São Paulo: Madras, 2008. O livro de Nina Rodrigues foi publicado postumamente apenas em 1932.

[13] NINA RODRIGUES, 2008, p. 22.

[14] IBGE. INSTITUTO BRASILEIRO DE GEOGRAFIA E ESTATÍSTICA. *Território brasileiro e povoamento negro*. Disponível em: http://brasil500anos.ibge.gov.br/territorio-brasileiro-e-povoamento/negros.html. Acesso em: 29 ago. 2015.

[15] SILVA, Paulo; ROSEMBERG, Fúlvia. Brasil: lugares de negros e brancos na mídia. In: DIJK, Teun A. V. *Racismo e discurso na América Latina*. São Paulo: Contexto, 2012. p. 73-117.

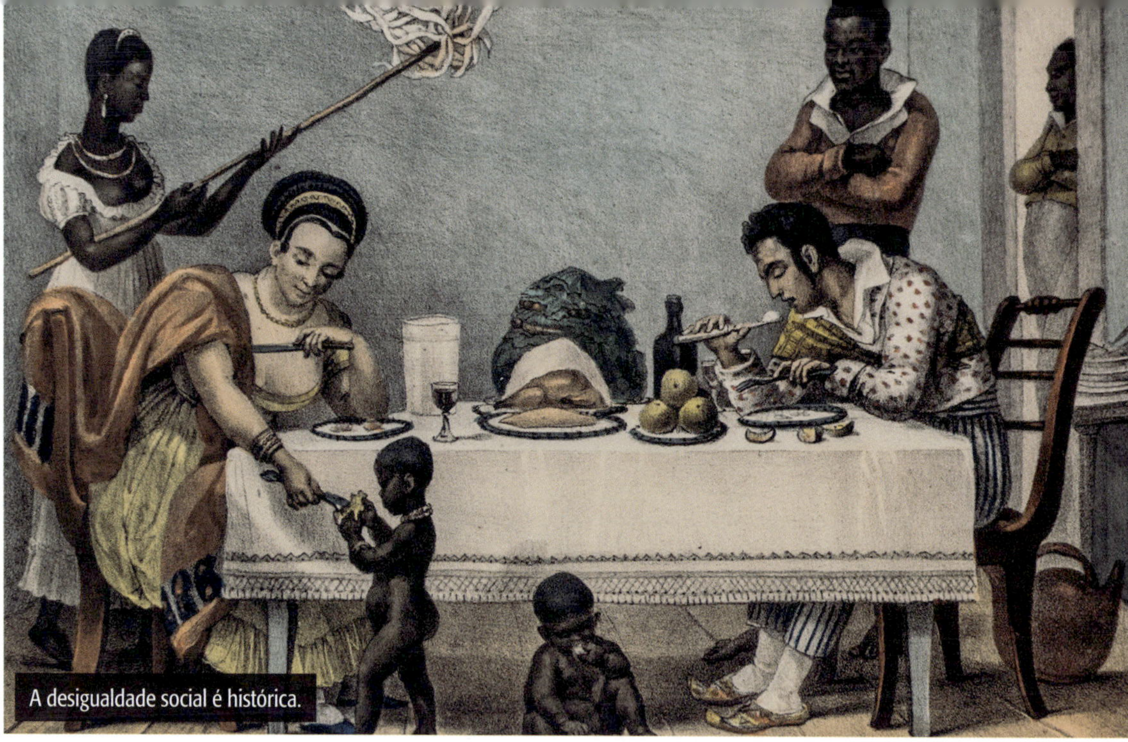

A desigualdade social é histórica.

lo XIX para o XX) de branqueamento da população em consonância com as políticas racistas eugenistas desenvolvidas na Europa do século XIX.

Estes fatores ajudam a compreender as relações raciais que hoje temos no país. Mas não são suficientes para explicar as desigualdades atuais, pois, a partir da libertação, as diferenças de oportunidade e o racismo aprofundaram a desigualdade.

O racismo se evidencia em muitos dados organizados por institutos de estudo e pesquisa no Brasil. O Índice de Desenvolvimento Humano (IDH) quando calculado em separado para a população negra resulta um valor inferior ao IDH geral, dadas as condições de vida dessa população. Ou seja, os indicadores sociais permitem constatar que as desigualdades estão relacionadas à questão racial e isso tem impedido o desenvolvimento e progresso da população negra.[16] O analfabetismo, segundo dados do Laeser,[17] atingia, em 2000, 8,3% de brancos com mais de 15 anos e 18,7% dos negros nesta faixa etária; os brancos, em 2000, com 15 ou mais, tinham em média, 7,04 anos de estudo, enquanto os negros, nesta mesma faixa etária, tinham 5,07 anos. 9,7% dos homens brancos acima de 25 anos tinham, em 2000, ensino superior completo; 9,8% das mulheres brancas. Entre os negros estes índices são 2,0% entre os homens e 2,5% entre as mulheres.[18]

Antes de visitarmos a escola e a mídia, analisando como o preconceito racial se constitui e aparece ali, vamos trazer algumas contribuições para o debate sobre a existência ou não de raças diferentes entre nós, humanos, permitindo que nossa análise e compreensão da questão possam ir além de nossos dados históricos aqui indicados, completando nosso estudo.

AS RAÇAS EXISTEM?

Verônica Bercht,[19] bióloga e jornalista, é quem primeiro nos ajuda. Ela nos conta que as ciências biológicas deram, por muito tempo, respaldo ao racismo na medida em que afirmavam a existência de três grandes raças – branca, negra e amarela. A partir de descrições e caracterizações de cada uma delas, justificava-se uma hierarquia biologicamente estabelecida, ou seja, uma

---

16 HENRIQUES, Ricardo. *Desigualdade racial no Brasil*: evolução das condições de vida na década de 90. Texto para discussão n. 807. Brasília: Ipea, 2001. Disponível em: http://www.ipea.gov.br. Acesso em: jan. 2017.

17 PAIXÃO, 2010.

18 PAIXÃO, Marcelo. *A dialética do bom aluno*. Rio de Janeiro: FGV, 2008.

19 BERCHT, Verônica. *As raças não existem*. Disponível em: http://www.historianet.com.br/conteudo/default.aspx?codigo=1026. Acesso em: 13 ago. 2015.

superioridade racial de um grupo privilegiado. Bercht, com base na visão de que a ciência não é isenta das ideias dominantes de seu tempo, percorre as mudanças na biologia em relação a este tema. Desde a versão bíblica (que ainda não era biologia) era referência que as raças surgiram da descendência dos três filhos de Noé, até 1858, quando Charles Darwin publicou seu livro *A origem das espécies e a seleção natural*,[20] defendendo que as espécies são resultantes de processos de transformação sucessivas. Darwin, no entanto, não conseguiu mudar radicalmente as concepções vigentes e, mesmo depois de sua obra, a ciência biológica europeia associava traços culturais à variedade física dos povos, acreditando que fossem determinados pelo clima das regiões onde se vivia.

No século XX, a derrota do nazismo e de suas ideias eugenistas[21] e o próprio avanço do conhecimento na biologia (surgimento da genética evolutiva) vão permitir que Edward Wilson, um dos fundadores da sociobiologia, afirme que a raça ou a subespécie é uma postulação arbitrária e defende o abandono dessas noções.[22]

O século XX assistiu à disputa entre biólogos que defendiam a existência de raças e aqueles que defendiam a natureza ideológica e moral do conceito. Novas ideias começam a habitar nosso planeta e puderam ganhar espaço com os dados importantes, decorrente dos achados de fósseis que possibilitavam a defesa da ideia de que os humanos são muito novos sobre a terra (são apenas cerca de 160 mil anos) e que este tempo seria insuficiente para que houvesse uma diferenciação em raças. Mostraram ainda, que o intercruzamento entre os humanos, que não se mantiveram isolados, seria uma característica importante da espécie humana que impossibilitou a ocorrência de especiação (surgimento de espécies diferentes).

Verônica Bercht[23] conclui seu texto afirmando que atualmente há o

> consenso de que não existem raças biologicamente definidas entre os homens, e nos alerta para o fato de que "não será a ciência que destruirá o racismo, cujas origens não são científicas e nem fazem parte da natureza humana. O racismo também não é um mero problema de atitude, um preconceito residual do tempo da escravidão (...)". As origens do racismo são ideológicas.[24]

É Kelly Spinelli[25] que nos explica.

> A inexistência das raças biológicas ganhou força com as recentes pesquisas genéticas. Os geneticistas descobriram que a constituição genética de todos os indivíduos é semelhante o suficiente para que a pequena porcentagem de genes que se distinguem (que inclui a aparência física, a cor da pele etc.) não justifique a classificação da sociedade em raças.

Vemos, então, que a pequena quantidade de genes diferentes está geralmente ligada à adaptação que somos obrigados a fazer nos diferentes ambientes em que vivemos.

Pena e Birchal[26] organizam os argumentos e dizem que três linhas separadas de pesquisa molecular fornecem as evidências científicas para a afirmação de que as raças não existem. Uma delas, já apresentada, de que a espécie humana é muito jovem para esta diferenciação; a segunda é o fato de que as chamadas "raças"

---

20 DARWIN, Charles. *A origem das espécies e a seleção natural*. Ed. revista. São Paulo: Hemus; Martins Fontes, 2013.

21 Eugenia: termo criado por Francis Galton em 1883 e que significava "bem nascido". Galton definiu eugenia como o "estudo dos agentes sob o controle social que podem melhorar ou empobrecer as qualidades raciais das futuras gerações seja física ou mentalmente". GOLDIM, José Roberto. *Eugenia*. Disponível em: http://www.ufrgs.br/bioetica/eugenia.htm. Acesso em: 23 ago. 2015.

22 BERCHT, 2015.

23 BERCHT, 2015.

24 Ideologia é o sistema de representações e crenças que encobrem a realidade, falseando-a e não permitindo que percebamos e questionemos as contradições de nossa sociedade, por exemplo: responsabilizar crianças por não irem à escola, justificando que não o fazem porque não gostam, são desinteressadas ou porque os pais não se preocupam em dar-lhes educação.

25 SPINELLI, Kelly. *Raças humanas não existem como entidades biológicas, diz geneticista*. 2013. Disponível em: Notícias UOL Ciência http://noticias.uol.com.br/ciencia/ultimas-noticias/redacao/2013/02/05/racas-humanas-nao-existem-como-entidades-biologicas-diz-geneticista.htm. Acesso em: 13 ago. 2015.

26 PENA, Sérgio; BIRCHAL, Telma. A inexistência biológica versus a existência social de raças humanas: pode a ciência instruir o etos social? *Revista USP*, São Paulo, n. 68, p. 10-21, dez./fev., 2005-2006.

compartilham a maioria de suas variantes genéticas; e a terceira é a constatação de que apenas 5-10% da variação genética humana ocorre entre as "raças".

Spinelli[27] nos traz as conclusões do grupo de pesquisa de Sergio Pena, da Universidade Federal de Minas Gerais, que afirma categoricamente que, "no Brasil, a nível individual, a cor, como socialmente percebida, tem pouca relevância biológica (...) cada brasileiro tem uma proporção individual única de ancestralidade ameríndia, europeia e africana" diz Pena. O pesquisador é firme ao dizer: a noção de raças humanas é tóxica. Acredita ser um conceito vazio e perigoso: "Vazio, porque sabemos que as 'raças humanas' não existem como entidades biológicas. Perigoso, porque o conceito de 'raça' tem sido usado para justificar discriminação, exploração e atrocidades".[28] E aí entram em cena os sociológos que afirmam que o racismo é um fenômeno social e não biológico. "As raças não existem, mas a mentalidade relativa às raças foi reproduzida socialmente."[29]

É Munanga[30] que nos traz as noções de poder e dominação para o campo do debate e a história que mostra como, a partir do século XV – com as grandes descobertas –, os europeus tiveram a necessidade social de definir quem eram aqueles recém-descobertos (ameríndios, negros, melanésios etc.). Essas definições feitas a partir da realidade europeia carregaram desvalorizações das outras populações ao longo do tempo e foram revelando superioridade ou inferioridade, podendo "justificar" as relações de dominação entre elas.

Os avanços da ciência, como já vimos, permitiram questionamentos desses conceitos, mas Munanga nos indica que

> Se na cabeça de um geneticista contemporâneo ou um biólogo molecular a raça não existe, no imaginário e na representação coletivos de diversas populações contemporâneas existem ainda raças fictícias e outras construídas a partir das diferenças fenotípicas como a cor da pele e outros critérios morfológicos. É a partir dessas raças fictícias ou "raças sociais" que se reproduzem e se mantêm os racismos populares.[31]

O racismo nasce, segundo Munanga,[32] quando se traz os caracteres biológicos como justificativa dos comportamentos, pois é "justamente o estabelecimento da relação intrínseca entre caracteres biológicos e qualidades morais, psicológicas, intelectuais e culturais que desemboca na hierarquização das chamadas raças em superiores e inferiores."

O conceito de raça, portanto, persiste na área das ciências sociais para indicar uma "realidade social e política, considerando a raça como uma construção sociológica e uma categoria social de dominação e de exclusão".[33] Diferencia-se assim raça e racismo.

Como se pode ver, os debates são muitos. A preocupação com a divulgação de conclusões importantes da ciência e mesmo o debate sobre as palavras que costumamos utilizar podem ajudar a dar visibilidade ao racismo que caracteriza nossa sociedade brasileira. Munanga[34] nos convida a utilizar, ao invés de raça, as palavras negros e brancos; população negra e população branca, deixando de lado, definitivamente, para estarmos atualizados com as ciências, a palavra raça.

Esclarecidas estes conceitos, é possível, agora, visitarmos a escola e a mídia.

O PRECONCEITO NA ESCOLA

Um dos espaços institucionais onde não se espera encontrar preconceito de nenhuma natureza é a escola. Infelizmente, isto não acontece e, hoje, enfrentamos a

[27] SPINELLI, 2013.

[28] PENA, apud SPINELLI, 2013.

[29] SANTOS, apud SPINELLI, 2013.

[30] MUNANGA, Kabengele. Uma abordagem conceitual das noções de raça, racismo, identidade e etnia. In: BRANDÃO, André (Org.). *Cadernos Penesb*, 5. Niterói: Ed. da Universidade Federal Fluminense, 2004. p. 15-34.

[31] MUNANGA, 2004, p. 22.

[32] MUNANGA, 2004, p. 25.

[33] MUNANGA, 2004, p. 23.

[34] MUNANGA, 2004.

discussão necessária do preconceito racial, de gênero, de orientação sexual, de origem, de classe, enfim, a escola, instituição da sociedade e nela imersa, não conseguiu, ainda, fazer o esforço crítico necessário para deixar de ser um espaço de manutenção do preconceito.

Mary Del Priore,[35] em seu estudo sobre a criança negra no Brasil, indica a existência de duas infâncias, apontando que, no século XIX, a saída para os filhos dos pobres não era a educação e sim o trabalho. Foi nos meados daquele século, em 1856, que foi criada a escola pública, mas era proibido em seus assentos a presença de crianças escravas. A desigualdade social e racial, segundo a autora, inscrevia-se nas origens do ensino público, que não era para todos; apenas para alguns. Para as crianças libertas, com a Lei do Ventre Livre em 1871, sobrou a perspectiva do ensino profissionalizante e institutos privados profissionalizantes, na maioria de origem religiosa, que trabalhavam no preparo para atividades manuais.[36] Aos poucos, na história do Brasil, as crianças negras foram conquistando a possibilidade de estar na escola de forma regular.

Rosemberg, desde 1987, pesquisava sobre rendimento escolar de crianças brancas e negras e constatou que estes apresentam desvantagens com relação à idade de ingresso no sistema escolar, ao ritmo no processo de aprendizagem e à evasão escolar. Hasembalg[37] também já apontava a discriminação como um dos fatores da limitada participação dos negros na escola.

Os estereótipos negativos associados aos negros foram estudados e apontados por vários pesquisadores que demonstram como as professoras utilizam, em geral, o padrão branco como referência, desvalorizando os negros. As festas na escola, em geral, não indicam crianças negras para serem a princesa ou a heroína da história, assim como não as nomeia representantes para as homenagens. São muitas as histórias contadas ou pesquisadas que deixam evidente a questão racial de discriminação e preconceito na escola. O interessante é que, quando perguntadas, as professoras não assumem ou não se dão conta de que estão reproduzindo um imaginário social que hierarquiza e desvaloriza os negros.

Gonçalves[38] trouxe conclusões importantes sobre isto, como o fato de os professores não acreditarem na possibilidade de os alunos negros aprenderem, a tendência de se manter distantes destes alunos, de justificar o baixo desempenho por "aspectos" próprios da criança negra – uma vez que ela "não tem vontade de estudar" e "nada entra na cabeça dela". Esta postura das professoras, segundo a pesquisadora, seria responsável pelos índices altos de abandono da escola.

Albernaz, Ferreira e Franco[39] analisaram as notas dos alunos no Saeb (Sistema de Avaliação da Educação Básica) e mostraram que os negros tinham, na média de todas as disciplinas verificadas, desempenho inferior em 9,3 pontos ao dos brancos. Os pesquisadores concluem que os professores estão tratando de maneira distinta os grupos (brancos e negros), que há uma herança de gerações (pais e avós) que ficaram afastadas da escola; e hipotetizam que possa estar havendo um viés cultural nos currículos escolares e, por fim, concluem que a desigualdade entre negros e brancos e o preconceito são fortes fatores que influem no desempenho escolar das crianças.

Paixão,[40] após reconhecer os avanços que a educação apresentava em termos de ampliação do acesso, conclui que "a recente expansão do sistema educacional brasileiro não se traduziu na superação das iniquidades raciais" e apresenta indicadores que sustentam suas conclusões: ingresso tardio na rede de ensino por parte dos negros comparativamente aos estudantes brancos;

---

[35] PRIORE, Mary D. A criança negra no Brasil. In: JACÓ-VILELA, Ana M.; SATO, Leny. *Diálogos em psicologia social.* Abrapso Sul, Porto Alegre: Evangraf, 2007. p. 211-227.

[36] PRIORE, 2007, p. 215.

[37] HASENBALG, Carlos. *Discriminação e desigualdades raciais no Brasil.* 2. ed. Belo Horizonte: Editora UFMG; Rio de Janeiro: Iuperj, 2005.

[38] GONÇALVES, Vanda Lúcia. O racismo e o desempenho escolar de crianças negras. Trabalho apresentado na XXVIII Reunião da ANPED, Caxambu/MG; GT: Afro-Brasileiros e Educação/ n. 21. *Anais*... Caxambu, 2005.

[39] ALBERNAZ, Ângela; FERREIRA, Francisco; FRANCO, Creso. Qualidade e equidade no ensino fundamental brasileiro. *Pesquisa e Planejamento Econômico*, Rio de Janeiro, v. 32, n. 3, 2002.

[40] PAIXÃO, 2008. p. 84.

saída precoce dos afrodescendentes do sistema educacional; nível de aproveitamento inferior entre os negros e nível de reingresso no sistema escolar menos intensivo entre os afrodescendentes. Em seguida, traz indicadores qualitativos: diversas práticas discriminatórias vigentes no sistema escolar; o tema do preconceito étnico-racial no material didático e paradidático e o papel da família na reprodução das desigualdades raciais na escola.

Rosemberg, Bazilli e Silva[41] pesquisaram sobre racismo em livros didáticos brasileiros e retomaram pesquisas sobre o tema e concluíram que o negro é desvalorizado no livro didático: tem pouca presença e a sociedade está retratada como uma sociedade branca; os personagens brancos são valorizados; sub-representação de negros no texto e nas ilustrações; atribuição de papel subsidiário no contexto social, levando à indicação de posição subalterna como, por exemplo, ascensorista, serviços domésticos; associação da negritude à animalidade.

Siman,[42] em seu estudo sobre representação dos negros e sua presença na história do Brasil, encontrou aspectos que se somam a estes anteriormente apresentados. Ao serem solicitados a desenhar os negros e seu modo de vida, a maioria das crianças relacionou o negro à escravidão, e esta, à violência física, a qual é exercida no âmbito do trabalho, apresentado sempre como um trabalho duro. O poder é exercido pelo homem branco. Foram ausentes alusões à cultura e à religiosidade negra.

Um dos aspectos mais importantes, de todas as pesquisas realizadas, é a constatação de que há uma naturalização do branco, tomado como padrão. "A depreciação se associa a uma naturalização e universalização da condição de ser branco: sua pertença racial não necessita ser explicitada".[43] A referência para comparações é dada sempre a partir da figura do/da homem/mulher branco/branca. O negro que se diferencia pelas condições de vida de seu grupo, é destacado como alguém diferente.

A partir dos anos 1990, temos uma mudança no cenário, com as várias leis que foram aprovadas na direção de criminalizar o racismo: Leis n. 7.716/89; 8.081/90; 8.882/94 e 9.459/97. Em 2003, foi aprovada a Lei n. 10.639 que incluiu no currículo oficial da rede de ensino a obrigatoriedade da temática História e Cultura Afro-brasileiras. Em 2010, a Lei n. 12.288 instituiu o Estatuto da Igualdade Racial, destinado a garantir à população negra a efetivação da igualdade de oportunidades, a defesa dos direitos étnicos individuais, coletivos e difusos e o combate à discriminação e demais formas de intolerância étnica. Em 2012, a Lei n. 12.711 institui as cotas raciais nas universidades e institutos federais no Brasil. Todas essas leis demonstram avanços na questão racial no Brasil, na direção da igualdade e da superação do preconceito, mas, com certeza, ainda há muito a se avançar.

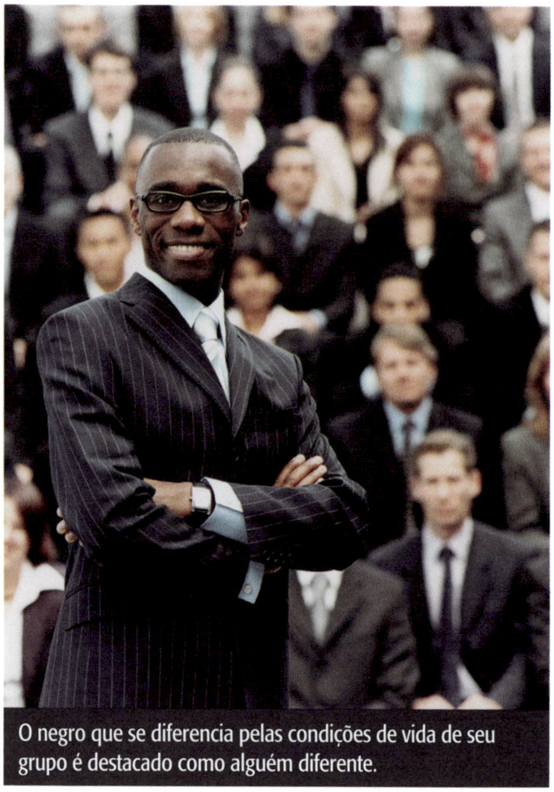

© Thinkstock/DigitalVision

O negro que se diferencia pelas condições de vida de seu grupo é destacado como alguém diferente.

---

[41] ROSEMBERG, Fúlvia; BAZILLI, Chirley; SILVA, Paulo Vinícius. Racismo em livros didáticos brasileiros e seu combate: uma revisão da literatura. In: *Educação e Pesquisa*, São Paulo, v. 29, n. 1, p. 25-146, jan./jun., 2003.

[42] SIMAN, Lana. Representações e memórias sociais compartilhadas: desafios para os processos de ensino e aprendizagem da história. *Cad. Cedes*, Campinas, v. 25, n. 67, p. 348-364, set./dez., 2005. Disponível em: http://www.scielo.br/pdf/ccedes/ v25n67/a07v2567. Acesso em: jan. 2018.

[43] ROSEMBERG; BAZILLI; SILVA, 2003, p. 135.

E A MÍDIA?

Hoje, século XXI, não podemos mais deixar de considerar em nossas análises a força da mídia. A televisão é um veículo assistido pela quase totalidade da população (95% dos brasileiros assistem à televisão regularmente e 74% a veem todos os dias)[44] contudo, as informações também nos chegam pela internet, pelo telefone, cinema, livros, jornais e revistas, enfim, são muitas as fontes que nos dão notícias sobre o mundo em que vivemos. Esses veículos, no entanto, não atingiram uma forma democrática de serem produzidos. Poucas famílias, no Brasil, dominam os meios de comunicação. Isto significa que as informações selecionadas para serem comunicadas e os valores e padrões que elas carregam em seu bojo chegam a nós de forma parcial. O que estamos afirmando é que o preconceito racial ou a questão social racial no Brasil está relacionado com os conteúdos que os meios de comunicação nos oferecem como referência.

Estudos como o de Silva[45] já demonstravam que a literatura traz personagens negros muitas vezes construídos com traços estereotipados. Esta imagem foi transposta para outros meios midiáticos, em especial o cinema. O "bom crioulo", a "mãe preta", o "preto velho", o "escravo nobre", o "negro vítima", o "negro revoltado", o "malandro", o "negro pervertido" aparecem para marcar a presença negra na mídia. Os negros aparecem nos jornais e revistas em notícias policiais ou esportivas. Nos livros didáticos, o pesquisador aponta para a "branquidade normativa, isto é, o branco como norma de humanidade".[46]

Assim, as pesquisas são unânimes em afirmar que o negro é representado de forma estereotipada, com viés negativo, reforçando a imagem como servidor, tolerado nos espaços sociais, espaços estes que pertencem aos brancos. São folclorizados e sua cultura, apesar de aceita, é vista como não atendendo aos padrões da erudição; são populares. Enfim, é representado como pobre, favelado, associado ao agente criminoso.[47]

Os índices da presença negra nos programas da televisão brasileira são baixos. No corpo de apresentadores e jornalistas da rede pública de televisão, os afrodescendentes ocupam lugar minoritário, segundo a pesquisa de Araújo.[48] Os índices são alarmantes: 88,6% dos apresentadores e 93,3% dos jornalistas são eurodescendentes, nas TVs públicas estudadas. Ainda no mesmo estudo, Araújo traz dados sobre a presença (ou ausência) da temática sobre raça e cultura negra nestes canais: 82% da programação não se referem a estes temas.

Silva e Rosemberg[49] destacam o silenciamento das mídias sobre as desigualdades raciais: "O silêncio exerce um duplo papel: o de negar os processos de discriminação racial, buscando ocultar a racialização das relações sociais, ao mesmo tempo em que propõe uma homogeneidade cultural ao brasileiro".

DE QUAL NEGRO ESTAMOS FALANDO?

Ao se falar ou se silenciar sobre a questão racial pode parecer, a um extraterrestre que leia nosso livro, que a questão racial atinge uma minoria em nosso país. Mas nós, terrestres, sabemos que não. Falamos de uma maioria em nosso país; um grupo que representa 52% da população brasileira. O Norte e o Nordeste brasileiros têm mais de 70% de sua população preta ou parda.[50] O Sul, em contraposição, tem 80% de sua população branca. O Centro Oeste e o Sudeste têm índices próximos a 50% e 35% respectivamente de negros.

---

[44] Dado fornecido pelo Portal Brasil, disponível em: http://www.brasil.gov.br/governo/2014/12/televisao -ainda-e-o-meio-de-comunicacao-predominante--entre-os-brasileiros. Acesso em: 29 ago. 2015.

[45] SILVA, Paulo. Racismo discursivo na mídia brasileira. Trabalho apresentado no VI CONGRESO LATINOAMERICANO DE ESTUDIOS DEL DISCURSO – ALED, Santiago de Chile. *Anais*... Santiago de Chile, 2005.

[46] SILVA, 2005, p. 12.

[47] SILVA, 2005.

[48] A publicação de Araújo inclui como TVs públicas: TV Cultura/SP; TVE Brasil/RJ; TV Nacional – Sistema Radiobrás/DF. In: ARAÚJO, Joel. Onde está o negro na TV pública brasileira? In: ARAÚJO, Joel (Org.). *O negro na TV pública*. Brasília: Fundação Cultural Palmares, 2010. p. 27-41.

[49] SILVA; ROSEMBERG, 2012, p. 82.

[50] Seguindo nomenclatura do IBGE, utilizamos nesta publicação o termo negro para designar as populações pretas e pardas.

Estamos falando de um segmento social que, apesar de ser maioria, não está majoritariamente nos grupos que têm os maiores salários, que têm os mais altos graus de escolaridade, que vivem nos bairros e distritos mais ricos das cidades e mesmo da zona rural. Falamos de uma população que trabalha em atividades braçais menos valorizadas, que recebe os menores salários, que vive em condições muitas vezes indignas de vida. Uma população que é humilhada quando conquista outros lugares sociais que significam o resgate da dívida histórica que o Brasil tem com sua população descendente de escravos africanos, trazidos, a este país, como mercadoria.

O teu cabelo não nega, mulata
Porque és mulata na cor
Mas como a cor não pega, mulata
Mulata, eu quero o teu amor
(Lamartine Babo)

Precisamos e queremos saber mais sobre o negro; precisamos saber mais de nós.

COM A PALAVRA O *RAP*

Entregamos, então, a palavra a MV Bill que procurou tomar a condição de vida da negritude e da pobreza e colocá-la em poesia/música que pode sensibilizar as pessoas.

E quando a polícia chega, todo mundo fica com medo
A descrição do marginal é favelado, pobre, preto!
Na favela, corte de negão é careca
É confundido com traficante, ladrão de bicicleta[51]

UTILIZE O QRCODE PARA VER A LETRA DA MÚSICA

O *rap*, que fala da vida negra e pobre, traz muitos elementos que também estão nas pesquisas e devem ser tomados, por nós, como fonte de informação para análises da questão racial. Hinkel e Maheirie estudaram o rap e indicaram que as músicas expressam as

> vivências advindas de uma ordem social baseada na inclusão social perversa. Há instantes em que a tônica está no sentimento de vergonha, culpa, humilhação, tristeza, revolta e medo que assola os moradores da periferia. Em contrapartida, há proposta de enfrentamento desta condição, expressando a importância da união, irmandade, humildade, esperança, amor, alegria e solidariedade.[52]

O *rap* denuncia, potencializa, reúne.

E AGORA, COM A PALAVRA, A PSICOLOGIA

Roger Bastide e Florestan Fernandes[53] organizaram em 1955 um estudo sobre relações raciais entre negros e brancos em São Paulo, com apoio da Unesco. Duas psicólogas estiveram envolvidas neste trabalho: Aniela Ginsberg[54] e Virgínia Bicudo.[55] A primeira publicou *Pesquisa sobre as atitudes de um grupo de escolares de São Paulo em relação com as crianças de cor* e Bicudo publicou *Atitudes dos alunos dos grupos escolares em relação com a cor dos seus colegas*. As pesquisas traziam à tona a realidade nas escolas paulistas a partir de aspectos psicológicos que caracterizavam as relações entre brancos e negros.

Posteriormente, no campo da Psicologia Social, a corrente cognitivista colaborou com muitos estudos sobre

---

[51] BILL, MV. Traficando informação. In: *Traficando informação*. Rio de Janeiro: Natasha/BMG, 2000.

[52] HINKEL, Jason; MAHEIRIE, Kátia. Rap: rimas afetivas da periferia, reflexões na perspectiva sócio-histórica. In: *Psicologia e sociedade*, 1. Edição especial v. 2, p. 90-99, 2007.

[53] BASTIDE, Roger; FERNANDES, Florestan. *Relações raciais entre negros e brancos em São Paulo*: ensaio sociológico sobre as origens, as manifestações e os efeitos do preconceito de cor no município de São Paulo. São Paulo: Global, 2008.

[54] GINSBERG, Aniela. Pesquisas sobre as atitudes de um grupo de escolares de São Paulo em relação com as crianças de cor. In: BASTIDE, R.; FERNANDES, F. *Relações raciais entre brancos e negros em São Paulo*. São Paulo: Global, 2008. p. 311-361.

[55] BICUDO, Virgínia. Atitudes dos alunos dos grupos escolares em relação com a cor dos seus colegas. In: BASTIDE, R.; FERNANDES, F. *Relações raciais entre brancos e negros em São Paulo*. São Paulo: Global, 2008, p. 227-310.

preconceito. Rodrigues, Assmar e Jablonski[56] dedicam um capítulo do livro *Psicologia social* ao preconceito, estereótipos e discriminação. Os autores entendem que o "preconceito é tão velho quanto a humanidade"[57] e, com esta frase, igualam o preconceito racial contra negros no Brasil a qualquer outro preconceito e afirmam que o preconceito como um constructo científico

> emergiu ao longo dos anos 20, relacionado principalmente à questão racial. Até então, e basicamente durante o século XIX (...) quase toda a comunidade científica americana e europeia não se preocupava com a questão porque partia da premissa de que realmente havia diferenças entre as raças, que seriam umas inferiores a outras.[58]

Em 2011, a corrente cognitivista tem ainda contribuições sobre a temática. Pérez-Nebra e Jesus trazem a temática a partir da ideia de que o preconceito, no Brasil,

> é expressado continuamente não apenas pelas atitudes e práticas cotidianas das diversas comunidades, mas, principalmente, por meio da estrutura social que efetivamente exclui as populações sócio-historicamente discriminadas, estratificando de maneira desigual as classes, os grupos, os indivíduos.[59]

Os autores nos ajudam na compreensão do preconceito e para isso consideram que os conceitos de estereótipo, atitude, preconceito e discriminação são diferentes e devem ser abordados, pois são conteúdos que ainda circulam na Psicologia como referências importantes.

O estereótipo refere-se a "crenças e atributos compartilhados sobre um grupo... são generalizações. (...) podem ser positivos, negativos ou neutros".[60] Dizem os autores que os **estereótipos** são crenças e, portanto, são cognições, e podem ser considerados os componentes cognitivos do preconceito. Para os cognitivistas, os estereótipos são necessários para a sobrevivência do ser humano porque, nos inúmeros contatos que temos na vida cotidiana, nos comunicamos com o outro a partir de uma categorização que fazemos dele e que nos permite sabermos como nos comportar; por exemplo, nos dirigimos de modo diferente à pessoa que consideramos ser torcedor do mesmo time de futebol ou de um time concorrente. Isto significa que existem estereótipos diferentes que nos ajudam nessa categorização.

Atitude, por sua vez, é uma avaliação com três componentes: o cognitivo, o afetivo e a intenção comportamental. Revela uma tendência para o comportamento em uma direção ou outra. A pessoa pode ter uma atitude negativa em relação ao seu chefe e, ao mesmo tempo, se comportar de modo adequado.

O **preconceito** "é a atitude relacionada a crenças com relação ao objeto".[61] O afeto no caso do preconceito é necessariamente negativo. E sempre se refere à atitude negativa de uma pessoa que pertence a um grupo (judeus, por exemplo) em relação à pessoa que pertence a outro grupo (palestinos, por exemplo).

Por fim, a discriminação se refere à **conduta** que é, sempre, coerente com os afetos que fundamentam o preconceito. Portanto, os cognitivistas abordam a questão racial utilizando estes conceitos de estereótipo, preconceito e discriminação. Entendem que estes processos ocorrem em situações sociais de exploração e as diversas formas de discriminação estão institucionalizadas por meio de sistemas de opressão social, como racismo, machismo, homofobia, dentre outros.

Outra abordagem que se constituiu no campo da Psicologia Social é a fundamentada na teoria crítica dos autores conhecidos como frankfurtianos: Theodor Adorno (1903-1969), Herbert Marcuse (1898-1979) e Max Horkheimer (1895-1973). No Brasil, Leon Crochik[62] publicou em 1995 o livro *Preconceito: indivíduo e cultura*, oferecendo a referência para outros estudos e pesquisas subsequentes, que colocam o conceito de

56 RODRIGUES, Aroldo; ASSMAR, Eveline; JABLONSKI, Bernardo. *Psicologia social*. Petrópolis: Vozes, 2005.

57 RODRIGUES; ASSMAR; JABLONSKI, 2005, p. 149.

58 RODRIGUES; ASSMAR; JABLONSKI, 2005, p. 151.

59 PÉREZ-NEBRA, Amália; JESUS, Jaqueline. Preconceito, estereótipo e discriminação. In: TORRES, Cláudio; NEIVA, Elaine (Orgs.). *Psicologia social:* principais temas e vertentes. Porto Alegre: Artmed, 2011. p. 219.

60 PÉREZ-NEBRA; JESUS, 2011, p. 223.

61 PÉREZ-NEBRA; JESUS, 2011, p. 226.

62 CROCHIK, Leon. *Preconceito*: indivíduo e cultura. São Paulo: Casa do Psicólogo, 2011.

cultura em lugar destacado, na medida em que é nela que se funda o projeto civilizatório.

Para Crochik, o preconceito é um fenômeno psicológico e precisa ser estudado no processo de socialização.[63] A socialização, por sua vez, precisa ser compreendida como fruto da cultura e da história, pois "(...) tanto o processo de se tornar indivíduo, que envolve a socialização, como o do desenvolvimento da cultura tem se dado em função da adaptação à luta pela sobrevivência, o preconceito surge como resposta aos conflitos presentes naquela luta".[64]

Assim, a leitura do preconceito, nesta perspectiva, alia aspectos psicológicos e sociológicos. O **preconceito** é visto como

> um mecanismo desenvolvido pelo indivíduo para poder se defender de ameaças imaginárias, e assim é um falseamento da realidade, a qual o indivíduo foi impedido de enxergar e que contém elementos que ele gostaria de ter para si, mas que não tem ou não pode tê-los; quanto maior este desejo de poder se identificar com a pessoa vítima do preconceito, mais este tem que ser fortalecido.[65]

Há pessoas que hostilizam homossexuais e, muitas vezes, pode-se revelar o reconhecimento do desejo da homossexualidade nestas pessoas.

O conceito de estereótipo tem lugar importante na relação do aspecto psicológico com o contexto social, pois eles são produzidos na cultura e estão relacionados à necessidade de respostas rápidas e eficientes, com pouca ou nenhuma possibilidade da intermediação do pensamento reflexivo. São elementos cognitivos, de referência para os indivíduos, difundidos por agências sociais (família, escola e mídia), que deixam de lado a reflexão sobre os objetos para os quais ele se destina. Essa forma superficial de estabelecer juízos e conclusões sobre o mundo (o pensar estereotipado) se torna forma fixa de pensar e contribui para a formação de preconceitos. O preconceito, com base no estereotipado, torna-se um "agir imediato, sem reflexão, uma reação congelada e de paralisia que se tem frente a um perigo real ou imaginário (...)".[66]

Por fim, o preconceito interessa à teoria crítica pela sua possibilidade ou potencialidade de desvelar uma sociedade mantida pela dominação e pela barbárie, permitindo a esta concepção uma contribuição significativa para a leitura da realidade social.

As contribuições da Psicologia sobre o preconceito demonstram que as questões raciais têm sido abordadas, em geral, pelo uso e desenvolvimento desse conceito, sem, no entanto, haver uma dedicação à questão racial do ponto de vista dos afrodescendentes.

Ferreira[67] é um autor brasileiro que se dedicou ao estudo das populações afrodescendentes, no campo da Psicologia Social e, em sua primeira publicação, apresentou um levantamento de livros, dissertações, teses e periódicos (entre 1987 e 1997) que contivessem menção à população de ascendência africana. A pergunta que guiou o autor foi: a psicologia brasileira demonstra interesse pela problemática? Foram analisados, em 1997, 4.911 trabalhos e somente 12 incluíam a temática. Somente 3 trabalhos foram publicados. Os outros 9 eram resumos de apresentações em congressos, dissertações ou teses, não publicados. Ferreira optou por analisar os 12 trabalhos.

Na maioria dos 12 trabalhos, a Psicologia reafirma haver preconceito em relação às pessoas negras, fundado em estereótipos construídos socialmente.

> Dentre os doze trabalhos, aquele cuja preocupação, a meu ver, mais claramente voltou-se para a identidade negra afirmada positivamente – interesse

---

63 A formação do conjunto de nossas crenças, valores e significações se dá no processo que a Psicologia Social denominou **socialização**. Nesse processo, o indivíduo torna-se membro de determinado conjunto social, aprendendo seus códigos, suas normas e regras básicas de relacionamento, apropriando-se dos conhecimentos já sistematizados e acumulados por esse conjunto. Veja mais no Capítulo 12 deste livro, Psicologia Social.

64 CROCHIK, 2011, p. 15.

65 CROCHIK, 2011, p. 25.

66 FRANCISCATTI, Kety. Violência, Preconceito e Propriedade. In: FARIA, Nilton; BRANDÃO, Silvana. (Org.). *Psicologia social:* indivíduo e cultura. Campinas: Alinea, 2004. p. 121.

67 FERREIRA, Ricardo. *Afrodescendente*: identidade em construção. São Paulo: EDUC; Rio de Janeiro: Pallas, 2006.

deste estudo – foi o de Souza (1991).[68] Souza procurou conhecer a organização e o funcionamento de dois grupos do Movimento Negro e verificar os efeitos desses grupos sobre a formação da identidade de seus participantes.[69]

A ausência de trabalhos na temática leva o autor a formular um alerta sobre um possível risco de a Psicologia brasileira, em seu silêncio, não estar favorecendo a diminuição da discriminação. E Ferreira passa então a se comprometer com a temática e a produzir estudos sobre ela.

Ferreira também analisou a questão da identidade dos descendentes de africanos no Brasil e nos diz:

> a constituição de identidades articuladas em torno de matrizes étnico-raciais africanas, fruto de um exercício político sistemático, pode vir a favorecer a afirmação individual e coletiva dos indivíduos que têm de lutar contra o preconceito, preservar sua dignidade e superar as restrições impostas pelas condições sociais.[70]

Ele também indica em seu estudo a possibilidade de pessoas negras que constroem suas identidades referenciadas em matrizes culturais branco-europeias, procurando igualar-se aos brancos em sua aparência e atitudes. Essas pessoas internalizam um preconceito voltado contra si mesmas. Outra possibilidade ou estágio do desenvolvimento da identidade seria quando, decorrente de situações de discriminação produtoras de forte impacto emocional, a pessoa reestrutura sua identidade, buscando matrizes étnico-raciais antes desvalorizadas. Neste estágio, pode ocorrer a aceitação da negritude e o reconhecimento da múltipla ascendência étnico-racial. O estudo de Ferreira[71] mostra que na "participação em grupos de militância negra, o contato com manifestações religiosas como no Candomblé, ou culturais, como na capoeira e escola de samba, a pessoa pode desenvolver uma aceitação positiva de suas especificidades étnicas e raciais".

O preconceito contra o negro é uma construção branca, não se tratando, portanto, de uma qualidade da pessoa discriminada e, sim, projetada pelo indivíduo que discrimina. E aqui Ferreira[72] faz uma excelente contribuição: se o preconceito é uma construção branca, gerando rupturas, conflitos nas relações, então "a população branca também deve lidar com tal problema e desenvolver uma percepção do outro em sua singularidade, sem que tenha esta um valor negativo".

A Psicologia deve, ao estudar a questão racial, ser capaz de inserir a problemática nas relações constituídas em nossa sociedade por negros e brancos; deve ser capaz de dar visibilidade ao sofrimento negro, mas também à violência branca. Deve ser capaz de produzir abertura para a mudança e indicar o problema como um desafio para todos em nossa sociedade.

É importante e necessário: reagir a uma naturalização presente nas leituras, estudos e pesquisas que entendem esses processos como naturais no humano; e constituir novas abordagens da questão que analisem estes processos subjetivos (tanto o preconceito como a humilhação e sofrimento das vítimas) como construções sociais e históricas. É relevante que as contribuições possam dizer de uma dimensão subjetiva da questão racial, ou seja, da existência de aspectos de subjetividade, que se tornam parte do fenômeno e que podem ajudar na compreensão dos fatores que permitem a manutenção de tal condição social.

Uma das abordagens que caminham nesta direção e se constitui em um dos conceitos mais importantes da Psicologia Social é a **humilhação social**, de Gonçalves Filho.[73] E com ele encerramos essa reflexão, entendendo que este conceito pode, aliado aos estudos de Ferreira,[74] oferecer uma contribuição, a partir

---

68 Ferreira se referia a SOUZA, Irene. *O resgate da identidade na travessia do movimento negro:* arte, cultura e política. 376p. Tese (Doutorado). Instituto de Psicologia. São Paulo: USP, 1991.

69 FERREIRA, 2006, p. 60.

70 FERREIRA, 2006, p. 169.

71 FERREIRA, 2006, p. 171.

72 FERREIRA, 2006, p. 172.

73 GONÇALVES FILHO, José. Humilhação social: um problema político em Psicologia. *Revista Psicologia da USP*. São Paulo, v. 9, n. 2, 1998; GONÇALVES FILHO, José. Humilhação social: humilhação política. In: SOUZA, Beatriz. *Orientação à queixa escolar.* São Paulo: Casa do Psicólogo, 2007. p. 187-221.

74 FERREIRA, 2006.

da Psicologia, para a visibilidade do preconceito e da discriminação em nossa sociedade. Pode ainda nos ajudar a compreender a importância de movimentos que organizam o grupo negro, no Brasil, permitindo-lhes uma nova inserção nas relações sociais.

> Humilhação social é sofrimento longamente aturado e ruminado. É sofrimento ancestral e repetido. Um sofrimento que, no caso brasileiro e várias gerações atrás, começou por golpes de espoliação e servidão que caíram pesados sobre nativos e africanos [...].[75]

Gonçalves Filho caracteriza esta vivência como marcada por subalternidade, por invisibilidade social, por um sentimento dos ambientes públicos como expulsivos e os bens públicos como coisas que não lhes pertence; nada lhes pertence e tudo que recebem é dádiva; são sujeitos cristalizados no lugar de receptores, relacionando-se com sujeitos doadores. Um sentimento de não possuir direitos, sempre precedido pelo sentimento de vigilância. Um sofrimento pelo rebaixamento público. Um sofrimento que é ancestral; recebido de outros membros da família, aprende que ele é menor, menos importante, de menor valor. Uma angústia.

> Angústia é o afeto impelido por gestos ou palavras intrigantes, gestos ou palavras de sentido perdido ou mal armado, incompleto. [...] são mensagens arremessadas em cena pública: a escola, o trabalho, a cidade. São gestos ou frases dos outros que penetram e não abandonam o corpo e a alma do rebaixado. [...] Mensagens de humilhação, como toda mensagem enigmática, inscrevem-se no humilhado como fonte de processos primários [...].[76]

As expressões da angústia podem ser lágrimas, gagueira, emudecimento, olhos baixos, não parar de piscar, corpo endurecido, corpo agitado, protesto confuso, ação violenta e crime.

A humilhação social acontece em cenários de dominação e desigualdade social. E Gonçalves Filho nos diz: "igualdade não é condição sobretudo econômica, cultural ou profissional: é condição política. [...] Igualdade não é identidade ou equação: implica não à supressão de diferenças, mas à supressão da dominação".[77] A cura da humilhação pede remédio por dois lados, nos ensina Gonçalves Filho: exige participação da sociedade e exige um trabalho interior, uma espécie de digestão que não é apenas pensar e exige que se pense junto, "é pensar sentindo e em companhia de alguém que aceite pensarmos juntos".[78]

Os estudos de Gonçalves Filho permitem a clareza teórica e política de que **preconceito racial humilha e humilhação social faz sofrer**.

Antes de terminarmos, é importante registrar que a Psicologia vem trabalhando com o conceito de branquitude. Santos, Schucman e Martins apontam no histórico do pensamento psicológico sobre as relações étnico-raciais que, nos anos 1990, tiveram início os estudos sobre branqueamento e branquitude. Jurandir Freire, Irai Carone, Maria Aparecida Bento e Edith Pizza desempenharam papel fundamental nessa empreitada.

> (...) a discussão do legado social do branqueamento e de seus efeitos psicológicos sobre a identidade étnico-racial da pessoa negra é retomada de maneira crítica, ao mesmo tempo que se reflete sobre a identidade étnico/racial da pessoa branca, denominada branquitude. (Santos, Schucman e Martins, 2012, p. 168)[79]

A branquitude é categoria essencial para que os estudos do racismo, no âmbito da Psicologia, possam ganhar densidade e abandonar as pesquisas que não tomam o racismo a partir do estudo das relações raciais, deixando de fora dos estudos e das explicações sobre o fenômeno parte importante dessas relações: o privilégio dos brancos e a falta de percepção dos indivíduos brancos como seres racializados.

---

[75] GONÇALVES FILHO, 2007, p. 194.

[76] GONÇALVES FILHO, 2007, p. 196.

[77] GONÇALVES FILHO, 2007, p. 210.

[78] GONÇALVES FILHO, 2007, p. 197.

[79] SANTOS, Alessandro de Oliveira dos; SCHUCMAN, Lia Vainer; MARTINS, Hildeberto Vieira. Breve histórico do pensamento psicológico brasileiro sobre relações étnico-raciais. *Psicologia Ciência e Profissão*, n. 32 (especial), p. 166-175, 2012.

O racismo no Brasil é histórico e a Psicologia tem importantes contribuições para ajudar a compreender a invisibilidade que o racismo apresenta no Brasil. O fator responsável por essa invisibilidade é, sem dúvida, a supremacia racial branca cujo poder impede que se aponte sua hegemonia. A categoria analítica da branquitude veio para pontuar a necessidade de contribuirmos, a partir da Psicologia, para análises críticas sobre as relações étnico-raciais no Brasil.

TEXTO COMPLEMENTAR[80]

No Brasil contemporâneo, a criação de ações afirmativas para a população negra brasileira trouxe à tona antigos questionamentos sobre a formação do povo brasileiro e novas perguntas acerca das identidades raciais, tais como: quem é branco e quem é negro? Sobre essa questão, encontramos em diferentes áreas das ciências humanas trabalhos que visam compreender quem é o negro brasileiro. No entanto, quase não nos perguntamos sobre quem é o branco, e o que é ser branco no Brasil. Poucos trabalhos foram feitos com o intuito de descrever e compreender a experiência e construções cotidianas do próprio sujeito branco como pessoa racializada. Aqui não me refiro às experiências e vivências do sujeito dentro de um grupo, mas sim à experiência da ideia de raça na constituição do próprio sujeito, ou seja, à experiência da própria identidade branca que, segundo Ruth Frankenberg (2004), é vivida imaginadamente como se fosse uma essência herdada e um potencial que confere ao indivíduo poderes, privilégios e aptidões intrínsecas.

Pensando no campo da Psicologia, algumas hipóteses foram feitas para justificar a falta dos estudos que pensam a branquitude. A primeira é o fato de que a grande maioria dos psicólogos e pesquisadores são brancos e socializados entre uma população que se acredita desracializada, o que colabora para reificar a ideia de que quem tem raça é o outro e para manter a branquitude como identidade racial normativa. A outra hipótese é que desvelar a branquitude é expor privilégios simbólicos e materiais que os brancos obtêm em uma estrutura racista; e, assim, os estudos sobre brancos indicam que o ideal de igualdade racial em que os brasileiros são socializados opera para manter e legitimar as desigualdades raciais. Neste sentido, alguns autores (BENTO; CARONE, 2002; PIZA, 2002) apontam para a importância de estudar os brancos com o intuito de desvelar o racismo, pois estes, intencionalmente ou não, têm um papel importante na manutenção e legitimação das desigualdades raciais.

Branco: Cor, raça, grupo, cultura? Afinal, o que é ser branco no Brasil contemporâneo? Definir o que é branquitude, e quem são os sujeitos que ocupam lugares sociais e subjetivos da branquitude é o nó conceitual que está no bojo dos estudos contemporâneos sobre identidade racial branca. Isso porque, nesta definição, as categorias sociológicas de etnia, cor, cultura e raça se entrecruzam, colam e se descolam umas das outras, dependendo do país, região, história, interesses políticos e época investigados. Ser branco, ou seja, ocupar o lugar simbólico de branquitude, não é algo estabelecido por questões genéticas, mas sobretudo por posições e lugares sociais que os sujeitos ocupam. Desta forma, a branquitude precisa ser considerada "como a posição do sujeito, surgida na confluência de eventos históricos e políticos determináveis" (STEYN, 2004, p. 121). Ser branco assume significados diferentes, compartilhados culturalmente, em diferentes lugares.

(...)

A branquitude é entendida como uma posição em que sujeitos que ocupam esta posição foram sistematicamente privilegiados no que diz respeito ao acesso a recursos materiais e simbólicos, gerados inicialmente pelo colonialismo e pelo imperialismo, e que se mantêm e são preservados na contemporaneidade. Portanto,

---

[80] SCHUCMAN, Lia Vainer. Sim, nós somos racistas: estudo psicossocial da branquitude paulistana. *Psicologia e Sociedade*, v. 26, n. 1, p. 83-94, 2014.

para se entender a branquitude é importante entender de que forma se constroem as estruturas de poder fundamentais, concretas e subjetivas em que as desigualdades raciais se ancoram.

(...)

Assim, é importante perguntar: quais os significados e sentidos de "ser branco" compartilhados em nossa cultura? Quais os processos de constituição destes sujeitos como brancos? É possível falar em identidade racial branca no Brasil? Caso seja possível, de que forma ela se caracterizaria? A questão aqui é entender como os pressupostos falsos ou imaginários sobre a raça, quando esta, do ponto de vista biológico não existe, passaram a ter efeitos concretos tão poderosos a ponto de regular práticas cotidianas, percepções, comportamentos e desigualdades entre diferentes grupos humanos.

(...)

Sabemos, por meio dos estudos da Psicologia Sócio-histórica, que todo sujeito é capaz de produzir sentidos diferentes dos significados construídos social e historicamente. E isso vai depender das mediações semióticas que cada um vivenciará. Entretanto, os sujeitos entrevistados nesta pesquisa estão inseridos em uma sociedade em que grande parte das mediações semióticas não favorece a desconstrução dos significados e que, por sua vez, atribui à identidade racial branca um valor estético, moral e intelectual superior a outras identidades raciais. Mais do que isso, cabe nos perguntar: se muitos dos sujeitos entrevistados obtêm vantagens objetivas e subjetivas com o padrão estético vigente, qual seria a razão emocional para que se oponham aos significados que supervalorizam o grupo no qual eles próprios estão inseridos?

A partir desse enfoque, podemos dizer que sujeitos considerados brancos em nossa sociedade passam por um processo psicossocial resultante das mediações que experienciam durante a vida de identificação com os significados compartilhados em nossa cultura sobre a supremacia racial branca. Portanto, podemos pensar que eles também podem, por diversas questões, não se identificar com o lugar simbólico da branquitude, e construir fissuras entre a brancura e a branquitude, proporcionando-nos, desta forma, algumas indicações para pensarmos em propostas sobre a desconstrução do racismo na identidade racial branca.

Portanto, um dos trabalhos dentro da psicologia para esta desconstrução deve ser o de demonstrar a suposta neutralidade da identidade racial branca que faz com que grande parcela da sociedade tenha privilégios mas não os perceba. Maria Aparecida Bento (2002) argumenta que os brancos em nossa sociedade agem por um mecanismo que ela denomina de *pactos narcísicos*, alianças inconscientes, intergrupais, caracterizadas pela ambiguidade e, no tocante ao racismo, pela negação do problema racial, pelo silenciamento, pela interdição de negros em espaço de poder, pelo permanente esforço de exclusão moral, afetiva, econômica e política do negro, no universo social. Assim, a branquitude é "um lugar de privilégio racial, econômico e político, no qual a racialidade, não nomeada como tal, carregada de valores, de experiências, de identificações afetivas, acaba por definir a sociedade" (p. 5).

Neste sentido penso que há, na luta antirracista, diferentes frentes a serem atingidas. Uma delas é o processo de desidentificação com os significados racistas, processo em que o ator social pode e deve ser agente de mudanças, o que está ligado a uma tomada de posição sobre seu racismo latente, sobre perceber seus privilégios e, portanto, a um trabalho para desconstruir o racismo e os significados racistas apropriados por cada sujeito, produzindo, assim, novos sentidos para o que significa ser branco e o que significa ser negro. No entanto, precisamos que haja por parte dos sujeitos brancos, além da aquisição da consciência de sua racialidade e de que são precursores de mudanças em seus micro-lugares de poder e atuação, uma mudança estrutural nos valores culturais da sociedade como um todo. É preciso que a branquitude, como lugar de normatividade e poder, se transforme em identidades étnico-raciais brancas em que o racismo não seja o pilar de sua sustentação. Para isto, além da psicologia e da constituição dos sujeitos como atores sociais, é preciso alterar as relações socioeconômicas, os padrões culturais e as formas de produzir e reproduzir a história brasileira. Conclui-se, assim, que as políticas públicas voltadas para a igualdade racial como as de cotas, o reconhecimento da história, do espaço e a ação do movimento negro são essenciais para que os brancos consigam se deslocar da posição de norma e de hegemonia cultural.

ATIVIDADES

1. O pesquisador Rocha[81] nos apresenta o depoimento de Lídia:

> "Uma das coisas que Lídia mais reparava em suas amigas e amigos brancos é que eles passavam a maior parte da vida desapercebidos do fato de possuírem uma cor. Já ela se via constantemente enfrentando essa realidade, e muitas vezes, quando estava totalmente distraída se divertindo com as pessoas, determinadas situações ou palavras faziam-na olhar para a cor dos próprios braços e se sentir como algo um pouco fora do lugar. Um tipo de sofrimento bem íntimo, de sofrer-se calado".

Busquem compreender este relato a partir dos últimos conceitos que abordamos no texto: angústia\humilhação\sofrimento.

2. O *rap* é um estilo musical que possui muitas contribuições para a análise e conhecimento do preconceito. Segue um trecho dos Racionais Mc's, com seu Negro drama, álbum *Nada como um dia após o outro dia*, 2002.

Negro drama,
Cabelo crespo,
E a pele escura,
A ferida, a chaga,
A procura da cura[82]

UTILIZE O QRCODE PARA VER A LETRA DA MÚSICA

Procurem outras letras que possam nos ajudar na tarefa de conhecer características e aspectos que compõem o fenômeno social do preconceito racial contra a população negra.

3. Conversem com seus colegas sobre preconceito racial. Que grupos vocês conhecem que são preconceituosos e como se manifestam essas atitudes? Procure criar com seus colegas um espaço que torne possível pensarem juntos os seus próprios preconceitos.

4. As leituras em Psicologia são bastante interessantes, não só pela diferença nas posições que apresentam, mas por permitirem um conhecimento mais aprofundado das contribuições da área para a questão racial. Sugerimos quatro textos, mas outros podem ser localizados em bases como BVS-Psi:

- FERREIRA, Ricardo. O brasileiro, o racismo silencioso e a emancipação do afrodescendente. In: *Psicologia e Sociedade*, v. 14, n. 1, p. 69-86, jan./jun., 2002.
- GONÇALVES FILHO, José. Humilhação social: humilhação política. In: SOUZA, Beatriz. *Orientação à queixa escolar*. São Paulo: Casa do Psicólogo, 2007. p. 187-221.
- PÉREZ-NEBRA, Amália; JESUS, Jaqueline. Preconceito, estereótipo e discriminação. In: TORRES, Cláudio; NEIVA, Elaine (Orgs.). *Psicologia social:* principais temas e vertentes. Porto Alegre: Artmed, 2011. p. 219-237.
- LEI n. 12.288, de 20 de julho de 2010, que instituiu o Estatuto da Igualdade Racial.

5. O Texto Complementar apresentado fala de branquitude. Como você compreendeu esse conceito? Procure explicar.

---

[81] ROCHA, Emerson. Cor e dor moral: sobre o racismo na ralé. In: SOUZA, J. *A ralé brasileira*: quem é e como vive. Belo Horizonte: UFMG, 2011. p. 353.

[82] RACIONAIS MC's. Negro drama. In: *Nada como um dia após o outro*. São Paulo: Unimar Music, 2002.

PARA SABER MAIS

Bibliografia

BÁSICA

As raças não existem (2015), de Verônica Bercht, é um texto interessante que traz as conclusões atuais sobre a existência ou não das raças. Fundamentado em pesquisas no campo da biologia e da genética, o texto é de grande valor para o debate da questão racial.

A inexistência biológica versus a existência social de raças humanas: pode a ciência instruir o etos social? (2005-2006), de Sérgio Pena e Telma Birchal, é um texto que pode ajudar a avançar no tema e no debate.

Estatuto da Igualdade Racial – Lei n. 12.288, de 20 de julho de 2010. É essencial o conhecimento dessa Lei que vigora no Brasil favorável à igualdade racial.

Preconceito racial: modos, temas e tempos (2012), de Antonio Guimarães, é um livro básico sobre a questão.

AVANÇADA

Entre o encardido, o branco e o branquíssimo: branquitude, hierarquia e poder na cidade de São Paulo (2020), de Lia Vainer, foi um dos responsáveis por tornar o termo "branquitude" conhecido no Brasil.

Como o racismo criou o Brasil (2021). Nesta obra, o sociólogo Jessé Souza mostra a versão mais madura de sua inovadora interpretação da sociedade brasileira, baseada em mais de 40 anos de estudos teóricos e empíricos.

Nem preto nem branco, muito pelo contrário: cor e raça na sociabilidade brasileira (2013), de Lilia Moritz Schwarcz. Esta obra debate a complexidade da questão do preconceito racial no Brasil, onde se diz popularmente que "preto rico no Brasil é branco, assim como branco pobre é preto".

Educação e libertação: a perspectiva das mulheres negras (2018). Neste e-book extraído da obra *Mulheres, raça e classe*, Angela Davis trata do tema da educação e de seu potencial libertador, a partir da perspectiva das mulheres negras.

A gente é da hora: homem negro e masculinidade (2022), de Bell Hooks, reúne dez ensaios sobre homens negros e masculinidade que, segundo a autora, preenche um vazio literário sobre o tema.

Outros recursos

FILMES

São muitos e numerosos os filmes que tratam da questão racial, em especial, nos Estados Unidos. Há filmes brasileiros que situam a questão em nossa realidade, considerada distinta da americana.

- *12 anos de escravidão* (Estados Unidos. Direção de Steve McQueen. 2014. 135 min.).
  Solomon Northup é um escravo liberto, que vive em paz ao lado da esposa e filhos. Um dia, após aceitar um trabalho que o leva a outra cidade, ele é sequestrado e acorrentado. Vendido como se fosse um escravo, Solomon precisa superar humilhações físicas e emocionais para sobreviver.
- *Histórias cruzadas* (Estados Unidos, Índia e Emirados Árabes. Direção de Tate Taylor, 2012. 155 min.).
  Jackson, pequena cidade no estado do Mississipi, anos 60. Skeeter é uma garota da sociedade que retorna à cidade determinada a se tornar escritora. Ela começa a entrevistar as mulheres negras da cidade, que deixaram suas vidas para trabalhar na criação dos filhos da elite branca, da qual a própria Skeeter faz parte.

- *Olhos azuis* (Estados Unidos. Direção de Jane Elliot. 1968. 93 min.).
  O documentário mostra como foi o trabalho desenvolvido pela educadora norte-americana Jane Elliot, que realizou atividades de conscientização durante algumas oficinas, nas quais os brancos podiam sentir a discriminação sofrida por negros.
- *Vista a minha pele* (Brasil. Direção de Joel Zito Araújo. 2004. 24 min.).
  O vídeo ficcional-educativo traz uma paródia sobre como o racismo e o preconceito ainda são encontrados nas salas de aula do Brasil. Invertendo a ordem da história, o vídeo utiliza a ironia para trabalhar o assunto de forma educativa. Nele, negros aparecem como classe dominante e brancos como escravizados e a mídia só apresenta modelos negros como exemplo de beleza.
- *Quem falou de racismo* (Brasil. Direção de Daniel Caetano. 2002. 23 min.).
  O filme mistura trechos documentais e ficcionais para contar a história de um professor que decide provocar seus estudantes a pensar sobre o preconceito racial e a construção da sociedade brasileira que sistematicamente segregou negros e brancos.
- *Raça* (Brasil/Estados Unidos. Joel Zito e Megab Mylan, 2013. 104 min.).
  Este documentário traz o foco para o trabalho de três afro-brasileiros que estão lutando por igualdade racial: Paulo Paim, o único negro senador da república; Netinho de Paula, cantor e apresentador de TV; e Miúda dos Santos, ativista quilombola e neta de escravos.
- *Xadrez das cores* (Brasil. Direção de Marco Schiavon, 2004. 22 min.).
  O filme traz uma história densa, que se desenvolve como um jogo de xadrez. A temática profunda fala da discriminação racial.
- *Medida provisória* (Brasil. Direção de Lázaro Ramos. 2022. 94 min.).
  Trabalha com a fictícia aprovação de uma medida provisória que obriga os negros a voltarem para a África, como uma reparação pelo passado escravocrata.
- *Doutor Gama* (Brasil. Direção de Jeferson De. 2021. 92 min.).
  Fala sobre a vida de Luiz Gama, homem negro que usou leis e tribunais para libertar mais de 500 escravos.
- São muitos os filmes sobre a questão étnico-racial. Busque outros títulos que possam contribuir para o debate a respeito desse importante e necessário tema, a exemplo: *Vista minha pele* (Brasil, 2004), *Quem falou de racismo* (Brasil, 2002), *Raça* (Estados Unidos e Brasil, 2013), *Xadrez das cores* (Brasil, 2004).

LITERATURA

Hoje, há vários livros escritos por autores negros abordando a experiência da negritude e do racismo. Bons romances estão à disposição:

Chimamanda Ngozi Adichie é uma escritora nigeriana e, dentre seus livros, sugerimos dois: *Meio sol amarelo* (1983) e *Americanah* (2013).

Um defeito de cor (2006), de Ana Maria Gonçalves, é um belo romance histórico sobre a questão étnico-racial no Brasil.

Djamila Ribeiro tem diversas obras publicadas. Ficam as indicações: *Cartas para minha avó* (2021) e *Quem tem medo do feminismo negro?* (2018).

Itamar Vieira Junior é autor de *Torto arado* (2019), que fala sobre o trabalho escravo contemporâneo.

SITES

Visite sites que ampliam os debates sobre a questão racial na busca de sua superação.

http://www.portaldaigualdade.gov.br/
http://www.palmares.gov.br/
http://www.geledes.org.br/
http://www.ceert.org.br/

CAPÍTULO 25

Felicida

ONDE ESTÁ A FELICIDADE?

Este capítulo não é de autoajuda! Não oferece receitas e nem pistas para atingir a felicidade. A finalidade do capítulo é abordar um tema que, desde *tempos imemoriais*, ocupou a humanidade, como um estado desejado por todos.

Em um livro introdutório na área da Psicologia, tratar o tema é uma proposta pretensiosa. E por que fazer esse investimento arriscado e polêmico? Porque, na atualidade, nessa segunda década do século XXI, há o cultivo da ideia de *satisfação plena* de cada um dos membros da sociedade, a felicidade se torna uma *obsessão*. É compreendida, quase exclusivamente, como resultado de esforço individual e, também, chama muito atenção as múltiplas estratégias e os produtos oferecidos e/ou que as pessoas utilizam para dar sentido à sua vida, como garantia da obtenção de felicidade: os búzios, as drogas (incluindo os medicamentos), as academias (a produção de endorfina!!), a alimentação natural, a yoga, sites de relacionamento, o sexo, a pornografia, a gastronomia, o novo e rapidamente ultrapassado equipamento tecnológico ...enfim, a lista é interminável. E, ainda, não podemos esquecer das religiões que oferecem a *felicidade extraterrena* e a Psicologia (Será?). Então, é um capítulo descritivo das muitas – e não todas! – considerações sobre o assunto e a conclusão será de cada um.

Como há muitos autores, o recorte será, predominantemente, daqueles da Psicologia, embora, como todo tema transdisciplinar, é necessário considerar autores de outras áreas do conhecimento que dialoguem com a Psicologia. E a literatura, a poesia, também podem apontar outras rotas para o pensamento; ou seja, nenhum desperdício da experiência humana.

de é...

Não sei por que tô tão feliz!
Não há motivo algum pra ter tanta felicidade.
Não sei o que foi que eu fiz,
Se eu fui perdendo o senso de realidade
Um sentimento indefinido foi me tomando ao cair da tarde,
Infelizmente era felicidade.[1]

UTILIZE O QRCODE PARA VER A LETRA DA MÚSICA

FELICIDADE, PRAZER, BEM-ESTAR, SATISFAÇÃO

Felicidade, prazer, satisfação são sinônimos ou é necessário discriminar?

Os poetas, filósofos e, agora, também os cientistas – e até os economistas! – buscam compreender a felicidade. As definições são inúmeras. Uma tentativa de capturar um sentimento, um estado, uma sensação, uma ilusão. O que é? Algo que todos nós perseguimos, de difícil apreensão e, ao mesmo tempo, com muitas possibilidades de conceituação.

O autor David Malouf[2] afirma que **felicidade** "... no sentido comum, cotidiano e subjetivo da palavra –

---

[1] TATIT, Luiz. Felicidade. In: *Felicidade*. São Paulo: Dabliú Discos, 1997.

[2] MALOUF, David. *O que é a felicidade?* São Paulo: Martins Fontes, 2014. p. 29.

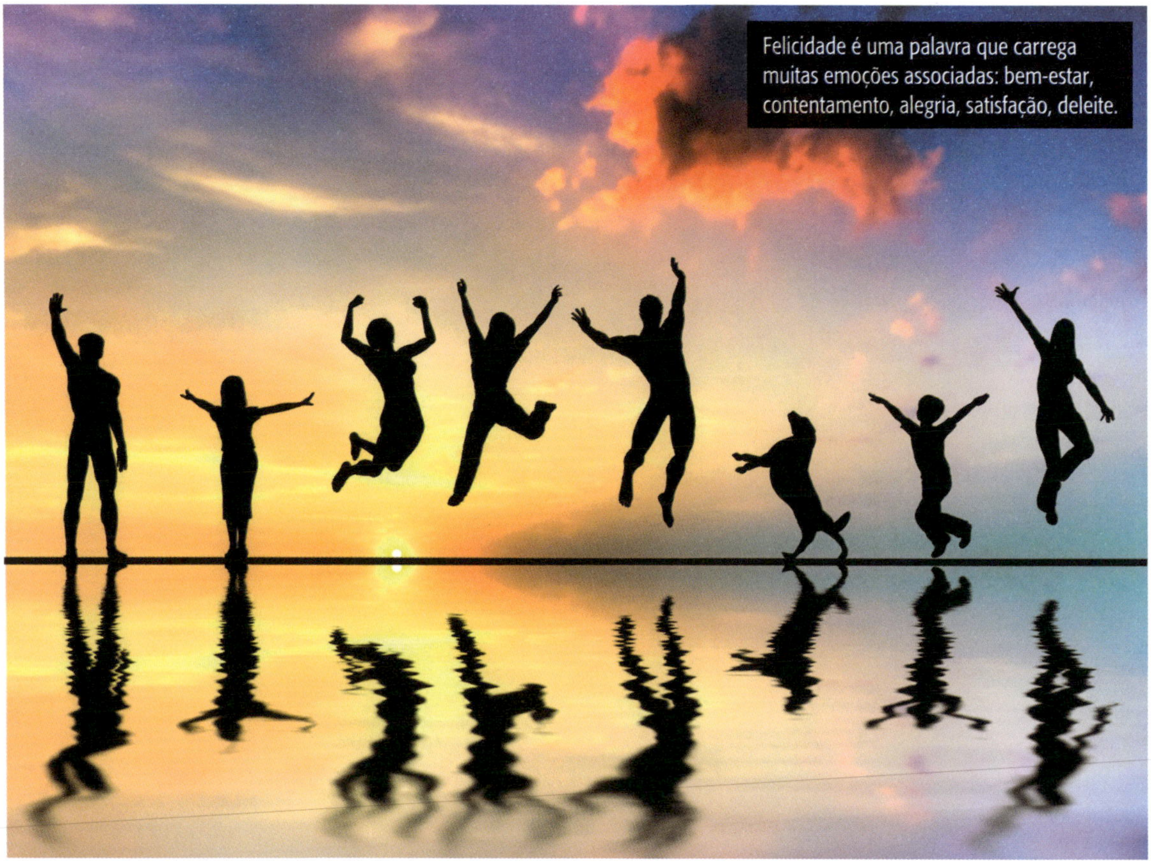

Felicidade é uma palavra que carrega muitas emoções associadas: bem-estar, contentamento, alegria, satisfação, deleite.

(é definida) como contentamento, satisfação, prazer ou como deleite..." e, também, que

> felicidade é uma palavra que carrega muitas emoções associadas: bem-estar, contentamento, alegria, satisfação, deleite. Todos esses estados pertencem ao mundo interno dos sentimentos, uma sensação de estar bem dentro do nosso próprio corpo, à vontade com o mundo, em unidade consigo mesmo. É um estado que pode ser durável e contínuo, mas também pode ser uma questão de surpresa [...].[3]

Aqui, tentaremos diferenciar cada um dos termos mais frequentemente associados a ela.

O **bem-estar** é um estado "mais" durável de satisfação. Caracteriza o que chamamos de uma vida boa, na qual o cotidiano está organizado de modo a produzir a satisfação de necessidades materiais, biológicas, psicológicas e espirituais e a sensação associada à satisfação se prolonga. Os conflitos e as dificuldades próprios do cotidiano não alteram de modo significativo esse estado subjetivo. Um exemplo é o do senhor aposentado e risonho de uma pequena cidade de três mil habitantes do interior do estado de São Paulo – Pedrinhas Paulista – que afirma, para a repórter de TV, estar "no paraíso". Ao mesmo tempo, é desafiador pensar em como é possível manter esse estado de equilíbrio em um mundo conturbado com tantas situações de sofrimento em toda parte.

A **satisfação** está relacionada com o atendimento às necessidades. É uma resposta imediata do sujeito, do ponto de vista orgânico e/ou psicológico. Por exemplo, se estou com fome, algum alimento satisfaz essa necessidade; ou se a pessoa vive ao relento, a moradia satisfaz a necessidade de proteção; ou, se a pessoa

[3] MALOUF, 2014, p.25.

precisa se locomover ou viver em uma grande cidade, a necessidade de alfabetização deve ser satisfeita. Pelos exemplos, é possível reconhecer que as necessidades não são exclusivamente fisiológicas.

O educador e comunicólogo Mario Sergio Cortella, certa vez, em seu programa radiofônico matinal, falou que a leitura é uma necessidade, uma "necessidade insaciável". Quanto mais se lê, mais se quer saber.

Vale lembrar, que os meios de comunicação também instalam necessidades consideradas artificiais (ter um tênis de marca determinada, por exemplo), mas que se tornam fundamentais para o sujeito, pois se revelam como traço de sua identidade pessoal, visibilidade social e reconhecimento pelo grupo de pertencimento. Ao mesmo tempo, a oferta ininterrupta de novos objetos faz com que seja impossível consumi-los todos e aí... a insatisfação é permanente.

O **prazer** é uma situação episódica. É necessário uma situação de tensão para que no atingimento de seu clímax, o sujeito possa viver uma "explosão" de sensações que cessam em seguida. O exemplo mais ilustrativo é o clímax do ato sexual quando ocorre o orgasmo. Esse aspecto – o prazer – será abordado, mais extensamente, a seguir, porque está mais frequentemente associado com a felicidade por algumas abordagens da psicologia.

A ABORDAGEM PSICOLÓGICA[4]

Sigmund Freud,[5] fundador da Psicanálise, tem uma obra de referência para a discussão do tema – *O mal-estar na civilização*. O título já diz das condições adversas que o próprio homem construiu para sua vida na terra. E é nesse contexto que o autor propõe a reflexão sobre o que as pessoas esperam alcançar em suas vidas, qual o sentido de sua existência e esclarece, já no início do texto, que o sentido da vida é dado pela religião, pela arte ou pela ciência – *produções humanas superiores*. A Psicanálise ou o processo de análise pessoal do sujeito pode auxiliar a pensar a finalidade da vida – do ponto de vista individual ou coletivo –, mas não se propõe a fornecer o sentido da existência.

Para o autor, as pessoas revelam em seus modos de estar no mundo a busca da felicidade; ou seja, evitar o sofrimento/a dor e experimentar/viver o prazer. Contudo, são dois caminhos diferentes e, dependendo da escolha – evitar o sofrimento ou experimentar o prazer – o percurso existencial será diferente. Para Freud, a felicidade, no sentido estrito, é a busca do prazer. E esse objetivo vital é determinado pelo princípio do prazer, aspecto constitutivo do funcionamento psíquico que, no contato do sujeito com o mundo objetivo, a partir do nascimento, estabelece o princípio da realidade que funciona como restritiva da realização do princípio do prazer. Então, não é possível realizar esse princípio completamente. Ou seja, o mundo objetivo e também aqueles aspectos sociais que são internalizados pelo sujeito – como a autocensura em relação à vida sexual, por exemplo – não permitem a satisfação plena dos impulsos oriundos do princípio do prazer.

Para a Psicanálise, a nossa constituição física e psíquica não nos permite ter prazer (gozar) ininterruptamente porque o gozo existe por contraste entre a necessidade acumulada (tensão) e o relaxamento; portanto, a possibilidade de ser feliz fica restringida pela nossa própria constituição biológica. E a isso se acrescentam as restrições do mundo social, das legislações, das normas culturais já internalizadas e/ou como referências externas. Então, o próprio Freud conclui "Aquilo que chamamos de 'felicidade', no sentido mais estrito, vem da satisfação repentina de necessidades altamente represadas e, por sua natureza, é possível apenas como fenômeno episódico."[6]

4 Os conteúdos desse tópico também são abordados em item do capítulo FELICIDAD É..., no livro *Psicologia, fácil!* dos mesmos autores (BOCK, FURTADO e TEIXEIRA), da editora Saraiva, publicado em 2011.

5 FREUD, Sigmund. *O mal-estar na civilização*. 1. ed. São Paulo: Companhia das Letras, 2011.

6 FREUD, 2011, p. 30.

Ao mesmo tempo, a possibilidade de experimentar o sofrimento é permanente. São muitas as fontes de sofrimento ao longo da vida de todos os humanos. Segundo Freud, há três fontes de sofrimento: a **degeneração do corpo** que é inexorável; as **forças da natureza** sobre as quais o homem/a tecnologia ainda não tem total controle; as **relações amorosas** – toda relação humana é uma relação amorosa – que, para o autor, é a fonte dos maiores sofrimentos ao longo da vida.

Frente a essa situação, há um rebaixamento na pretensão da felicidade e a finalidade de evitar o sofrimento substitui a busca de prazer. As pessoas preferem um modo de viver de evitamento do sofrimento. Os métodos para evitar o sofrimento, segundo Freud, são inúmeros e dependem da fonte de desprazer. Por exemplo, o isolamento voluntário quando o sofrimento (rejeição, hostilidade) é provocado pelo outro e porque essa é a fonte dos "maiores sofrimentos", ao longo da vida; o domínio científico e tecnológico dos fenômenos devastadores da natureza (ou, podemos acrescentar, a capacidade de previsão com vistas a minimizar os prejuízos e as tragédias ecológicas); e as drogas lícitas ou ilícitas para minorar as dores e sensações desagradáveis do corpo.

Nessa abordagem, há, também, outros mecanismos de minimização do sofrimento, embora não ofereçam completa proteção do sofrimento, como alerta o autor. Um deles é o controle dos impulsos pelas instâncias psíquicas superiores – o **pensamento** – porque quanto menor a intensidade do impulso, menor é o desprazer com sua não satisfação; ou seja, a frustração ou a espera pela satisfação do impulso não causa tanto mal-estar porque o pensamento controla a intensidade do impulso, como, por exemplo, por meio da meditação.

Um dos mecanismos úteis, nessa empreitada, é a **sublimação**, porque reorienta os impulsos para outros objetos de satisfação; ou seja, se consegue elevar o ganho de prazer a partir das fontes de trabalho psíquico e intelectual. O exemplo dado por Freud é "a alegria do artista ao criar, ao dar corpo a suas fantasias, a alegria do pesquisador na solução de problemas e na apreensão da verdade...",[7] que os fazem redirecionar suas satisfações; o autor assinala que essa estratégia não oferece proteção completa quando a fonte de sofrimento está no próprio corpo.

Ainda quanto à sublimação, o autor coloca uma nota de rodapé (nota 8) nessa obra bastante interessante sobre a atividade profissional: o **trabalho** como fonte de gratificação quando é escolhido livremente e permite tornar úteis, por meio do redirecionamento da libido, as competências existentes. Ao mesmo tempo, assinala que a imensa maioria das pessoas trabalha apenas em função da necessidade e "o trabalho não é muito apreciado como via para a felicidade". Outras estratégias são: a **fruição da beleza**, "um poderoso lenitivo", nas palavras de Freud, porque pode produzir "um passageiro alheamento às durezas da vida"; e, também, a **imaginação** e a **ilusão**, quando há uma deformação da realidade ou a recusa em "ver a vida como ela é".

O **trabalho** pode ser fonte de gratificação quando é escolhido livremente e permite tornar úteis as competências existentes.

Outro autor que também tem como matriz a Psicanálise – Wilhelm Reich – construiu sua extensa obra na primeira metade do século XX e dedicou-se a compreender os fatores sociais, econômicos e políticos que retiram das pessoas comuns e, particularmente, da juventude, a experiência de prazer em função da repressão sexual. Em seu livro, *A função do orgasmo*,[8] afirma que o prazer é um estado instantâneo representado pelo orgasmo, que, quando após um período de tensão – inclusive muscular – atinge um ponto máximo (o clímax) e há o relaxamento. Nessa equação, a condição de existência do prazer é a tensão que o

[7] FREUD, 2011, p. 35.

[8] REICH, Wilhelm. *A função do orgasmo*. São Paulo: Brasiliense, 1995.

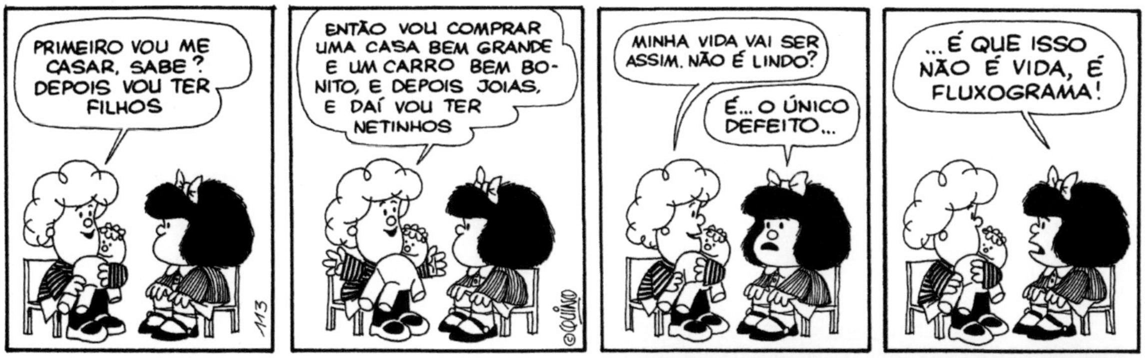
PRIMEIRO VOU ME CASAR, SABE? DEPOIS VOU TER FILHOS
ENTÃO VOU COMPRAR UMA CASA BEM GRANDE E UM CARRO BEM BONITO, E DEPOIS JOIAS, E DAÍ VOU TER NETINHOS
MINHA VIDA VAI SER ASSIM. NÃO É LINDO?
É... O ÚNICO DEFEITO...
... É QUE ISSO NÃO É VIDA, É FLUXOGRAMA!

O pensamento controla a intensidade do impulso.

antecede seguido do relaxamento (bem-estar) que produz. E afirma que não é possível viver ininterruptamente esse ciclo: tensão-clímax-relaxamento porque nossa constituição biológica não suporta.

Na teoria reichiana, a experiência do prazer ocorre por contraste e é instantânea. O autor afirma que as três grandes fontes de prazer que deveriam governar a vida são: o sexo, o conhecimento e o trabalho.

Anthony Giddens, analisando a obra de Reich, esclarece que para uma expressão adequada da sexualidade – fonte da felicidade – é necessária, além da reforma política, a reforma do caráter de massa,[9] considerando que "o **caráter** é uma formação defensiva, uma 'armadura' protetora desenvolvida para resistir às vicissitudes da vida (...) para se proteger contra os perigos externos e internos, embora a um alto custo psíquico."[10]

Quanto a esse aspecto apontado por Giddens, Reich já havia afirmado que a reforma política sem liberação sexual é impossível porque "liberdade e saúde sexual" são, segundo ele, a mesma coisa. Isso esclarece a importância que deu aos direitos sexuais dos adolescentes e da juventude, considerando que práticas educativas menos repressivas poderiam transformá-los em agentes de mudança social. Essa concepção permite compreender a grande difusão da obra de Reich na década de 1960, em vários cantos do mundo, quando ocorreu uma das mais belas revoluções sociais – a revolução da juventude.[11]

Na década de 1990, surge nos Estados Unidos um movimento identificado como Psicologia Positiva que faz uma crítica à Psicologia produzida até então – inclusive aos autores citados aqui – pelo que consideram uma ênfase na compreensão dos problemas e nas práticas curativas e postula que a Psicologia deve se preocupar com o desenvolvimento das potencialidades humanas. Essa teoria propõe que a finalidade da Psicologia deve ser criar uma "ciência das qualidades humanas". Sua proposta é partir do estudo da saúde mental e do bem-estar para identificar sob quais condições é possível promover o desenvolvimento de emoções positivas nas pessoas.

Nessa perspectiva, a produção de conhecimento e de práticas psicológicas deve "compreender tanto os aspectos que levam ao sofrimento e ao desajuste emocional, mas também enfocar os aspectos que podem produzir felicidade (...) aumentem a felicidade e o bem-estar da pessoa".[12] Nessa abordagem, as emoções positivas são indicadoras de um estado de bem-estar produzindo, quase sempre, efeitos positivos. O conceito de **bem-estar subjetivo** refere-se ao que as

---

[9] Reich escreveu a obra *Escute, Zé-Ninguém!* (São Paulo: Martins Fontes, 2007), em que já abordava a armadura do caráter do homem comum. Essa obra teve grande circulação nas décadas de 1960 e 1970 no Brasil.

[10] GIDDENS, Anthony. *A transformação da intimidade:* sexualidade, amor e erotismo nas sociedades modernas. São Paulo: Unesp, 1993. p. 177.

[11] Ver HOBSBAWM, Eric. *A era dos extremos:* o breve século XX. São Paulo: Companhia das Letras, 1995.

[12] SELIGMAN *apud* SANCHES, Simone. *Prática esportiva e resiliência.* Tese (Doutorado). Faculdade de Educação da Universidade de São Paulo, São Paulo, 2009.

pessoas pensam e sentem sobre sua vida, a avaliação da própria existência.

Essa abordagem é utilizada na Psicologia do Esporte e enfatiza a vivência do prazer e da diversão na prática do esporte. A possibilidade de o atleta encontrar sensações de prazer, satisfação, diversão, autorrealização aumenta a probabilidade de utilizar o máximo do seu potencial e alcançar o nível mais alto de seu rendimento. Esses aspectos são considerados importantes pelos psicólogos que os utilizam para incrementar, por exemplo, a aderência e motivação de esportistas de alto rendimento.

> Bem-estar subjetivo refere-se ao que as pessoas pensam e sentem sobre sua vida, a avaliação da própria existência.

OS FENÔMENOS DA CONTEMPORANEIDADE E SEUS PARADOXOS

A felicidade – o que quer que isso signifique para cada um de nós – passou a ser um valor cultural, um valor de consumo. Em outras palavras, a felicidade não é uma ideia nova, o que é novo é a associação dessa condição à melhoria da existência material. E, nesse sentido, o progresso do desenvolvimento científico, tecnológico e a produção de bens materiais para o consumo indicam e informam, de modo insistente nos meios de comunicação, que isso é possível.[13]

Cabe dizer que os processos de desenvolvimento industrial, tecnológico e de produção de bens trouxeram, sem dúvida, uma comodidade maior à nossa vida. A necessidade de fazer circular o dinheiro com a compra e venda de mercadorias e nossa busca pelo conforto, que ficou associada à aquisição de bens materiais, nos levaram por um caminho em que a felicidade se associou ao ter objetos, a consumir coisas que respondem a necessidades reais e artificiais. Podem, por exemplo, estar relacionadas ao consumo da medicação que minimiza a dor; a ter algo que o vizinho, o colega tem, sem que isso seja necessário, útil ou tenha algum sentido para nós.

Há, portanto, um nível de consumo que o desenvolvimento econômico incentiva e que responde a necessidades reais e outras criadas e que se tornam necessárias. Alguns fenômenos são decorrentes desse modo de viver. Dois deles são: as **diferenças sociais**, que se intensificam por conta da capacidade de consumo dos diferentes setores da população situados nos vários lugares da pirâmide social, e o **consumismo** que exige a obtenção dos objetos, bens e serviços, que passam diante dos olhos, e são ininterruptamente substituídos e, portanto, impossíveis de todos eles serem consumidos e a consequência é a insatisfação permanente.

O psiquiatra Gordon Parker – em sua leitura crítica do livro de David Malouf, *O que é felicidade?* – afirma sobre a sociedade atual:

> [...] uma cultura materialista, com sua propaganda, um modelo que valoriza a celebridade e um conjunto de valores superficiais, influencia essa "inquietação" [da humanidade] tentando nos programar para desejar tudo. No entanto, se, de fato, compramos o produto anunciado, nossa felicidade é apenas "momentânea" – e rapidamente saciada – na medida em que o prazer se torna uma coisa natural e nós, então precisamos de mais uma "dose". Assim, pessoas materialistas que valorizam o dinheiro, o sucesso, a fama e a boa aparência tendem a ficar menos satisfeitas do que aquelas que se esforçam para manter um bom relacionamento com os outros e participam ativamente de causas sociais.[14]

[13] Importante recuperar, aqui, a afirmação de Eric Hobsbawm em seu livro *A era dos extremos: o breve século XX* (2001) sobre a grande decepção do século XX, porque a promessa de usufruir dos benefícios da ciência não se cumpriu; ou seja, a maioria da população do planeta ainda não teve/tem acesso a seus benefícios.

[14] PARKER *apud* MALOUF, 2014. p. 144. O livro de David Malouf coloca, em seus anexos, leituras de outros autores com críticas e posicionamentos diferentes sobre o tema e sobre as colocações do autor, e, entre elas, o artigo de Gordon Parker. Uma evidência que o tema é polêmico.

Essa colocação é útil para a reflexão sobre os fenômenos da contemporaneidade na sua relação com o tema deste capítulo. Em primeiro lugar, a felicidade – embora tenha sempre acompanhado a história da humanidade – é o próprio tema da contemporaneidade. É necessário, é exigido *ser feliz* ou... manter a aparência a qualquer custo. E isso é um desafio com a exposição da intimidade, sem pudores, que constatamos nesse momento da cultura humana. Ou, então, como demonstrar a felicidade frente a tantos dissabores do mundo? – crianças no trabalho exaustivo em minas de carvão no Brasil e na China, guerras, decapitações em tempo real via internet, genocídio de adolescentes, desastres ecológicos.

E como ser feliz se a obtenção desse estado está associada ao consumo e isso depende da capacidade econômica de consumir os objetos do desejo (o último tipo de celular) ou serviços (ter um *personal trainer*)? Essa possibilidade está intrinsicamente associada às camadas sociais integradas no mercado de trabalho. E, particularmente, àqueles situados no alto da pirâmide econômica de uma sociedade. O que se passa com aquela imensa população que vive a condição da pobreza? Para os milhões de pessoas do mundo que vivem abaixo da linha da pobreza, o modelo da "abastança perpetuamente insatisfeita" mostra com crueldade seus limites, afirma Gilles Lipovetsky; ou, dito de outro modo, o título de uma reportagem de jornal afirma: "A desigualdade é a parteira da maldade".

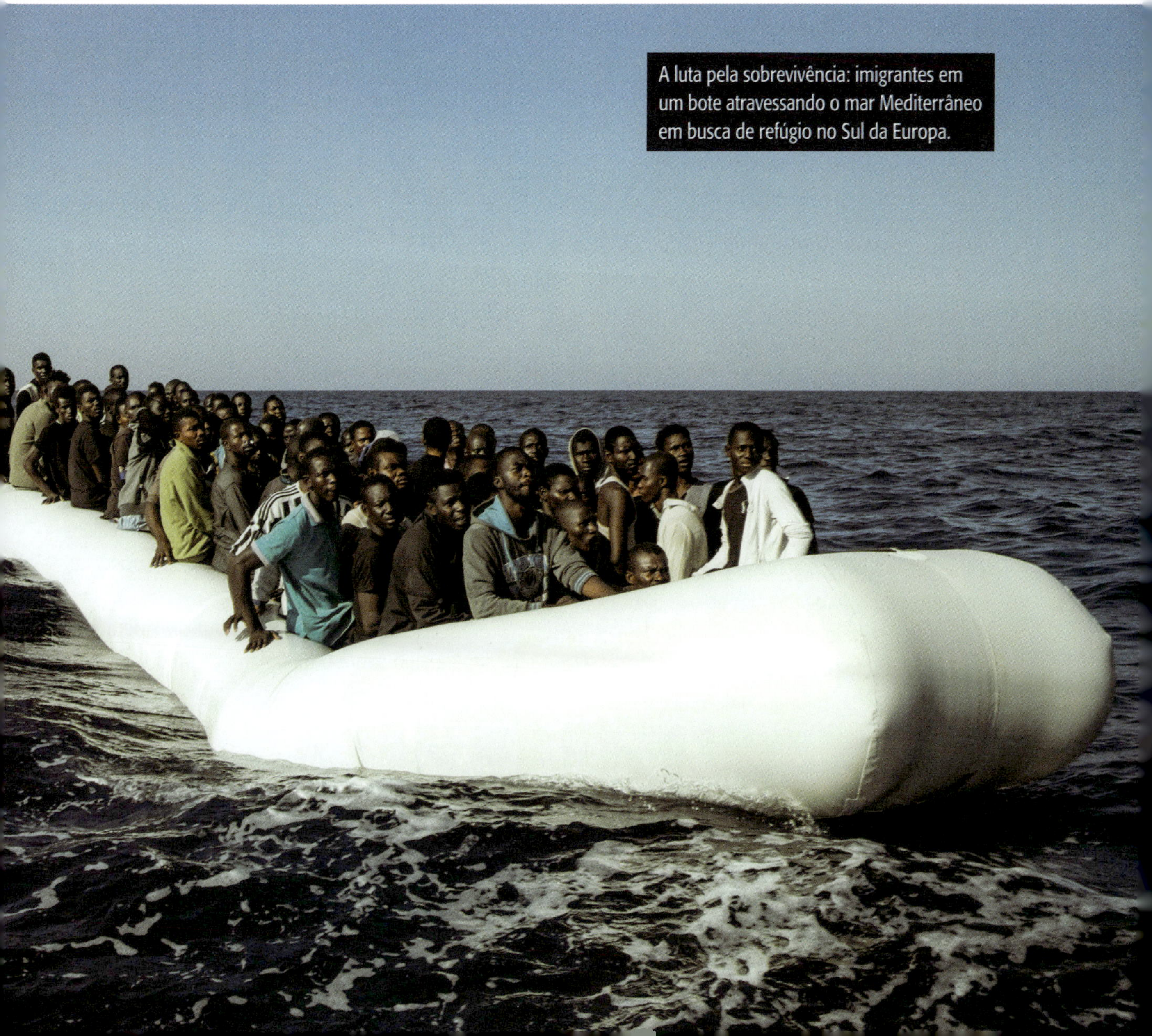

A luta pela sobrevivência: imigrantes em um bote atravessando o mar Mediterrâneo em busca de refúgio no Sul da Europa.

Lipovetsky,[15] em seu livro *A felicidade paradoxal*, faz afirmações polêmicas. Uma delas: o hiperconsumidor, atualmente, está muito mais em busca de satisfações emocionais do que de demonstrações de condição ou diferença social. Ou seja, para setores da população do mundo, após a satisfação pelo conforto material, há, nesse momento, uma exigência/expectativa quanto ao "conforto psíquico, harmonia interior, desabrochamento subjetivo..." e isso é "mostrado" como possível por meio do desenvolvimento pessoal, novas espiritualidades, sabedorias orientais, guias da felicidade, livros de autoajuda. Lipovetsky afirma na apresentação do seu livro que o materialismo da sociedade já passou de moda; o que assistimos, agora, é a expansão do "mercado da alma", da importância da autoestima e, portanto, há a proliferação das "farmácias da felicidade", torna-se um segmento comercial, um objeto de marketing ao qual o consumidor pode ter à mão. Ou seja, vivemos um momento de transição em que coexiste a ideia da felicidade associada a objetos de consumo que facilitam a vida – embora seja impossível consumi-los todos – e o despojamento dessa ideia e a colocação da felicidade em outro lugar. O sofrimento é desprovido de qualquer sentido.

Um parêntesis: aqui cabe considerar que o autor escreve seu livro em uma sociedade determinada, no caso, a Europa do século XXI e, portanto, é possível problematizar se esse fenômeno de substituição de objetos materiais por imateriais ocorreria também nas sociedades mais pobres da África, nos grandes acampamentos de migrantes ao redor do mundo (inclusive na Europa), nas periferias insalubres das cidades brasileiras. Ou seja, a desigualdade entre países, entre povos e na população de um mesmo país coloca amplos setores na condição de ainda não serem beneficiados pelos avanços da ciência, da tecnologia, da produção de objetos que permitiriam uma vida com satisfação de suas necessidades reais e garantia de dignidade.

[15] LIPOVETSKY, Gilles. *A felicidade paradoxal:* ensaio sobre a sociedade de hiperconsumismo. São Paulo: Companhia das Letras, 2007.

E, voltando às colocações do autor, ele afirma que o consumismo – alvo de críticas ferozes – não pode ser demonizado porque não é possível negar que o consumidor pode, nesse momento do mundo, ter acesso a um maior número de prazeres, com maior frequência; por exemplo, há inúmeras formas de lazer e "se não são sinônimos de felicidade, não deixam de ser, muitas vezes, fontes reais de satisfações". Ou seja, para Lipovetsky, há uma postura hipócrita nas críticas ao consumismo porque é preciso reconhecer "os elementos de positividade" presentes no fenômeno. Esses aspectos dizem respeito ao desejo humano de gozo: "a busca do agradável e do divertimento". E traz o filósofo Aristóteles em defesa desse argumento: "o homem feliz tem necessidade de gozar, sem dificuldade, de diferentes bens exteriores".

Ao mesmo tempo, ressalta que esse novo modo de viver não pode ser incensado porque produz comportamentos excessivos e pode produzir desordens subjetivas, como, por exemplo, o **consumo compulsivo**;[16] e complementa que a exaltação das referências de bem-estar produz uma ordem social em que coabitam a opulência e a ampliação da desigualdade e do subconsumo. Portanto, as questões que ficam para a reflexão são de dupla natureza: diz respeito tanto à subjetividade quanto ao ideal de justiça social.

FELICIDADE NACIONAL BRUTA... O QUE É ISSO?

A maior felicidade do maior número de pessoas é um aspecto importante para qualquer plataforma política e um critério de avaliação de qualquer sociedade, instituição, governo.

Ao mesmo tempo, David Malouf diz que a felicidade é algo sobre o qual não há como legislar. A

[16] Alguns programas de TV abordam os "acumuladores" e consumidores compulsivos. E é interessante observar que a maioria deles chora com a situação na qual chegou. Infelizmente, tais programas abordam o fenômeno exclusivamente como produto de "distúrbios individuais" e nunca se referem aos estímulos sociais que produzem o consumismo.

Felicidade Interna Bruta (FIB) não se confunde com Produto Interno Bruto (PIB) porque seus indicadores e normas de medição são diferentes. O PIB refere-se à produção de riquezas de um país e seus indicadores são objetivos, mensuráveis.

O Butão, pequeno país da Ásia na região do Himalaia, com um pouco mais de dois milhões de habitantes, foi o primeiro país, em 1972, que colocou como objetivo de sua sociedade a felicidade, e estabeleceu como indicadores: bem-estar psicológico, equilíbrio entre vida pessoal e profissional, vitalidade comunitária, educação, proteção ambiental, preservação cultural, boa gestão governamental, segurança financeira. O rei do Butão – com 17 anos na época! – determinou que o desenvolvimento de seu país não seria medido exclusivamente pelo PIB, mas, também, por aspectos culturais, psicológicos, espirituais e ambientais; ou seja, pelo grau de bem-estar de sua população. Cabe salientar que, no Butão, um monarca e um monge governam juntos.

Nessa perspectiva, a Organização das Nações Unidas (ONU) solicitou ao professor Jeffery Sachs, do Instituto Terra, da Universidade de Columbia dos Estados Unidos, pesquisa sobre o Índice de Felicidade Mundial. O grupo formado por pesquisadores de vários países e de várias especialidades construiu os indicadores para avaliar o índice. São nove categorias: bem-estar psicológico, saúde, uso do tempo, vitalidade comunitária, educação, cultura, meio ambiente, governança, padrão de vida. Nessa relação, os países nórdicos ocupam os primeiros lugares e o Brasil ocupa o 26º lugar.

No rastro desses estudos, somos informados, com frequência, sobre inúmeras outras pesquisas realizadas por centros de estudos ou por empresas de marketing sobre o que é felicidade para esse ou aquele segmento da população. Chama atenção que a maioria das pesquisas tem como alvo a população jovem e, nesse sentido, é possível hipotetizar que a finalidade é o uso, a manipulação de afetos e sentimentos em prol do consumo de bens e objetos associados ao prazer e à satisfação por esse setor da população, considerados agentes sociais autônomos porque são "bons consumidores".

O DIREITO À FELICIDADE

Para David Malouf, o que chamamos de felicidade é algo a que todos aspiramos e, qualquer que seja o lugar ocupado na sociedade, temos o direito de usufruir. Todos já tiveram instantes de felicidade – sol, amigo, encontro amoroso, a fruição da beleza de uma paisagem ou obra de arte, trabalho concluído com satisfação – em algum momento de suas vidas por mais precárias que estivessem suas condições de vida.

É possível pensar se isso é possível para as pessoas que vivem condições de subjugação, que viveram o período da escravidão ou os campos de concentração e extermínio na Segunda Grande Guerra do século XX ou as meninas sequestradas pelo Exército Islâmico, no século XXI. Há relatos que isso é possível em pequenos e fugazes momentos, por exemplo, quando, no acampamento de refugiados, se conseguia um prato de mingau ou uma garrafa de água, a mais; ou, como Júlio que encontrou Ruth em um campo de concentração na Alemanha, sobreviveram e viveram juntos por 40 anos.

Nesse sentido, o homem feliz não se confunde com o homem consumidor. Gordon Parker, citado por Malouf,[17] postula que o desejo das coisas está longe de ter colonizado inteiramente os ideais e os objetivos da existência: "para a maioria de nós, a despeito da ambição por dinheiro cada vez mais expressa, é menos a aquisição das coisas que a relação consigo e com os outros que condiciona nossas maiores felicidades e nossos maiores infortúnios". É outro modo de dizer o que Freud afirmou em sua obra *O mal-estar na civilização*.

---

[17] MALOUF, 2014.

Nas palavras finais de seu livro, Malouf[18] considera que o lugar que habitamos é o planeta e, para além da concepção de raça humana - que une a todos: esquimós e caiapós - é uma ideia que se concretiza depois que vimos nosso planeta pequenino e "solto" no espaço, na década de 1970, porque, ao ver nosso planeta de longe, se movimentando no espaço, constatamos que todos nós com nossas inúmeras e valiosas aquisições... somos invisíveis! E, portanto, segundo o autor, a felicidade associada aos bens materiais (ao dinheiro) é algo sem sentido.

Domenico de Masi,[19] em seu livro *O futuro já chegou*, também ajuda a polemizar o tema quando afirma na introdução do seu livro "**não há progresso sem felicidade**" e, ao longo da obra, faz a análise de diferentes modelos sociais e seus respectivos modos de vida - o modelo indiano (o humanismo espiritual, incluindo Gandhi), o chinês (a tradição de Confúcio e o comunismo implementado no país), o japonês, o modelo clássico (a partir da vida em Atenas e Roma aborda as relações entre indivíduo e democracia, a liberdade sem preconceitos, o culto à beleza, o ócio criativo), o modelo hebraico (seu nomadismo e a busca pela terra prometida), o católico (a proposta de felicidade extraterrena), o muçulmano (a obediência aos textos sagrados e o lugar da mulher), o protestante (seus princípios e a ética protestante), o iluminista (o novo paradigma: razão e progresso), o liberal (a burguesia no poder), o capitalista (racionalidade e eficiência e o capitalismo nas perspectivas europeia e americana), o socialista (e seus vários modelos, incluindo o de Karl Marx), o pós-industrial (a economia da felicidade!) e o modelo brasileiro, porque para o "país do futuro", o futuro já chegou (título de seu livro), segundo o autor.

A análise, em suas 752 páginas, leva à conclusão que, nesse momento da humanidade, há uma desorientação que atravessa todas as sociedades, independente do modelo prevalente e, nessa circunstância, o "mundo não é feliz" e a saída não é culpabilizar,

> [...] ora o capitalismo, ora o comunismo, os estados nacionais, a ideologia leiga ou o fanatismo religioso, a secularização, o consumismo, o materialismo, os grilhões da tradição ou o estímulo da novidade, a competição pelo sucesso ou a desistência em nome de uma vida tranquila.[20]

O desafio para superar essa desorientação que atinge cada um dos indivíduos do planeta é aproveitar o que de mais profícuo existe em cada um desses modelos para criar um modo de existência que produza bem-estar. E vale reafirmar: ***bem-estar para todos***.

[18] MALOUF, 2014.

[19] MASI, Domenico de. *O futuro já chegou*: modelos de vida para uma sociedade desorientada. Rio de Janeiro: Casa da Palavra, 2014.

[20] MASI, 2014, p. 3.

TEXTO COMPLEMENTAR 1[21]

(...)

Quando então dizemos que o fim último é o prazer, não nos referimos aos prazeres dos intemperantes ou aos que consistem no gozo dos sentidos, como acreditam certas pessoas que ignoram o nosso pensamento, ou não concordam com ele, ou o interpretam erroneamente, mas ao prazer que é ausência de sofrimentos físicos e de perturbações da alma. Não são, pois, bebidas nem banquetes contínuos, nem a posse de mulheres e rapazes, nem o sabor dos peixes ou das outras iguarias de uma mesa farta que tornam doce uma vida, mas um exame cuidadoso que investigue as causas de toda escolha e de toda rejeição e que remova as opiniões falsas em virtude das quais uma imensa perturbação toma conta dos espíritos. De todas essas coisas, a prudência é o princípio e o supremo bem, razão pela qual ela é mais preciosa do que a própria filosofia: é dela que originaram as demais virtudes: é ela que nos ensina que não existe vida feliz sem prudência, beleza e justiça, e que não existe prudência, beleza e justiça sem felicidade.

Porque as virtudes estão intimamente ligadas à felicidade, e a felicidade é inseparável delas.

TEXTO COMPLEMENTAR 2

Felicidade: uma presença eventual, um desejo permanente[22]

Se vale a ideia de Tom Jobim de que é impossível ser feliz sozinho, o mundo digital, em que as pessoas estão conectadas e compartilhando informações quase o tempo todo, seria o reino da felicidade? Não é bem assim.

É inegável que há um exibicionismo muito forte no universo das redes sociais, como se a pessoa devesse dar satisfação aos outros. Há a impressão de que se alguém não mostra que está na praia, em uma cidade encantadora ou que está comendo um prato absolutamente delicioso, pode ser que as pessoas a admirem menos. Isso também decorre de um problema de autoafirmação, que alguém tem. Há um tipo de postagem da foto de uma paisagem ou de um prato, que é uma partilha, em que o subtexto é: "Queria tanto que você estivesse aqui comigo!". Há uma outra postagem que é só exibição: "Olha aqui onde eu estou, ó!", ou "Olha como eu sou feliz. Não vai esquecer, hein?".

Essa ideia de uma partilha exibicionista segue a lógica de que "Eu sou feliz, mas preciso mostrar e alguém tem que dizer que curtiu. Isso faz com que eu me sinta mais apreciado". Mas o fato de eu me sentir apreciado não significa que eu esteja vivendo um momento com essa condição. Há pessoas que têm muito mais alegria em mostrar o que estão comendo do que na degustação daquele prato. Nessa hora é muito mais simulacro do que de fato uma fruição. A pessoa precisa identificar se o que ela gosta é fazer o que faz, ou é mostrar o que está fazendo.

Essa vida pautada por *likes* e *unlikes* é muito estranha. E há pessoas que se sentem muito infelizes porque postam como se atirassem uma garrafa ao mar com um bilhete dentro e ele não volta. Há algo equivocado quando você começa a medir o seu nível de felicidade possível pelo número de seguidores que tem e, mais do que isso, chamá-los de "amigos".

(...)

---

[21] EPICURO. *Carta sobre a felicidade (A Meneceu)*. São Paulo: Unesp, 2002. p. 43-47. (Epicuro, filósofo grego, nasceu em 341 a.C.)

[22] Excerto do texto *Felicidade: uma presença eventual, um desejo permanente...*, do filósofo Mario Sergio Cortella, publicado no livro *Felicidade foi-se embora?*, em coautoria com Leonardo Boff e Frei Betto (Petrópolis: Vozes, 2016. p. 109-112.).

A ideia de que eu preciso estar sendo visto para poder ser feliz, isto é, o anonimato como sendo resultante de um desprezo, de um abandono, pode, sim, nesse mundo digital, infelicitar as pessoas. Não é casual que as redes sociais tenham aumentado as perspectivas de suicídio em algumas sociedades. Se a pessoa não se sentir reconhecida, lembrada, gostada pode ser conduzida à infelicidade profunda, que chega à tristeza e à depressão.

Mas há pessoas que conseguem nas redes conectar coisas que as deixam felizes, mesmo que por um tempo, como é a felicidade. Encontrar a sua turma de ginásio, depois fazer uma reunião...

(...)

A postagem tem vários sentidos. Duro é o nível de dependência que algumas pessoas chegaram em relação a essas plataformas digitais, gerando angústia imensa de ficarem desconhecidas.

Sim, é impossível ser feliz sozinho; mas se você se juntar a "qualquer um", isso não é sinal de sua felicidade.

Felizmente, isso não ocorre para todos; há várias pessoas que recusam essa lógica.

(...)

TEXTO COMPLEMENTAR 3[23]

(...)

Discutir a felicidade significa refletir sobre o que é importante na vida. Significa ponderar os méritos relativos de diferentes caminhos e pôr em relevo a extensão do hiato que nos separa, individual e coletivamente, da melhor vida ao nosso alcance.

O que havia de errado e o que permanece vivo no projeto iluminista de conquista da felicidade por meio do progresso científico e material? Até que ponto as nossas escolhas têm conduzido à criação de condições adequadas para vidas mais livres e dignas de serem vividas? Que lições tirar das conquistas e desacertos das nações que lideram o processo civilizatório? A civilização entristece o animal humano? Qual deveria ser o peso do prazer na busca da felicidade e qual deveria ser o lugar da felicidade na melhor vida? O conhecer modifica o conhecido, o viver modifica o vivido. As questões da filosofia estão sempre voltando ao ponto de partida. Elas nunca se rendem, elas jamais se esgotam; só o que acaba é o nosso fôlego e a nossa capacidade de enfrentá-las.

A humanidade não se coloca apenas os problemas que é capaz de resolver. A fome não garante a existência do alimento capaz de saciá-la. Encaradas de um ponto de vista sóbrio, sob a luz fria e clínica da razão, nossas aspirações de realização e transcendência estão fadadas ao desapontamento. O tamanho da distância entre a mais alta felicidade e a mais funda infelicidade de um homem é produto da nossa fantasia: "A vida que se vive é um desentendimento fluido, uma média alegre entre a grandeza que não há e a felicidade que não pode haver".

No fundo do coração humano, entretanto, algo surdo e obstinado resiste; algo indomado protesta a nos dizer que há alguma coisa indefinível pela qual existimos e aspiramos, algo por que vale a pena viver e sofrer. A imaginação selvagem que nos habita em segredo insinua esperanças e inspira sonhos que a razão desautoriza. Os dois lados do embate têm suas armas, têm o seu apelo, têm o seu direito. O grande equívoco é supor que um deles precise ou deva sair vitorioso. A qualidade da tensão é essencial.

(...)

---

[23] GIANNETTI, Eduardo. *Felicidade*: diálogos sobre o bem estar na civilização. São Paulo: Companhia das Letras, 2002. p. 183-184.

ATIVIDADES

1. Responda as questões abaixo, conferindo a compreensão do texto lido:

- Estabeleça a diferença entre satisfação, prazer e bem-estar.
- Quais os aspectos considerados relevantes na abordagem psicológica do tema Felicidade?
- Elenque argumentos da polêmica relativos à relação entre consumismo e felicidade.

2. "Os instantes de felicidade – sol, amigo, encontro amoroso, a fruição da beleza de uma paisagem ou obra de arte, trabalho concluído com satisfação – todos já tiveram em algum momento de suas vidas por mais precárias que estivessem suas condições de vida". Essa afirmação de David Malouf coloca a possibilidade de usufruir desse estado independente das condições objetivas de vida. Faça um debate, em sala, considerando diferentes exemplos da realidade próxima e distante (notícias de outros lugares do mundo).

3. É bastante interessante a pesquisa sobre a Felicidade Interna Bruta. Há o relatório da ONU e o Brasil tem buscado implementar os indicadores. Procure dar conteúdo para cada uma das nove categorias utilizadas como indicadores e avalie o contexto no qual você está inserido.

4. Domenico de Masi, em seu livro *A sociedade pós-industrial* (ed. Senac São Paulo, 1999), ao analisar o modelo pós-industrial (onde estamos), informa, citando o autor Serge Latouche, que para criar uma "economia da felicidade" é necessário focar em oito objetivos correspondentes a "8 Rs":

- *Revalorizar* o altruísmo, a colaboração, o tempo livre, a socialização, a autonomia, a beleza, o comportamento do jardineiro em vez do predador.
- *Redefinir* em que consistem realmente a riqueza, o luxo, a beleza, a propriedade.
- *Reestruturar* a produção, o consumo, o tempo, o espaço em função de um decrescimento ponderado.
- *Relocalizar* as sedes de poder, da produção, do consumo, da vida, de modo a evitar concentrações autoritárias, deslocamentos inúteis e desertificações impostas.
- *Redistribuir* com equidade o trabalho, a riqueza, o saber e o poder para superar os atuais desequilíbrios e reduzir a carga de violento conflito que disso resulta.
- *Relocalizar* a produção, a cultura, a vida de modo a ancorá-la no território natural.
- *Reduzir* o desperdício, a superprodução, o desperdício exacerbado, recuperando o tempo para os deveres da cidadania, para a produção artística, o lazer, a introspecção, a contemplação, a alegria de viver.
- *Reciclar* os objetos que se tornaram obsoletos pelos modelos fugazes ou inutilizáveis por falta de sábia manutenção.

Discuta, em sala de aula, a viabilidade dos 8 "Rs" em sua vida pessoal, em seus grupos de pertencimento e em nosso país. E em qual medida assegura uma "vida boa".

5. A música Felicidade de Lupicínio Rodrigues é um clássico da música brasileira que trata do tema.

Felicidade foi-se embora
E a saudade no meu peito ainda mora
E é por isso que eu gosto lá de fora
Porque eu sei que a falsidade não vigora

A minha casa fica lá detrás do mundo
Onde eu vou em um segundo quando começo a cantar
O pensamento parece uma coisa à toa
Mas como é que a gente voa quando começa a pensar[24]

UTILIZE O QRCODE PARA VER A LETRA DA MÚSICA

Faça uma pesquisa em músicas do rap e do funk que abordam o mesmo tema e com o quê a felicidade está associada; ou seja, quais os valores veiculados.

PARA SABER MAIS

Bibliografia

BÁSICA

O que é a felicidade? (2014), de David Malouf; *A arte da felicidade em um mundo conturbado* (2011), de Dalai-lama e Howard C. Cutler; *Pequeno tratado das grandes virtudes* (2011), de André Comte-Sponville (inclusive, há uma publicação destinada ao público infantil), são livros introdutórios de fácil leitura. Outra possibilidade, para iniciar a abordagem do tema, é consultar dicionários, inclusive de filosofia.

AVANÇADA

Felicidade (2002), de Eduardo Giannetti; *A felicidade paradoxal* (2007), de Gilles Lipovetsky; e *O mal-estar na civilização* (2011), de Sigmund Freud, são leituras mais complexas e fornecem subsídios para os professores no sentido de contextualizar, ampliar e/ou aprofundar os conteúdos deste capítulo.

---

[24] RODRIGUES, Lupicínio. Felicidade. In: *Gravação Originais*. Rio de Janeiro: Discos Copacabana, 1974.

Carta sobre a felicidade (A Meneceu) (2002). Epicuro foi um filósofo grego nascido em 341 a.C. Ele se opôs à ideia de Sócrates de que a felicidade viria da capacidade humana de suportar qualquer dor e sofrimento. Leia mais em: https://super.abril.com.br/historia/carta-sobre-a-felicidade-a-meneceu.

Outros recursos

Em todas as manifestações artísticas – teatro, cinema, vídeo, música, literatura (romance, crônicas, poesias) e, também, nas artes plásticas e em outras expressões como na dança, há inúmeras produções sobre o tema Felicidade.

FILMES

São muitos filmes que discutem a questão da felicidade. Aqui relacionamos alguns para que possam ser assistidos e o debate possa se dar em torno da persistente questão: O que é a felicidade?

- *À procura da felicidade* (Estados Unidos. Direção de Gabrielle Muccino. 2007. 117 min.).
  Uma história de real e de amor. Chris Gardner (Will Smith) é um pai de família que enfrenta sérios problemas financeiros. Apesar de todas as tentativas em manter a família unida, Linda (Thandie Newton), sua esposa, decide partir e os dois começam uma vivência desafiadora.
- *A suprema felicidade* (Brasil. Direção de Arnaldo Jabor. 2010. 125 min.).
  A trama começa em 1945, com o fim da Segunda Guerra, e volta e avança no tempo para mostrar como os pais de Paulo se conheceram e anos depois se distanciaram.
- *Onde está a felicidade* (Brasil. Direção de Carlos Alberto Riccelli. 2011. 118 min.).
  O filme narra a peregrinação de Teodora pelo Caminho de Santiago de Compostela em um momento de crise profissional e conjugal.
- *O mistério da felicidade* (Argentina/Brasil. Direção de Daniel Burman. 2014. 92 min.).
  Santiago e Eugênio são companheiros de negócios e melhores amigos há décadas. Um dia, Eugênio desaparece sem deixar para trás nenhuma pista. Santiago decide procurar o amigo, contando com a ajuda de Laura, a esposa de Eugênio.
- *Hector e a procura da felicidade* (Alemanha/África do Sul/Grã-Bretanha/Canadá. Direção de Peter Chelsom. 2014. 120 min.).
  Hector é um psiquiatra cuja função é ajudar os outros a superarem seus problemas. O que ninguém sabe é que ele também tem dúvidas existenciais...

ÍNDICE REMISSIVO

E

F

G

H

REFERÊNCIAS

ABREU, Caio F. *Morangos mofados*. São Paulo: Agir, 2005.

ABERASTURY, Arminda; KNOBEL, Maurício. *Adolescência normal*: um enfoque psicanalítico. 2. ed. Porto Alegre: Artmed, 2000.

ADES, Cesar. Entre eidilos e xenidrins: experiência e pré-programas no comportamento humano. In: CRP – 6ª região e Sindicato dos Psicólogos no Estado de São Paulo. *Psicologia no ensino de 2º grau*: uma proposta emancipadora. São Paulo: Edicon, 1986.

AGUIAR, Wanda. Consciência e atividade: categorias fundamentais da psicologia sócio-histórica. In: BOCK, Ana Mercês Bahia; GONÇALVES, Maria da G.; FURTADO, Odair (Orgs.). *Psicologia sócio-histórica*: uma perspectiva crítica em psicologia. 2. ed. São Paulo: Cortez, 2015.

ALBEE, Edward. *Quem tem medo de Virginia Woolf?* São Paulo: Abril, 1977.

ALBERNAZ, Ângela; FERREIRA, Francisco; FRANCO, Creso. Qualidade e equidade no ensino fundamental brasileiro. *Pesquisa e planejamento econômico*, Rio de Janeiro, v. 32, n. 3, 2002.

ALBERONI, Francesco. *Enamoramento e amor*. Trad. Ary Gonzales Galvão. Rio de Janeiro: Rocco, 1986.

ALEXANDER, Franz; SELESNICK, Sheldon. *História da psiquiatria*: uma avaliação do pensamento e da prática psiquiátrica desde os tempos primitivos até o presente. 2. ed. São Paulo: Ibrasa, 1980.

ALIGHIERI, Dante. *Divina comédia*. 2. ed. São Paulo: Editora 34, 2017.

ALLPORT, Gordon. *Desenvolvimento da personalidade*: considerações básicas para uma psicologia da personalidade. São Paulo: EPU, 1975.

ALMEIDA, Fernando José; ALMEIDA, Maria Elizabeth B.; SILVA, Maria da Graça Moreira (Orgs.). *De Wuhan a Perdizes:* trajetos educativos. São Paulo: EDUC, 2020.

ALMEIDA, Wilson Castello de. *Moreno*: encontro existencial com as psicoterapias. São Paulo: Agora, 1991.

AMARANTE, Paulo (Org.). *Psiquiatria social e reforma psiquiátrica*. 5. reimp. Rio de Janeiro: Fiocruz, 2014.

AMERICAN PSYCHIATRIC ASSOCIATION. Manual diagnóstico e estatístico de transtornos mentais. *DSM*-V. 5. ed. Porto Alegre: Artmed, 2014.

ANACHE, Alexandra; SCOZ, Beatriz; CASTANHO, Marisa. *Sociedade contemporânea*: subjetividade e educação. São Paulo: Memnon, 2015.

ANASTASI, Anne. *Psicologia diferencial.* São Paulo: Aguilar, 1977.

ANASTASI, Anne. *Testes psicológicos*. São Paulo: EPU, 2011.

ANCONA-LOPEZ, Marília. *Avaliação da inteligência 1*. São Paulo: EPU, 2003.

ANTUNES, Mitsuko. *A psicologia no Brasil*. 5. ed. São Paulo: Educ, 2014.

ANTUNES, Ricardo. *Adeus ao trabalho?* Ensaio sobre as metamorfoses e a centralidade do mundo do trabalho. 16. ed. São Paulo: Cortez, 2015.

ANTUNES, Ricardo. *Os sentidos do trabalho*: ensaios sobre a afirmação e a negação do trabalho. São Paulo: Almedina, 2013.

ARANHA, Maria Lucia A.; MARTINS, Maria Helena P. *Filosofando*: introdução à Filosofia. 4. ed. São Paulo: Moderna, 2009.

ARAÚJO, Joel. Onde está o negro na TV pública brasileira? In: ARAÚJO, Joel (Org.). *O negro na TV pública*. Brasília: Fundação Cultural Palmares, 2010. p. 27-41.

ARIÈS, Philippe; BÉJIN, André (Org.). *Sexualidades ocidentais*: contribuições para a história e para a sociologia da sexualidade. São Paulo: Brasiliense, 1985.

ARNHEIM, Rudolf. *Arte e percepção visual*: uma psicologia da visão criadora. São Paulo: Cengage Learning, 2017.

ASSIS, Machado de. *Dom Casmurro*. Obra de domínio público. Disponível em: http://www.dominiopublico.gov.br. Acesso em: jan. 2018.

ASSOUN, Paul. *Freud:* a filosofia e os filósofos. Rio de Janeiro: Francisco Alves, 1978.

ÁVILA, Mara F. *El grupo y su estudio en la psicología social*. Havana: Pueblo y Educación, 1985.

AZENHA, Maria da Graça. Construtivismo: de Piaget a Emilia Ferreiro. *Série princípios*, n. 235. 8. ed. São Paulo: Ática, 2006.

AZZI, Roberta; GIANFALDONI, Mônica. Psicologia e educação. *Série ABEP Formação*. São Paulo: Casa do Psicólogo: 2011.

BALDWIN, Alfred L. *Teorias do desenvolvimento da criança*. São Paulo: Pioneira, 1980.

BAREMBLITT, Gregório. *Compêndio de análise institucional e outras correntes*: teoria e prática. 5. ed. Belo Horizonte: Instituto Félix Guattari, 2002.

BAREMBLITT, Gregório. *Grupos*: teoria e técnica. São Paulo: Paz e Terra, 2009.

BARROSO, C. *Sexo e juventude*: um programa educacional. São Paulo: Cortez, 1998.

BARROSO, C.; BRUSCHINI, C. *Educação sexual*: debate aberto. Petrópolis: Vozes, 1982.

BARTHES, Roland. *O prazer do texto*. 4. ed. São Paulo: Perspectiva, 2008.

BASAGLIA, Franco. *A psiquiatria alternativa*. São Paulo: Brasil Debates, 1982.

BASTIDE, Roger; FERNANDES, Florestan. *Relações raciais entre negros e brancos em São Paulo*: ensaio sociológico sobre as origens, as manifestações e os efeitos do preconceito de cor no município de São Paulo. São Paulo: Global, 2008.

BAUMAN, Zigmunt. *O amor líquido*. Rio de Janeiro: Jorge Zahar, 2004.

BEAH, Ishmael. *Muito longe de casa*: memórias de um menino soldado. São Paulo: Companhia das Letras, 2015.

BERCHT, Verônica. *As raças não existem*. Disponível em: http://www.historianet.com.br/conteudo/default.aspx?codigo=1026. Acesso em: 13 ago. 2015.

BERGER, Peter L.; LUCKMANN, Thomas. *A construção social da realidade*. 36. ed. Petrópolis: Vozes, 2017.

BEVILAQUA, Lia; CAMMAROTA, Martín; IZQUIERDO, Ivan. Ganhos cerebrais. In: *O olhar adolescente*. São Paulo, Duetto, n. 3. p. 14-19, 2007.

BEVILAQUA, Lia; CAMMAROTA, Martín; IZQUIERDO, Ivan. Memória e pensamento: ganhos cerebrais. In: *O olhar adolescente*. São Paulo, Duetto. n. 3, p. 14-19, 2007.

BICUDO, Virgínia. Atitudes dos alunos dos grupos escolares em relação com a cor dos seus colegas. In: BASTIDE, R.; FERNANDES, F. *Relações raciais entre brancos e negros em São Paulo*. São Paulo: Global, 2008, p. 227-310.

BLANCO, Amalio. *Cinco tradiciones en la psicología social*. Madrid: Editorial Morata, 1988.

BLEGER, José. *Psicologia da conduta*. 2. ed. Porto Alegre: Artmed, 1989.

BLEGER, José. *Psico-higiene e psicologia institucional*. Porto Alegre: Artes Médicas, 2003.

BOCK, Ana Mercês Bahia (Org.). *A escolha profissional em questão*. São Paulo: Casa do Psicólogo, 1996.

BOCK, Ana Mercês Bahia (Org.). *A perspectiva sócio-histórica na formação em psicologia*. 1. ed. Petrópolis: Vozes, 2003.

BOCK, Ana Mercês Bahia. A psicologia a caminho do novo século: identidade profissional e compromisso social. In: *Estudos de psicologia*, 1999, v. 4, n. 2, p. 315-329. Disponível em: http://www.scielo.br/pdf/epsic/v4n2/a08v4n2.pdf. Acesso em: jan. 2018.

BOCK, Ana Mercês Bahia. *Aventuras do Barão de Münchhausen na Psicologia*. São Paulo: Cortez, 1999.

BOCK, Ana Mercês Bahia; GONÇALVES, Maria da Graça M.; FURTADO, Odair. *Psicologia sócio-histórica*: uma perspectiva crítica em Psicologia. 6. ed. São Paulo: Cortez, 2015.

BOCK, Lia. *Manual do mimimi*: do casinho ao casamento (ou vice-versa). São Paulo: Paralela, 2013.

BOCK, Silvio Duarte. *A escolha profissional*: vocação ou sobrevivência? Transformação (inf. da Secretaria de mão de obra do Ministério do Trabalho), Brasília: MTb, ano IV, n. 11, set. 1989.

BOCK, Silvio Duarte. *A escolha profissional*: uma tentativa de compreensão da questão na perspectiva da relação indivíduo/sociedade (mimeo) 1987.

BOCK, Silvio Duarte. *Orientação profissional para as classes pobres*. São Paulo: Cortez, 2010.

BOCK, Silvio Duarte. *Orientação Profissional:* a abordagem sócio-histórica, 4. ed. São Paulo: Cortez, 2018.

BOCK, Silvio Duarte. Trabalho e profissão. In: *Psicologia no ensino de 2º grau: uma proposta emancipadora*. CRP – 6ª região e Sindicato dos Psicólogos no Estado de São Paulo. São Paulo: Edicon, 1986.

BOCK, Silvio Duarte; PIMENTA, Selma; MARQUES, W. Escolha bem sua profissão. In: *Guia do estudante*. São Paulo: Abril, s.d.

BOFF, Leonardo; CORTELLA, Mario Sergio; FREI, Betto. *Felicidade foi-se embora?* Petrópolis: Vozes, 2016.

BOHOSLAVSKY, Rodolfo. *Orientação vocacional*. São Paulo: Martins Fontes, 2015.

BOMFIM, Leny A. (Org.). *Família contemporânea e saúde*: significados, práticas e políticas públicas. 1. reimp. Rio de Janeiro: Editora Fiocruz, 2014.

BORELLI, Silvia Helena. *Ação, suspense, emoção*: literatura e cultura de massa no Brasil. São Paulo: Estação Liberdade, 1996.

BORGES-ANDRADE, Jairo; ABBAD, Gardênia; MOURÃO, Luciana. *Treinamento, desenvolvimento e educação em organizações e trabalho*. Porto Alegre: Bookmann, 2006.

BOSI, Ecléa. A pesquisa em memória social. *Revista Psicologia USP*, v. 4, n. 1 e 2, 1993. Disponível em: https://www.revistas.usp.br/psicousp/article/view/34480/ 37218. Acesso em: jan. 2018.

BRANDÃO, Carlos R. *Identidade e etnia*: construção da pessoa e resistência cultural. São Paulo: Brasiliense, 1986.

BRANDÃO, Carlos R. *O que é Educação*. São Paulo: Brasiliense, 1995 (Coleção Primeiros passos).

BRANDÃO, Carlos R. *O que é método Paulo Freire*. São Paulo: Brasiliense, 1981 (Coleção Primeiros passos).

BRASIL. *Estatuto da igualdade racial*. Lei n. 12.288, de 20 de julho de 2010. Disponível em: http://www.planalto.gov.br/ccivil_03/_ato2007-2010/2010/lei/l12 288.htm. Acesso em: jan. 2018.

BRAVERMAN, H. *Trabalho e capital monopolista*: a degradação do trabalho no século XX. Rio de Janeiro: LTC, 1987.

BRENNER, Charles. *Noções básicas de psicanálise*. Rio de Janeiro: Imago, 1987.

BRUNER, Jerome S. *O processo da educação*. Lisboa: Edições 70, 2011.

BUNGE, Mário. *La ciencia, su método y su filosofía*. Buenos Aires: Siglo Veinte, 1981.

BUONO, S. N. Emoção e afetividade. In: *Psicologia no ensino de 2º grau*: uma proposta emancipadora. CRP – 6ª região e Sindicato dos Psicólogos no Estado de São Paulo. São Paulo: Edicon, 1986.

CALLIGARIS, Contardo. *A adolescência*. São Paulo: Publifolha, 2000.

CALLIGARIS, Contardo. *Cartas a um jovem terapeuta*: reflexões para psicoterapeutas, aspirantes e curiosos, 2. ed. São Paulo: Paidós, 2021.

CAMPOS, Regina. *Dicionário biográfico da psicologia no Brasil*. 1. ed. São Paulo: Conselho Federal de Psicologia; Imago, 2001.

CAMPOS, Regina (Org.). *Psicologia social comunitária*. 16. ed. Petrópolis: Vozes, 2010.

CANEVACCI, Massimo (Org.). *Dialética da família:* gênese, estrutura e dinâmica de uma instituição repressiva. Trad. Carlos N. Coutinho. 3. ed. São Paulo: Brasiliense, 1984.

CANOSA, Ana Cristina *et al*. (Orgs.). *Sexualidade e violência*: um olhar sobre a banalização da violência no campo da sexualidade. São Paulo: Ideias & Letras, 2019.

CARTWRIGHT, D.; ZANDER, A. *Dinâmica de grupo*: pesquisa e teoria. Trad. Dante M. Leite e Miriam L. M. Leite. São Paulo: EPU/USP, 1975. v. 2.

CARVALHO, Jaciara de Sá. *Rede e comunidades*: ensino-aprendizagem pela internet. São Paulo: Instituto Paulo Freire, 2011. Disponível em: https://www.researchgate. net/publication/ 264236862_Redes_e_Comunicadades_ensino-aprendizagem_pela_Internet. Acesso em: jan. 2018.

CARVALHO, Luciana; OLIVEIRA, Francismara. Quando o jogo na escola é bem mais que jogo: possibilidades de intervenção pedagógica no jogo de regras Set Game. *Rev. Bras. Estud. Pedagog.* (*on-line*), Brasília, v. 95, n. 240, p. 431-455, mai./ago., 2014. Disponível em: http://www.scielo.br/scielo.php?script=sci_arttext&pid=S2176-66812014000200010&lng=en &nrm=iso&tlng=pt. Acesso em: jan. 2018.

CASASSUS, Juan. *A escola e a desigualdade*. 2. ed. Brasília: Líber, Unesco, 2007.

CASTEL, Robert. *A ordem psiquiátrica*: a idade de ouro do alienismo. Trad. Maria T. da Costa Albuquerque. Rio de Janeiro: Graal, 1978.

CASTORINA, José Antônio *et al*. *Piaget e Vygotsky:* novas contribuições para o debate. São Paulo: Ática, 2003.

CAVALCANTE JUNIOR, Francisco Silva. *Por uma escola do sujeito*. Fortaleza: Demócrito Rocha, 2003.

CEDES. Pensamento e linguagem: estudos na perspectiva da psicologia soviética. *Caderno Cedes*. Campinas: Papirus, 1991. n. 24.

CHARLOT, Bernard. *A mistificação pedagógica*: realidades sociais e processos ideológicos na teoria da educação. São Paulo: Cortez, 2013.

CHARLOT, Bernard. *Da relação com o saber*: elementos para uma teoria. São Paulo: Cortez, 2013.

CHARLOT, Bernard. *Os jovens e o saber:* perspectivas mundiais. Porto Alegre: Artmed, 2001.

CHAUÍ, Marilena. A não violência do brasileiro, um mito interessantíssimo. In: GALVÃO, Walnice N.; PRADO JR., Bento (Coords.). *Almanaque 11*: cadernos de literatura e ensaio. São Paulo: Brasiliense, 1980.

CHAUÍ, Marilena. *Convite à filosofia*. 14. ed. São Paulo: Ática, 2010.

CHAUÍ, Marilena. Participando do debate sobre mulher e violência. In: *Perspectivas antropológicas da mulher*. Rio de Janeiro. Jorge Zahar, 1984.

CHAUÍ, Marilena. *Repressão sexual*: essa nossa (des)conhecida. São Paulo: Brasiliense, 1998.

CIAMPA, Antônio da C. *A estória de Severino e a história de Severina*: um ensaio de psicologia social. São Paulo: Brasiliense, 2005.

CITELLI, Adilson. *Linguagem e persuasão*. 8. ed. São Paulo: Ática, 2004.

CLASTRES, Pierre. *Arqueologia da violência*: ensaios de antropologia política. São Paulo: Brasiliense, 1982.

CODO, Wanderley (Org.). *O trabalho enlouquece?* Um encontro entre a clínica e o trabalho. Petrópolis: Vozes, 2004.

COMTE-SPONVILLE, André. *Pequeno tratado das grandes virtudes*. São Paulo: Martins Fontes, 2011.

CONSELHO FEDERAL DE PSICOLOGIA (CFP). *Psicologia-Legislação*. n. 7. Brasília, 1995. Disponível em: www.cfp.org.br. Acesso em: jan. 2018.

CONSELHO FEDERAL DE PSICOLOGIA (CFP). *Psicólogo brasileiro*: práticas emergentes e desafios para a formação. São Paulo: Casa do Psicólogo, 1994. Disponível em: www.cfp.org.br. Acesso em: jan. 2018.

CONSELHO FEDERAL DE PSICOLOGIA (CFP). *Quem é a psicólogo brasileiro?* EDUC/EDICON, 1988. Disponível em: www.cfp.org.br. Acesso em: jan. 2018.

CONTINI, Maria de Lourdes J. *O psicólogo e a promoção de saúde na educação*. São Paulo: Casa do Psicólogo, 2001.

COOPER, David. *A morte da família*. 3. ed. São Paulo: Martins Fontes, 1994.

CORIA-SABINI, M. A. *Psicologia aplicada à educação*. São Paulo: EPU, 1986 (Coleção Temas básicos de educação e ensaio).

CORTELLA, Mario Sergio. *A escola e o conhecimento*: fundamentos epistemológicos e políticos. São Paulo: Cortez, 2016.

CORTELLA, Mario Sergio. *Educação, escola e docência:* novos tempos, novas atitudes. São Paulo: Cortez, 2018.

CORTELLA, Mario Sergio. *Não nascemos prontos*. Petrópolis: Vozes, 2009.

COSTA, Jurandir Freire. *Violência e psicanálise*. Rio de Janeiro: Graal, 2003.

COSTA, Jurandir Freire. Prefácio. In: KEHL, M. R. (Org.). *Função fraterna*. Rio de Janeiro: Relume Dumará, 2000.

COTRIM, Gilberto. *Fundamentos da Filosofia*: história e grandes temas. São Paulo: Saraiva, 2006.

COUTINHO JORGE, Marco Antonio; TRAVASSOS, Natalia Pereira. *Transexualidade*: o corpo entre o sujeito e a ciência. Rio de Janeiro: Zahar, 2018.

CROCHIK, J. L. *Preconceito*: indivíduo e cultura. São Paulo: Robe, 1995.

DAMÁSIO, Antônio R. *O erro de Descartes*. São Paulo: Companhia das Letras, 2015.

DARWIN, Charles. *A origem das espécies e a seleção natural*. Ed. revista. São Paulo: Hemus; Martins Fontes, 2013.

DEBARBIEUX, Eric. *Violência na escola*. Lisboa: Instituto Piaget, 2007.

DECLARAÇÃO mundial sobre educação para todos e plano de ação para satisfazer as necessidades básicas de aprendizagem. Unesco, 1990. Disponível em: http://unesdoc.unesco.org/images/0008/ 000862/086291por.pdf. Acesso em: jan. 2018.

DELEUZE, Gilles; GUATTARI, Félix. *O anti-Édipo*: capitalismo e esquizofrenia. São Paulo: Editora 34, 2011.

DELEUZE, Gilles; GUATTARI, Félix. *Mil platôs*: capitalismo e esquizofrenia. vols. 1, 2, 3, 4 e 5. São Paulo: Editora 34, 2017.

DESCARTES, René. *O discurso do método*. 1. ed. São Paulo: L&PM, 2005.

DESCARTES, René. *Meditações metafísicas*. 1. ed. São Paulo: Edipro, 2016.

DÍAZ-LOVING, Rolando. Sociological and cultural social psychology in the latin american context. In: KIMBLE, Chetalli. *Social psychology of the americas*. Needham Heights (MA): Pearson, 1999.

DIJK, Teun A. V. *Racismo e discurso na américa latina*. São Paulo: Contexto, 2012. p. 73-117.

DOLLARD, John; MILLER, Neil. A teoria de estímulo-resposta de Dollard e Miller. In: HALL, Calvin S.; LINDZEY, Gardner; CAMPBELL, John B. *Teorias da personalidade*. 4. ed. São Paulo: Artmed, 2017.

DOLTO, Françoise. *A causa dos adolescentes*. Rio de Janeiro: Nova Fronteira, 1990.

DOR, Joel. *Introdução à leitura de Lacan*: o inconsciente estruturado como linguagem. Porto Alegre: Artmed, 1991.

DOWBOR, Ladislau; FURTADO, Odair; TREVISAN, Leonardo; SILVA, Hélio (Orgs.). *Desafios do trabalho*. Petrópolis: Vozes, 2004.

DUARTE, João Paulo. *Terrorismo*: caos, controle e segurança. São Paulo: Desatino, 2014.

DUARTE, Newton. *Educação escolar, teoria do cotidiano e a escola de Vigotski*. São Paulo: Autores Associados, 2007.

DUARTE, Newton. *Vigotski e o "aprender a aprender"*: críticas às apropriações neoliberais e pós-modernas da teoria vigotskiana. 2. ed. São Paulo: Autores Associados, 2001.

ELKIND, David. *Crianças e adolescentes*: ensaios interpretativos sobre Jean Piaget. Trad. Narceu de Almeida. 2. ed. Rio de Janeiro: Zahar, 1975.

ENDO, Paulo Cesar. *A violência no coração da cidade*: um estudo psicanalítico sobre as violências na cidade de São Paulo. São Paulo: Escuta/Fapesp, 2005.

ENGELS, Friedrich. *A dialética da natureza*. Rio de Janeiro: Paz e Terra, 1979.

ENGELS, Friedrich. *A origem da família, da propriedade privada e do Estado*. 1. ed. Rio de Janeiro: Bestbolso, 2014.

ENGELS, Friedrich. Sobre o papel do trabalho na transformação do macaco em homem. In: MARX, Karl; ENGELS, Friedrich. *Textos*. São Paulo: Sociais, 1975. v. 1.

EPICURO. *Carta sobre a felicidade (A Meneceu)*. São Paulo: Unesp, 2002. p. 43-47. (Epicuro, filósofo grego, nasceu em 341 a.C.)

EPSTEIN, Isaac. *O signo*. São Paulo: Ática, 1997 (Série Princípios).

ERIKSON, Erik. *Identidade, juventude e crise*. Rio de Janeiro: Guanabara Koogan, 1987.

ESTATUTO DA CRIANÇA E DO ADOLESCENTE (ECA). Lei n. 8.069, de 14/07/1990. 4. ed. 1994.

FANTE, John; MUGGIATI, Roberto. *Pergunte ao pó*. São Paulo: José Olympio, 2015.

FARIAS, Márcio. *Relatos de imigrantes africanos na cidade de São Paulo sobre preconceito*. Dissertação de mestrado. Programa de Estudos Pós Graduados em Psicologia Social. PUCSP, 2015.

FEDERAÇÃO BRASILEIRA DE PSICODRAMA (FEBRAP). Disponível em: http://www.febrap.org.br/site/pagina.php?cat=8&pag=12. Acesso em: jan. 2018.

FERRAZ, Flávio de Carvalho (Org.). *Coleção clínica psicanalítica*. São Paulo: Casa do Psicólogo, 2000.

FERREIRA, Mario; DAL ROSSO, Sadi (Org.). *A regulação social do trabalho*. Brasília: Paralelo 15, 2003.

FERREIRA, R. M. F. *Meninos de rua*. São Paulo: Comissão de Justiça e Paz de São Paulo (C. J. P.)/Centro de Estudos e Cultura Contemporânea (Cedec), 1979.

FERREIRA, Ricardo. *Afrodescendente*: identidade em construção. São Paulo: EDUC; Rio de Janeiro: Pallas, 2006.

FERREIRA, Ricardo. O brasileiro, o racismo silencioso e a emancipação do afrodescendente. In: *Psicologia e sociedade*, v. 14, n. 1, p. 69-86, jan./jun., 2002.

FERREIRO, Emilia. *Reflexões sobre alfabetização*. 25. ed. São Paulo: Cortez, 2010. (Coleção Questões de nossa época).

FERRETTI, Celso. *Uma nova proposta de orientação profissional*. São Paulo: Cortez, 1997.

FÍGARO-GARCIA, Cláudia. Famílias incestuosas. In: WEINBERG, Cybelle (Org.). *Geração delivery*: adolescer no mundo atual. São Paulo: Sá Editor, 2005. p. 180-181.

FIGUEIREDO, Luis C. *A invenção do psicológico*: quatro séculos de subjetivação 1500-1900. São Paulo: Escuta, 2007.

FIGUEIREDO, Luis C. *Matrizes do pensamento psicológico*. Petrópolis: Vozes, 1991.

FIGUEIREDO, Luis C.; SANTI, Pedro L. R. *Psicologia:* uma (nova) introdução. 3. ed. São Paulo: Educ, 2011.

FIRMINO, Hiram. *Nos porões da loucura*. Rio de Janeiro: Codecri, 1982.

FORWARD, Susan.; BUCK, Craig. *A traição da inocência*: o incesto e sua devastação. Rio de Janeiro: Rocco, 1989.

FOUCAULT, Michel. *A história da loucura*. 10. ed. São Paulo: Perspectiva, 2014.

FOUCAULT, Michel. *As palavras e as coisas*. 10. ed. São Paulo: Martins Fontes, 2016.

FOUCAULT, Michel. *A vontade de saber.* Rio de Janeiro: Graal, 1984 (Coleção História da sexualidade, 1).

FOUCAULT, Michel. *Doença mental e Psicologia*. Tempo Brasileiro, 2000.

FOUCAULT, Michel. *História da sexualidade*. 13. ed. São Paulo: Paz e Terra, 2014.

FOUCAULT, Michel. *O cuidado de si.* Rio de Janeiro: Graal, 1985 (Coleção História da sexualidade, 3).

FOUCAULT, Michel. *O uso dos prazeres.* Rio de Janeiro: Graal, 1984 (Coleção História da sexualidade, 2).

FOUCAULT, Michel. *Vigiar e punir*: história da violência nas prisões. Petrópolis: Vozes, 2007.

FRANCISCATTI, Kety. Violência, preconceito e propriedade. In: FARIA, Nilton; BRANDÃO, Silvana. (Org.). *Psicologia social*: indivíduo e cultura. Campinas: Alinea, 2004. p.109-138.

FREEDMAN, J. L. *et al. Psicologia social*. São Paulo: Cultrix, 1973.

FREIRE, Izabel. *Raízes da psicologia*. 14. ed. Petrópolis: Vozes, 2014.

FREIRE, Paulo. *Educação como prática da liberdade*. São Paulo: Paz e Terra, 2017.

FREIRE, Paulo. *Pedagogia da autonomia*: saberes necessários a prática educativa. São Paulo: Paz e Terra, 2018.

FREIRE, Paulo. *Pedagogia da esperança*. São Paulo: Paz e Terra, 2017.

FREIRE, Paulo. *Pedagogia do oprimido*. São Paulo: Paz e Terra, 2017.

FREIRE, Paulo. *Política e educação*. São Paulo: Paz e Terra, 2014.

FREIRE, Paulo. *Professora sim, tia não*: cartas a quem ousa ensinar. São Paulo: Paz e Terra, 2015.

FREIRE, Roberto. *Cléo e Daniel*. São Paulo: L&PM, 2012.

FREITAG, Barbara. *Escola, estado e sociedade*. São Paulo: Centauro, 2005.

FREITAG, Barbara. *Sociedade e consciência*: um estudo piagetiano na favela e na escola. São Paulo: Cortez, 1993.

FREITAS, Maria Teresa de A. *Vygotsky e Bakhtin*. Psicologia e educação: um intertexto. São Paulo: Ática, 1999.

FREUD, Sigmund. *A interpretação dos sonhos*. 1. ed. São Paulo: L&PM, 2016.

FREUD, Sigmund. *A psicologia das massas e a análise do eu.* São Paulo: Companhia das Letras, 2011.

FREUD, Sigmund. *Considerações atuais sobre a guerra e a morte (1915)*. São Paulo: Companhia das Letras, 2010. v. 12. p. 210-215. (Freud escreveu esse texto durante a Primeira Guerra Mundial e o selecionamos por continuar atual.)

FREUD, Sigmund. *Obras psicológicas completas*. Rio de Janeiro: Imago, 2016.

FREUD, Sigmund. O eu e o Id, autobiografia e outros textos. Freud (1923-1925). *Obras completas*, v. 16. São Paulo: Companhia das Letras, 2011.

FREUD, Sigmund. *O mal-estar na civilização*. 1. ed. São Paulo: Companhia das Letras, 2011.

FREUD, Sigmund. *Por que a guerra? (Carta a Einstein, 1932)*. São Paulo: Companhia das Letras, 2010. v. 18.

FREUD, Sigmund. *Psicologia de las masas y analisis del yo*. 3. ed. Obras completas, v. III. Madrid: Biblioteca Nueva, 1973.

FREUD, Sigmund. *Sobre a psicopatologia da vida cotidiana.* São Paulo: Lafonte, 2014.

FREUD, Sigmund. *Reflexões para os tempos de guerra e morte*. Edição standard brasileira das obras psicológicas completas (vol. XIV). Rio de Janeiro: Imago, 1974. (Original publicado em 1915.)

FREUD, Sigmund. *Três ensaios sobre a teoria da sexualidade*. 1. ed. São Paulo: Companhia das Letras, 2016.

FROTA-PESSOA, O. Genes e ambiente: o comportamento. In: CRP – 6ª região e Sindicato dos Psicólogos no Estado de São Paulo. *Psicologia no ensino de 2º grau*: uma proposta emancipadora. São Paulo: Edicon, 1986.

FUGARD, Athol. *Tsotsi*: infância roubada. São Paulo: Companhia das Letras, 2007.

FURNISS, Tilman. *Abuso sexual da criança*: uma abordagem multidisciplinar. 2. ed. Porto Alegre: Artmed, 2002.

FURTADO, Odair. Juventude e a representação social da crise econômica. In: *Estudos ESPM*. São Paulo: Referência. Separata da revista *Marketing*, 130, out. 1984.

GARCIA, Nelson J. O que é propaganda ideológica. São Paulo: Brasiliense, 1994. (*Coleção Primeiros Passos.*)

GARCIA-ROZA, Luiz Alfredo. *Psicologia estrutural em Kurt Lewin*. Petrópolis: Vozes, 1972.

GERGEN, Kenneth. "Old-stream" psychology will disappear with the dinosaurs! Kenneth Gergen in conversation with Peter Mattes and Ernst Schraube. *Forum qualitative social research*, v. 5, n. 3, 2004. Disponível em: http://www.qualitative-research.net/index.php/fqs/article/view/553/1198. Acesso em: jan. 2018.

GERGEN, Kenneth. *El yo saturado*. Barcelona: Paidós Ibérica, 2006.

GIANFALDONI, Mônica; RUBANO, Denise; ZANOTTO, Maria de Lourdes. A ciência da aprendizagem e a arte de ensinar: com a palavra, Skinner. In: AZZI, Roberta; GIANFALDONI, Mônica. Psicologia e educação. *Série ABEP Formação*. São Paulo: Casa do Psicólogo: 2011.

GIANNETTI, Eduardo. *Felicidade*: diálogos sobre o bem estar na civilização. São Paulo: Companhia das Letras, 2002.

GIDDENS, Anthony. *A transformação da intimidade*: sexualidade, amor e erotismo nas sociedades modernas. 2. ed. São Paulo: Unesp, 2003.

GINSBERG, Allen. *Uivo*: Kadish e outros poemas. Porto Alegre: L&PM, 1999.

GINSBERG, Aniela. Pesquisas sobre as atitudes de um grupo de escolares de São Paulo em relação com as crianças de cor. In: BASTIDE, R.; FERNANDES, F. *Relações raciais entre brancos e negros em São Paulo*. São Paulo: Global, 2008. p. 311-361.

GOFFMAN, Erving. *A representação do eu na vida cotidiana*. Petrópolis: Vozes, 2017.

GOFFMAN, Erving. *Estigma*: notas sobre a manipulação da identidade deteriorada. São Paulo: LTC, 1988.

GOFFMAN, Erving. *Manicômios, prisões e conventos*. São Paulo: Perspectiva, 2003.

GOLDBERG, Maria Amélia. *Educação sexual: uma proposta, um desafio*. São Paulo: Cortez, 1988.

GOMES, Ana Luisa Zaniboni (Org.). *Direitos humanos na mídia comunitária*: a cidadania vivida no nosso dia a dia. Brasília/São Paulo, Unesco/Oboré, 2009. Disponível em: http://unesdoc.unesco.org/images/0018/001841/184194por.pdf. Acesso em: jan. 2018.

GONÇALVES, Maria da Graça. A contribuição da psicologia sócio-histórica para a elaboração de políticas públicas. In: BOCK, Ana Mercês Bahia; GONÇALVES, Maria da Graça; FURTADO, Odair. *Psicologia sócio-histórica*: uma perspectiva crítica em psicologia. 2. ed. São Paulo: Cortez, 2015.

GONÇALVES, Maria da Graça; BOCK, Ana Mercês Bahia (Org.). *A dimensão subjetiva da realidade*: uma leitura sócio-histórica. São Paulo: Cortez, 2009.

GONÇALVES, Maria da Graça; FURTADO, Odair. A perspectiva sócio-histórica: uma possibilidade crítica para a Psicologia e para a Educação. *In*: AGUIAR, Wanda Maria Junqueira; BOCK, Ana M. Bahia (Orgs.). *A dimensão subjetiva do processo educacional*. São Paulo: Cortez, 2016.

GONÇALVES, Maria da Graça; FURTADO, Odair (Orgs.). *Psicologia sócio-histórica:* uma perspectiva crítica em psicologia. 2. ed. São Paulo: Cortez, 2015. p. 277-293.

GONÇALVES, Vanda Lúcia. O racismo e o desempenho escolar de crianças negras. Trabalho apresentado na XXVIII Reunião da ANPED, Caxambu/MG; GT: Afro-Brasileiros e Educação/ n. 21. *Anais...* Caxambu, 2005.

GONÇALVES, Rainer. Texto da Idade Média. *História do mundo*, UOL. Disponível em: http://historiadomundo.uol.com.br/idade-media/texto--idade-media.htm. Acesso em: 21 jan. 2018.

GONÇALVES FILHO, José Moura. Humilhação social: humilhação política. In: SOUZA, Beatriz. *Orientação à queixa escolar*. São Paulo: Casa do Psicólogo, 2007. p. 187-221.

GONÇALVES FILHO, José Moura. Humilhação social: um problema político em psicologia. *Revista psicologia da USP.* São Paulo, v. 9, n. 2, 1998. Disponível em: http://www.scielo.br/scielo.php?pid=S0103-656419980002000002& script=sci_abstract & tlng=pt. Acesso em: 28 jan. 2018.

GONZÁLEZ-REY, Fernando. Categoría "personalidad": su significación para la psicologia social. *Psicologia Revista*, revista da Faculdade de Psicologia da PUC-SP, n. 4, p. 37-53, mai. 1997.

GONZÁLEZ-REY, Fernando. *O Social na Psicologia e a Psicologia Social*: a emergência do sujeito. Petrópolis: Vozes, 2004.

GONZÁLEZ-REY, Fernando. *Sujeito e subjetividade*: uma aproximação histórico-cultural. São Paulo: Thomson Pioneira, 2003.

GOULART, Daniel Magalhães. *Saúde Mental, desenvolvimento e subjetividade*: da patologização à ética do sujeito. São Paulo: Cortez, 2019. (Coleção Construindo o Compromisso Social da Psicologia)

GREEN, André. Átomo de parentesco y relaciones edípicas. In: LÉVI-STRAUSS, Claude (Org.). *La identidad*. Barcelona: Grasset, 1981.

GREEN, André. *O discurso vivo*: uma teoria psicanalítica do afeto. Rio de Janeiro: Francisco Alves, 1982.

GREENE, Joshua. Beyond point-and-shoot morality: why cognitive neuroscience matters for ethics. *Ethics*, v. 124, jul. 2014, Universidade de Chicago. Disponível em: https://psychology.fas.harvard.edu/files/psych/files/beyond-point-and-shoot morality.pdf. Acesso em: 26 jun. 2017.

GRUPO DE TRABALHO E PESQUISA EM ORIENTAÇÃO SEXUAL (GTPOS). Associação Brasileira Interdisciplinar de AIDS, Centro de Estudos e Comunicação em Sexualidade e Reprodução Humana. *Guia de orientação sexual*: diretrizes e metodologia da pre-escola ao 2º grau. São Paulo: Casa do Psicólogo, 1994.

GUATTARI, Felix. *Revolução molecular*: pulsações políticas do desejo. 3. ed. São Paulo: Brasiliense, 1986.

GUERIN, Daniel. *Um ensaio sobre a revolução sexual*. São Paulo: Brasiliense, 1980.

GUIA do estudante. São Paulo: Abril.

GUIDI, Mario A. A.; BAUERMEISTER, Herma B. *Exercícios de laboratório em psicologia*. São Paulo: Martins Fontes, 1979.

GUIMARÃES, Ângela. Dilemas da vivência da juventude negra no Brasil. In: PAPA, Fernanda; FREITAS, Maria V. *Juventude em pauta*: políticas públicas no Brasil. São Paulo: Peirópolis, 2011.

GUIMARÃES, Antonio Sergio A. *Preconceito racial*: modos, temas e tempos. 2. ed. São Paulo: Cortez, 2012.

HALL, Calvin S.; LINDZEY, Gardner; CAMPBELL, John B. *Teorias da personalidade*. 4. ed. São Paulo: Artmed, 2017.

HALL, Grandville Stanley. *Adolescence*. New York: D. Aplleton & Company, 1925.

HARPER, Babette. *Cuidado, escola!* Desigualdade, domesticação e algumas saídas. São Paulo: Brasiliense, 2003.

HASENBALG, Carlos. *Discriminação e desigualdades raciais no Brasil.* 2. ed. Belo Horizonte: Editora UFMG; Rio de Janeiro: IUPERJ, 2005.

HEIDEGGER, Martin. *Ser e tempo*. Petrópolis: Vozes, 2015.

HENRIQUES, Ricardo. *Desigualdade racial no Brasil*: evolução das condições de vida na década de 90. Texto para discussão n. 807. Brasília: IPEA, 2001. Disponível em: http://www.ipea.gov.br. Acesso em: jan. 2017.

HERRMANN, Fábio. *O que é psicanálise*. 1. ed. São Paulo: Basiliense, 1983. (Coleção Primeiros Passos).

HERRNSTEIN, Richard J.; BORING, Edwing G. *Textos básicos de história da psicologia*. São Paulo: Herder/USP, 1971.

HINKEL, Jason; MAHEIRIE, Kátia. Rap: rimas afetivas da periferia, reflexões na perspectiva sócio-histórica. In: *Psicologia e Sociedade*, 1. Edição especial v. 2, p. 90-99, 2007.

HOBSBAWM, Eric. *A era dos extremos*: o breve século XX. São Paulo: Companhia das Letras, 2001.

HOBSBAWM, Eric. *Tempos interessantes*: uma vida no século XX. São Paulo: Companhia das Letras, 2002.

HOLLAND, James; SKINNER, Burrhus Frederic. *A análise do comportamento*. São Paulo: Herder/EPU, 2015 (Coleção Ciências do Comportamento).

HOOKS, Bell. *Ensinando a transgredir*: a educação como prática da liberdade. São Paulo: Folha de São Paulo, 2021. p. 13-14. (Coleção Folha Os Pensadores).

HUXLEY, Aldous. *Admirável mundo novo*. Rio de Janeiro: Globo, 2001.

IWEALA, Uzodinma. *Feras de lugar nenhum*. Rio de Janeiro: Nova Fronteira, 2006.

IZQUIERDO, Iván; BEVILAQUA, Lia; CAMMAROTA, Martín. A arte de esquecer. *Estudos Avançados*, USP, São Paulo, v. 20, n. 58, set./dez. 2006. Disponível em: http://www.revistas.usp.br/eav/article/view/10194. Acesso em: jan. 2018.

JACÓ-VILELA, Ana Maria; ROCHA, Marisa Lopes; MANCEBO, Deise. (Orgs.). *Psicologia Social:* relatos na América Latina. São Paulo: Casa do Psicólogo, 2003.

JAPIASSU, Hilton. *A psicologia dos psicólogos*. 2. ed. Rio de Janeiro: Imago, 1983.

JAPIASSU, Hilton. *Introdução à epistemologia da Psicologia*. São Paulo: Letras & Letras, 1995.

JAPIASSU, Hilton. *O mito da neutralidade científica*. Rio de Janeiro: Imago, 1975.

JODELET, Denise. *Représentations sociales et mondes de vie*. Paris: Éditions des Archives Contemporanies, 2015.

JOHANSON, D.; SHREEVE, J. *O filho de Lucy*: a descoberta de um ancestral humano. Rio de Janeiro: Bertrand Brasil, 1998.

JONES, Ernest. *A vida e a obra de Sigmund Freud*. Rio de Janeiro: Imago, 1989.

JUNG, Carl Gustav. *Arquétipos e inconsciente coletivo*. Petrópolis: Vozes, 2011.

JUNG, Carl Gustav. *O homem e seus símbolos*. Rio de Janeiro: Nova Fronteira, 2008.

JUNG, Carl Gustav. *Tipos Psicológicos*. 7. ed. São Paulo: Vozes, 2011.

KAHHALE, Edna M. S. P.; ROSA, Elisa Z. A construção de um saber crítico em psicologia. In: BOCK, Ana Mercês Bahia; GONÇALVES, M. G. (Org.). *A dimensão subjetiva da realidade*: uma leitura sócio-histórica. São Paulo: Cortez, 2009.

KALINA, Eduardo; KOVADLOFF, Santiago. *As cerimônias da destruição*. Rio de Janeiro: Francisco Alves, 1983.

KALINA, Eduardo; PEREL, Mariana. *Violências*: enfoque circular. Rio de Janeiro, Francisco Alves, 1987.

KALOUSTIAN, Silvio Manoug (Org.). *Família brasileira*: a base de tudo. 8. ed. São Paulo: Cortez, 2008.

KEHL, Maria Rita (Org.). *Função Fraterna*. Rio de Janeiro: Relume Dumará, 2000.

KEHL, Maria Rita. *O amor é uma droga pesada*. São Paulo: Vertente, 1983.

KELLER, Fred S. *A definição da psicologia*: uma introdução aos sistemas psicológicos. São Paulo: Herder, 1972.

KELLER, Fred S. *Aprendizagem*: teoria do reforço. São Paulo: EPU, 1973.

KELLER, Fred S.; SCHOENFELD, W. N. Princípios de psicologia: um texto sistemático na ciência do comportamento. São Paulo: Herder, 1970 (*Coleção Ciências do Comportamento*).

KLEIN, Melanie. *Contribuições à psicanálise*. São Paulo: Mestre Lou, 1981.

KOFFKA, Kurt. *Princípios de psicologia da Gestalt*. São Paulo: Cultrix/USP, 1975.

KÖHLER, Wolfgang. *Psicologia da Gestalt*. Belo Horizonte: Itatiaia, 1980.

KOLTAI, Caterina. Ódio na política, políticas do ódio. *In:* ROSA, Miriam Debieux *et al.* (Orgs.). *As escritas do ódio*: psicanálise e política. São Paulo: Escuta/Fapesp, 2018.

KRECH, D.; CRUTCHFIELD, R. *Elementos de psicologia*. São Paulo: Pioneira/MEC-INC, 1973. v. 1 e 2.

KUHN, Thomas. *A estrutura das revoluções científicas*. 12. ed. São Paulo: Perspectiva, 2013.

LA TAILLE, Yves de; OLIVEIRA, Marta Kohl de; DANTAS, Heloysa. *Piaget, Vygotsky, Wallon*: teorias psicogenéticas em discussão. São Paulo: Summus, 2016.

LACAN, Jacques. *Os complexos familiares*. Rio de Janeiro: Zahar, 1987.

LAING, Ronald D.; COOPER, D. G. Razão e violência. Petrópolis: Vozes, 1976 (*Coleção Psicanálise*).

LAING, Ronald. *A política da família*. São Paulo: Martins Fontes, 1983.

LAMA, Dalai; CUTLER, Howard. *A arte da felicidade em um mundo conturbado*. São Paulo: Martins Fontes, 2011.

LANCETTI, Antonio. *Contrafissura e plasticidade psíquica*. São Paulo: Hucitec, 2015.

LANE, Silvia T. M. A psicologia social e uma nova concepção do homem para a psicologia. In: LANE, Silvia T. M. e CODO, Wanderley (Orgs.). *Psicologia social*: o homem em movimento. São Paulo: Brasiliense, 2006.

LANE, Silvia T. M. O que é psicologia social. São Paulo: Brasiliense, 2017. (*Coleção Primeiros passos*, 39).

LANE, Silvia T. M.; CODO, Wanderley (Org.). *Psicologia social*: o homem em movimento. São Paulo: Brasiliense, 2006.

LANE, Silvia T. M.; SAWAIA, Bader B. (Org.). *Novas veredas da psicologia social*. São Paulo: Brasiliense, 1994.

LAPASSADE, G. *Grupos, organizações e instituições*. Rio de Janeiro: Francisco Alves, 1977.

LAPLANCHE, Jean; PONTALIS, Jean-Bertrand. *Vocabulário da psicanálise*. 4. ed. São Paulo: Martins Fontes, 2016.

LE BON, Gustave. *Psicologia das multidões*. 2. ed. São Paulo: WMF Martins Fontes, 2016.

LEAL, Telma F.; ALBUQUERQUE, Eliana B. C. (Orgs.). *Desafios da educação de jovens e adultos*: construindo práticas de alfabetização. Belo Horizonte: Autêntica, 2007.

LEDOUX, Joseph. O *cérebro emocional*: os misteriosos alicerces da vida emocional. Rio de Janeiro: Objetiva, 2001.

LEITE, Dante Moreira. *Psicologia diferencial e estudos em educação*. São Paulo: Unesp, 2008.

LEMINSKI, Paulo. *Caprichos e relaxos*. São Paulo: Companhia das Letras, 2016.

LEONTIEV, Alexis. *Actividad, consciencia y personalidad*. Buenos Aires: Ciencias del Hombre, 1978.

LEONTIEV, Alexis. *O desenvolvimento do psiquismo*. Lisboa: Livros Horizonte, 2004.

LEONTIEV, Alexis. O homem e a cultura. In: *O desenvolvimento do psiquismo*. Lisboa: Livros Horizonte, 2004. p. 261-284.

LEONTIEV, Alexis. *Sobre o desenvolvimento criativo de Vygotsky*. 1979. Disponível em: www.marxists.org/portugues/leontiev/1979/01/vigotski.htm. Acesso em: 26 out. 2015.

LEVISKY, David Léo (Org.). *Adolescência pelos caminhos da violência*: a psicanálise na prática social. São Paulo: Casa do Psicólogo, 1998.

LEVISKY, David Léo. *Um monge no divã*. São Paulo: Casa do Psicólogo, 2007.

LEWIN, Kurt. *Princípios de psicologia topológica*. São Paulo: Cultrix/USP, 1973.

LEWIN, Kurt. *Problemas de dinâmica de grupo*. São Paulo: Cultrix, 1978.

LEWIN, Kurt. *Teoria dinâmica da personalidade*. São Paulo: Cultrix, 1975.

LHULLIER, Louise A.; ROSLINDO, Jéssica J. As psicólogas brasileiras: levantando a ponta do véu. In: *Quem é a psicóloga brasileira?* Mulher, psicologia e trabalho. Brasília: Conselho Federal de Psicologia, 2013. p. 29-61.

LIBÂNEO, José Carlos. O dualismo perverso da escola pública brasileira: escola do conhecimento para os ricos, escola do acolhimento social para os pobres. In: *Educação e pesquisa*, São Paulo, v. 38, n. 1, p. 13-28, 2012.

LIMA, Aluísio. *Identidade, anamorfose e reconhecimento perverso*: a identidade na perspectiva da psicologia social crítica. São Paulo: Fapesp/Educ, 2014.

LIMA, Aluísio; CIAMPA, Antônio da C. Metamorfose humana em busca de emancipação: a identidade na perspectiva da psicologia social crítica. In: LIMA, Aluísio. *Psicologia social crítica: paralaxes do contemporâneo*. Porto Alegre: Sulina, 2012.

LIMA, Luiz C. (Org.). *Teoria da cultura de massa*. Rio de Janeiro: Paz e Terra, 2000.

LIMA, Marcia; PRATES, Ian. Desigualdades raciais no Brasil: um desafio persistente. In: ARRETCHER, Marta. *Trajetórias das desigualdades*: como o Brasil mudou nos últimos cinquenta anos. São Paulo: Unesp, 2015. p. 163-189.

LIPOVETSKY, Gilles. *A felicidade paradoxal*: ensaio sobre a sociedade de hiperconsumismo. São Paulo: Companhia das Letras, 2007.

LOUREIRO, Sonia Regina; PIZETA, Fernanda Aguiar; RODRIGUES, Ana Paula Casagrande Silva. Importância do contexto familiar e escolar para as crianças. *In*: LINS, Manuela; MUNIZ, Monalisa; CARDOSO, Lucila. (Orgs.). *Avaliação psicológica infantil*. São Paulo: Hogrefe, 2022.

LURIA, Alexander. *Desenvolvimento cognitivo*. São Paulo: Ícone, 2013.

LUTTE, Gerard. Adolescenza e gioventù: fasi naturali dello sviluppo umanoo istituzioni socio-economiche di emarginazione e sfruttamento? In: AA.VV.[1], *La condizione giovanile*. Introduzione critica alla psicologia degli *adolescenti* e dei giovani, Pistoia, Cooperativa Centro Documentazione, 1980.

LOURAU, René. *A análise institucional*. Petrópolis: Vozes, 2017.

LUNA, Naara. *Provetas e clones*: uma antropologia das novas tecnologias reprodutivas. Rio de Janeiro: Fiocruz, 2007.

MACHADO, Adriana Marcondes; SOUZA, Marilene P. R. de (Org.). *Psicologia escolar:* em busca de novos rumos. São Paulo: Casa do Psicólogo, 1997.

---

1 Nota da revisão: a sigla AA.VV. foi usada na época para indicar que a obra tem vários autores.

MALINOWSKI, Bronislaw. *Sexo e repressão na sociedade primitiva*. 3. ed. Petrópolis: Vozes. 2013.

MALINOWSKI, Bronislaw. *Sexo y represión en la sociedad primitiva*. Buenos Aires: Nueva Visión, 1974.

MALOUF, David. *O que é a felicidade*? São Paulo: Martins Fontes, 2014.

MAQUIAVEL, Nicolau. *O príncipe*. Petrópolis: Vozes, 2011.

MARCONDES FILHO, Ciro. *A linguagem da sedução*. São Paulo: Perspectiva, 1988.

MARCONDES FILHO, Ciro. *Política e imaginário nos meios de comunicação para massas no Brasil*. São Paulo: Summus, 1985.

MARCONDES FILHO, Ciro. *Quem manipula quem?* Poder e massas na indústria da cultura e da comunicação no Brasil. Petrópolis: Vozes, 1994.

MARCOS, Plínio. *Querô*: uma reportagem maldita. São Paulo: Publisher Brasil, 1999.

MARCUSE, Herbert. *A ideologia da sociedade industrial*: o homem unidimensional. Rio de Janeiro: Zahar, 1973.

MARCUSE, Herbert. *Eros e civilização*: uma interpretação filosófica do pensamento de Freud. Rio de Janeiro: LTC, 1999.

MARTIN-BARÓ, Ignácio. O papel do psicólogo. *Estud. psicol.* (Natal)[online]. 1997, v. 2, n. 1, p. 7-27. Disponível em: http://www.scielo.br/scielo.php?pid=S1413-294X 1997000100002&script=sci_abstract&tlng=pt. Acesso: jan. 2018.

MARTINET, M. *Teoria das emoções*: introdução à obra de Henri Wallon. Lisboa: Moraes Editores, 1981.

MARTINEZ, Albertina. *Psicologia escolar e compromisso social*. 3. ed. Campinas: Alínea, 2015.

MARTINEZ, Albertina; GONZÁLEZ-REY, Fernando. *Psicologia, educação e aprendizagem escolar*: avançando na contribuição da leitura cultural-histórica. São Paulo: Cortez, 2017.

MARX, Karl. Contribuição à crítica da economia política. São Paulo: Martins Fontes, 2003 (*Coleção Clássicos*).

MARX, Karl. *Manuscritos econômico-filosóficos*. 1844. Tradução e notas Jesus Ranieri. São Paulo: Boitempo, 2004.

MARX, Melvin H.; HILLIX, William A. *Sistemas e teorias em Psicologia*. São Paulo: Cultrix, 2000.

MASI, Domenico de. *O futuro já chegou*: modelos de vida para uma sociedade desorientada. Rio de Janeiro: Casa da Palavra, 2014.

MASTER, William H.; JOHNSON, Virginia E. *A conduta sexual humana*. Rio de Janeiro: Civilização Brasileira, 1981.

MATHEUS, Tiago Corbisier; FERRAZ, Flavio C. *Adolescência*. São Paulo: Casa do Psicólogo, 2007.

MCDONELL, Nick. *Doze*. São Paulo: Geração Editorial, 2004.

MCDOUGALL, William. *Social psychology*: an introduction. Londres: Morrison & Gibb, 1908/1967.

MEAD, George. *Mind, self and society*: from the standpoint of a social behaviorist. Chicago: University of Chicago Press, 1934.

MEAD, Margaret. *Adolescência, sexo e cultura em Samoa*, 1928.

MEDEIROS, Lígia. *A criança da favela e sua visão de mundo*: uma contribuição para o repensar da escola. Rio de Janeiro: Dois Pontos, 1986.

MENDES, Luiz Alberto. *Memórias de um sobrevivente*. São Paulo: Companhia das Letras, 2009.

MERANI, Alberto L. *Psicologia e alienação*. Rio de Janeiro: Paz e Terra, 1977.

MEZAN, Renato. *A trama dos conceitos*. 5. ed. São Paulo: Perspectiva, 2013.

MEZAN, Renato. *Freud*: a conquista do proibido. São Paulo: Ateliê, 2003.

MEZAN, Renato. *O tronco e os ramos*: estudo de história da psicanálise. São Paulo: Companhia das Letras, 2014.

MEZAN, Renato. *Tempo de muda*: ensaios psicanalíticos. São Paulo: Companhia das Letras, 2014.

MITHEN, Steven. *A pré-história da mente*: uma busca das origens da arte, da religião e da ciência. São Paulo: Unesp, 2017.

MIZUKAMI, Maria G. N. *Ensino*: as abordagens do processo. São Paulo: LTC, 2013.

MOREIRA, Marco; MASINI, Elcie F. S. *Aprendizagem significativa*: a teoria de David Ausubel. São Paulo: Centauro, 2006.

MORENO, Jacob Levy. *O teatro da espontaneidade*. São Paulo: Ágora, 2012.

MORENO, Jacob Levy. *Psicodrama*. Rio de Janeiro: Cultrix, 2007.

MORIN, Edgar. *O problema epistemológico da complexidade*. Mem Martins: Publicações Europa-América, 1996.

MOSCOVICI, Serge. *A representação social da psicanálise*. Rio de Janeiro: Zahar, 1978.

MOTTA, Maria Antonieta P. *Mães abandonadas*: a entrega de um filho em adoção. São Paulo: Cortez, 2001.

MOURA, Clóvis. *Rebeliões na senzala*. São Paulo: Mercado Aberto, 1986.

MOURA, Clóvis. *Sociologia do negro brasileiro*. São Paulo: Ática, 1988.

MUELLER, Fernand Lucien. *História da psicologia*: da antiguidade aos dias de hoje. São Paulo: Nacional, 1978.

MUNANGA, Kabengele. Uma abordagem conceitual das noções de raça, racismo, identidade e etnia. In: BRANDÃO, André (Org.). *Cadernos Penesb, 5*. Niterói: Ed. da Universidade Federal Fluminense, 2004. p. 15-34.

MUNIZ, Monalisa; PRIMI, Ricardo; MIGUEL, Fabiano. Investigação da inteligência emocional como fator de controle do stress em guardas municipais. *Psicologia teoria e prática*. São Paulo: Publicação da Universidade Presbiteriana Mackenzie. v. 9, n. 1, jun. 2007.

MURRAY, Edward. *Motivação e emoção*. Rio de Janeiro: Guanabara Koogan, 1986.

MUSZKAT, Malvina Ester. *Guia prático de mediação de conflitos em famílias e organizações*. São Paulo: Summus, 2008.

NARANJO, C. Centralidade no presente: técnica, prescrição e ideal. In: FAGAN, J.; SHEPHERD, I. L. *Gestalt terapia*: teoria, técnicas e aplicações. 4. ed. Rio de Janeiro: Zahar, 1980.

NASCIMENTO, André; FUZIEWARA, Aurea Satoni; ASSIS, Daniel A. D.; ARANTES, Ester M. M.; FÁVERO, Eunice T.; SILVEIRA, Jucimeri I.; FERREIRA, Maria Helena M.; AZAMBUJA, Maria Regina F.; IUCKSCH, Marlene. Violência sexual e escuta judicial de crianças e adolescentes: a proteção de direitos segundo especialistas. São Paulo: AASPTJ-SP; CRESS-SP, 2012. Disponível em: http://pt.calameo.com/books/0000983192616f8bce94a. Acesso em: jan. 2017.

NASCIMENTO, Laryssa M. O. S. Uma perspectiva psicanalítica sobre: corpo e identidade de pessoas transexuais. *Pretextos* – Revista da Graduação em Psicologia da PUC Minas, v. 4, n. 7, jan./jun. 2019.

NINA RODRIGUES, Raimundo. Os africanos no Brasil. São Paulo: Madras, 2008.

NUTIN, Joseph. *A estrutura da personalidade*. Rio de Janeiro: Zahar, 1982.

OLIVEIRA, Marta Kohl. Pensar a educação: contribuições de Vygotsky. In: CASTORINA, J. A. e outros. *Piaget e Vygotsky*: novas contribuições para o debate. São Paulo: Ática, 1996.

OLIVEIRA, Marta K. *Vygotsky*: aprendizado e desenvolvimento – um processo sócio-histórico. São Paulo: Scipione, 2009.

O'NEILL, Eugene. *Longa jornada noite adentro*. São Paulo: Peixoto Neto, 2004.

ORTIZ, Esmeralda. *Esmeralda*: por que não dancei? São Paulo: Ática, 2010.

OUTEIRAL, José O. *Adolescer*: estudos revisados sobre adolescência. 3. ed. Rio de Janeiro: Revinter, 2008.

OZELLA, Sergio (Org.). *Adolescências construídas*: a visão da psicologia sócio-histórica. São Paulo: Cortez, 2003.

PAIN, Sara. *Diagnóstico e tratamento dos problemas de aprendizagem*. Porto Alegre: Artmed, 1985.

PARRA, Violeta. *Volver a los 17*. In: Geraes. São Bernardo do Campo: EMI-Odeon, 1976

PAIXÃO, Marcelo. *A dialética do bom aluno*. 1. ed. Rio de Janeiro: FGV, 2008.

PAIXÃO, Marcelo; ROSSETTO, Irene; MONTOVANELE, Fabiana; CARVANO, Luiz (Org.). *Relatório anual das desigualdades raciais no Brasil*. Rio de Janeiro: Garamond, 2009-2010.

PAIXÃO, Rui Alexander Paquete; NEVES, Paula. Gravidez como "projeto de vida". *In*: TAKIUTI, Albertina Duarte *et al*. (Orgs.). *Maternidade e adolescência*: histórias de adolescentes grávidas e mães do Brasil, Portugal e Guiné. São Paulo: Gênio Criador, 2019. p. 57-59.

PATTO, Maria Helena S. (Org.). *Introdução à psicologia escolar*. São Paulo: T. A. Queiroz, 1981 (Biblioteca de Psicologia e Psicanálise, 1).

PATTO, Maria Helena S. O que a história pode dizer sobre a profissão do psicólogo: a relação Psicologia-Educação. In: BOCK, Ana Mercês Bahia (Org.). *Psicologia e o compromisso social*. 2. ed. São Paulo: Cortez, 2009.

PENA, Sérgio; BIRCHAL, Telma. A inexistência biológica versus a existência social de raças humanas: pode a ciência instruir o etos social? *Revista USP*, São Paulo, n. 68, p. 10-21, dez./fev., 2005-2006.

PENNA, Antônio G. *Introdução à história da psicologia contemporânea*. Rio de Janeiro: Zahar, 1980.

PERALVA, Angelina. *Violência e democracia*: o paradoxo brasileiro. São Paulo: Paz e Terra, 2001.

PEREIRA, Carlos Alberto Messeder (Org.). *Linguagens da violência*. Rio de Janeiro: Rocco, 2000.

PEREIRA, João. O que é loucura. São Paulo: Brasiliense, 1984 (*Coleção Primeiros Passos*).

PEREIRA, Sara; PEREIRA, Luís; PINTO, Manuel. *Internet e redes sociais*: tudo o que vem à rede é peixe? Universidade do Minho: Edumedia, 2011. Disponível em: http://www.lasics.uminho.pt/edumedia/wp-content/uploads/2012/01/Redes-sociais.pdf. Acesso em jan. 2018.

PÉREZ-NEBRA, Amália; JESUS, Jaqueline. Preconceito, estereótipo e discriminação. In: TORRES, Cláudio; NEIVA, Elaine (Orgs.). *Psicologia social*: principais temas e vertentes. Porto Alegre: Artmed, 2011. p. 219-237.

PETOT, Jean-Michel. Melanie Klein. São Paulo: Perspectiva, 2001 (*Série Estudos*).

PFROMM NETTO, Samuel. *Psicologia da adolescência*. São Paulo: Pioneira, 1974.

PIAGET, Jean. *A construção do real na criança*. São Paulo: Ática, 2006.

PIAGET, Jean. *A epistemologia genética*: sabedoria e ilusões da filosofia; problemas de psicologia genética. São Paulo: Martins Fontes, 2016.

PIAGET, Jean. *O nascimento da inteligência na criança*. Rio de Janeiro: LTC, 1987.

PIAGET, Jean. *Para onde vai a Educação?* Rio de Janeiro: José Olympio, 2015.

PIAGET, Jean. *Psicologia e pedagogia*. Rio de Janeiro: Forense Universitária, 2015.

PIAGET, Jean. *Seis estudos de psicologia*. Rio de Janeiro: Forense Universitária, 2011.

PICHON-RIVIÈRE, Enrique. *O processo grupal*. 8. ed. São Paulo: Martins Fontes, 2009.

PICHON-RIVIÈRE, Enrique. Teoria do vínculo. São Paulo: Martins Fontes, 1982 (*Coleção Psicologia e Pedagogia*).

PIMENTA, Selma Garrido. *Orientação vocacional e decisão*. 11. ed. São Paulo: Loyola, 2001.

PINHEIRO, Paulo Benedito (Lentomar de Cascais). Eternidade. In: *Marvento*. São Paulo: Taba, 1981.

POCHMANN, Márcio. *Reestruturação produtiva*: perspectivas de desenvolvimento local com inclusão social. Petrópolis: Vozes, 2004.

POLITZER, Georges. *Crítica dos fundamentos da Psicologia I*. Piracicaba: Unimep, 1998.

POSTMAN, Neil. *O desaparecimento da infância*. Rio de Janeiro: Graphia, 1999.

PRADO, Danda. *O que é família*. São Paulo: Brasiliense, 1986.

PRIMI, Ricardo. Inteligência: avanços nos modelos teóricos e nos instrumentos de medida. *Rev. Aval. Psicol.* Porto Alegre, v. 2, n. 1, jun., 2003. Disponível em: http://pepsic.bvsalud.org/scielo.php?script=sci_arttext&pid=S1677-04712003000100 008. Acesso em: jan. 2018.

PRIORE, Mary Del. A criança negra no Brasil. In: JACÓ-VILELA, Ana M.; SATO, Leny. *Diálogos em psicologia social*. Abrapso Sul, Porto Alegre: Evangraf, 2007. p. 211-227.

RAPPAPORT, Clara R. *A idade escolar e a adolescência*. v. 4. São Paulo: EPU, 2003.

RAPPAPORT, Clara R. *A idade pré-escolar*. v. 3. São Paulo: EPU, 2005.

RAPPAPORT, Clara R. *A infância inicial*: o bebê e sua mãe. v. 2. São Paulo: EPU, 1981

RAPPAPORT, Clara R. *As teorias do desenvolvimento*: modelo psicanalítico, piagetiano e de aprendizagem social. v. 1. São Paulo: EPU, 1981.

REICH, Wilhelm. *A função do orgasmo*. São Paulo: Brasiliense, 2004.

REICH, Wilhelm. *Análise do caráter*. São Paulo: Martins Fontes, 2014.

REICH, Wilhelm. *A revolução sexual*. Rio de Janeiro: Círculo do Livro, 1991.

REICH, Wilhelm. *Escute, Zé-ninguém!* São Paulo: Martins Fontes, 2007.

REICH, Wilhelm. *Paixão e juventude*: uma autobiografia. São Paulo: Brasiliense, 1996.

REICH, Wilhelm. *Psicologia de massa do fascismo*. São Paulo: Martins Fontes, 1988.

REIS, José Roberto Tozoni. Família, emoção e ideologia. In: LANE, Silvia T. M. e CODÓ, Wanderley (Org.). *Psicologia social*: o homem em movimento. São Paulo: Brasiliense, 2006.

REUCHLIN, Maurice. *História da psicologia*. Lisboa: Dom Quixote, 1986.

RIBEIRO, Júlio; ALDRIGHI, Vera; DIAS, Sérgio Roberto. *Tudo que você queria saber sobre propaganda e ninguém teve paciência para explicar*. São Paulo: Atlas, 1995.

RICHERSON, P. *et al*. Cultural group selection plays an essential role in explaining human cooperation: a sketch of the evidence. *Behavioral and Brain Sciences*, p. 1-68, 2016. Disponível em: http://www.des.ucdavis.edu/faculty/Richerson/CGS%20for% 20BBS.pdf. Acesso em: 26 jun. 2017.

RIMBAUD, Arthur. *A correspondência de Arthur Rimbaud*. Porto Alegre: L&PM, 1983.

RIOS, Terezinha A. *Compreender e ensinar*: por uma docência da melhor qualidade. 3. ed. São Paulo: Cortez, 2012.

RIOS, Terezinha A. A ética à margem da educação: uma ameaça à construção da humanidade. *Modernos & Contemporâneos*, v. 4, p. 1-17, 2020.

RIOS, Terezinha A. *Ética e competência*. 20. ed. São Paulo: Cortez, 2011.

ROCCO, Maria Thereza F. *Linguagem autoritária*. São Paulo: Brasiliense, 2003.

ROCHA, Emerson. Cor e dor moral: sobre o racismo na ralé. In: SOUZA, J. *A ralé brasileira*: quem é e como vive. Belo Horizonte: UFMG, 2011, p. 3; 53-383.

ROCHA, Giovana. *Comportamento antissocial*: psicoterapia para adolescentes infratores de alto risco. Curitiba: Juruá, 2012.

RODRIGUES, Aroldo; ASSMAR, Eveline; JABLONSKI, Bernardo. *Psicologia social*. Petrópolis: Vozes, 2005.

ROMANO, Roberto. *Os nomes do ódio*. São Paulo: Perspectiva, 2009.

RONCA, Antonio Carlos Caruso; GONÇALVES, Carlos Luiz. Coordenação pedagógica: desafios da pandemia. In: PLACCO, Vera Maria Nigro de Souza; ALMEIDA, Laurinda Ramalho (Orgs.). *Coordenador pedagógico e os desafios pós-pandemia*. São Paulo: Loyola, 2021.

ROSA, Guimarães. *Grande sertão: veredas*. Rio de Janeiro: Nova Fronteira, 2017.

ROSEMBERG, Fúlvia; BAZILLI, Chirley; SILVA, Paulo Vinícius. Racismo em livros didáticos brasileiros e seu combate: uma revisão da literatura. In: *Educação e pesquisa*, São Paulo, v. 29, n. 1, p. 125-146, jan./jun., 2003.

ROSENFELD, Anatol. *O pensamento psicológico*. 2. ed. São Paulo: Perspectiva, 2013.

ROSS, Edward Alsworth. *Social psychology*: an outline and source book. Nova Iorque: McMillan, 1908.

ROUANET, Sérgio P. *A razão cativa*: as ilusões da consciência de Platão a Freud. São Paulo: Brasiliense, 1990.

ROUDINESCO, Elisabeth. *A família em desordem*. 1. ed. Rio de Janeiro: Zahar, 2003.

SACKS, Oliver. *Um antropólogo em Marte*. São Paulo: Companhia das Letras, 2006.

SAFATLE, Vladimir; SILVA JUNIOR, Nelson; DUNKER, Christian. (Orgs.). *Patologias do social*: arqueologia do sofrimento psíquico. Belo Horizonte: Autêntica, 2018.

SAIDON, Osvaldo I. O grupo operativo de Pichon-Rivière: guia terminológico para construção de uma teoria crítica dos grupos operativos. In: BAREMBLITT, Gregório (Org.). *Grupos*: teoria e técnica. Rio de Janeiro: Graal/Ibrapsi, 1982.

SANTOS, Boaventura de Sousa. *A crítica da razão indolente*: contra o desperdício da experiência. 8.ed. São Paulo: Cortez, 2011.

SANTOS, Boaventura de Sousa. *Pela mão de Alice*: o social e o político na pós-modernidade. 14. ed. São Paulo: Cortez, 2010.

SANTOS, Ivair Augusto. *Direitos humanos e as práticas de racismo*. Brasília: Câmara dos Deputados, 2013.

SANTOS, Ivanir dos; ROCHA, José Geraldo (Orgs.). *Diversidade e ações afirmativas*. Rio de Janeiro: Ceap, 2007.

SANTOS, Luane Neves. *O compromisso social da psicologia*: um estudo sobre o desenvolvimento de um projeto crítico. Tese de doutorado PUC-SP, São Paulo, 2017.

SAMPAIO, Laura Fraga de Almeida. *Constituição histórica do conceito de doença mental em Michel Foucault*. Texto mimeografado, 1998.

SARTRE, Jean Paul. *O que é a subjetividade?*. Rio de Janeiro: Nova Fronteira, 2015.

SAWAIA, Bader. *A consciência em construção no trabalho de construção da existência*. Tese de doutoramento em Psicologia social – mimeo. São Paulo: PUC, 1987.

SAWAIA, Bader. *As artimanhas da exclusão*: análise psicossocial e ética da desigualdade social. Petrópolis: Vozes, 2011.

SAWAIA, Bader B.; PURIN, Gláucia T. (Orgs.). *Silvia Lane*: uma obra em movimento. São Paulo: EDUC, 2018.

SAYÃO, Rosely. *Sexo*. São Paulo: Escuta, 1998.

SCHAFF, Adam. *História e verdade*. Lisboa: Editorial Estampa, 1994.

SCHUCMAN, Lia Vainer. Sim, nós somos racistas: estudo psicossocial da branquitude paulistana. *Psicologia e Sociedade*, v. 26, n. 1, p. 83-94, 2014.

SCIENTIFIC AMERICAN. *Psicobiologia*: as bases biológicas do comportamento. Trad. Lídia Aratangy. São Paulo: Polígono/USP, 1970.

SEARLE, John. *Mente, linguagem e sociedade*: filosofia no mundo real. Rio de Janeiro: Rocco, 2000.

SENNETT, Richard. *A corrosão do caráter*: consequências pessoais do trabalho no novo capitalismo. Rio de Janeiro: Record, 2004.

SERRANO, Alan Índio. O que é psiquiatria alternativa. São Paulo: Brasiliense, 1983 (*Coleção Primeiros passos*).

SHAKESPEARE, William. *Hamlet*. Madrid: Oficina de Villalpando, 1798. Obra de domínio público. Disponível em: http://www.dominiopublico.gov.br. Acesso em: jan. 2018.

SHULTZ, Duane P.; SHULTZ, Sydney E. *História da psicologia moderna*. São Paulo: Thomson Pioneira, 2004.

SIDMAN, Murray. *Coerção e suas implicações*. Campinas: Editorial Psy, 1995.

SIMENON, Georges. *As irmãs inimigas*. Rio de Janeiro: Nova Fronteira, 1984.

SIMAN, Lana. Representações e memórias sociais compartilhadas: desafios para os processos de ensino e aprendizagem da história. *Cad. Cedes*, Campinas, v. 25, n. 67, p. 348-364, set./dez., 2005. Disponível em: http://www.scielo.br/pdf/ccedes/ v25n67/a07v2567. Acesso em: jan. 2018.

SILVA, Carlos E. L. da. *Muito além do Jardim Botânico*: um estudo sobre a audiência do Jornal Nacional, da Globo, entre trabalhadores. São Paulo: Summus, 1985.

SILVA, Maria Cecília P. da. *Sexualidade começa na infância*. São Paulo: Casa do Psicólogo, 2007.

SILVA, Paulo. Racismo discursivo na mídia brasileira. Trabalho apresentado no VI CONGRESO LATINOAMERICANO DE ESTUDIOS DEL DISCURSO (ALED), Santiago de Chile. *Anais...* Santiago de Chile, 2005.

SILVA, Paulo; ROSEMBERG, Fúlvia. Brasil: lugares de negros e brancos na mídia. In: DIJK, Teun A. V. *Racismo e discurso na América Latina*. São Paulo: Contexto, 2012. p. 73-117.

SILVEIRA, Nise da. *Jung: vida e obra*. Rio de Janeiro: Paz e Terra, 2007.

SILVEIRA, Rosa Maria. (Org.). *Educação em direitos humanos*: fundamentos teórico-metodológicos. João Pessoa: Universitária, 2007.

SILVEIRA, Sergio Amadeu da. (Org.). *Cidadania e redes digitais*. 1. ed. São Paulo: Comitê Gestor da Internet no Brasil: Maracá/Educação e Tecnologias, 2010. Disponível em: http://www.cidadaniaeredesdigitais.com.br/_files/livro.pdf. Acesso em: jan. 2018.

SILVÉRIO, Valter; PINTO, Regina; ROSEMBERG, Fúlvia. *Relações raciais no Brasil*: pesquisas contemporâneas. São Paulo: Contexto, 2011.

SINDICATO dos Psicólogos e Conselho Regional de Psicologia – 6ª região (Coord.). *O perfil do psicólogo no Estado de São Paulo*. São Paulo: Cortez, 1984.

SINDICATO dos Psicólogos e Conselho Regional de Psicologia – 6ª região. *Psicologia no ensino de 2º grau*: uma proposta emancipadora. São Paulo: Edicon, 1986.

SINDICATO dos Psicólogos e Conselho Regional de Psicologia – 6ª região. *Psicólogo, informações sobre o exercício da profissão*. São Paulo: Cortez, 1987.

SINGER, Paul. *Globalização e desemprego*: diagnóstico e alternativas. São Paulo: Contexto, 1999.

SINGER, Paul. *Globalização e desemprego*: diagnóstico e alternativa. São Paulo: Contexto, 2017.

SINGER, Paul. In: GUIMARÃES, G. (Org.). *Sindicalismo & cooperativismo*: a economia solidária em debate e as transformações no mundo do trabalho. São Paulo: Unitrabalho, s/d.

SINGER, Paul; SOUZA, André de. *A economia solidária no Brasil*: a autogestão como resposta ao desemprego. São Paulo: Contexto, 2017.

SKINNER, Burrhus Frederic. *Ciência e comportamento humano*. 11. ed. São Paulo: Martins Fontes, 2003.

SKINNER, Burrhus Frederic. *Questões recentes na análise comportamental*. Campinas: Papirus, 2006.

SKINNER, Burrhus Frederic. *Sobre o behaviorismo*. São Paulo: Cultrix, 2014.

SKINNER, Burrhus Frederic. *Walden II*: uma sociedade do futuro. São Paulo: EPU, 1978.

SODRÉ, Muniz. *A comunicação do grotesco*: um ensaio sobre a cultura de massa no Brasil. Petrópolis: Vozes, 1975.

SODRÉ, Muniz. *A máquina de Narciso*: televisão, indivíduo e poder no Brasil. São Paulo: Cortez, 1990.

SODRÉ, Muniz. *Televisão e psicanálise*. São Paulo: Ática, 1987.

SÓFOCLES. *Édipo Rei*. Porto Alegre: LP&M, 1998.

SOLER, Colette. *Os afetos lacanianos*. São Paulo: Aller, 2022.

SOUZA, Irene. *O resgate da identidade na travessia do movimento negro*: arte, cultura e política. 376p. Tese (Doutorado). Instituto de Psicologia. São Paulo: USP, 1991.

SOUZA, Jusamara. Vozes da periferia. In: O olhar adolescente. *Duetto*, São Paulo, n. 4, p. 82-87, 2008.

SOUZA, Maria Laurinda Ribeiro de. *Violência*. São Paulo: Casa do Psicólogo, 2005.

SOUZA, Maria Laurinda Ribeiro de. *Mais além do sonhar*. São Paulo: Marco Zero, 2003.

SOUZA FILHO, A. *Medos, mitos e castigos*: notas sobre a pena de morte. São Paulo: Cortez, 1995.

SPINELLI, Kelly Cristina. *Raças humanas não existem como entidades biológicas, diz geneticista*. UOL, 2013. Disponível em: http://noticias. uol. com.br/ciencia/ultimas-noticias/redacao/2013/02/05/racas-humanas-nao-existem-como-entidades-biologicas-diz-geneticista.htm. Acesso em: 13 ago. 2015.

SPINK, Mary J. *O conhecimento do cotidiano*: as representações sociais na perspectiva da psicologia social. São Paulo: Brasiliense, 1995.

STECK, Juliana. *Medida proíbe publicidade dirigida ao público infantil*. Jornal do Senado. Disponível em: https://www12.senado.leg.br/cidadania/edicoes/469/medida-proibe-publicidade-dirigida-ao-publico-infantil. Acesso em: 15 jan. 2018.

TAVARES, Eda E. Encontros e desencontros. In: *Mente e cérebro*: o olhar adolescente. v. 2. São Paulo: Duetto, 2007.

TORRES, Cláudio; NEIVA, Elaine (Orgs.). *Psicologia social*: principais temas e vertentes. Porto Alegre: Artmed, 2011. p. 219-237.

TRASSI, Maria de Lourdes. *Adolescência-violência*: desperdício de vidas. São Paulo: Cortez, 2011.

TRASSI, Maria de Lourdes. Mais uma vez... a redução da idade penal. In: Violência urbana. *Revista dos professores da PUC-SP*. Ano 8, n. 30. abr/jun., 2007.

TRASSI, Maria de Lourdes; MALVASI, Paulo A. *Violentamente pacíficos*: desconstruindo a associação juventude-violência. São Paulo: Cortez, 2010.

TRIVINHO, Eugênio; REIS, Angela dos (Orgs.). *A cibercultura em transformação*: poder, liberdade e sociabilidade em tempos de compartilhamento, nomadismo e mutação de direitos. São Paulo: ABCiber/Instituto Itaú Cultural, 2010. Disponível em: http://abciber.com/publicacoes/livro2/sumario/. Acesso em: jan. 2018.

TRIVINHO, Eugênio; CAZELOTO, Edilson. (Orgs.). *A cibercultura e seu espelho*: campo de conhecimento emergente e nova vivência humana na era da imersão interativa. São Paulo: ABCiber/Instituto Itaú Cultural, 2009. Disponível em: https://abciber.org.br/publicacoes/livro1/rosto/. Acesso em: jan. 2018.

UNIÃO NACIONAL DOS DIRIGENTES MUNICIPAIS DE EDUCAÇÃO (UNDIME). Preconceito afeta desempenho na escola. Undime, mai. 2003. Disponível em: http://undime.org.br /noticia/preconceito-afeta-desempenho-na-escola. Acesso em: 13 ago. 2015.

VIGOTSKI, Lev S. *A formação social da mente*. São Paulo: Martins Fontes, 2007.

VIGOTSKI, Lev S. A linguagem e o pensamento da criança na teoria de Piaget: estudo crítico. In: VIGOTSKI, L. S. *A construção do pensamento e da linguagem*. São Paulo: Martins Fontes, 2009.

VIGOTSKI, Lev S. *Pensamento e linguagem*. 4. ed. São Paulo: Martins Fontes, 2008.

VIGOTSKI, Lev S; LURIA, Alexander; LEONTIEV, Alexis. *Linguagem, desenvolvimento e aprendizagem*. 14. ed. São Paulo: Ícone, 2016.

WAJSKOP, Gisela. Brincar na pré-escola. *Série Questões da nossa época*, v. 48. São Paulo: Cortez, 2009.

WARD, Adrian F. Supernormal: how the internet is changing our memories and our minds. *Psychological Inquiry*, v. 24, n. 4, p. 341-348, 2013.

WATSON, John B. Psychology as a behaviorist views it. *Psychological record*, v. 20, p. 158-177, 1913.

WILLER, Cláudio (Org.). *Escritos de Antonin Artaud*. Porto Alegre: L&PM, 1983.

WINNICOTT, Donald. *Da pediatria à psicanálise*. Rio de Janeiro: Imago, 2000.

WINNICOTT, Donald. *Privação e delinquência*. São Paulo: Martins Fontes, 2005.

WITTER, G. P.; LOMONACO, J. F. B. Psicologia da aprendizagem. São Paulo: EPU, 1984 (*Temas básicos de psicologia*, 9).

WOLMAN, B. B. *Teorías y systemas contemporáneos en psicología*. Barcelona: Martinez Roca, 1978.

YALOM, Irving. *Quando Nietzsche chorou*. Rio de Janeiro: HarperCollins, 2009.

YAMAMOTO, Maria Emília; MOURA, Maria Lúcia. Dossiê psicologia evolucionista. *Estudos de psicologia*, v. 15, n. 1, p. 53-54, jan./abr., 2010. Disponível em: http://www.scielo.org/php/index.php. Acesso em: jul. 2017.

YEHIA, Gohara Y. A natureza e o conceito de inteligência. In: ANCONA-LOPEZ, Marília (Org.). *Avaliação da inteligência I*. São Paulo: EPU, 2003.

ZALUAR, Alba. *Teleguiados e chefes*: juventude e crime. *Religião e sociedade*, v. 14, n. 1, 1988.

ZANELLI, José; BORGES-ANDRADE, Jairo; BASTOS, Antônio. *Psicologia, organizações e trabalho no Brasil*. 2. ed. Porto Alegre: Artmed, 2014.

ZIZEK, Slavoj. *Violência*: seis reflexões laterias. São Paulo: Boitempo, 2014.

2025/03